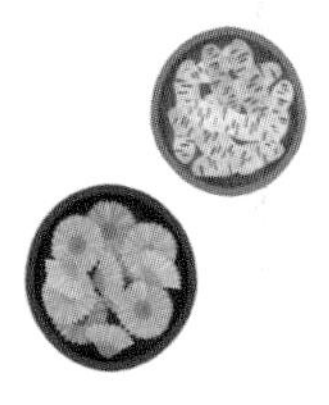
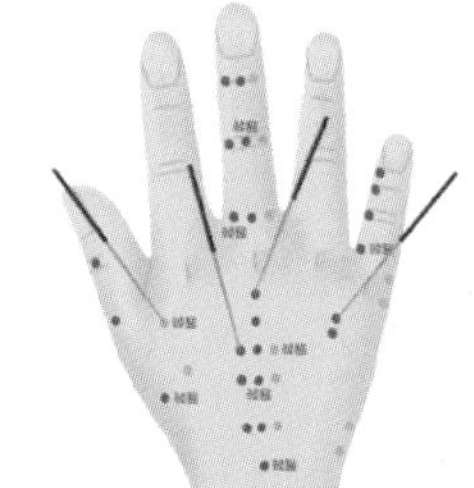
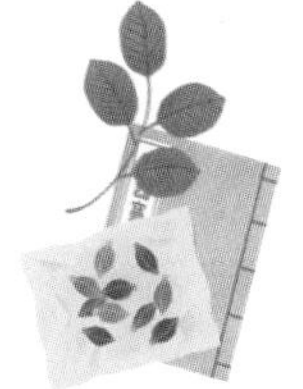
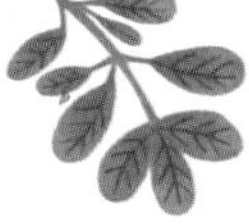

정통 鍼灸術(침구술) 백과

황종찬 지음
보건학 박사 · 전 서울대 교수

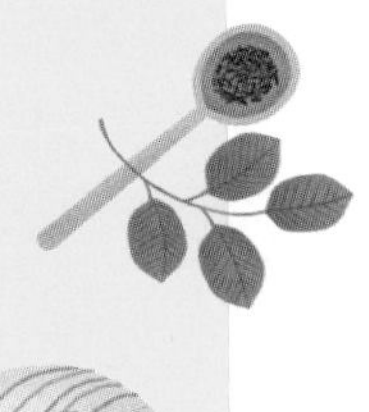
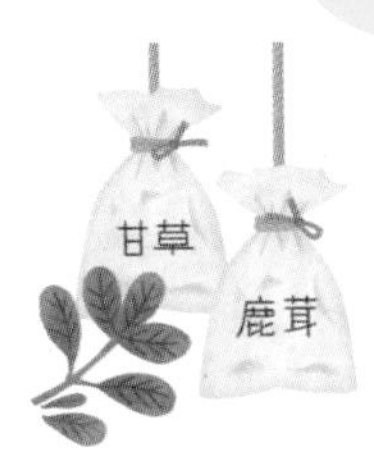

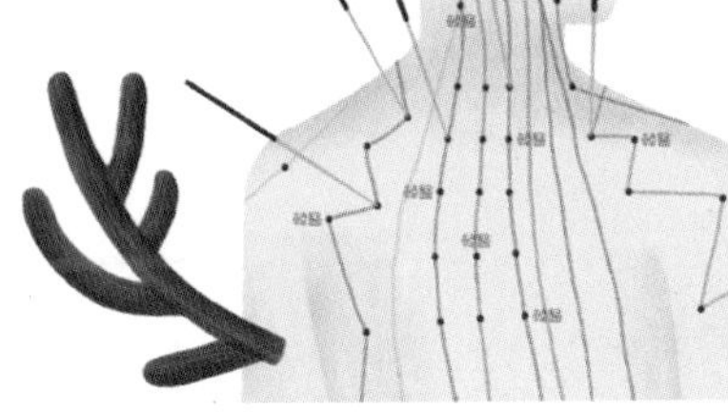

태을출판사

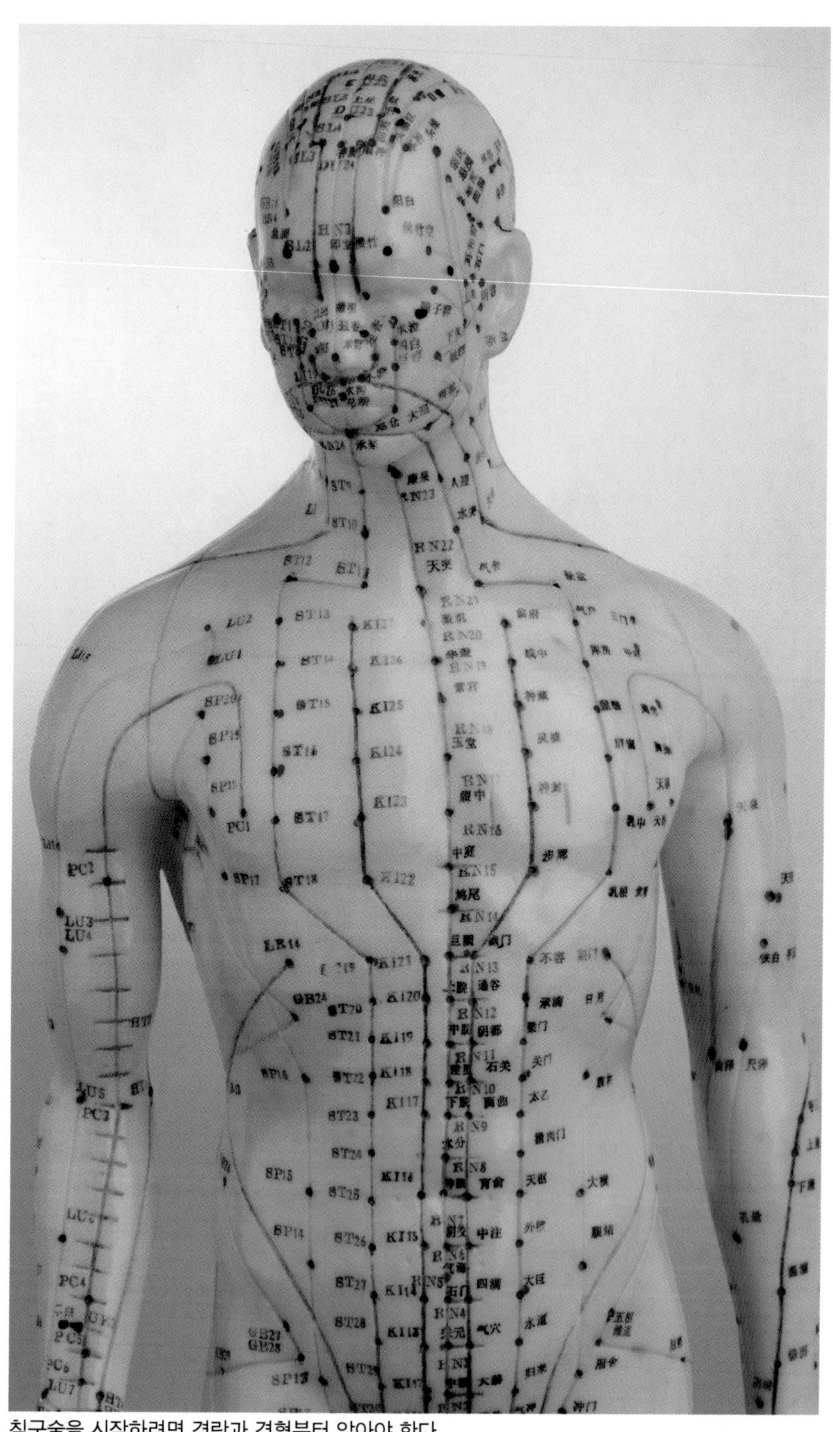

침구술을 시작하려면 경락과 경혈부터 알아야 한다.

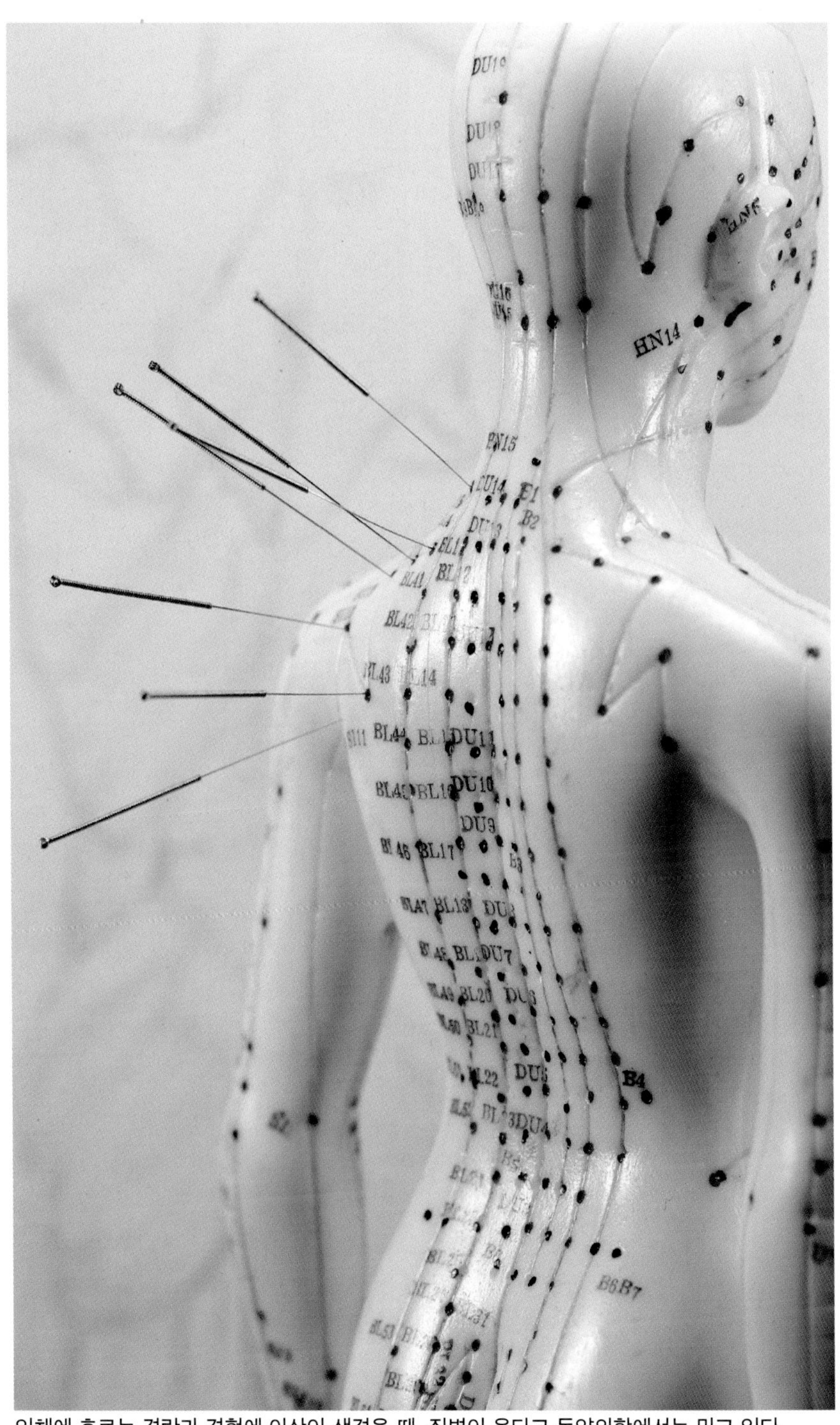

인체에 흐르는 경락과 경혈에 이상이 생겼을 때, 질병이 온다고 동양의학에서는 믿고 있다.

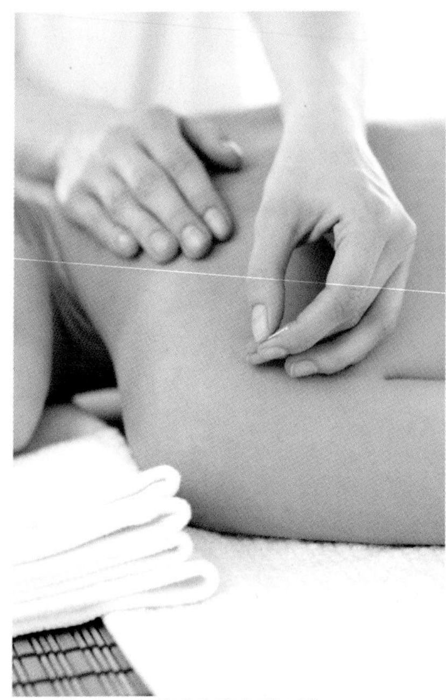

편안히 엎드린 자세에서의 침술법

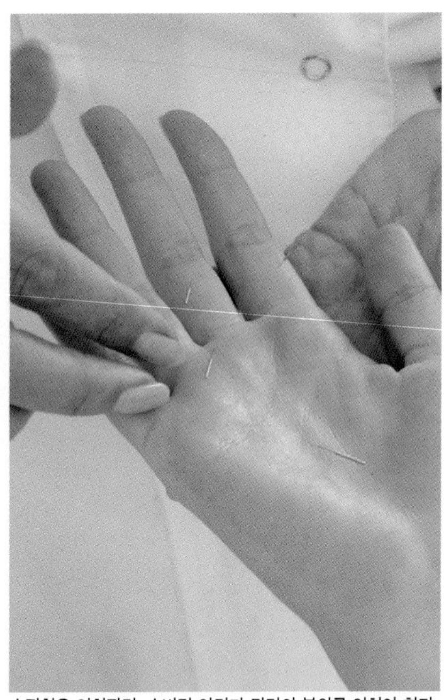

수지침을 익히자면, 손바닥 앞면과 뒷면의 부위를 익혀야 한다.

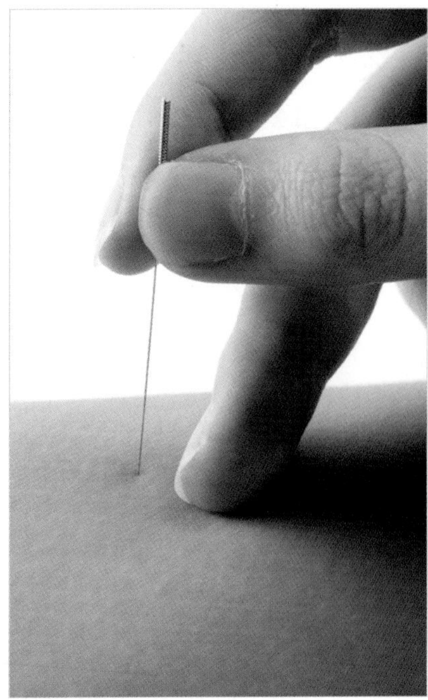

시술자는 환자가 안심하도록 진정시키고, 경혈 부위를 정확히 알려준다.

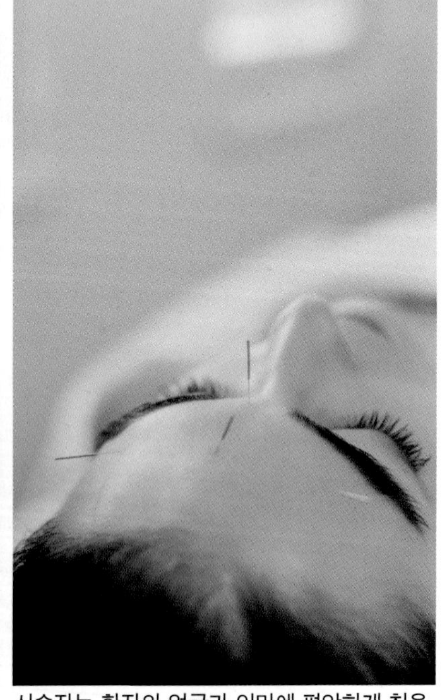

시술자는 환자의 얼굴과 이마에 편안하게 침을 놓는다.

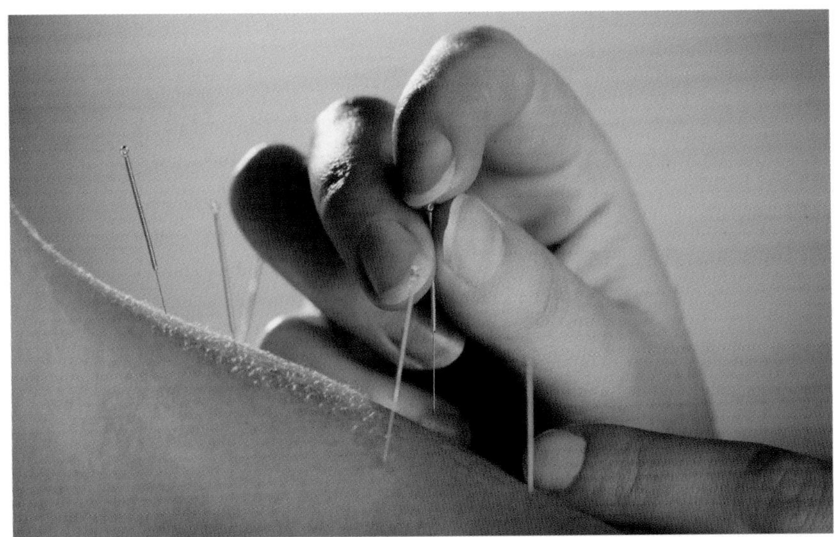
일정한 방식에 따라 손을 이용해 침으로 시술한다.

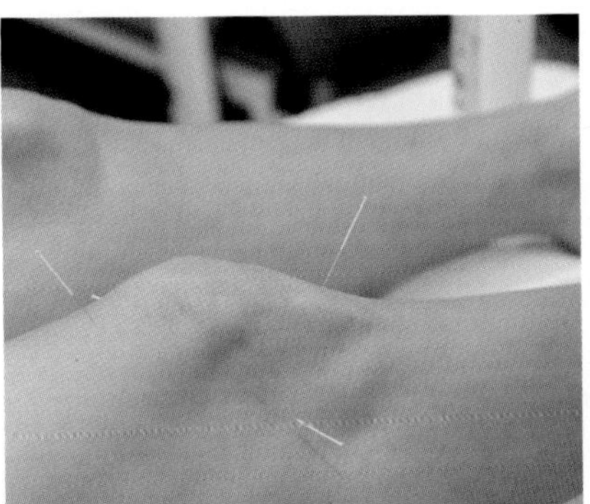
무릎에 놓은 침술법

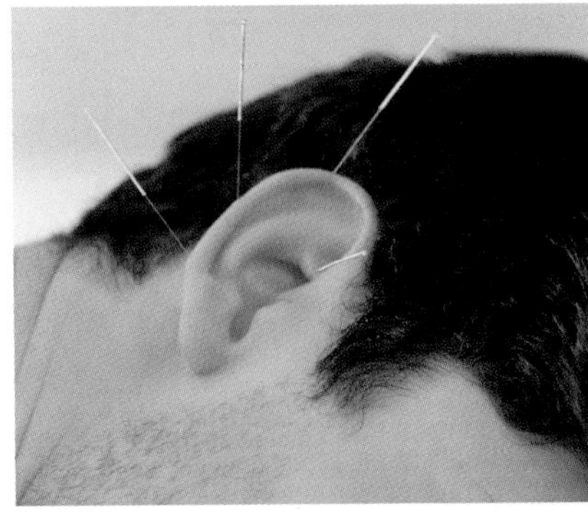
이침 요법은 질병의 치료에 효과가 좋다.

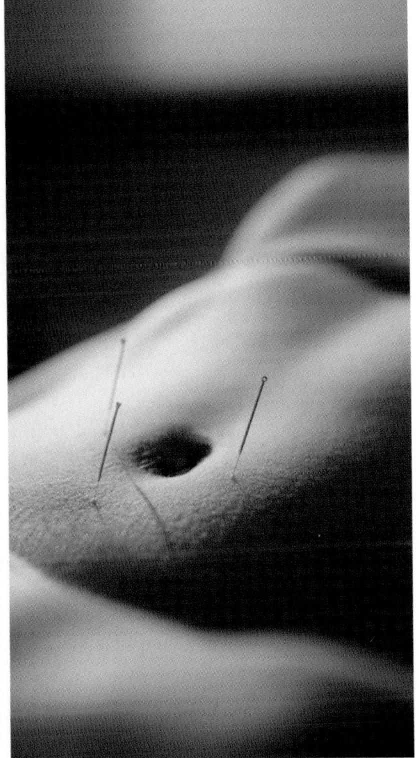
현대 의학에서 고치지 못하는 질병을
침술법으로 완치할 수 있다.

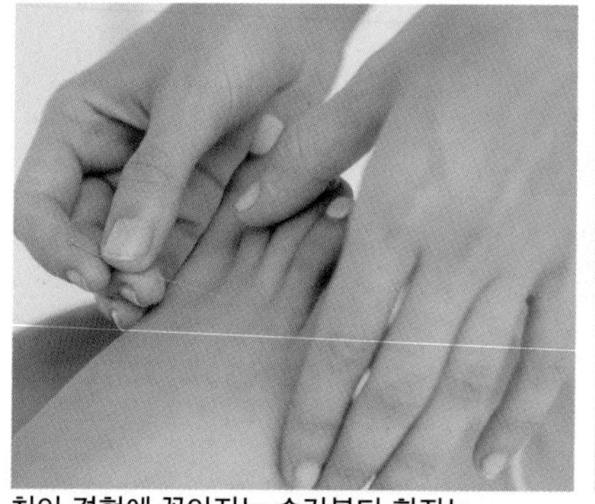
침이 경혈에 꽂아지는 순간부터 환자는 침감을 느끼게 된다.

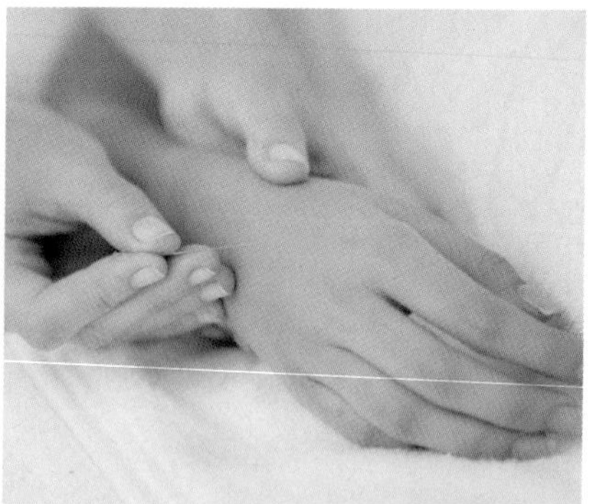
수지침은 어느 부위에 놓느냐가 중요하다.

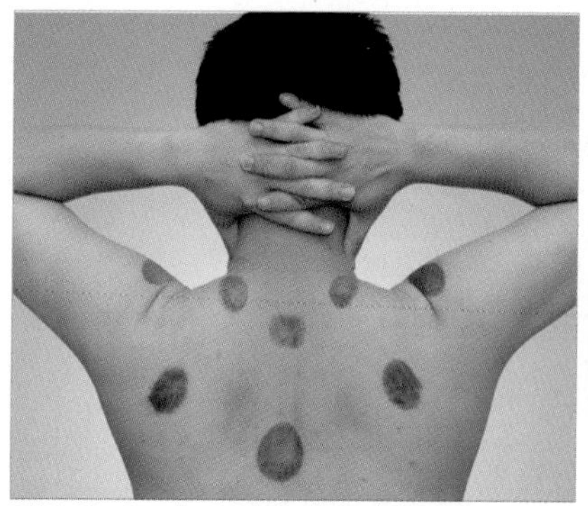
진공 컵, 스포츠 요법에 의한 시술 장면

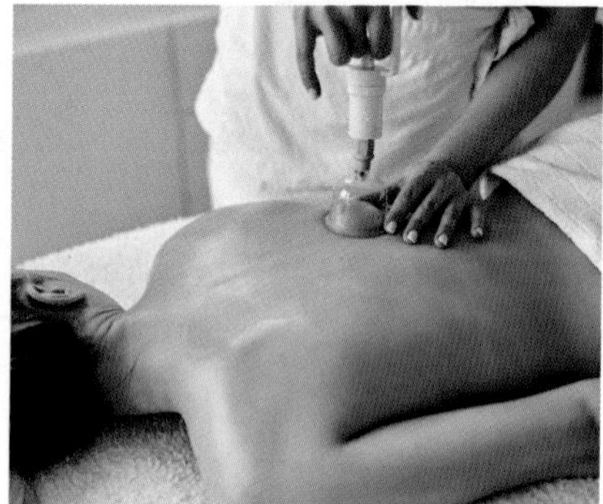
부항을 체표에 흡착해서 공기를 제거해 음압을 발생시킨다.

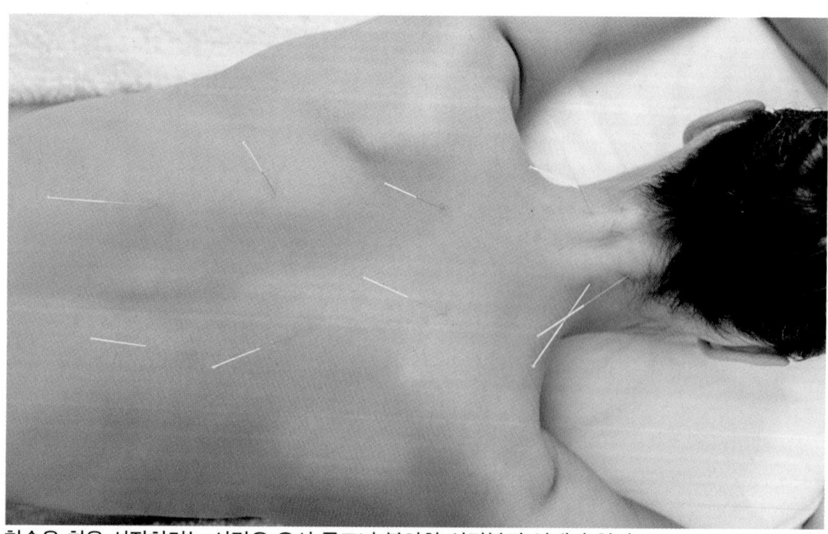
침술을 처음 시작하려는 사람은 우선 공포나 불안한 심리부터 없애야 한다.

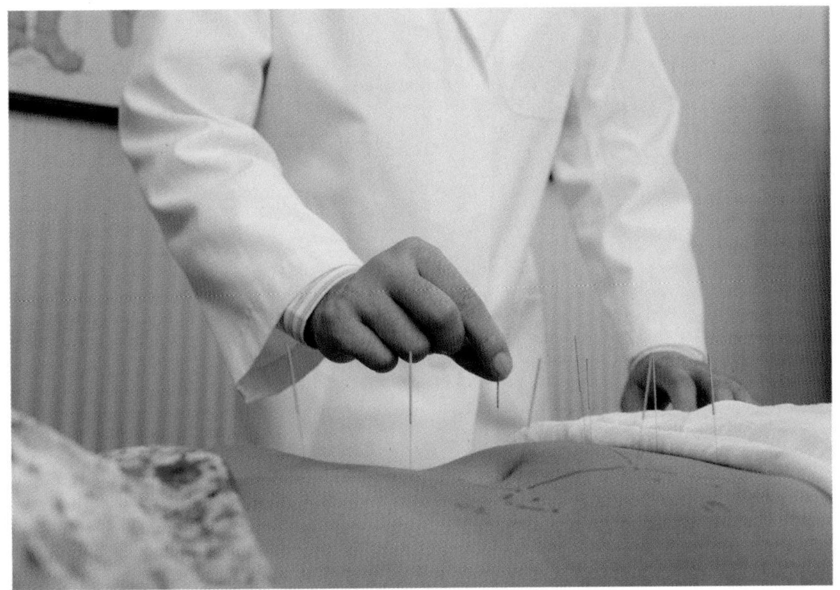
침술자는 왼손 손가락으로 경혈 자리를 취하고, 오른손 손가락으로 침을 경혈 자리에 놓는다.

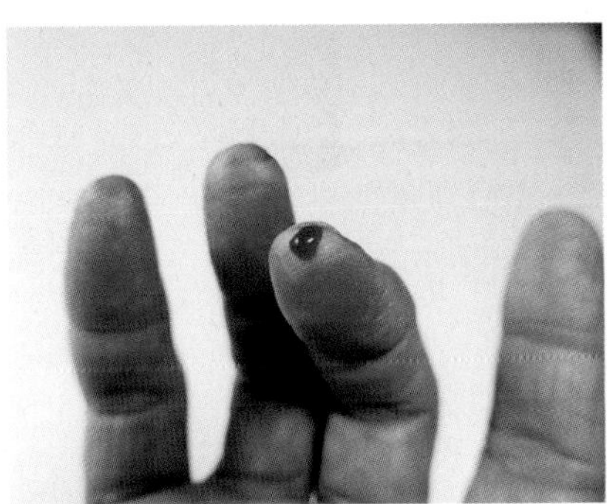
수지침은 두손을 소우주로 보고 치료하는 요법이다.

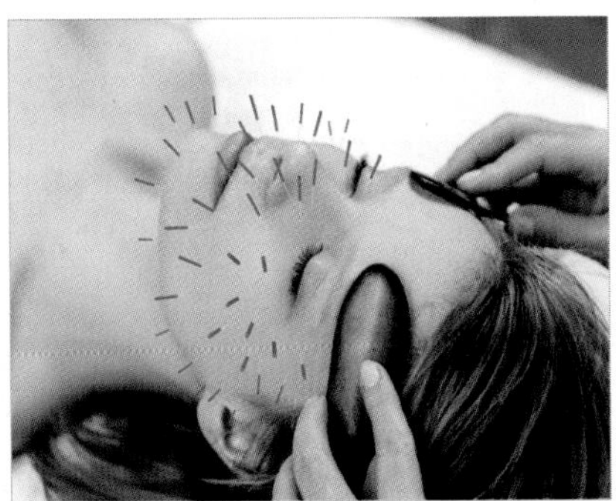
얼굴에 미세바늘로 침술 치료를 받고 있는 여성의 모습

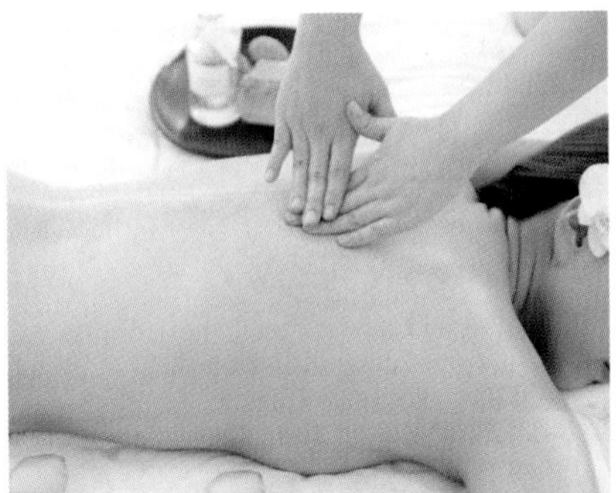
시술자는 침술 전 환자에게 침술 부위를 알려 주도록 한다.

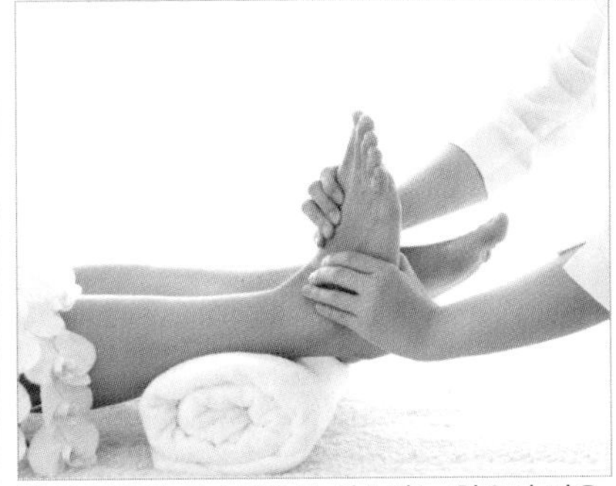
발은 인체의 축소판으로 시술자는 침술전 발을 편안하게 마사지를 해주는 것이 좋다.

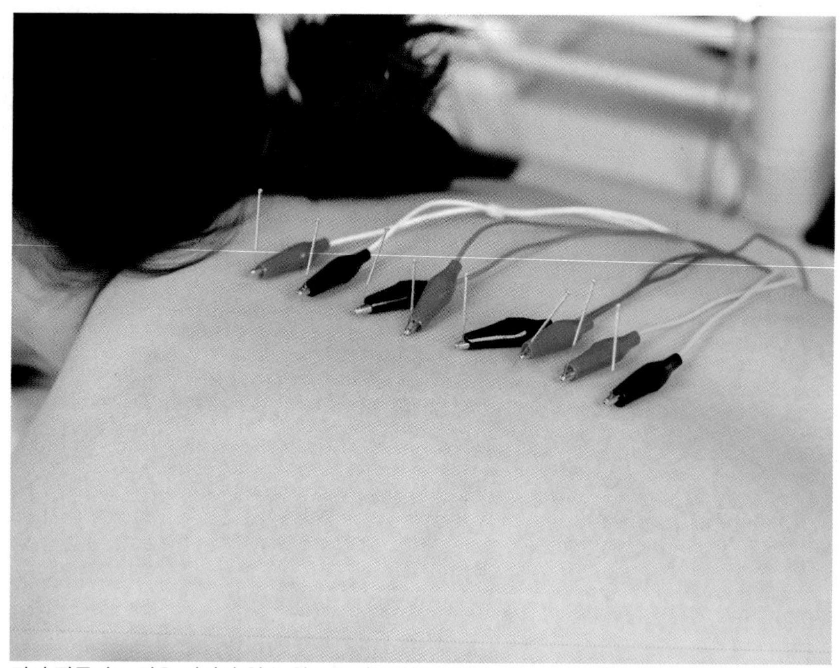

전기 자극기로 젊은 여성이 침술 치료를 받고 있는 모습

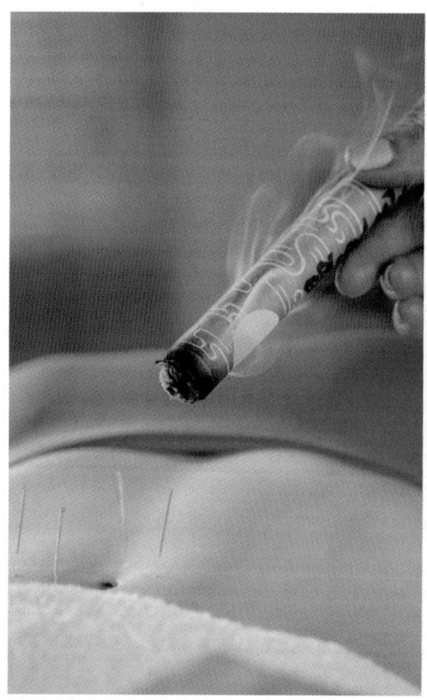

경혈 부위에 쑥을 태워 체표에 온열을 가함으로써 몸에 효과를 준다.

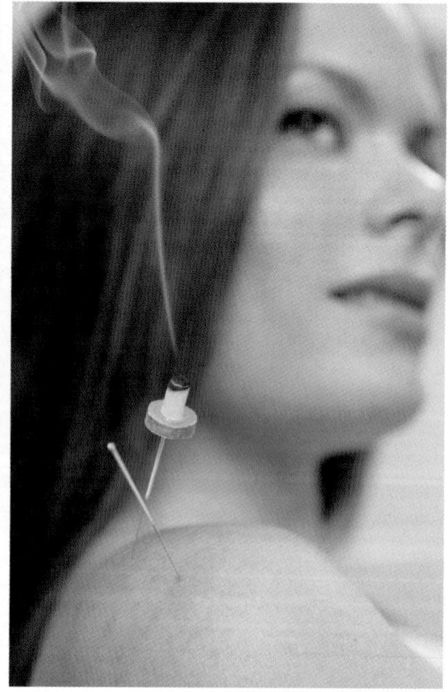

경혈 자리만 알면 쉽게 뜸치료를 할 수 있다.

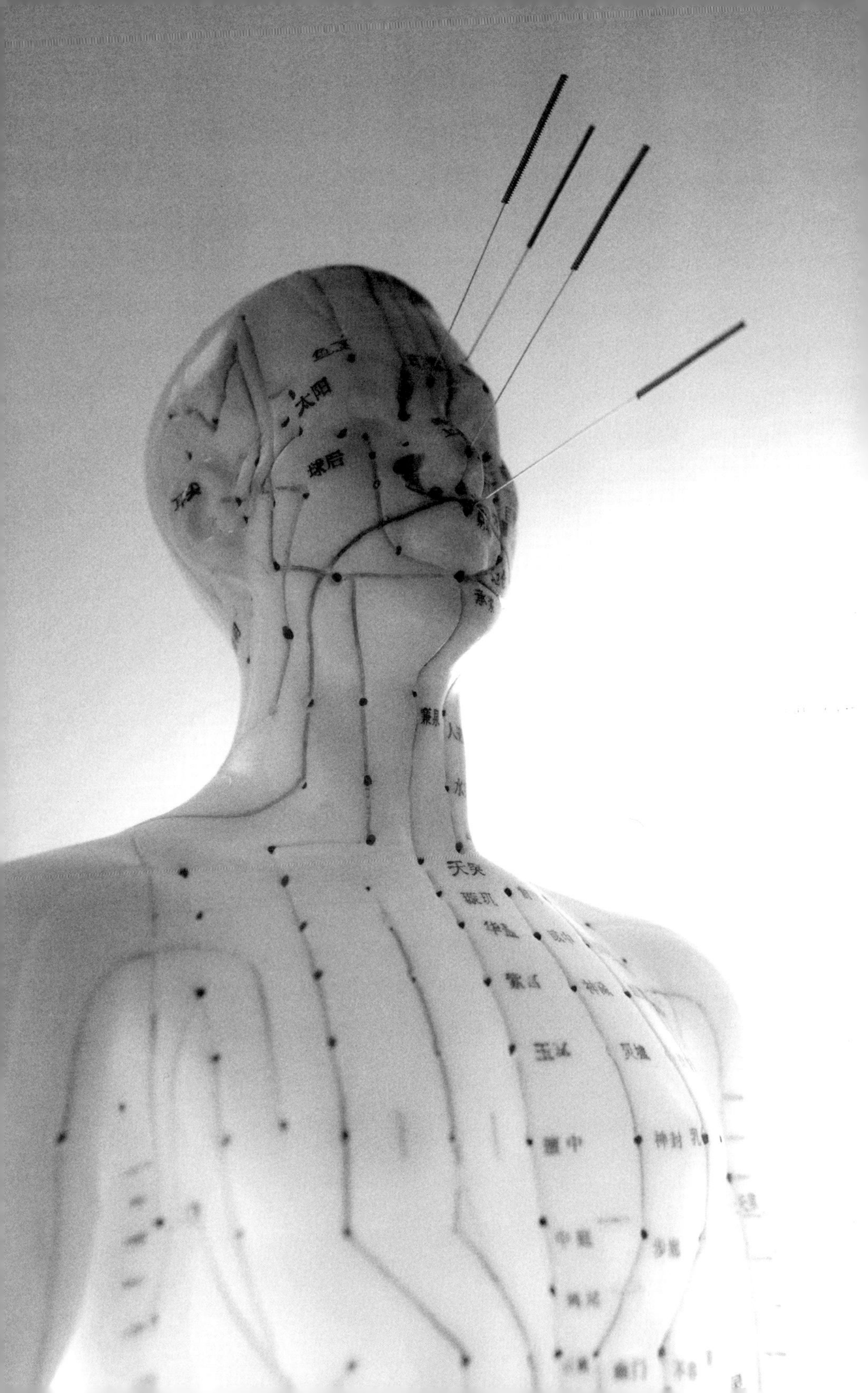
太阳
球后
天突
玉堂
膻中
神封

12경락, 365혈 파헤치기
전통 침구술 사전

머 / 리 / 말

필자의 백부님이시자 양가(養家) 어른이셨던 선친께서는 한학자이셨다. 30년대 중반에 일본으로 건너가셔서 45년 해방이 오기 전까지 가나와현(神奈川懸) "요코스카" 사노전이라는 곳에서 한의원을 개업하셨다. 이때 일본인들과 한국사람들의 환자들을 많이 돌봐주셨다. 당시 나는 초등학교 2~3학년이었던 것으로 기억이 나는데 집에서 거리가 멀지 않은 큰집에 학교가 파하면 자주 가서 놀았다. 그때 진료실을 어깨너머로 왕왕 보았던 일이 있었는데 특히 침을 놓는 모습을 지켜보면서 신기롭다는 생삭을 하였었다.

그 당시 들은바에 의하면 내 조모님께서는 노후는 "앉은뱅이"가 되셨다는 말을 이웃 어른들을 통해 들었던 일이 있었다. "앉은뱅이? 왜 젊어서 멀쩡하셨던 다리가 앉은뱅이가 되셨을까?" 지금의 병명으로는 그것이 관절염(關節炎)이 아니었을까 싶다. 관절염이 있으셨더라면 문밖 출입이 곤란했을 것이다. 이 때문에 당시로서는 신의학이 들어와 있지 않았을 때였으므로 앉은뱅이 병이라 할만 했을 것이다. 조모님 때문에 당시로서는 우리집에서는 밥술이나 먹는 때였으므로 침을 놓는 의생(醫生)을 집안에다 모셔다 놓고 조모님 질병을 다스렸던 것이라고 들었다. 모르면 몰라도 백부도 아버지도 다

이때 이 어른을 통해서 어느 정도 의술을 익혔던 것이 아닌가 싶다.

나의 큰아버지이자 양부는 해방이 되어 귀국하시자 곧 돌아가셨고, 다시 내 생모가 질병으로 쓸어지셨는데 그 병명은 중풍(中風)이었다.

6년이라는 긴 세월을 병상에 계셨는데 이때 조모님을 치료하셨던 침의를 다시 모셔다 진료케 하였다. 그러나 끝내 어머니는 회생하시지 못하시고 말았다. 생부께서도 이때 의생과 같은 사랑에 3~4년을 계시면서 이 침의에게 더 많은 침술을 익혀 말년에 인근동에 찾아온 환자들을 많이 돌보시던 모습을 지금도 기억하고 있다.

6, 70년대 한창 미국 이민붐이 열기를 더하던 그무렵 이민을 가더라도 똑똑한 기술 하나를 가지고 가야만 한다라는 말 때문에 침술 공부가 유행하던 때가 있었다. 그래서 필자도 다시 한번 책을 펼치고 침술공부를 시작한바가 있었는데 경혈 외우기가 무척 힘들었던 생각이 지금도 난다.

또 한편으로는, 당시 금호동 산비탈 어디에 침교습을 하고 있다는 선생이 한분 있다라는 소식을 듣고 찾아간 일이 있었다. 이분은 K대 대학교 경제과까지 마친 인텔리였는데 침의 신비에 매료되어 연구를 하면서 개인교습을 하고 있었다. 여기서 이분이 백납(白衲)이라는 피부질환을 침을 놓아 고치는 것을 목격하고 여기에 매료되어 이 연구소 문턱이 달토록 한동안 좇아 다녔던 일도 있었다.

현대의학 치료에서도 쉽지 않는 치료인데도 침으로 고치는 것을 보고 놀라지 않을 수가 없었다. 이 뿐만 아니라 소아의 화상에도 침을 놓아 통증없이 치료하는 것을 보고 더더욱 감탄하지 않을 수가 없었다.

오늘날 의학의 발전도 눈부시게 발전해 왔으나 아직도 고치지 못하는 질병들이 수없이 많다. 더구나 고가의 치료와 약값 때문에 설령 치료가 된다하더라도 서민에게는 그림의 떡이라고 아니할 수가 없다. 침은 기술만 있으면 원가가 먹히지 않는 시술이므로 누구나 배워 익혀서 가족 건강을 위해 반드시 알아둘만한 학문이라고 할 수가 있겠다.

그러나 애석하게도 종주국이라고 해도 과언이 아닌 우리 나라가 오늘에 와서 **침구사법(鍼灸士法)**이 폐기되어 좋은 기술임에도 불구하고 사장된다고 하는 것은 참으로 애석한 일이라 아니할 수가 없다.

근래 침구계의 원로 김남수옹이 우리 마을로 이사해 와서 영업을 하고 계시는 데 환자가 밀려 번호표를 돌려 한정 환자를 보고 있는 것을 보면서 놀라움을 금치 못하고 있다. 김옹은 오로지 침과 뜸만으로 환자를 돌보시고 계신다. 이 때문에 김옹의 권유도 있고 하여 가장 쉽게 침을 익힐 수 있는 **침구술 기초 사전**이 필요하리라는 생각이 이 졸저를 저술하게 되었다. 가능한 초심자를 위해 12 경락과 365 혈을 쉽게 암기하기 위해서이다.

이 책의 특징은 경맥과 혈을 일일이 그림으로 표시하여 쉽게 알고 익히게 하였다. 아울러 뒷장에는 요즘 유행하는 수지침법과 이침법 그리고 뜸법까지 알기 쉽게 서술하였으니 초심자에게는 기초공부에 다소 도움이 되리라 본다.

본서의 그림은 현재 한양대학 회화 디자인과에 재학중인 최윤준 군이 그려 주어 고마움을 표시하는 바이다. 그뿐만 아니라 이 책이 나오기까지 출판을 해주신 사장님과 편집을 맡아주신 청솔기획 문윤기실장님께 감사를 드린다.

서울 청량리 홍능 寒爐書室에서

저 자

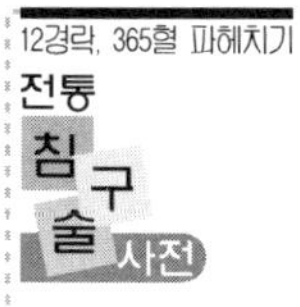

차 례

제 2 부 경락

제 3 부 경혈

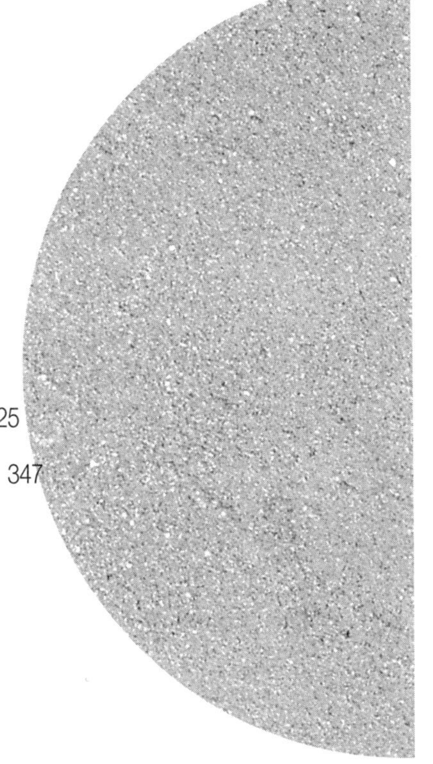

제4부 임상치료

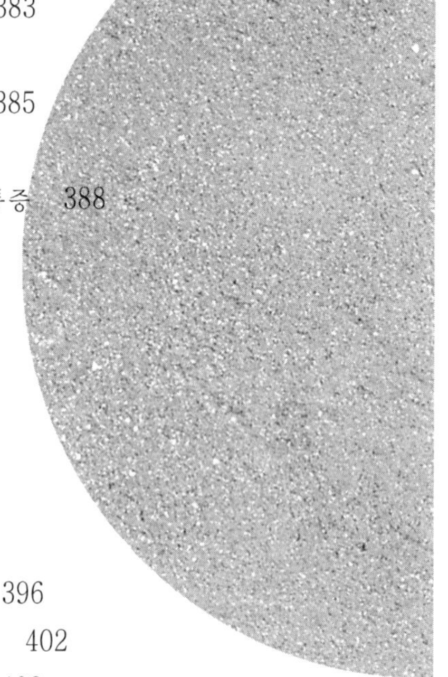

제5부 다른 침술요법

제 1 부

침·구·의·학

제 1 장 ● 침구학의 역사

제 2 장 ● 침이란 무엇인가?

침구학의 역사

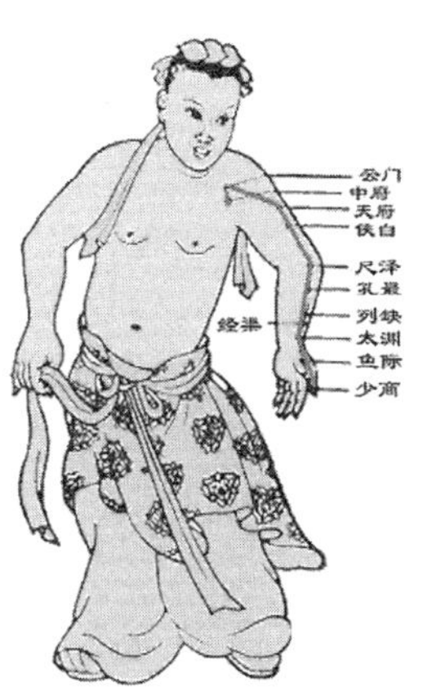

기바(Jivaka：耆婆)의 그림에서 한 손에는 약낭을 가지고 있고 또 다른 손(오른손)에 침을 가지고 있는 모습이 있다. 이를 미루어 짐작컨데 황제내경(黃帝內徑)보다 훨씬 앞선 것이니 인도가 침의 시초라 할 수가 있다. 이를 뒷받침하는 근거로는 서역기(西域記)에 보면 금주(禁呪), 한사(閑邪), 약석(藥石), 침애(針艾)라는 글이 있는데 이는 침과 쑥뜸을 이야기하는 것으로……

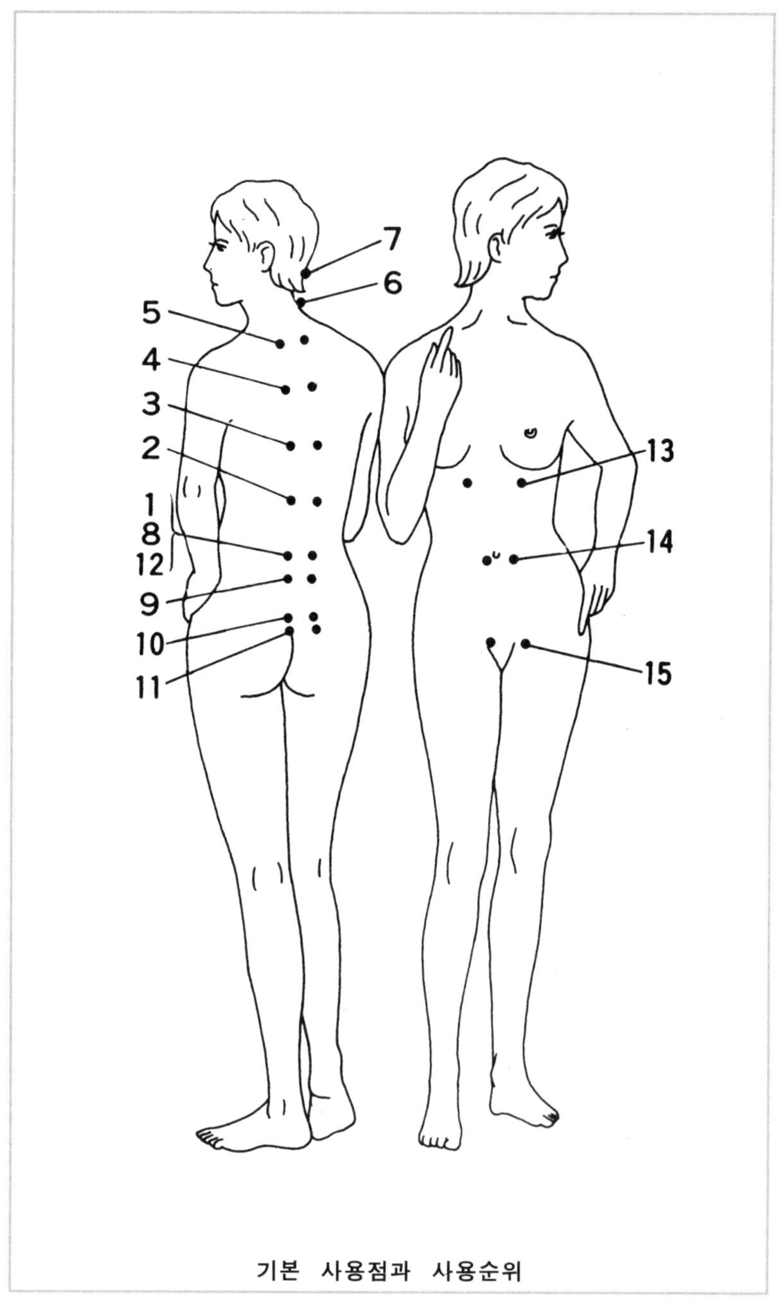

기본 사용점과 사용순위

침구의학의 역사

원래 침구의학의 역사는 대부분 중국에서부터 시작된 것이라고 생각들을 하겠지만 여러 정황으로 미루어 볼 때 인도(印度)가 그 근원이라 하는 것이 지배적이다.

처음 인도에서 발생하여 불교의 전래와 함께 중국으로 전해졌다고 하는 것이 지금까지 알려져 있는 가장 신빙성 있는 이야기이다. 그 근거는 불전(佛典)에 있다.

그 내용을 보면, 기바(Jivaka : 耆婆)의 그림에서 한 손에는 약낭을 가지고 있고 또 다른 손(오른손)에 침을 가지고 있는 모습이 있다. 이를 미루어 짐작컨데 황제내경(黃帝內徑)보다 훨씬 앞선 것이니 인도가 침의 시초라 할 수가 있겠다. 이를 뒷받침하는 근거로 서역기(西域記)에 보면 금주(禁呪), 한사(閑邪), 약석(藥石), 침애(針艾)라는 글이 있는데 이는 침과 쑥뜸을 이야기하는 것으로 이를 미루어봐도 인도가 앞서 있음을 알 수 있다.

이처럼 침구가 중국으로 건너가 독자성을 띠고 발전한 것이 침구의 역사로 알려져 있다. 그러나 침구가 확실히 자리한 것은 내경의 기록에 의한 것이니 중국이 근원이라고 해도 틀린 말은 아니다.

침구의학은 인류발전에 더없이 큰 공헌을 남겨 왔다. 그렇다면 우리 나라의 침구는 어디로부터 어떻게 들어온 것일까?

확실하게 단언하기는 어려우나 불교 문화가 중국으로부터 유입되면서 함께 들어왔으니 우리의 침술이 중국으로부터 전래 되었다해도 과언은 아닐 것이다. 그러나 침구가 어느 시대 누구로부터 전수되었다라는 기록은 없다. 다만 우리 나라로서는 삼국시대 이전부터 침술이 있었던 것으로 추정되고 있다.

통일 신라에 이르러 의학적인 학문으로 침경(針經)이나 명당경(明堂經), 갑을경(甲乙經) 같은 것을 가르쳤다는 기록이 남아 있는 것을 보면 우리의 침구도 아마 삼국시대에 이르러 보편적으로 이용된 것이 아닌가 싶다.

일본서기(日本書紀)에 보면 고구려 학승(學僧)에 대한 기록이 남아 있는데 재미있는 이야기가 있다.

일본으로 건너간 안작득지(鞍作得志)는 호랑이에게 침을 가르쳤다고 기록되어 있다. 침을 공부한 호랑이가 침의 효험에 놀라 소리쳤다는 말이 있는데 그 일성은 "삼가하라! 사람에게 침을 알게 하지마라 이것으로 치료하면 낫지 않을 병이 없다"라고 소리를 질렀다는 황당한 기록이 있다. 웃지 못할 이야기라 하더라도 이런 기록으로 짐작하건데 고구려에는 이미 침술이 있었다는 입증이 아닐 수가 없다.

또 일본의학사(日本醫學史)란 책에는 침박사가 된 기록이 있는데 642년 '기가'라는 사람이 신라에 들어와 처음으로 침술을 배워 일본의 침술을 주도했다는 기록이 남아 있다. 이는 역시 신라 시대에도 침술이 이미 있었음을 증명하는 것이다.

고려 시대에는 묘청난(妙淸亂)의 주역과 친했다는 이유로 청주로 귀양간 이상노(李尙老)가 침술에 능했다고 하며, 조선시대 세종때는 침구전문과(鍼灸專門科)가 독립되어 있었다. 이 때문에 유능한

의원이자 침사(針士)인 김덕방은 일본인 '永田德本' 같은 이에게 침을 가르쳐 훗날 일본에서 「鍼灸極秘傳」을 쓰게 하였다.

우리 나라 세종 때 전순의(全循義)는 침구택일편집(鍼灸擇日編集)을 집필하였으며, 선조 때는 유성룡이 침구요결(鍼灸要訣)이라는 책을 내놓았다. 이 침구요결은 의학입문편의 경혈(經穴 : 침 놓는 자리)을 완성하여 표로서 알기 쉽게 만들었다.

그후 선조의 왕명에 의해 어의 허준(許浚)은 동의보감을 집필하기 시작하였으나 왜란 등의 어려움을 겪으면서 15년만인 광해군 때인 1610년 「東醫寶鑑」을 완성하였으며, 3년후 궁중에서 책으로 편찬되어 나왔다.

오늘에 이르러 일본은 물론 중국, 독일에서도 번역판이 나와 우리의 침술을 세계에 떨치는 계기가 되었다.

다만 우리의 의서(醫書)인 이 동의보감은 침구편이 너무 간략하다는 평을 받고 있기는 하나 요점(要點) 위주로 쓰여져 있다. 그래서 오늘에 있어서도 침구학설의 기반을 이루고 있다고 할 수가 있는 것이다.

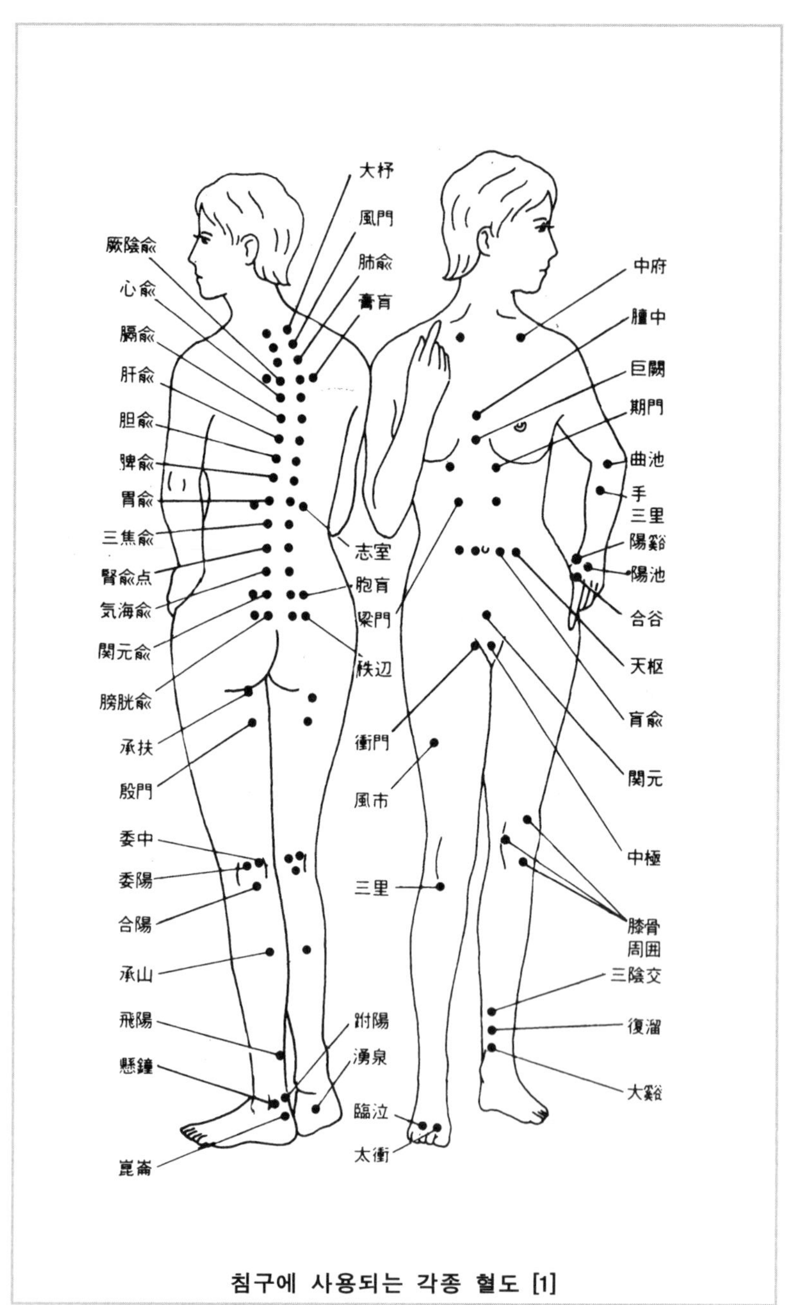

침구에 사용되는 각종 혈도 [1]

침이란 무엇인가?

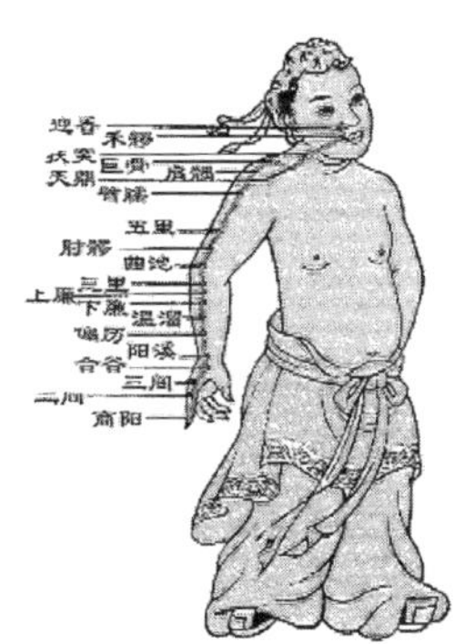

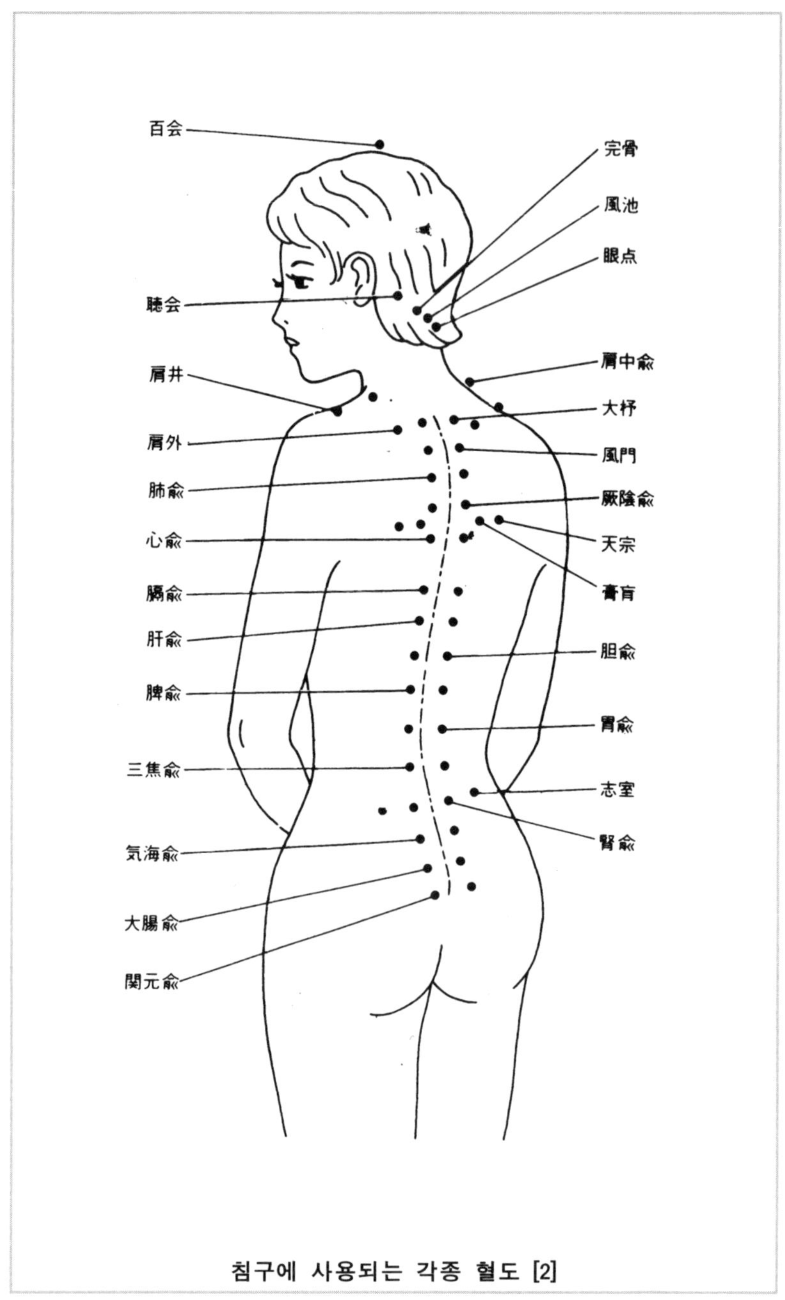

침구에 사용되는 각종 혈도 [2]

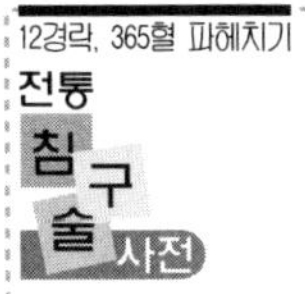

1. 침이 가진 효능

침술이란 무엇인가?

이것을 한마디로 알기 쉽고 간략하게 표현하면 다음과 같이 말할 수 있다.

① 일정한 방식에 따라
② 침(針)을 사용해서
③ 사람의 체표(體表) 부위를
④ 자극(刺戟)을 함으로써
⑤ 일정한 생체반응(生體反應)을 일으키게 해서
⑥ 보건, 질병, 치료에 기여하는 방법이다.

이것을 우리는 침술이라고 한다. 현대 의학을 만능같이 말하고 있으나 아직도 질병에는 불모지가 많다. 그러나 침술은 이러한 모자라고, 현대 의학에서 고치지 못하는 질병을 수술도 약도 없이 간단히 침으로 완치하는 것을 얼마든지 볼 수 있다. 이는 참으로 불가사의한 신기(神技)와 같은 일이라 할 수 있다.

'일정한 방식에 따라'라고 하는 것은 손을 이용해 침으로 자침(刺針)하는 방법이다. 즉 침의 시술개요(施術槪要)를 의미하게 되는데 첫 번째 침의 종류를 알아야만 하고, 두 번째는 침의 재료와 침관을 알아야만 하며, 세 번째는 자침의 주의와 금기(禁忌)사항을, 네 번째는 조작과정(造作過程)을 다섯 번째는 보사침법(補瀉針法) 등을 알아야 한다. 보사법이란 더 강하고 실하게 할 필요가 있을시는 보하는 방법을 취하고 약하게 할 필요가 있다고 생각이 들 때는 이 사법(즉, 약하게)를 취하게 되는 방법을 의미하는 것이다.

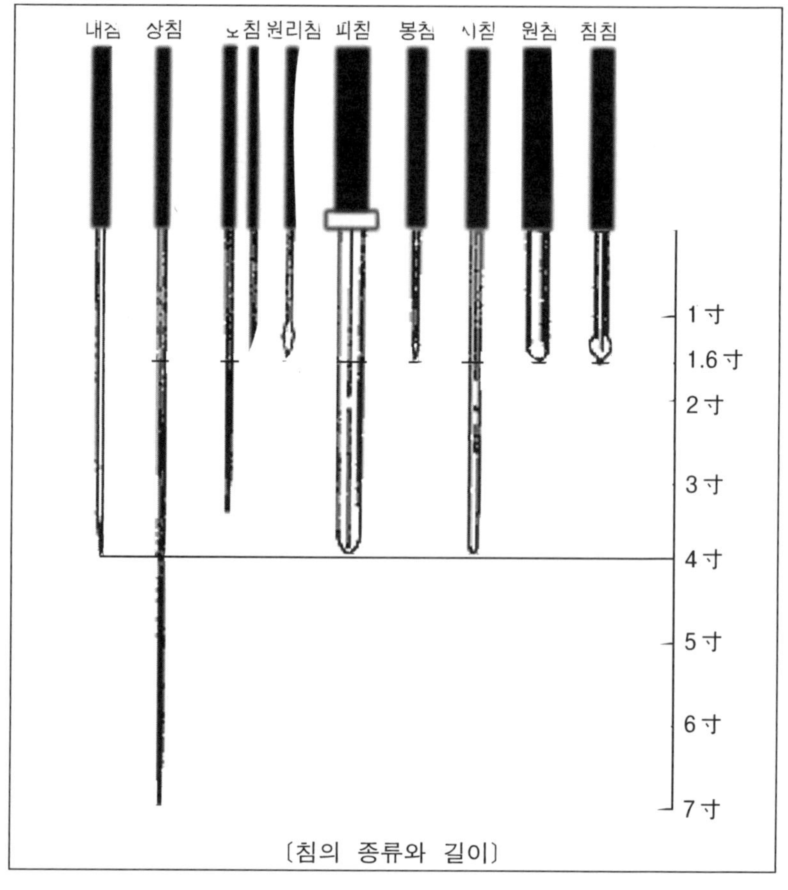

〔침의 종류와 길이〕

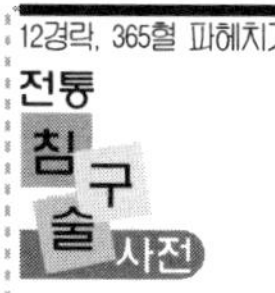

2. 침의 종류

현재까지로는 고대의 침 종류로는 구침(9針)이라고 하여 아홉 가지의 종류가 있는 것으로 알려져 있다(그림 좌측 침의 종류와 길이 참고).

① 참침

침머리는 크며 끝은 예리하고 길이는 1촌 6푼이다. 1촌은 쉽게 말해서 손가락 한마디를 뜻한다. '열이 두신(頭身)에 있을때 이를 찔러서 양기를 사(瀉)한다'라고 하는 것을 보면 사기(邪氣)가 얕은 곳에 있는 것에 적용이 된다. 얕게 자극한다고 할 수 있다.

② 원침(圜針)

형태는 계란과 같이 둥글며 길이는 1촌 6푼이다. 사기가 주로 근육(筋肉)에 있을 때 사용하며 그리 깊게 찌르지 않고 피부 위에 자극을 주는 작용을 주로 한다.

③ 시침

시침은 크며 끝은 좁쌀 크기로 둥글면서 예리하다. 길이는 4촌으로 사기가 주로 혈맥 속에 있을 때 적용하나, 깊이 찌르지는 않는다.

④ 봉침(鋒針)

길이는 1촌 6푼이며 삼면이 칼처럼 되어 있다. 현재 사용되고 있는 삼능침(三稜針)에 해당하는 침으로 오랜 질환이라 할 수 있는 마비증에 주로 사용을 한다. 또 출혈을 정지시킬 때 이용된다.

⑤ 피침(被侵)

침신이나 끝도 칼처럼 날카롭게 생겼다. 길이는 4촌에 넓이는 2.5푼으로서 현재 병원에서 사용하는 메스같은 형태를 하고 있다. 째고 농을 제거하기 위해서 이용된다.

⑥ 원리침(圓利針)

침신은 작고 굵다. 끝은 반대로 약간 크고 둔원(鈍圓)이라고 할 수가 있겠는데, 길이는 1촌 6푼이며 급성질환과 종기 및 마비 증세에 사용된다.

⑦ 호침(毫針)

침 끝이 모기 주둥이 처럼 가늘고 침신도 가늘다. 현재의 호침은 이를 개량한 것인데, 주로 통증, 마비증 등에 쓰이며 출혈을 목적으로 하는 것은 아니다.

⑧ 장침(長針)

침신은 엷고 끝은 예리하게 뾰족하다. 만성 마비증의 증세에 주로 이용이 된다. 길이가 7촌으로 가장 긴 침이다. 그래서 장침이라 부르기도 한다.

⑨ 대침(大針)

대침이란 커다란 침과 굵은 침을 일컫는 것으로써 침 끝은 다소 둥글다. 주로 관절에 물이 고인 것을 치료하는 데 사용하며 길이가 4촌이나 된다.

■ 현재 주로 사용되고 있는 침

호침, 소아침, 삼능침, 구두침 등의 네 가지 침을 주로 많이 사용하고 있다. 호침(毫針)이 일반적으로 가장 많이 사용되고 있는 침으로 길이는 5푼에서 3촌 정도의 것이 있으나 1~2촌, 즉 3~9㎝ 정도가 보통이며, 주로 사용되는 것은 1촌 3푼(촌3), 1촌 6푼(촌6)의 것이 통용된다.

굵기는 제작사에 따라 다소 다르나 우리 나라에서 현재 제작하고 있는 것은 1~8번까지가 보편화 되어 있다. 이중에서 일반적으로 많이 사용되는 것은 3~5번 굵기의 호침이라 할 수 있다. 그리고 침병(針柄) 즉, 침 꼭대기는 길이 6푼의 원주상의 금속이다.

■ 호침 침의 종류

1번침	0.09㎜ 이하	5번침	0.28㎜ 이하
2번침	0.13㎜ 이하	6번침	0.32㎜ 이하
3번침	0.16㎜ 이하	7번침	0.35㎜ 이하
4번침	0.25㎜ 이하	8번침	0.4㎜ 이하

■ 1촌은 손가락 마디 1마디를 의미한다.

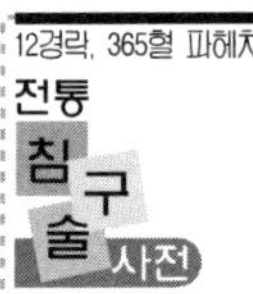

3. 침의 재료와 침을 사용하기 위한 침관(針菅)

현재에 국내 침의 만들어진 재료로는 여러 가지가 있다. 대게 금, 은, 철, 산프라 등이다.

금과 은은 그 질이 유연하고 살갗에 잘 붙어 찌르기가 쉽다. 금(金)은 보(補)하는데에 좋으며, 은(銀)은 사(瀉)함에 있어서 좋다. 철(鐵)은 예리하고 그 재료도 단단하여 쓰기는 쉬우나 부러지는 경우가 왕왕 생기게 된다. 또 산프라는 값이 싸고 녹이 쉽게 슬지는 않지만 허리가 굽기가 쉽고 휘청이게 된다.

옛날은 침을 오직 피부에 대고 비벼넣었으나 근래 와서는 침관에 침을 넣어 이것을 사용하여 침을 놓게 된다. 그래서 침관은 찌르는 자법에 따라서 사용되기도 하고 아니면 사용하지 않고 그대로 놓기도 한다. 즉, 자법(刺法)에는 연침법(撚針法)과 일본인들이 고안해 내었다는 타침법(打針法)과 관침법(菅針法)의 세 가지 종류가 있다.

타침법은 오늘날에는 사용하지 않는 편이며, 현재 보편적으로 많이 사용되고 있는 방법은 관침법이다. 관침법은 침을 관속에 넣어서 침 위 끝을 튕겨서 밀어 넣는다. 침관에는 길이와 외형에 따라 1촌 3푼, 1촌 6푼, 2촌, 3촌 등의 것이 있는데 이것을 각각 촌3의 침,

촌6의 침의 길이보다 대게 1푼5리 정도 짧은 것이 보통이다. 그러나 현재 시중에 팔리고 있는 침관은 대게 2~3푼, 때로는 4~5푼이나 짧은 것도 있다. 모양은 환침관(丸針管)과 각침관(角針管)의 두 종류가 있는데 환침관은 관이 둥글고, 각침관은 둥근 것과는 달리 약간 각이 져 있는 것을 말한다.

침관의 재료도 옛날에는 은이나 금으로 사용되었으나 현재는 양은이나 알루미늄 계통이 주종을 이루고 있다. 가장 많은 것은 놋쇠에 은이나 크롬으로 도금한 것들이 주로 많다.

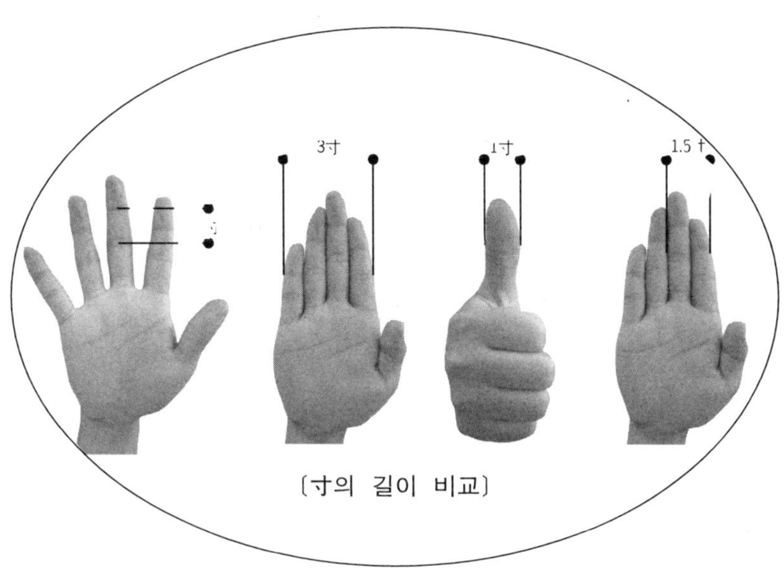

〔寸의 길이 비교〕

12경락, 365혈 파헤치기
전통 침구술 사전

4. 자침시 주의와 금기사항

누구나 처음 시술을 하면 손이 떨리고 주저하게 된다. 의사도 메스를 들고 처음 개복을 할 때는 손이 떨리고 긴장이 된다. 그러나 이것이 숙달되면 자신이 생겨 긴장이나 공포는 없어지기 마련이다. 중요한 것은 임상적으로 많은 환자를 상대로 자침하여 시술해 보는 것이 중요하다.

처음 주사를 놓는 간호사들의 실습은 애기 호박 같은 것을 놓고 여기에 주사침을 꽂아 보는 연습을 한다. 침 역시 이런 방법으로 정확한 경혈 자리에 침을 놓는 연습을 하는 것도 좋은 방법의 하나라 할 수 있다. 그러나 이것이 사람의 피부이기에 처음에는 어느 누구나 망설이게 되고 두려움을 느끼게 된다.

이때 가장 중요한 것은 대담성(大膽性)이라 할 수 있을 것이다. 긴장된 생각은 버리고 유연한 태도로 자침에 임해야만 한다. 이러한 자침에 앞서 몇 가지 주의점을 살펴보면,

① 시술자는 정신을 통일하고 바른자세를 취해야만 한다.
② 침의 파손 여부를 검사하고 소독을 철저하게 해야 하며, 환자의 경혈 부위도 소독을 한다.

③ 환자가 안심하도록 진정을 시키고 경혈 부위를 정확하게 지적해 둔다.

④ 시술자는 왼손 손가락으로 경혈 자리를 취하고, 오른손으로는 침관을 경혈 자리에 갖다 대어 침을 놓는다.

⑤ 시술자는 침을 꽂은 후와 뺄 때까지 환자의 얼굴 상태와 모습을 전반적으로 감시하여 만약의 경우를 대비해야만 한다.

이상의 다섯 가지 요점만 잘 지키면 시술에 별 이상은 없다. 그러나 침을 시술하기 전에 침을 놓기 위해서는 몇 가지 금기(禁忌) 사항이 있으니 면밀히 검토하는 것이 현명하다.

① 일반적 금기 사항으로는 성교를 한 후 즉시 시침을 맞을 때, 술에 취하였을 때, 성이 났을 때, 몹시 피로했을 때, 배가 몹시 부를 때, 몹시 배가 고플 때, 갈증이 대단히 심할 때에는 침을 놓지 말아야 한다.

② 숨구멍, 안구, 고막, 심장, 폐장, 후두, 기관, 고환, 외생식기, 유두 등 부위에는 대개 침을 놓지 않거나 혹 침을 놓을 때에는 각별히 주의해야 한다.

③ 임신부에게는 하복부나 요부 및 천골부(상료, 차료, 하료 등)의 혈에는 깊이 찌르지 말고 상복부와 비교적 감응이 센 소상, 지음, 합곡, 삼음교, 곤륜 등의 혈에도 자침을 금해야 한다.

④ 고열이 극심하거나 땀을 많이 흘리는 사람과 맥의 허실을 구분하지 못하는 사람, 극심한 동통이 있으면서 병 진단이 명확하지 못한 사람의 경우 효과가 없을 때에는 침을 계속 놓지 말아야 한다.

④ 중요한 금침혈로는 뇌호, 신회, 신정, 옥침, 낙극, 승령, 노식, 각손, 승읍, 신도, 영대, 수분, 신궐, 회음, 횡골, 기충, 기문, 승

근, 수오리, 삼양락, 청령, 급맥, 유중 등등의 혈이다라는 정도로 알아둘 필요가 있다. 이런 혈에 침을 놓을 때에는 얕게 놓는 것이 가능한 좋으며 주요 조직과 장기에 가까운 혈들은 더욱 주의하여 시술하지 않으면 안된다.

이것 말고도 자금혈(刺禁穴)이라 하는 침을 놓아서는 안될 부위와 과도하게 지속적으로 놓아서는 안될 부위가 있다.

① 얼굴 부위의 금자(禁刺)

• 승읍(承泣)과 사백(四白)을 잘못 찌르면 눈이 먼다.

• 뇌호(惱戶)혈을 잘못 자침하면 죽을 수가 있다.

• 염천(廉泉; 혀 아래)을 잘못 찔러 지혈이 되지 않으면 벙어리가 될 수 있다.

• 객주인(客主人)혈을 찔러 혈관을 다치게 되면 귀가 먹을 수가 있다.

• 안와(眼窩) 부위는 맹인이 되기 쉬우므로 조심하지 않으면 않된다.

② 발 부위의 금자(禁刺)

• 충양(衝陽)혈을 찌를 때 혈관이 다쳐 피가 멈추지 않으면 위험하다.

• 용천(湧泉), 조해(照海)는 발밑에 있는데 잘못 찔러서 혈관이 다치면 피가 멈추지 않고 심하게 붓거나 염증을 일으킬 수 있다.

• 족소음 신경이 통과하는 대퇴부 안쪽에 큰 혈관이 있으므로 잘못 찌르면 위험할 수 있다.

③ 손 부위의 금자(禁刺)

• 어제(魚際) 및 척택(尺澤)을 잘못 찌르면 위험할 수 있다. 어제혈은 붓고 염증이 있을 수 있으며 척택은 잘못 시술하면 팔을 피고 구부리지 못할 수 있다.

• 태음경을 잇는 윗팔 안쪽 천부(天府)나 협백(俠白)을 잘못 시술해도 피가 많이 흐르면 위험할 수 있다.

④ 관절 부위의 금자(禁刺)

• 슬안(膝眼)을 조심하지 않으면 안된다. 관절을 찔러서 활액(滑液)이 많이 나오면 다리를 펴고 굽히기 어렵게 될 수 있다.

⑤ 흉부 가슴 부위의 금자(禁刺)

• 유중(乳中) 즉 젖꼭지는 금침혈이다. 이곳에 잘못 찌르게 되면 세균이 감염되어 유선염, 유종 혹은 유방암으로까지 발전할 우려가 있다.

• 또 결분(缺盆)은 쇄골 위의 경혈인데 잘못 자침 시술하면 기침이 나면서 상기 하기가 쉽다. 상기란 기가 쳐 받는다는 뜻이다.

• 또한 겨드랑이 안의 액하늑간(液下肋間)이라고 할 대포(大砲)를 잘못 찔러도 기침을 유발시킬 수 있다.

⑥ 배 부위인 복부의 금자(禁刺)

• 기충(氣衝) 일명 기가(氣街)을 잘못 찌르면 피가 그치지 않고 부으며 염증이 생긴다.

• 하복부인 아랫배를 잘못 찌르면 방광(膀胱)이 손상을 입어 소변이 쉴새없이 흐르며 복막염이 될 위험성이 높다.

⑦ 오장(五臟)의 금자(禁刺)

이 부위를 잘못 찌르면 위험할 수 있다.

• 장기 : 잘못 시술하면 위험에 처하게 된다.

• 간 부위 : 잘못 시술하면 실성한 사람처럼 횡설수설 하게 된다.

• 폐 부위 : 가슴이 답답하고 기침을 잇달아 하게 된다.

• 심장 부위 : 호흡곤란증을 느끼면서 시큰거린다.

• 신장 부위 : 재채기를 계속하게 되는 수가 있다.

• 비장 부위 : 마치 토하듯이 구역질 비슷하게 꿀꺽꿀꺽 헛구역질을 하게 된다.

• 담 부위 : 구역질을 심하게 하게 된다.

⑧ 기타

• 배꼽이라고 부르는 제(臍), 신궐(神闕)과 음부(陰部), 회음(會陰) 부위도 되도록 금하며 임산부의 하복부도 금기로 되어 있다.

※ 그러나 어느정도 숙달되고 시술에 자신이 생기면 증세에 따라 시술을 해도 무난할 것이다. 그러나 항상 위험을 염두에 두고 자침할 필요가 있다.

5. 침의 시술 및 조작과정

1. 침의 시술 연습은 어떻게 시작해야만 할까?

침을 처음 시작하려는 사람은 우선 공포나 불안한 심리부터 없애야만 한다. 다른 사람도 자침하고 있으므로 나도 할 수 있다는 자신감부터 가지는 것이 더 중요하다. 우선 손가락의 힘을 단련하고 침의 자법을 연습해야만 한다.

앞에서도 잠시 언급한 바와 같이 애호박이나, 약간 단단한 스티로폴 같은 것에 침으로 찔러보는 연습을 먼저 해본다. 다음은 화장지 6~7 매를 접어서 가운데는 솜을 넣어서 비누 크기의 베개를 만든다. 다음 왼손으로는 종이를 잡고 오른손의 엄지와 2 지(指), 그리고 3 지의 세 손가락으로 침을 쥐고 되풀이 하여 종이를 찔러 본다.

때로는 비틀기도 하고 빼고 다시 찌르기도 하면서 반복연습을 한다. 여기서 가장 신경써야 할 일은 손가락의 지침력(指針力)이라고 할 수 있다. 다시 말하면 침체를 단단하게 고정시키고 이 침체가 엄지와 2 지 사이에서 흔들려서는 안된다. 이렇게 거듭되는 연습은 한꺼번에 화장지 7~8 장을 뚫을 수 있을 정도로 날렵하게 이루어 질 수 있도록 반복 노력해야만 한다. 이렇게 수십번 계속 하다보면 빠르고 자유자재의 기술을 손 감각에 익히게 된다.

이 정도로 연습이 끝나게 되면 이번에는 다시 자신의 손으로 직접 자신의 몸에 침을 놓을 수 있는 경혈에 자침을 해보는 연습도 좋을 것이다.

예를 들면, 자신의 족삼리혈을 중심으로 자침하여 침 감각의 연습을 할 수 있을 것이다. 스티로폴이나 아니면 종이에 연습을 거듭하고 또 자신의 몸에도 시술하다 보면 어느 정도 자침에 대한 공포심도 사라지고 점차 자신을 갖게 된다.

2. 환자는 어떤 자세에서 다루어야 할까?

가장 안전한 것은 나무 침대 위에서 시술할 체위를 취하게 하는 것이 적절하다. 아픈 부위나 시술 부위에 따라 앉는 좌정 자세, 배를 대고 엎드리는 자세, 천장을 반듯이 올려다 보고 누운 자세 등이 있다.

① 머리를 뒤로 젖히고 앞 이마와 얼굴에 대하여 침을 놓는다.

② 머리를 앞으로 굽히고 고개를 숙인 자세에서 척추, 경부를 취혈한다.

③ 옆 모서리로 눕히고 허리, 엉덩이, 환조, 풍시 등의 경혈을 취혈한다.

④ 머리를 옆으로 돌리고 측두(側頭), 귀 옆면을 취혈한다.

⑤ 팔을 뻗어 손바닥이 천장을 보게 벌리고 수삼음경(手三陰經 ; 태음, 소음, 궐음)의 경혈을 취혈한다.

⑥ 위로 누워서 양 무릎을 굽히고 안면, 흉복부, 무릎의 경혈 및 사지 경혈을 취혈한다.

⑦ 턱을 받쳐 정좌를 해서 정두부(頂頭部) 경혈을 취혈한다.

⑧ 팔꿈치를 가슴에 대고 곡지혈 등 팔굽의 경혈과 어깨 및 손등, 손가락의 혈을 취한다.

⑨ 침대에 그대로 엎드려 누워 등, 허리, 척추, 무릎오금 등의 경혈을 취혈한다.

3. 어떤 순서로 침을 놓게 되는가?

사실 규정은 없다. 그러나 편리를 택해 먼저 윗부분의 경혈을 취하고 다음으로 아래편에 분포되어 있는 경혈에 침을 놓는다. 다음은 등허리를 먼저하고 복부는 뒤에 놓는다. 그리고 머리와 몸통을 먼저하고 팔과 다리를 뒤에 한다.

이와 같이 양(陽)을 먼저하고 음(陰)을 뒤에 하는 것은 당연하다고 할 수가 있다.

4. 침 각도와 그 종류

직자(直刺), 사자(斜刺), 횡자(横刺)가 있다.

① 직자

직자란 바로 위에서 아래로 수직으로 찌르는 시술법을 말한다. 즉 침과 환자 피부와의 각도는 90 도라 할 수 있다. 가장 많이 이용되는 침 각도이다.

② 사자

침을 엇비슷하게 옆으로 찔러 넣는다. 침과 환자 피부와는 45 도 각도이다. 머리의 풍부(風府), 가슴의 중부(中府), 팔의 열결(列缺), 다리의 곤륜(崑崙) 등의 경혈은 이 방법을 택하는 것이 효과적이다.

③ 횡자

사자보다도 더 기울여 놓는 방식이다. 즉, 연피자(沿皮刺)라고 하여 침과 피부가 완만할 정도로 기울여 놓는다. 각도는 15도 각도다. 이러한 횡자 시술은 상성, 지창, 양백, 찬죽, 단중과 같은 근육이 비교적으로 박약한 부위에 사용하는 것이 좋다.

5. 침은 얼마나 깊게 찌르게 되나?

성인을 표준으로 하여 정한다. 어린이와 특별히 야윈사람은 적절히 비교하여 처치하면 된다.

부위	깊이	각도	부위	깊이	각도
안면	2~4푼	횡자	목	2~5푼	직자
머리	2~3푼	횡자	목덜미	2~8푼	직자
귀옆	2~8푼	직자	윗배가운데	5푼~1촌	직자
윗배 옆	3~8푼	직자	등허리	3~5푼	사자
아랫배	5푼~1촌5푼	직자	견갑골	3~8푼	직자
어깨	5푼~1촌	직자	척추	3~8푼	직자
팔목	2~4푼	직자	넙적다리	5푼~2촌5푼	직자
손가락	1~2푼	직자	무릎, 다리	5푼~1촌5푼	직자
가슴	3~5푼	횡자	발가락	1~2푼	직자

6. 몇일 간격으로 시술하는 것이 적당한가?

① 급성질환에는 매일 시술한다. 10 일을 경과하면 3 일이나 1 주일을 쉰 후에 다시 10 여일 시침해도 무난하다.

② 만성질환의 경우 1~3 일에 1 회 혹은 매주 3 회로 하여 10 회를 치료 기간으로 하고 7 일간 쉬는 기간을 둔다.

7. 자침법의 방식

자침법에는 연침법(撚針法), 타침법(打針法), 관침법(菅針法) 등이 있다.

① 연침법

옛날부터 전해지는 전래된 침법이다. 이 연침법은 일명 피부 자극에 중점을 둔 침술법이다. 침끝이 예리해야만 하며 다른 방법보다 신중을 기해 시술해야 한다. 침끝을 피부에 접촉시켜 2~3 번을 호흡하는 동안 그대로 두었다가 약간 눌러본다. 이때 힘을 주면 안되며, 자통이 있을 때는 절대 시술을 해서는 안된다. 침병(針柄; 침자루)을 쥐고 약간 힘을 가하고 반회전을 시행한다. 이때 절대 빙빙 돌려서는 안된다.

② 타침법

일본에서 처음 시작한 것으로 굵은 침을 작은 망치로 쳐서 찔러 넣는 방법이다.

③ 관침법

침을 침관 속에 넣어서 침 끝이 밖으로 나오지 않도록 살며시 피부 경혈 표면에 갖다 댄다. 그리고 오른쪽 둘째 손가락으로 침관 꼭대기에 나와 있는 침병을 가볍게 두드려 피부 사이에 찔러 넣는 것이다. 이때는 침병의 머리가 침관 속으로 쏙 들어가게 되면 이미 침이 꽂힌 것이므로 가볍게 침관을 빼면 되는 것이다. 근래는 대부분 관침법을 사용하는 것이 일반 관행이 되어 있다.

8. 침을 얼마나 꽂아 놓아야만 하는가?

침이 경혈에 꽂아지는 순간부터 환자는 침감을 느끼게 된다. 마비가 된듯하기도 하고 저리거나 아니면 뿌듯하거나 무겁게 느끼기도 한다. 그러면 10분~30분 이상 경혈에 꽂은 채로 빼지 않는다. 이것을 유침(留針) 또는 치침(置針)이라고 하며 심한 통증이나 만성병에 사용한다. 물론 침을 1~2분만에 빼는 경우나 아니면 놓자마자 빼는 방법도 있다.

9. 침을 빼는 방법

침은 뽑을 때가 역시 중요하다. 침을 뺄 때는 왼손으로 소독된 솜을 쥐고 침에 붙여서 피부를 누르고 오른손의 엄지, 2지, 3지의 세 손가락으로 가볍게 침을 비비면서 환자의 얼굴을 관찰하면서 천천히 빼낸다. 침 끝이 피부에서 나오면 즉시 소독된 손으로 침 놓은 자리를 누르고 잠시 가볍게 주물러서 출혈과 부기를 사전에 방지한다.

10. 침 놓은 후 부작용의 처리

① 침을 맞고 의식을 잃었을 때

침을 꽂았을 때나 빼었을 때 갑자기 현기증을 일으키게 된다. 그래서 심장이 몹시 뛰고 안색이 백지장처럼 하얗게 된다. 또 식은땀을 흘리거나 입술이 파랗게 질린 자색이 된다. 팔과 다리가 차가워지며 환자는 메스꺼움이 생기거나 혹은 토하거나 졸도하는 경우가 있다. 이것을 훈침이라고 하는데 신체가 허약하거나 아니면 지나치게 긴장했기 때문이다.

이때는 환자의 허리띠를 느슨하게 풀고 머리를 약간 낮추고 다리를 높인다. 그리고 따뜻한 물 한 모금을 먹인다. 왠만한 가벼운 증세는 곧 회복된다. 그러나 이렇게 해도 회복이 되지 않을 때는 중증 증상인데 人中, 中衝, 足三里, 白會 등에 침을 놓으면 회복이 된다.

② 침이 휘었을 때

침을 시술하다 보면 환자가 긴장하는 바람에 근육이 단단해져서 침이 꽂힌채 휘어지는 경우가 있다. 혹은 침이 자극하여 휘어지는 수도 있다. 이런 경우 꼭 힘을 주어서 침을 빼거나 비틀어서는 결코 안된다. 침이 구부러져 있는 방향에 천천히 힘을 주어서 침을 빼면 빠지게 되어 있다.

③ 침이 빠지지 않을 때

이와 같은 경우는 자침한 침 주변의 근육이 긴장하여 살갗이 침을 물고 놓아주지 않기 때문이다. 이때 시술자는 당황하기 쉬우나 환자를 먼저 안심시키는 것이 중요하다. 시간의 여유를 다소 두고 빼 보도록 한다. 이 경우에도 빠지지 않으면 자침된 그 부위 옆에 또다른 침을 꽂으면 처음 꽂은 침은 저절로 쉽게 빠지게 된다. 그 이유는 같이 피부조직의 근육이 놀라서 긴장하는 바람에 침을 물고 있던 근육이 느슨해지기 때문이다.

④ 침이 부러졌을 때

일반 병원에서도 주사를 잘못 놓으면 주사기의 바늘이 부러지는 경우가 있듯이 침도 마찬가지다.

침근(針根)이나 아니면 침첨(針尖)이 오래되어 삭았거나 아니면 근육이 긴장하여 침을 심하게 물고 있을 때 억지로 빼려다보면 부러지는 수가 있는 것이다. 이럴 때는 시술자나 환자 양쪽 다 당황하기 쉬우나 시술자는 절대 당황한 기색을 환자에게 보여서는 안되는 것이 철칙이다. 시술자까지 당황하면 엉망이 되기 때문에 시술한 사람은 어디까지나 여유있는 표정으로 당황하지 말고 신속하게 처리하는 것이 중요하다.

우선 침 부위가 피부 위에 올라와 있다고 하면 핀셋 등으로 튀어나와 있는 부러진 부분을 찝어 못을 빼듯 뽑아 올리면 된다. 그러나 부러진 부분이 피부 속이나 근육 속에 파묻혀 보이지 않을 때는 우선 침이 들어있는 부위를 동그랗게 표시를 해놓고 마취(痲醉)를 한 후 그 부위를 절개하여 침을 뽑아 올린다.

시간이 오래가면 근육을 자꾸 움직이는 바람에 부러진 침이 다른 곳으로 옮겨 가는 수가 있다. 이 경우에는 일반 병원으로 옮겨가 x-ray를 찍어보고 확인후 수술로 꺼내면 된다.

11. 침의 보존과 소독법

침은 사용후 검사를 해서 보관을 잘해야 한다. 침 끝이 말려 있으면 곧 수리를 해서 말린 부위를 펴 놓도록 한다. 또 건조상태로 햇볕에 자주 말리는 것이 좋다. 그뒤 붕산 스펀지나 아니면 알콜 스펀지로 잘 닦은후 침통에 잘 보관을 해야만 한다 침통 내부도 항상 깨끗이 소독되어 있어야 한다.

제 2 부

경 · 락

살아있는 생명체는 반드시 이 경락을 통해서 운행이 된다. 호흡과 소화 흡수에서 기운이 생성되며 생명활동을 가능하게 하는 것이다. 즉 전도작용도 함께 하는 것이다.

다시 말해서 혈기는 인체에 자양하고 생명을 유지하게 하는 중요한 물질이다. 그것은 두말 할 것 없이 경락이 운행함으로써 순환을 이루게 되는 것이다. 경락은 안으로 내장과 밖으로 체표를 이어주는 노선의 역할을 한다. 그래서 혈기는 내장에서부터 시작하여 사지 말단 근육 피부에까지 골고루 퍼지게 하는 것이다.

또 인체의 관절을 부드럽게 만들고 피부를 윤택하게 하기도 한다. 따라서 조직과 기관에 영양을 보급하여 활동사항을 가능하게 하고 있는 것이다.

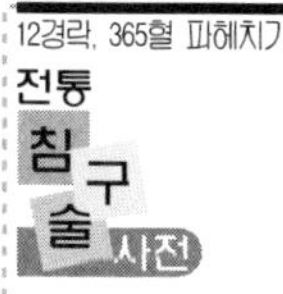

경락이란 무엇인가?

침(針)을 시작하려면 경락(經絡)과 경혈(經穴)부터 알아야 한다.

양의학에서 의사가 되어 치료를 하려면 먼저 해부학(解剖學)부터 공부를 해야 한다. 부위의 이름과 각 장기의 활동 등을 알고난 후에 질병에 대한 치료를 할 수가 있다. 경락과 경혈이란 한방 의학의 해부학이라 할 수 있다.

인체에 흐르는 경락과 경혈에 이상이 생겨 났을 때 질병이 온다고 동양의학에서는 믿고 있다. 쉽게 말해서 경락이란 12경맥을 두고 하는 말인데 인체는 이 열두 경락을 통해서 운기(運氣)가 영위(營偉)한다고 알려져 있다.

경맥의 각 요소에는 혈이 있는데 이것을 쉽게 말하자면 기가 머물고 있는 작은 우물과 같은 곳이라 할 수 있다. 막힌 기를 영위하고 혈을 통하게 하는 것이 질병의 치유 결과가 된다. 그러므로 먼저 이 경락과 경혈의 위치를 알지 못하고 치료를 할 수 없을 것이다. 그러므로 반드시 이 경락과 경혈을 익혀야만 침이나 뜸을 시술할 수가 있게 된다.

그것은 인체의 힘은 한방에서는 기와 혈로 운행되고 있다고 보기 때문이다.

1.경락이란?

① 생명체의 육신

② 생리상으로 기혈이 운행 통과하는 통로인 동시에 연락망.

③ 병리상 질병의 전도(傳導) 통로.

④ 치료상으로 약물의 성능을 발휘하는 기계 등의 자극을 감수하는 통로라 할 수 있다.

한마디로 경락(經絡)의 경(經)은 통하지 않는 경로는 없다는 의미라고 볼 수 있다. 즉 직경(直經)이라할 수 있으며, 락(絡)이라고 하는 것은 그물과 같이 이리저리 교차한다는 의미가 있으므로 연락선 혹은 지선이라 말할 수 있을 것이다.

살아있는 생명체는 반드시 이 경락을 통해서 운행이 된다. 호흡과 소화 흡수에서 기운이 생성되며 생명활동을 가능하게 하는 것이다. 즉 전도작용도 함께 하는 것이다.

다시 말해서 혈기는 인체에 자양하고 생명을 유지하게 하는 중요한 물질이다. 그것은 두말할 것 없이 경락이 운행함으로써 순환을 이루게 되는 것이다. 경락은 안으로 내장과 밖으로 체표를 이어주는 노선의 역할을 한다. 그래서 혈기는 내장에서부터 시작하여 사지 말단 근육 피부에까지 골고루 퍼지게 하는 것이다.

또 인체의 관절을 부드럽게 만들고 피부를 윤택하게 하기도 한다. 따라서 조직과 기관에 영양을 보급하여 활동 사항을 가능하게 하고 있는 것이다.

경에는 12경(正經十二經)이 있고, 또 기경(奇經) 8맥이 있다. 다시 비경과 위경에 특수한 락(絡)이 각각 하나씩 달려 있다. 그런데 정경에는 임맥경(任脈經)과 독맥경(督脈經)을 합하여 14경이라

하기도 한다. 그러므로 14경에 비위경의 특수한 락(絡)을 합하면 락(絡)은 16이 되는 셈이다.

2. 경락(經絡)의 명칭

경락의 명칭에는 정경 12경과 기경 8맥이 있다.

12경(十二經)

① 수태음폐경(手太陰肺經)
② 수양명대장경(手陽明大腸經)
③ 족양명위경(足陽明胃經)
④ 족태음비경(足太陰脾經)
⑤ 수소음심경(手少陰心經)
⑥ 수태양소장경(手太陽小腸經)
⑦ 족태양방광경(足太陽膀胱經)
⑧ 족소음신경(足少陰腎經)
⑨ 수궐음심포경(手厥陰心包經)
⑩ 수소양삼초경(手少陽三焦經)
⑪ 족소양담경(足少陽膽經)
⑫ 족궐음간경(足厥陰肝經)

⑬ 임맥경(任脈經)
⑭ 독맥경(督脈經) 2경(經)

총 14경(經)

기경팔경(奇經八經)

① 양교맥(陽驕脈)

② 음교맥(陰驕脈)

③ 양유맥(陽維脈)

④ 음유맥(陰維脈)

⑤ 충맥(衝脈)

⑥ 대맥(帶脈)

⑦ 임맥(任脈)

⑧ 독맥(督脈)　　8경(經)

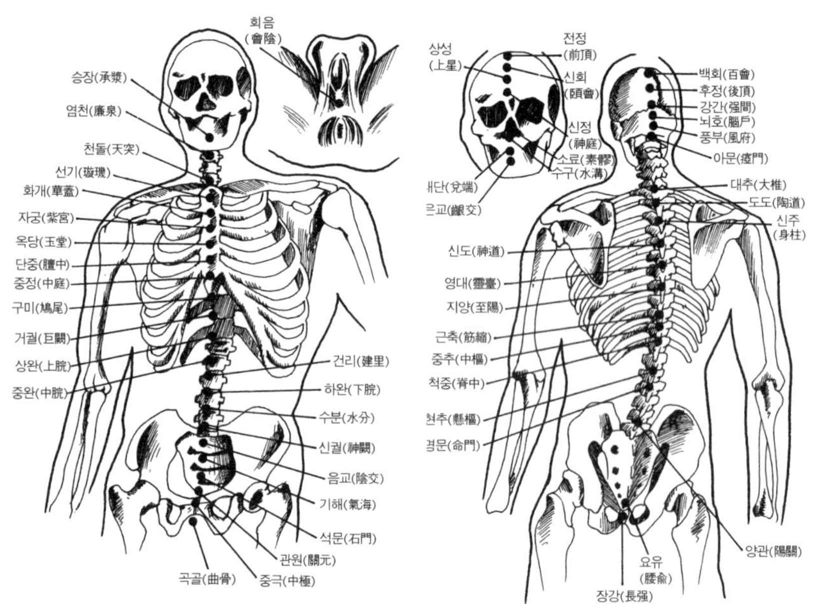

임맥과 독맥(본문 82~87쪽)

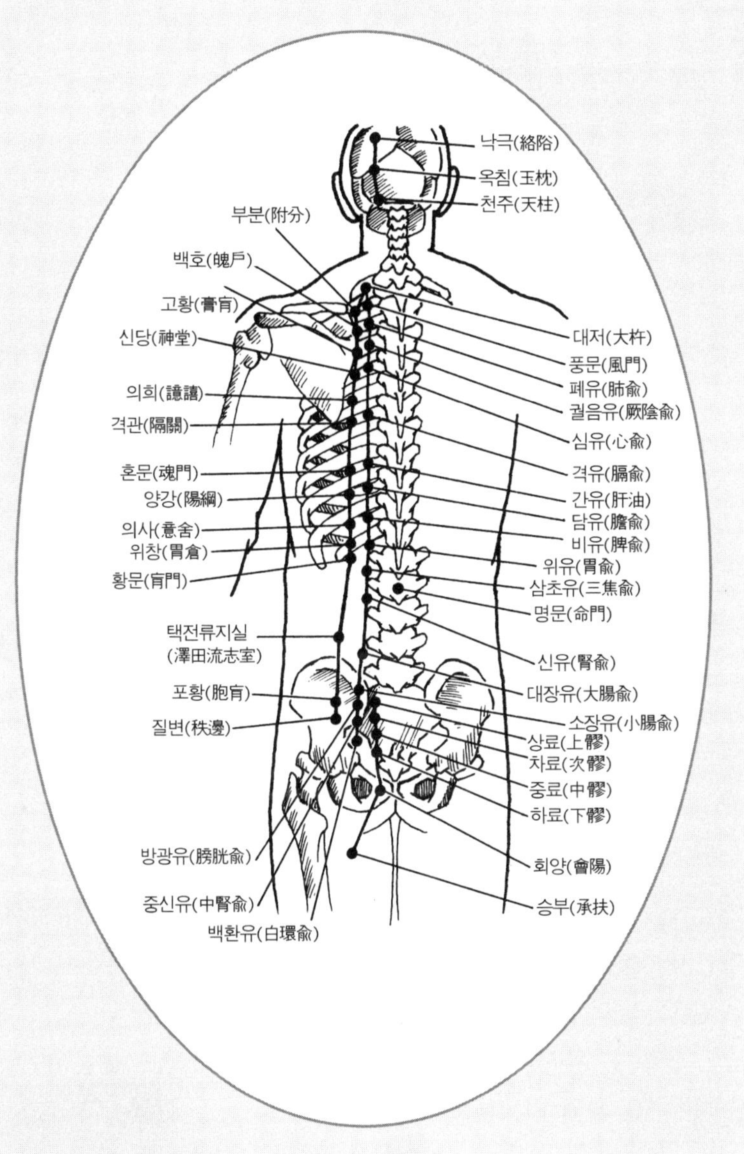
낙극(絡隙)
옥침(玉枕)
천주(天柱)
부분(附分)
백호(魄戶)
고황(膏肓)
신당(神堂)
의희(譩譆)
격관(膈關)
혼문(魂門)
양강(陽綱)
의사(意舍)
위창(胃倉)
황문(肓門)
택전류지실
(澤田流志室)
포황(胞肓)
질변(秩邊)
방광유(膀胱兪)
중신유(中膂兪)
백환유(白環兪)
대저(大杼)
풍문(風門)
폐유(肺兪)
궐음유(厥陰兪)
심유(心兪)
격유(膈兪)
간유(肝油)
담유(膽兪)
비유(脾兪)
위유(胃兪)
삼초유(三焦兪)
명문(命門)
신유(腎兪)
대장유(大腸兪)
소장유(小腸兪)
상료(上髎)
차료(次髎)
중료(中髎)
하료(下髎)
회양(會陽)
승부(承扶)

족지태양방광경(본문 64쪽)

수태음폐경 (手太陰肺經)

혈의 흐름

① 배꼽 위의 네 손가락 쯤에서 시작해서 대장(大腸)에 연락하고,

② 위로 올라와 위(胃)가 있는 부분을 돌아서, 횡격막(橫隔膜)을 거쳐서 올라가 폐에 들어간다.

③ 폐에서 다시 기관과 후두를 돌아 옆으로 나온다.

④ 앞가슴 부위인 중부(中府)에서 첫 경혈이 시발한다.

⑤ 팔 겨드랑이 아래와, 윗팔 안쪽 팔굽 오금까지 내려온다.

⑥ 요골(橈骨) 안쪽을 지나 요골동맥을 따라 손목을 거쳐 지난다.

⑦ 엄지손가락인 내측 소상경혈에서 끝을 맺게 된다.

키포인트

앞가슴 부위인 중부혈에서 엄지손가락 손톱 내측의 소상혈까지 이어져 내려온다. 여기에는 11개의 경혈이 있으며 수태음폐경이라 부른다. 국제부호는 H로 표기하게 되어 있다. 각각의 이름은,

1. 중부 2. 운문 3. 천부 4. 협백 5. 척택 6. 공최 7. 열결 8. 경거 9. 태연 10. 어제 11. 소상

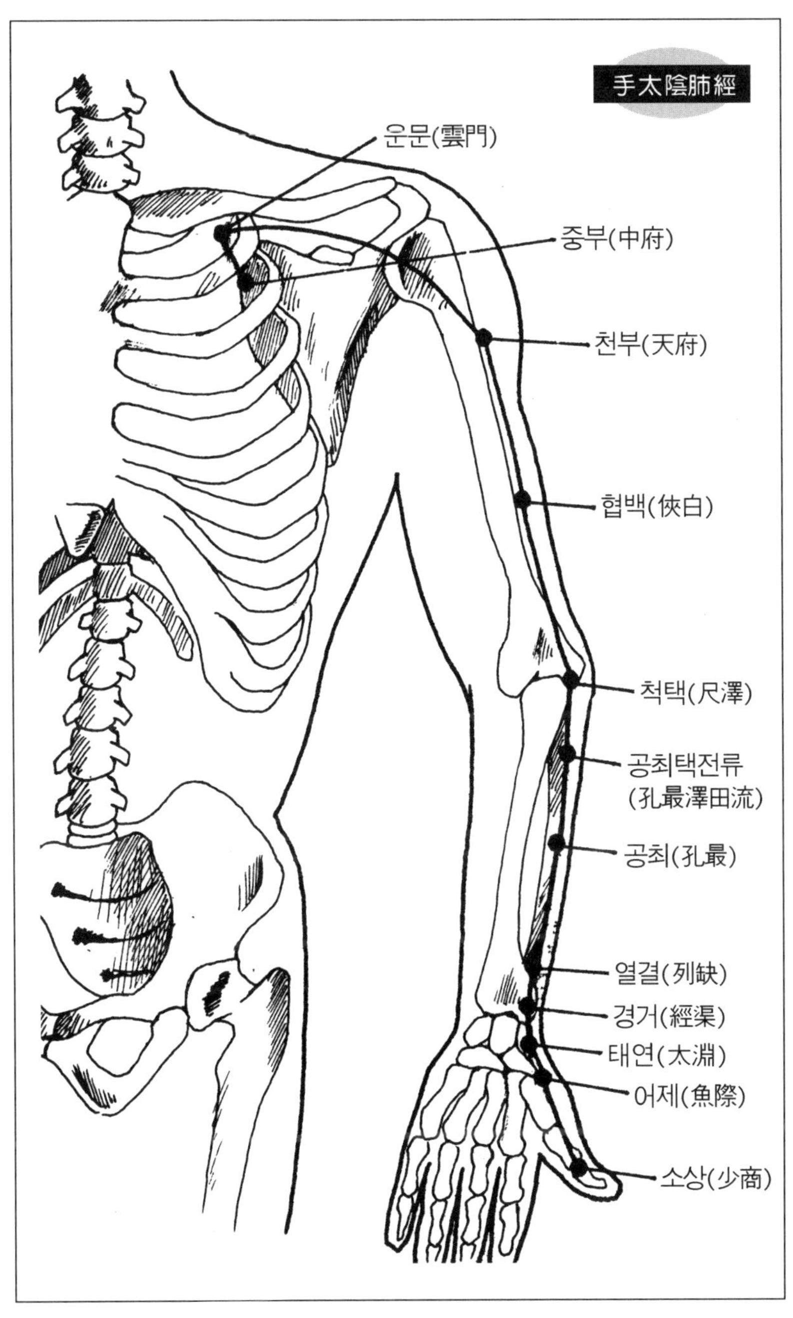
手太陰肺經
운문(雲門)
중부(中府)
천부(天府)
협백(俠白)
척택(尺澤)
공최택전류
(孔最澤田流)
공최(孔最)
열결(列缺)
경거(經渠)
태연(太淵)
어제(魚際)
소상(少商)

수양명대장경(手陽明大腸經)

혈의 흐름

① 인지 즉, 둘째 손가락 끝 상양혈에서 시작하여

② 엄지와 둘째 손가락 사이 손등을 거쳐서

③ 요골과 병행을 해서, 팔꿈치 횡문 외단(外端)을 지난다.

④ 윗팔의 어깨, 견봉돌기(肩峰突起 : 어깨쭉지 제일 높이 솟은 뼈)를 거쳐 경추(頸椎)를 지나쳐

⑤ 새로 목덜미로 나와서 폐장과 연락하는데, 이때는 혈이 없는 경로이다. 이 경혈없는 통로는 폐장에서 횡경막을 뚫고 내려와서는 대장에까지 연결을 한다.

⑥ 또 달리 다른 한편으로는 유혈의 경로로 목덜미에서 아랫 잇몸을 거쳐서 입주위를 돌아

⑦ 코와 입술 사이인 인중혈에서 왼쪽 경락과 오른쪽 경락이 어우러져 콧구멍을 끼고 돌아서 콧방울인 영향혈에서 끝맺는다.

이때 무혈의 경로는 종점이라고 할 영향혈에서 더 올라가 눈가에서 위경과 합치게 된다. 다시말하면 가운데 손가락끝 상양혈에서 시작을 해서 콧방울 옆쪽 영향혈에서 끝맺는 대장경은 국제부호는 HI 이고, 이 혈은 한 쪽에 20 개 혈로서 양쪽 합하면 모두 40 개가 된다.

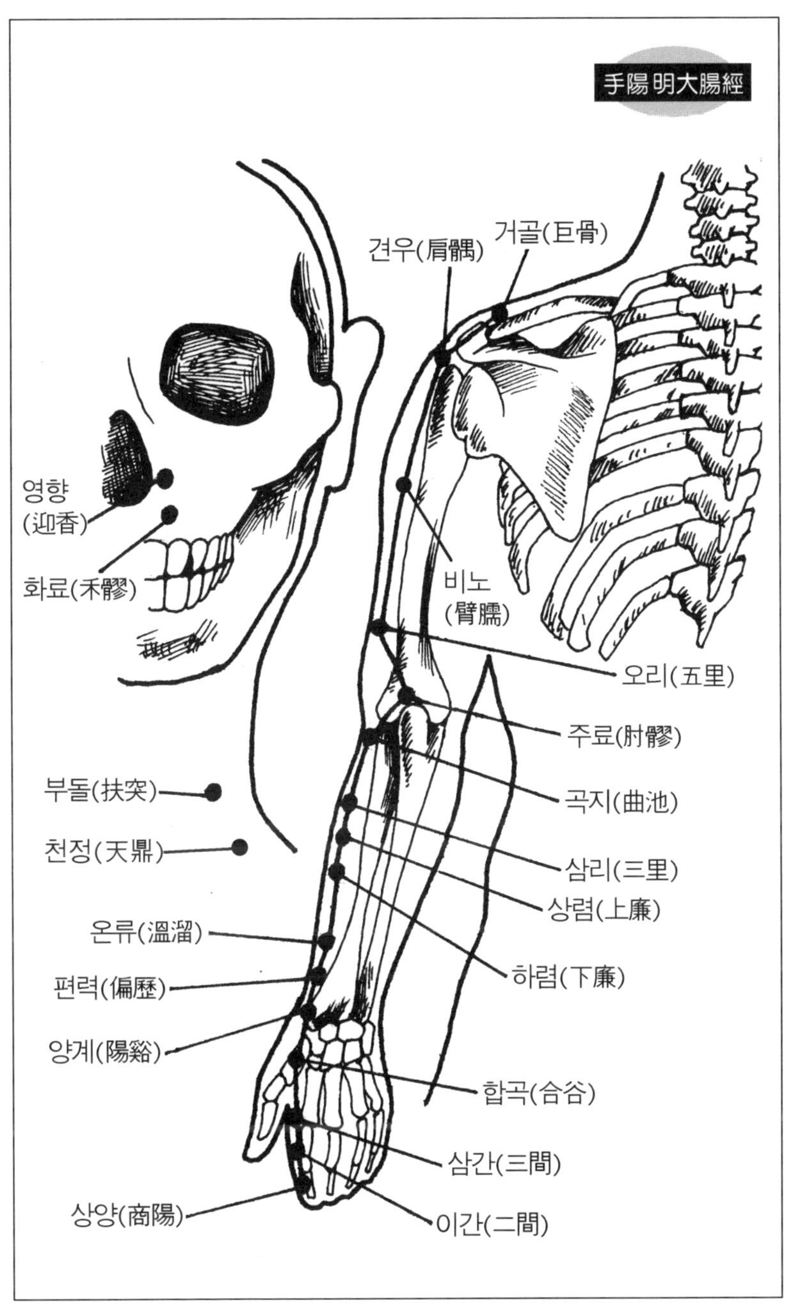
手陽明大腸經
거골(巨骨)
견우(肩髃)
영향
(迎香)
화료(禾髎)
비노
(臂臑)
오리(五里)
주료(肘髎)
부돌(扶突)
곡지(曲池)
천정(天鼎)
삼리(三里)
상렴(上廉)
온류(溫溜)
하렴(下廉)
편력(偏歷)
양계(陽谿)
합곡(合谷)
삼간(三間)
상양(商陽)
이간(二間)

족양명위경(足陽明胃經)

혈의 흐름

① 시작되는 경혈은 승읍(承泣)이며, 콧대 옆을 스쳐 내려온다.

② 윗 이(齒)라할 부위를 잠시 들렀다가 나와서 입 주위를 돌아 아랫턱 모퉁이까지 이르게 된다. 즉, 하악우(下顎隅; 아랫턱 옆)의 대영혈로 나온다.

③ 아랫턱 모퉁이(하악우)에서 한가닥 기혈은 머리 위로 올라가고,

④ 다시 한가닥은 경동맥(頸動脈)의 박동부(搏動部)를 거쳐서 쇄골위 함중까지 이어진다.

⑤ 이것은 가슴 위의 젖꼭지를 거쳐서 배꼽 옆으로 지나 복직근과 일치하면서 내려 흐른다.

⑥ 계속 내려와 팔 겨드랑이를 거쳐서 다리밖, 슬개골, 경골외렴(脛骨外廉)을 지나 족부관절 정면 중앙을 달린다.

⑦ 이렇게 발등을 지나 둘째 발가락 발톱 외측(즉, 새끼발가락쪽)의 여태혈에서 끝난다.

요약하면 승읍혈에서 시작하여 여태 경혈에서 끝난다. 국제약호는 S이며, 얼굴 그리고 가슴, 복부, 다리, 발에 걸치는 길고도 긴 경락이기 때문에 이 경혈도 45 혈이나 된다.

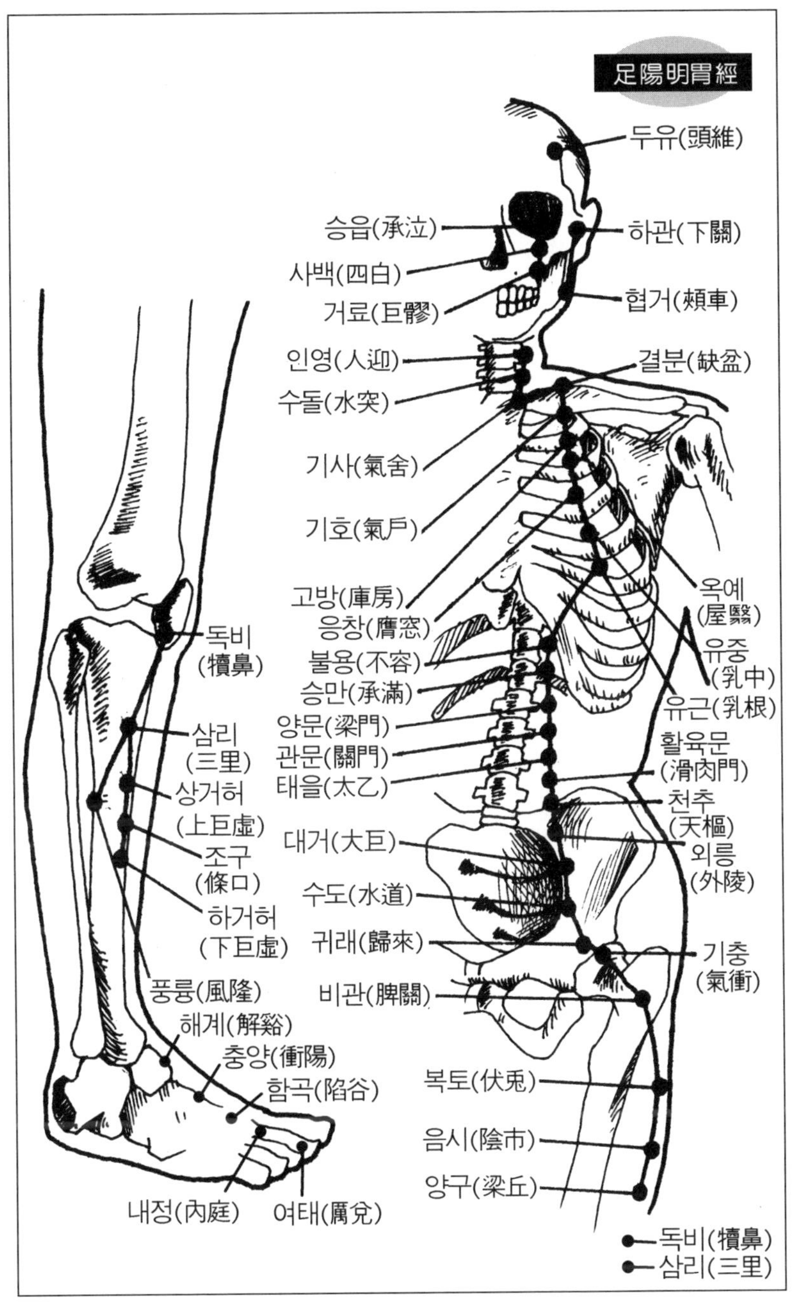
足陽明胃經
두유(頭維)
승읍(承泣)
하관(下關)
사백(四白)
거료(巨髎)
협거(頰車)
인영(人迎)
결분(缺盆)
수돌(水突)
기사(氣舍)
기호(氣戶)
고방(庫房)
옥예(屋翳)
응창(膺窓)
독비(犢鼻)
유중(乳中)
불용(不容)
승만(承滿)
유근(乳根)
삼리(三里)
양문(梁門)
관문(關門)
활육문(滑肉門)
태을(太乙)
상거허(上巨虛)
천추(天樞)
대거(大巨)
조구(條口)
외릉(外陵)
수도(水道)
하거허(下巨虛)
귀래(歸來)
기충(氣衝)
풍륭(風隆)
비관(脾關)
해계(解谿)
충양(衝陽)
함곡(陷谷)
복토(伏兎)
음시(陰市)
양구(梁丘)
내정(內庭)
여태(厲兌)
독비(犢鼻)
삼리(三里)

족태음비경(足太陰脾經)

혈의 흐름

① 엄지발가락에 있는 발톱 내측 은백혈에서 시작한다.

② 엄지발가락 내측(즉, 안쪽)을 따라 올라가면서 안쪽 복사뼈 앞을 거치게 된다.

③ 경골 뒷쪽의 비장근 안쪽 부위로 올라간다.

④ 무릎 안쪽을 지나 넓적다리 안쪽을 거쳐 올라가면서 서혜부를 지나 복부로 올라간다. 서혜부는 가리토시다.

⑤ 임맥과 나란히 복부를 세로로 올라간 후 횡경막을 뚫어 가슴 부위로 올라가 제3 늑간의 함주에 다다른다.

⑥ 이곳에 와서는 약간 굽어지면서 11 늑골 위치까지 내려와서는 대포혈에 와서 끝을 맺는다.

요약하면, 은백에서 시작해서는 대포에서 끝나게 된다. 이 족태음을 비경의 국제약호는 SP 라고 하는데 42 개혈로서 좌우 다리, 복부에 흩어져 있다. 모두 합해 42 혈이다.

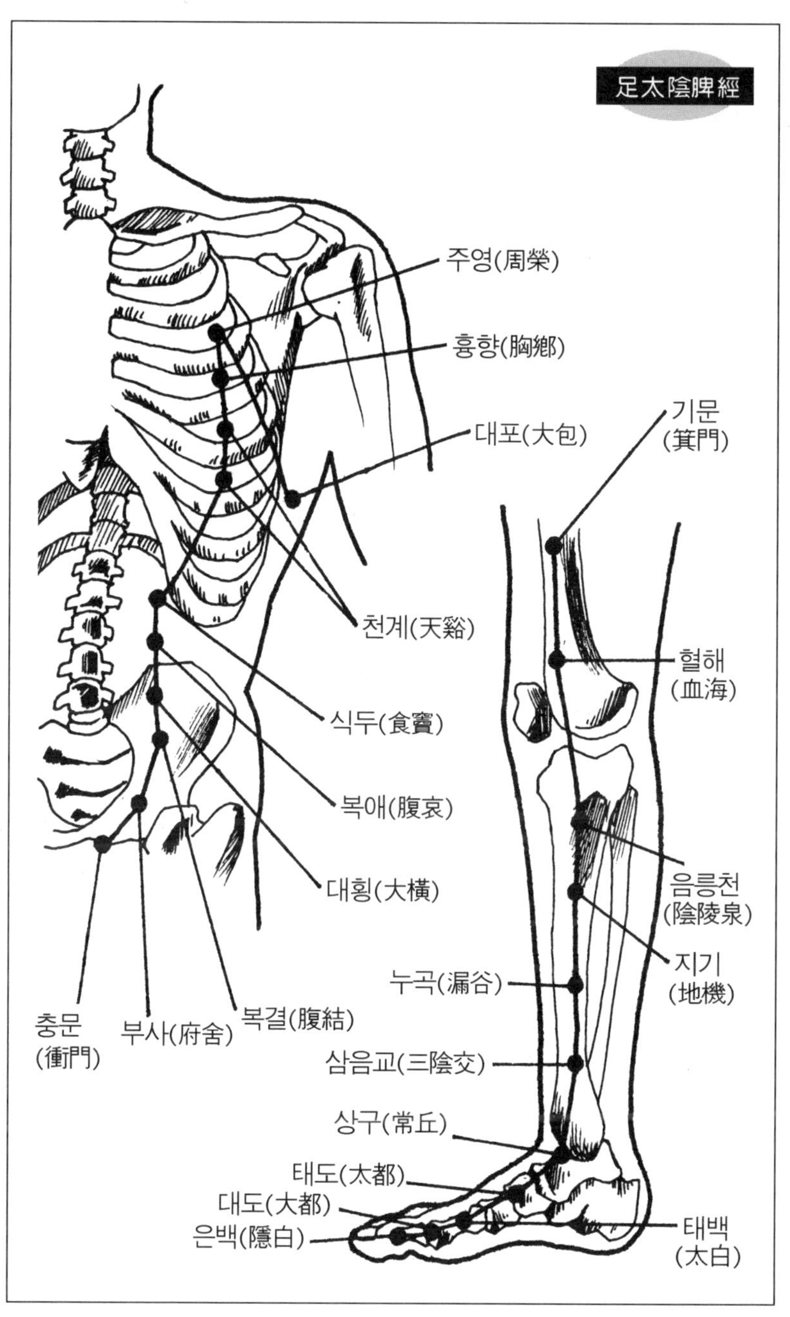
足太陰脾經
주영(周榮)
흉향(胸鄕)
대포(大包)
천계(天谿)
식두(食竇)
복애(腹哀)
대횡(大橫)
충문
(衝門)
부사(府舍)
복결(腹結)
기문
(箕門)
혈해
(血海)
음릉천
(陰陵泉)
지기
(地機)
누곡(漏谷)
삼음교(三陰交)
상구(常丘)
태도(太都)
대도(大都)
은백(隱白)
태백
(太白)

수소음심경(手少陰心經)

혈의 흐름

① 가슴부위인 심충에서 시작해서 횡경막을 거쳐 배꼽 위 2촌에서 소장과 연락하며,

② 또 한편은 심충에서 올라가 인두인 목과 식도를 거쳐 눈에까지 연결된다.

③ 이때 상행하던 맥은 폐로 갔다가 밑으로 빠져 팔 겨드랑이 밑의 극천혈로 나온다.

④ 극천혈을 시작하여 윗팔의 이두박근의 뒷쪽, 윗팔의 내측 후면을 지나 팔 오금을 거쳐 내려온다.

⑤ 척골의 내측 뒷면 척골경상돌기를 거치고,

⑥ 손바닥을 거쳐 새끼손가락 내측을 지나, 새끼손가락 끝의 소충혈에서 끝이 난다.

요약하면, 극천에서 시작을 해서 소충에서 끝난다. 혈은 모두 9개인데 양쪽 모두 합하면 18개가 된다.

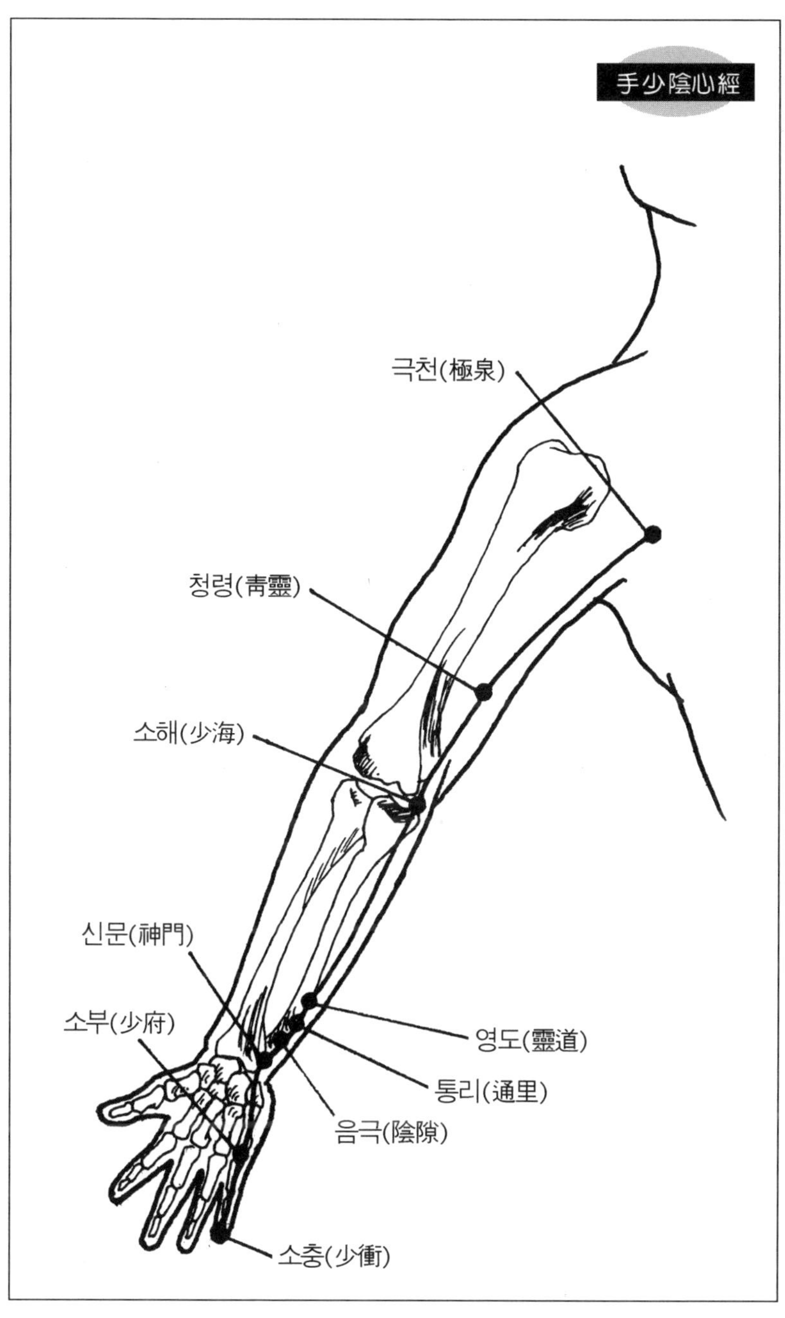
手少陰心經
극천(極泉)
청령(青靈)
소해(少海)
신문(神門)
소부(少府)
영도(靈道)
통리(通里)
음극(陰隙)
소충(少衝)

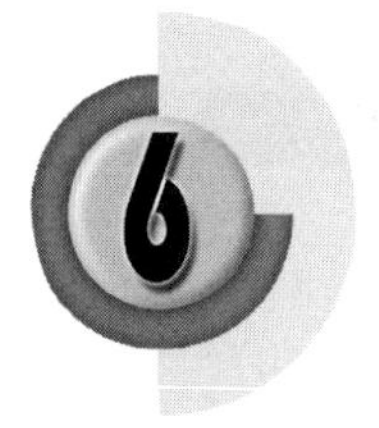

수태양소장경(手太陽小腸經)

혈의 흐름

① 새끼손가락 바깥쪽 끝 소택혈에서 시작하여

② 새끼손가락 외측을 따라 손목으로 올라가

③ 팔굽 관절 내측의 양근(兩筋) 사이로 나와

④ 윗팔 외측의 후면을 거쳐 견갑관절, 목, 얼굴, 측면을 지나서 귀 앞 청궁에 가서 끝난다.

한편 무혈(無穴) 경로는 청궁에서 귓속으로 들어가며, 또 하나의 별지(別枝)는 뺨에서 눈 아래로 가서 수태양소장경 다음에 이어서 나오는 족태양방광경과 연결이 된다.

또 하나의 무혈경로 즉, 경혈은 없으나 수태양소장경의 기혈이 흐르는 통로가 있다. 이것은 견갑관절 부위에서 결분혈이 있는 쇄골을 지나 횡경막을 뚫고 하행하여 배꼽위 2촌에 연결된다. 배꼽위 2촌은 소장이 있는 곳이다.

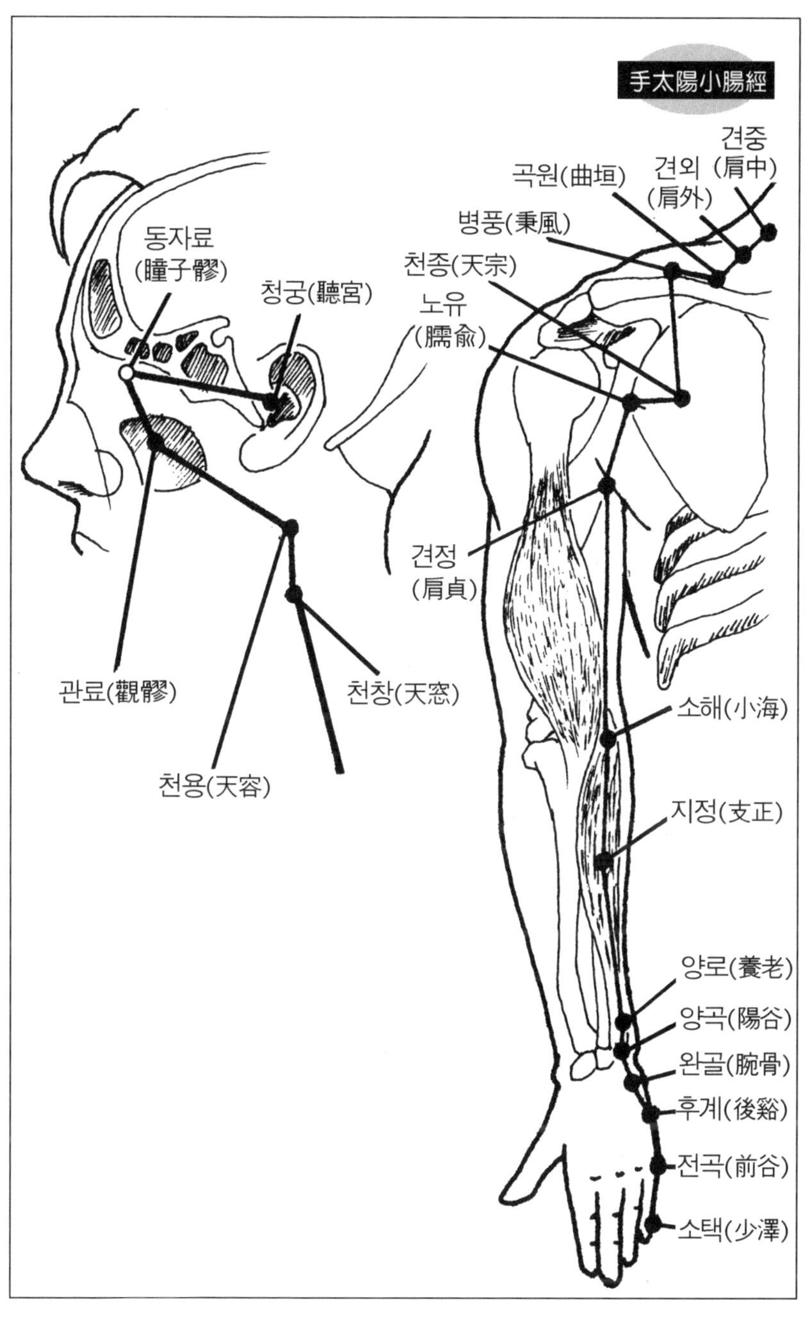
手太陽小腸經
견중
(肩中)
곡원(曲垣)
견외
(肩外)
병풍(秉風)
천종(天宗)
노유
(臑兪)
동자료
(瞳子髎)
청궁(聽宮)
견정
(肩貞)
관료(顴髎)
천창(天窓)
천용(天容)
소해(小海)
지정(支正)
양로(養老)
양곡(陽谷)
완골(腕骨)
후계(後谿)
전곡(前谷)
소택(少澤)

족태양방광경(足太陽膀胱經)

혈의 흐름

① 눈 안쪽의 청명혈에서 시작한다.

② 눈썹 안쪽 끝을 거쳐 이마에 털이난 정중선 독맥(督脈)경락의 신정혈이라고 하는 경혈 위치에서 좌우가 서로 만나게 된다.

③ 다시 좌우가 흩어져서 좌는 왼쪽으로 우는 오른쪽으로 독맥이라는 머리 정중선의 경락과 병행하여,

④ 뒷머리로 서서히 넘어가 천주혈까지 가서 이른다.

⑤ 여기서 두 갈래로 나누어 지는데, 하나는 배부(背部) 제2선이라고 하고, 또 하나는 배부 3선이라고 하게 된다. 물론 제1선은 척추를 따라 등허리의 정중선을 흐르는 독맥이라 부르는 경락이다.

⑥ 천주혈에서 대저혈로 해서 독맥과 병행되게 하행하는 선이 배부 2선이라 한다. 이 제2선은 엉덩이의 백환유혈까지 내려온다. 여기서 다시 무혈경로와 유혈경로로 나눠지는데, 한 쪽의 무혈경로는 경혈이 없이 다만 기혈만 흐르는 경혈로서 백환유 경혈에서 상행을 하여 허리에 이르게 되며 신장과 연결되고 방광에 속하게 된다. 또 한편의 유혈경로는 기혈도 흐르며 경혈도 있는 경로이다. 백환유 경혈에서 약간 올라가 다시 선골을 따라 엉덩이의 넙적다리 후면 오금으로 흘러서 내려가게 된다.

⑦ 천주혈에서 〈대저-백환유〉로 하행하는 선을 배부 제2선이

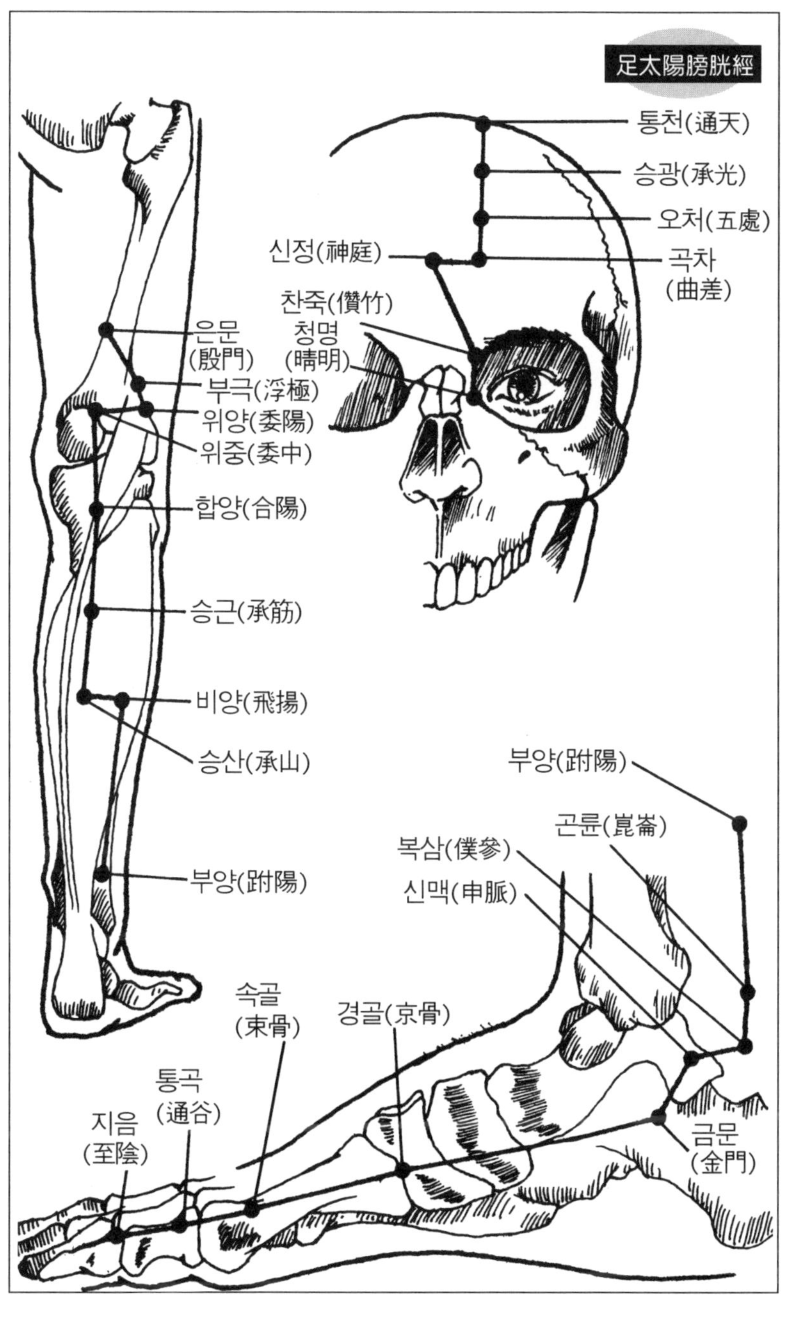
足太陽膀胱經
통천(通天)
승광(承光)
오처(五處)
신정(神庭)
곡차
(曲差)
찬죽(攢竹)
청명
(睛明)
은문
(殷門)
부극(浮極)
위양(委陽)
위중(委中)
합양(合陽)
승근(承筋)
비양(飛揚)
승산(承山)
부양(跗陽)
부양(跗陽)
곤륜(崑崙)
복삼(僕參)
신맥(申脈)
속골
(束骨)
경골(京骨)
통곡
(通谷)
지음
(至陰)
금문
(金門)

라 하며, 천주에서 이 제2선과 병행하여 내려가는 선이 배부 제3선이다. 제2선은 독맥 즉, 척추중앙에서 1촌 5분 떨어져서 병행하는 선이며, 제3선은 척추에서 3촌이며, 제2선에서는 1촌 5분 떨어져 병행하는 선이다. 그리고 제3선은 천주 경혈에서 부분혈 경로로 이어져서, 위와 같이 척추에서 3촌을 떨어지면서 하행하여 엉덩이 한복판에 있는 질변혈에 이르게 되고,

⑧ 계속 넙적다리 뒷면을 거쳐서 무릎오금의 위중혈에 다다른다.

⑨ 한편 제2선은 선골혈을 내려뻗어 뒷면을 지나 역시 다리오금에 이르니 이곳이 위중혈이다.

다시 말하면, 제2선과 제3선은 뒷머리 천주 경혈에서 나누어졌다가 무릎오금의 위중 경혈에서 만나는 것이다.

경혈에는 순서에 따라서 번호가 정해져 있다. 예를 들면, 지금 설명을 하고 있는 방광경의 경우는 청명혈에서 시발하였으므로 방광경의 1번은 역시 청명혈이다. 이상과 같이 번호를 정하다보면 천주혈은 10번이며, 제2선이 엉덩이에서 끝나는 회양 경혈은 35번이며, 36번 경혈은 다시 올라와 어깨 주위에 있는 제3선의 부분 경혈이다. 그리고 제3선이 엉덩이에서 끝나는 질변혈이 49이며, 50번 경혈은 다시 제2선이 이어지는 넙적다리의 수부혈이고, 51번은 그 밑에 있는 은문혈이 된다. 52혈은 다시 제3선이 이어지는 넙적다리의 부극 경혈이고, 53번이 그 아래의 위양혈이 된다.

위중이라고 하는 무릎오금의 혈부터는 제2선과 제3선이 합쳐졌으므로, 여기부터는 한가닥으로 하행하게 된다. 즉, 장단지를 거쳐 바깥 복사뼈 뒤로 돌아서 새끼발가락 외측 끝으로 흘러서 음혈에 이르게 된다. 족태양방광경에는 모두 67개의 경혈이 있으며, 좌우를 합치게 되면 모두 134개의 혈이 된다.

청명혈에서 시작하여 지음 경혈에서 끝나는 족태양방광경은 국제부호 B이며 모두 67 개이다.

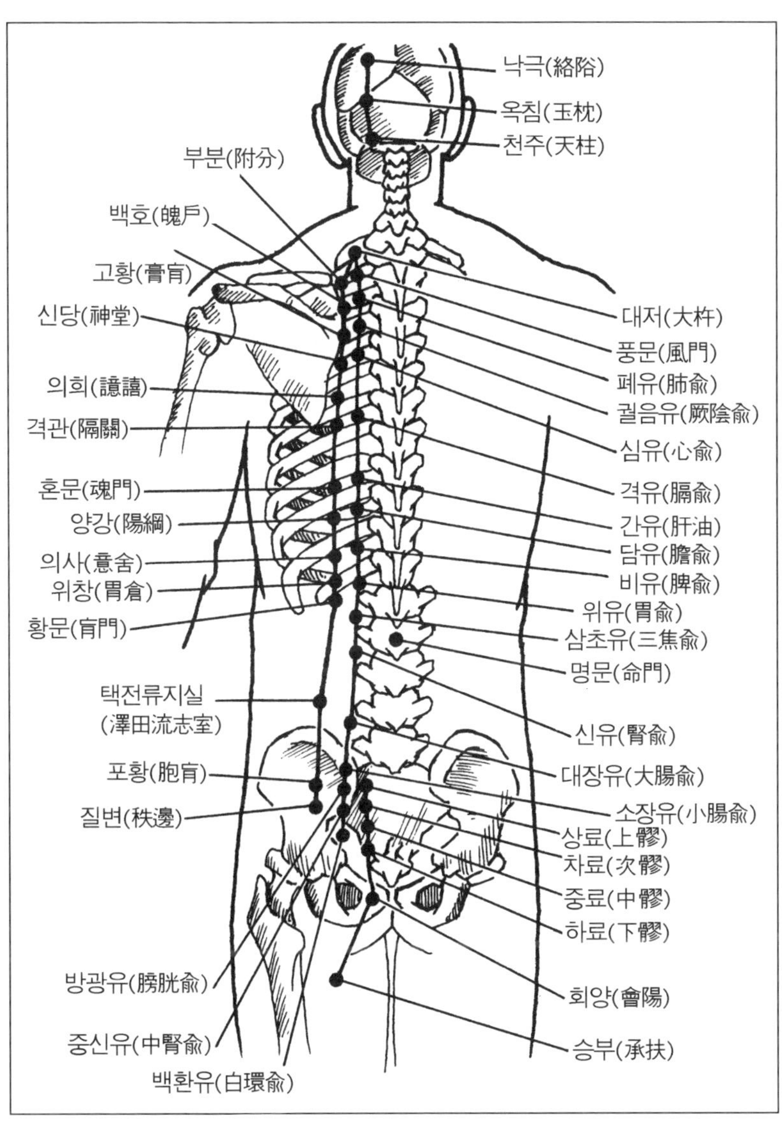

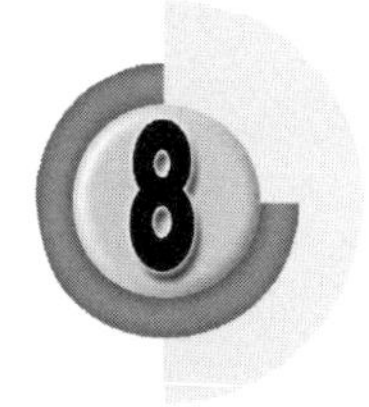

족소음신경(足少陰腎經)

혈의 흐름

① 족태양방광경을 이어서 유주하는 것이 족소음신경이다. 따라서 이 족소음신경은 족태양방광경의 마지막 경혈인 새끼발가락의 지음혈에서 시작한다.

② 비스듬히 발바닥으로 내려가서 발바닥의 중앙에 위치한 용천혈에 이르게 된다. 이 용천은 족소음신경의 시발이라 할 수 있다.

③ 여기서 죽상골 쪽으로 나와 안쪽 복사뼈 뒤를 지나, 다리 내측으로 올라가는데

④ 이때 족태음비경의 삼음교 경혈을 지나게 된다. 삼음교란, 태음, 궐음, 소음의 세 가지 음이 서로 교차하는 곳이라 하여 삼음교라고 이름 붙이게 되었다. 이 경혈에 관하여는 많이 사용되는 경혈의 하나라 할 수 있다.

⑤ 여하간 족소음신경은 다리 안쪽을 상행하면서, 삼음교혈을 거치게 된다. 계속 상행하여 넓적다리 안쪽 뒷면으로 가게 되는데, 이때 잠시 독맥의 경혈인 꽁무니의 장강혈에 이어지게 된다.

⑥ 다시 돌아 나와서는 복부치골을 거쳐

⑦ 복부정중선인 임맥과 병행하여 배꼽쪽으로 올라오게 되는데, 배꼽 옆에서 비로소 신장과 방광에 연락이 된다.

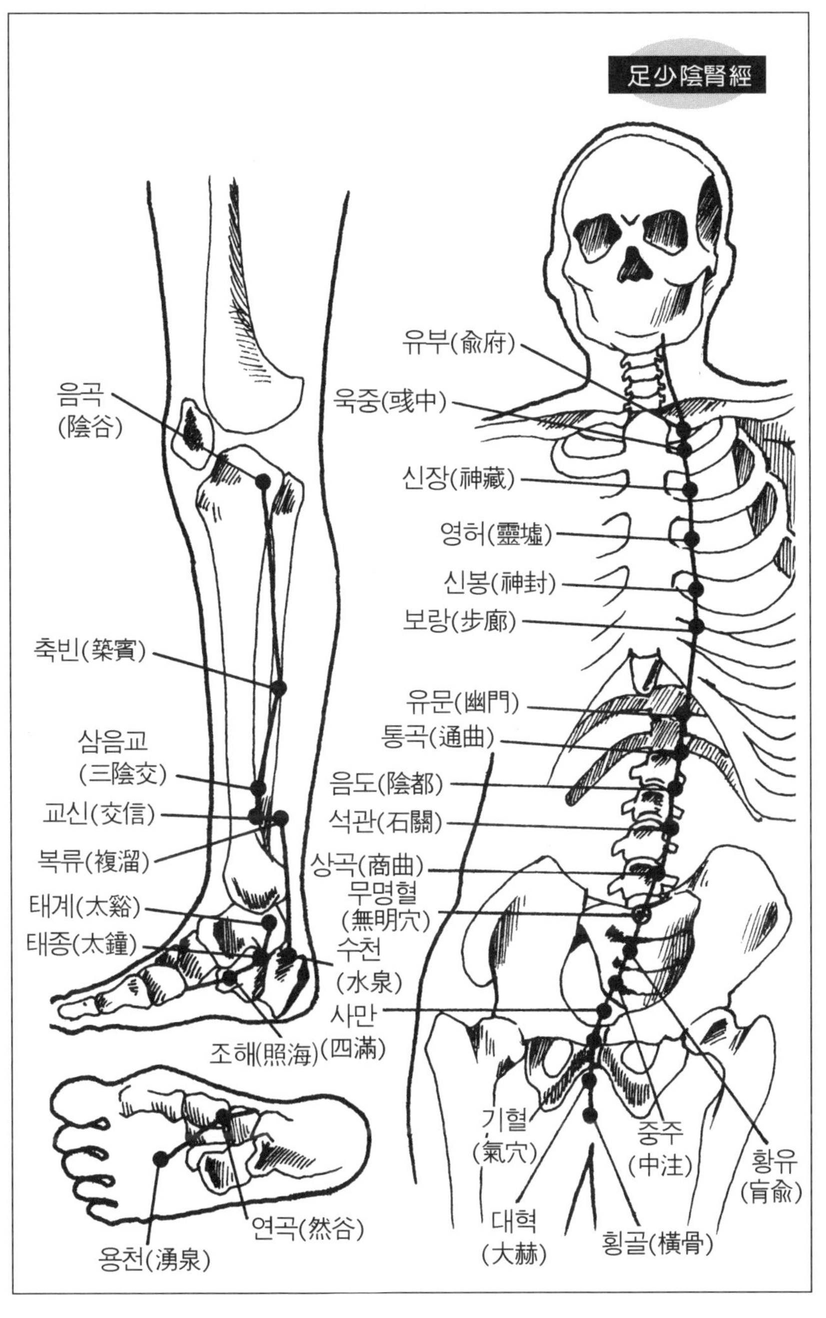

足少陰腎經
유부(兪府)
욱중(彧中)
신장(神藏)
영허(靈墟)
신봉(神封)
보랑(步廊)
유문(幽門)
통곡(通曲)
음도(陰都)
석관(石關)
상곡(商曲)
무명혈
(無明穴)
사만
(四滿)
기혈
(氣穴)
대혁
(大赫)
횡골(橫骨)
중주
(中注)
황유
(肓兪)
음곡
(陰谷)
축빈(築賓)
삼음교
(三陰交)
교신(交信)
복류(複溜)
태계(太谿)
태종(太鐘)
수천
(水泉)
조해(照海)
연곡(然谷)
용천(湧泉)

⑧ 계속 상행하는 도중에 우측으로는 간장, 좌측으로는 비장을 거쳐 횡경막을 뚫고 위로 올라온다.

⑨ 흉부로 올라와서는 폐장에도 연결되며, 기관지와 병행하여 목젖을 감돌면서 상행하여 혀뿌리를 끼고 목 아래 밑에서 끝나게 된다. 그러나 실질적인 종지부는 쇄골 아래의 수부혈이며 이 선을 지나 올라가는 선은 무혈경로에 불과하다 할 수 있다.

이상의 경로를 살펴보면 몇 가지 특정한 사실을 발견할 수가 있게 된다.

① 이 경락의 시발 경혈인 용천은 방광경의 끝인 새끼발가락과 연결이 되어 있다.

② 올라가는 도중 다리의 삼음교라고 하는 비장의 혈과 합치게 된다.

③ 넓적다리 안쪽 뒷면에서 꽁무니의 장강인 독맥의 혈과 교회하게 되어 있다.

④ 배꼽 옆에서는 신장에 속하게 되고 방광에 연락하게 된다.

⑤ 횡경막에서는 간장을 통과하게 된다.

⑥ 흉부에서는 폐장에 들어가게 되며, 이 별지는 폐장에서 다시 나와 신장으로 연락이 되며, 심포경락과 교합하게 됨으로써, 족소음신경에 이어 수궐음심포경이 유주할 수 있게 된다.

⑦ 계속 위로 올라가면서 기관과 병행을 하며, 후두를 감돌고 목밑에 위치한 염천이라는 임맥의 경혈에 다다르게 된다.

이상의 사실을 미루어 족소음신경은 인체 장기중 중요한 장기와는 모두 관련을 맺고 있음을 알 수 있고, 따라서 본 경락은 인체에서 얼마나 중요한 경락인가를 짐작할 수 있다.

족소음신경의 국제약호는 K 이며, 용천 경혈에서 시작하여 수부혈에서 끝나기 까지 모두 27 개의 혈이 있으며, 12 경락 중에서도 가장 중요한 경락의 하나라 할 수 있다.

수궐음심포경(手厥陰心包經)

혈의 흐름

① 족소음신경을 설명할 때 가슴에 있는 본경락과 교합함을 설명한 바 있다. 즉, 이 경락은 가슴속(흉중)에서 시작한다고 했다. 한가닥은 횡경막을 뚫고 내려가서 삼초경과 연락을 맺고, 이 경락 다음에 수소양삼초경이 홀로 머물게 된다.

② 다른 한가닥은 가슴을 돌아서 옆구리로 나와 겨드랑이 아래의 천지혈에 이르게 되니 이것이 첫 번째 혈이 된다.

③ 천지혈에서 경로가 시작되어 겨드랑이, 윗팔 내측, 팔굽 오금의 중앙, 그리고 요골과 척골 가운데를 거쳐 손바닥 중앙을 건너 가운데 손가락 안쪽에 이르게 된다. 여기에 중충혈이 있으니 이것이 마지막 혈이 된다.

요약하면, 겨드랑이 아래 천지에서 시작한 수궐음심포경은 윗팔 내측 중앙을 거쳐 가운데 손가락 끝의 중충혈에서 끝나게 되는데, 국제약호는 P 이며 혈은 9 개가 된다.

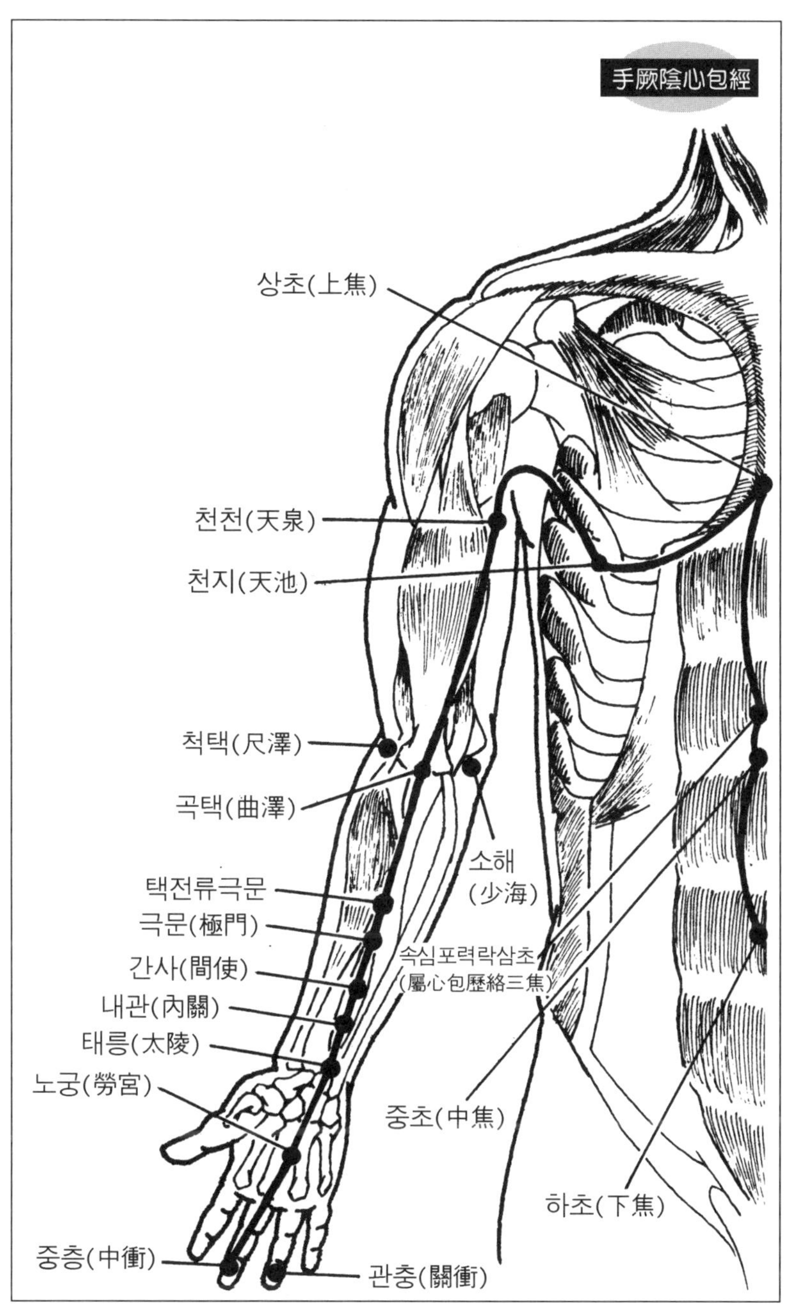
手厥陰心包經
상초(上焦)
천천(天泉)
천지(天池)
척택(尺澤)
곡택(曲澤)
소해
(少海)
택전류극문
극문(極門)
간사(間使)
속심포력락삼초
(屬心包歷絡三焦)
내관(內關)
태릉(太陵)
노궁(勞宮)
중초(中焦)
하초(下焦)
중층(中衝)
관충(關衝)

수소양삼초경 (手少陽三焦經)

혈의 흐름

① 넷째 손가락의 끝 관충혈에서 시작을 한다.

② 넷째 손가락과 다섯째 손가락 사이를 거쳐서 손등, 팔등, 팔굽, 윗팔 뒷면을 돌아 어깨에 이른다.

③ 여기서 다시 쇄골 위의 결분혈에 이르게 된다.

▶ 상초(上焦)에 속하게 된다.

▶ 중완이라고 하는 배꼽위 4 촌의 경혈에서 중초에 소속되며,

▶ 음교혈 배꼽 아래 1 촌의 경혈에서 하초에 속하게 된다.

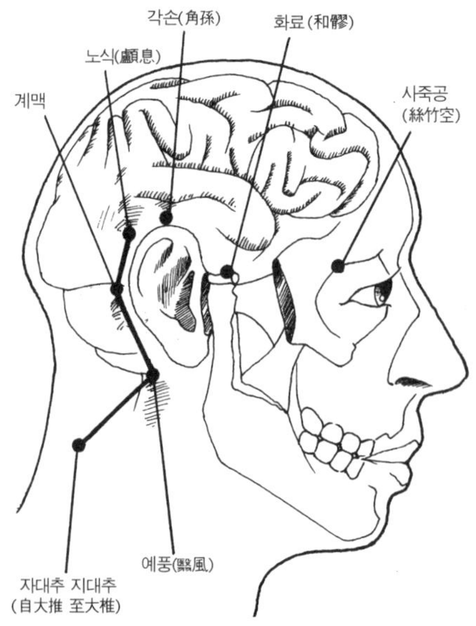

또 다른 경로는 위경의 혈인 결본혈이다. 여기에서 올라와 옆목을 거쳐 귀 뒤로 지나 눈썹 사이의 사죽공혈에서 끝나게 된다.

요약하면, 관충혈에서 시작하여 눈썹옆 사죽공까지 상행하는 이 경락의 국제약호는 T 이며 혈은 23 혈이 된다.

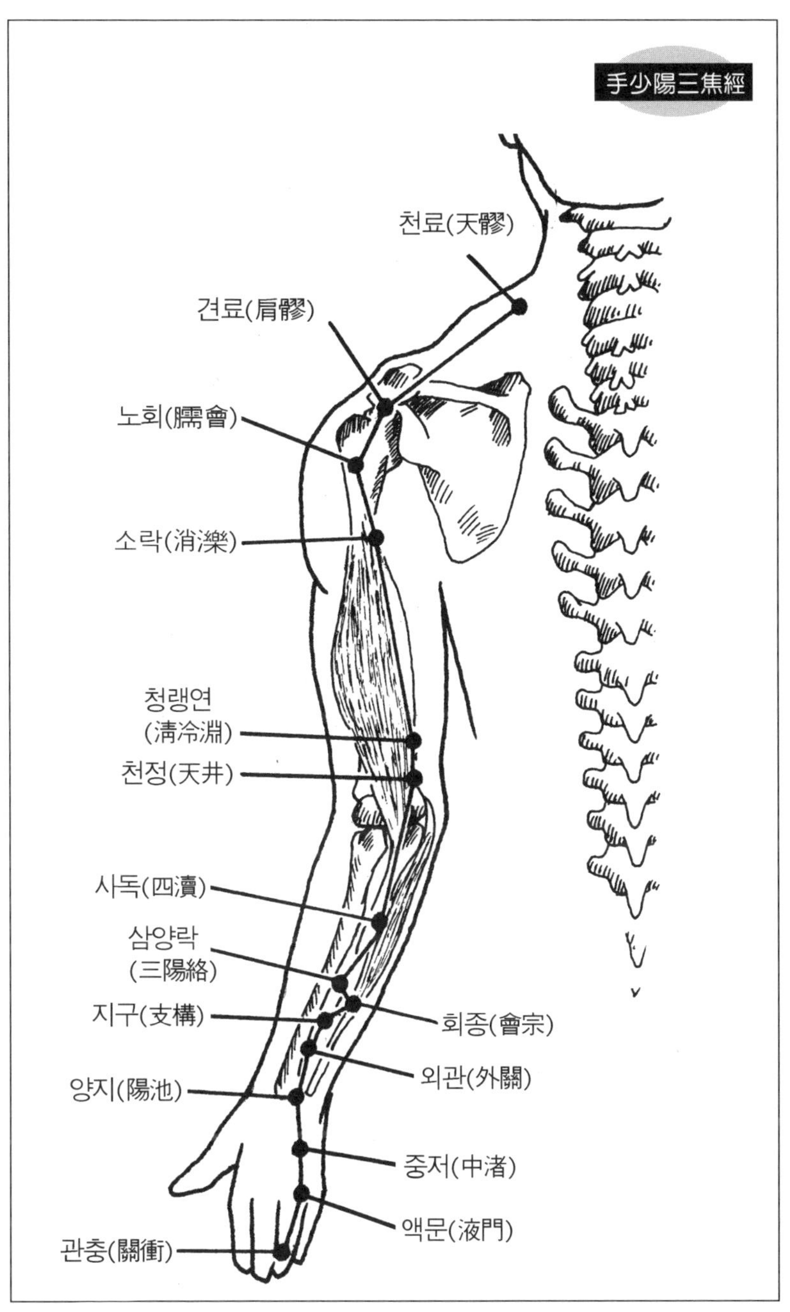
手少陽三焦經
천료(天髎)
견료(肩髎)
노회(臑會)
소락(消濼)
청랭연
(淸冷淵)
천정(天井)
사독(四瀆)
삼양락
(三陽絡)
지구(支構)
회종(會宗)
외관(外關)
양지(陽池)
중저(中渚)
액문(液門)
관충(關衝)

족소양담경(足少陽膽經)

혈의 흐름

① 눈꼬리 동자료혈에서 시작한다.

② 귀를 중심으로 해서 측두부 즉 옆머리를 돌아서 귀 뒤의 완골혈에 이르는데, 이것을 머리 부위의 담경 제1 계라고 한다.

③ 이 혈은 다시 완골혈에서 올라와 제1 계의 위를 지나 눈 부위의 양백까지 이르는데, 이를 머리 부위의 담경 제2 계라고 한다. 이 제2 계는 양백혈에서 방광경의 청명혈에까지 연결이 된다.

④ 여기서 다시 올라와 제2 계의 위인 머리 정중선 가까운 부위를 돌아 뒷덜미의 풍지혈까지 이르게 된다. 이것을 제3 계라 한다. 즉, 다시 말해 담경은 측두부에 뱅글뱅글 세 바퀴를 돈다고 할 수가 있다.

⑤ 이렇게 돌아서 목덜미의 풍지에 이르면 어깨의 견정혈에 내려가고, 여기서 잠시 무혈로 대추라는 척추상의 혈을 거쳐 결분이라는 쇄골 위의 혈로 이어진다. 한편 동자료라고 하는 담경의 1번 경혈에서 별개의 무혈경로로 얼굴빰을 거쳐 내려온 것과 이 결분에서 만나게 된다. 이러한 경혈들은 담경의 경혈이 아니고 다만 이곳을 스쳐 지나갈뿐인데, 이런 까닭에 이 경로를 무혈경로 즉, 자기 경락상에는 경혈이 없으면서 자기 소속의 기혈만이 흐른다고 말을 한다.

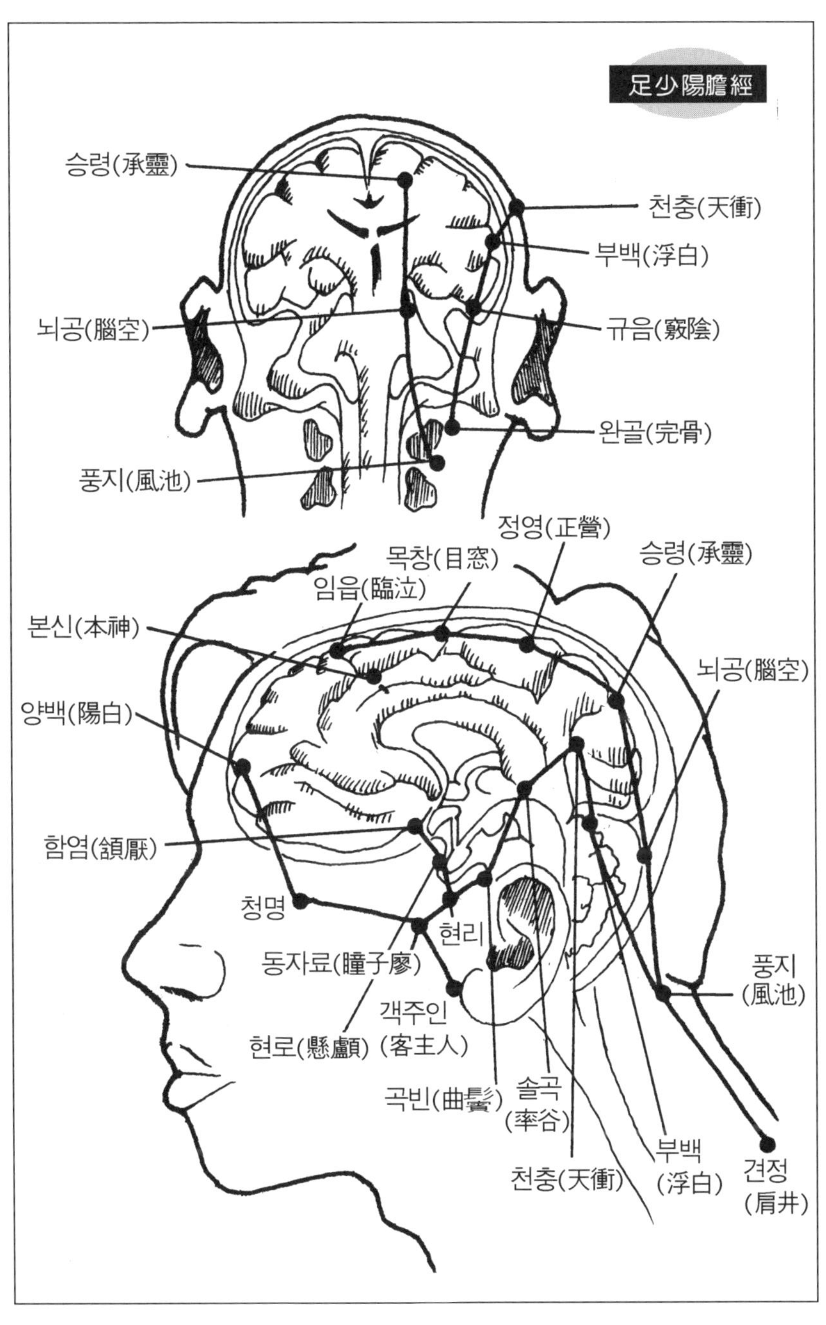
足少陽膽經
승령(承靈)
천충(天衝)
부백(浮白)
뇌공(腦空)
규음(竅陰)
완골(完骨)
풍지(風池)
정영(正營)
목창(目窓)
승령(承靈)
임읍(臨泣)
본신(本神)
뇌공(腦空)
양백(陽白)
함염(頷厭)
청명
현리
동자료(瞳子髎)
풍지
(風池)
객주인
현로(懸顱) (客主人)
곡빈(曲鬢)
솔곡
(率谷)
부백
천충(天衝)
(浮白)
견정
(肩井)

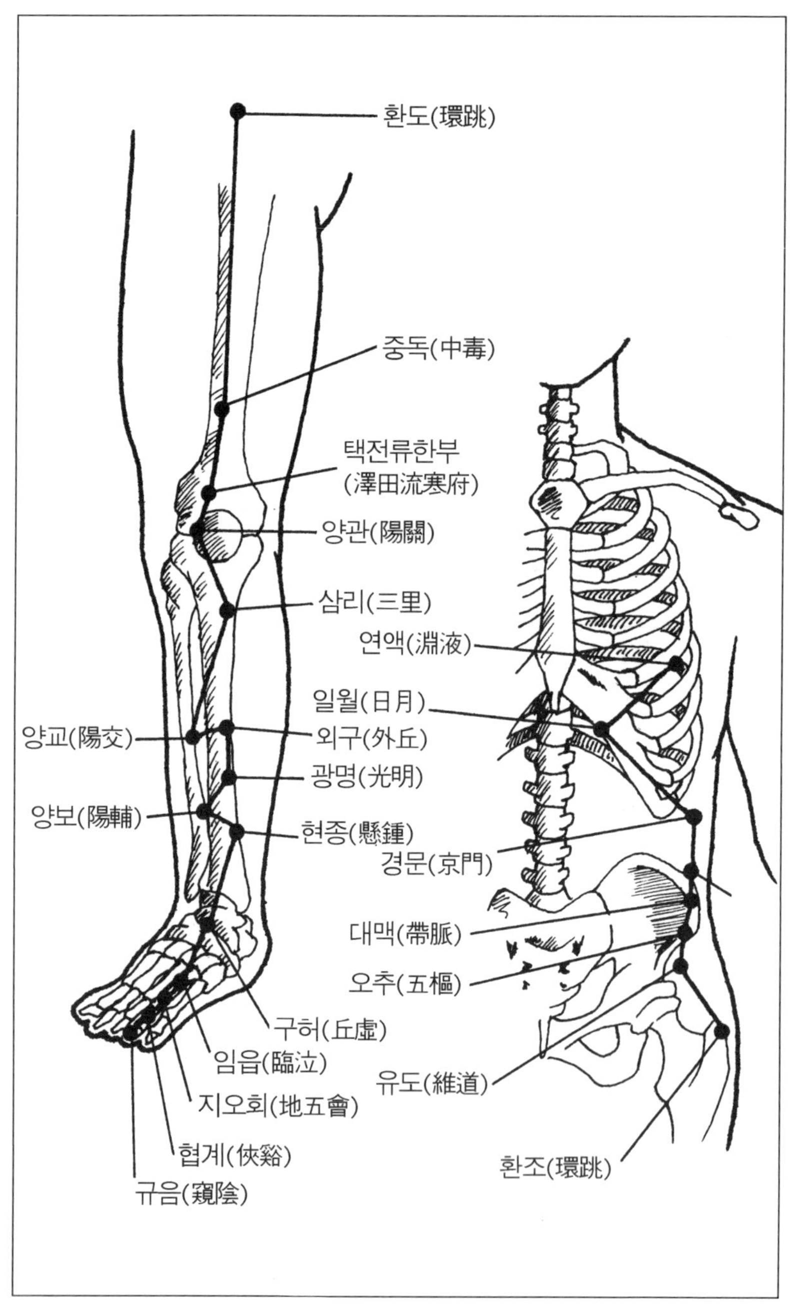
환도(環跳)
중독(中毒)
택전류한부
(澤田流寒府)
양관(陽關)
삼리(三里)
연액(淵液)
일월(日月)
양교(陽交)
외구(外丘)
광명(光明)
양보(陽輔)
현종(懸鍾)
경문(京門)
대맥(帶脈)
오추(五樞)
구허(丘虛)
임읍(臨泣)
유도(維道)
지오회(地五會)
협계(俠谿)
환조(環跳)
규음(竅陰)

⑥ 결분이라는 위경의 경혈에 일단 모이면 이 무혈경로는 계속 아래로 내려가면서 가슴 횡격막을 지나 간장과 연락하고 담낭에 소속된다. 그리고 서혜부를 거쳐 성기의 음모를 감돌아 횡행하여 넙적다리의 환조라고 하는 경혈에 이르러 무혈 경로는 끝나게 된다.

⑦ 한편, 유혈경로는 결분혈에서 옆구리, 옆배를 거쳐서 무혈경로의 종점인 환조혈에 합해진다.

⑧ 환조혈에서 계속 다리 바깥쪽을 따라 내려가 발등을 거쳐 새끼발가락 안측의 규음혈에서 긴 흐름은 끝나게 된다.

요약하면, 동자료에서 시작하여 옆머리를 빙글빙글 산구비를 감아 돌듯이 세 바퀴를 돌아 목덜미를 거쳐 옆구리, 옆배를 스쳐지나 다리 외측으로 흐르던 본 경락은 규음이라고 하는 새끼 발가락 내측 말단에서 끝을 내는 것이다. 이 경락의 국제약호는 G이며, 경혈은 44 개로 좌우 합하면 모두 88 개의 혈이 된다.

족궐음간경(足厥陰肝經)

혈의 흐름

① 엄지 발가락의 대돈혈에서 시작을 한다.

② 안쪽 복사뼈, 무릎 안쪽, 넓적다리 안쪽을 거쳐 복부로 올라간다.

③ 이때 무혈경로를 통해 생식기를 감돌고 하복부를 들어가 임맥과 교류하게 되고

④ 옆구리로 올라가 기문혈에서 끝이 난다.

⑤ 기문혈에서 다시 무혈경로로 횡경막을 뚫고 올라가 측흉두부와 인두(咽頭), 뺨을 거쳐 눈을 지나서 머리 꼭대기의 백회에까지 이르게 된다.

⑥ 또 다른 가지는 기문혈에서 횡경막을 뚫고 폐장에 들어가 족궐음간경에 이어 유주할 수태음폐경과 이어지게 된다. 이로써 수태음폐경에서 시작한 경락이 전신을 순환하고 다시 수태음폐경으로 돌아오게 되는 것이다.

요약하면, 12 경락의 마지막인 족궐음간경은 국제약호는 HIV 이다. 엄지발가락의 대돈혈에서 시작하여 옆구리의 기문혈에서 끝이 난다. 경혈은 모두 14 개이며 좌우 합쳐서 28 개가 된다.

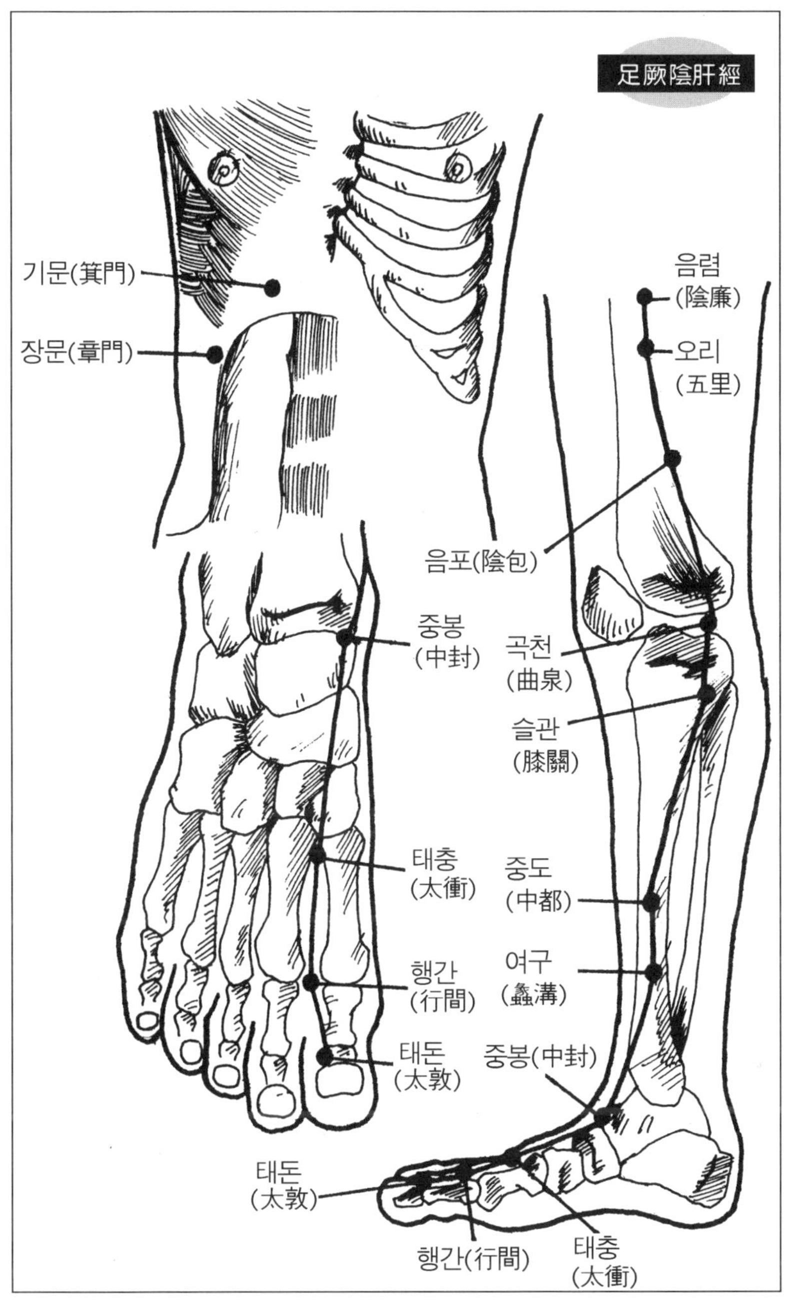
足厥陰肝經
기문(箕門)
장문(章門)
음렴
(陰廉)
오리
(五里)
음포(陰包)
중봉
(中封)
곡천
(曲泉)
슬관
(膝關)
태충
(太衝)
중도
(中都)
행간
(行間)
여구
(蠡溝)
태돈
(太敦)
중봉(中封)
태돈
(太敦)
행간(行間)
태충
(太衝)

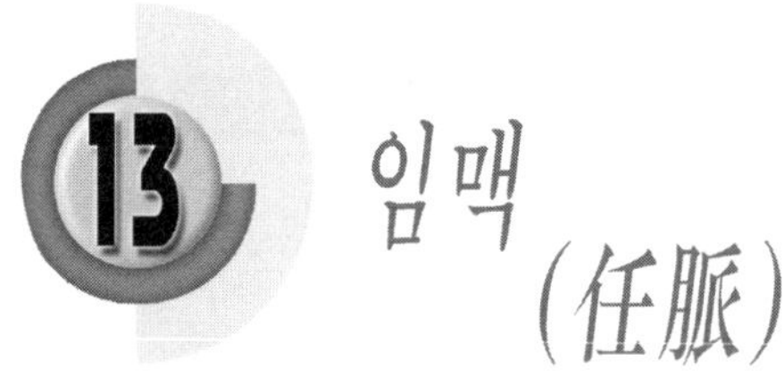

13 임맥(任脈)

임맥은 처음부터 끝까지 몸의 앞에서 달린다.

회음혈에서 시작하여 곡골에 근본이 되니 전음(前陰)에 들어가서 뱃속에서 나오고 배꼽을 지나서 위로 다니며 족궐음의 경에 붙으니 임(任)이라는 것은 여자가 임신한다는 의미와 같은 뜻이다.

충맥과 임맥이 모두 흉속에서 위로 뱃속에 둘러 경락의 바다가 되고 떠서 밖으로 가는 것은 배의 오른쪽을 따라 위로 가서 목구멍에 모이고 따로 입에 이어지게 된다.

요약하면, 임맥은 복부를 정중으로 올라가 아랫입술 정중까지 이르는 경맥으로써 음맥을 총 담당하는 음맥의 바다라 할 수 있다. 이 임맥에는 24 개의 경혈이 있다.

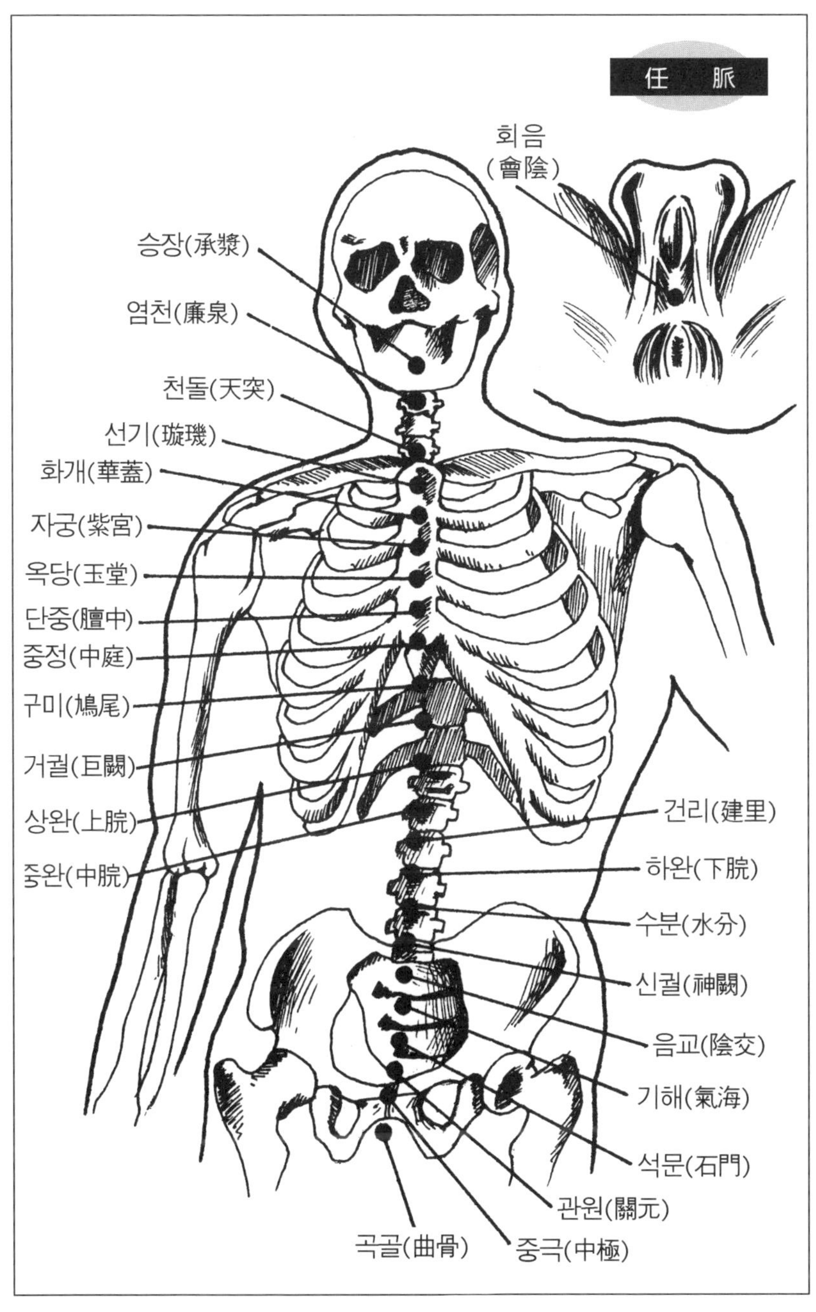
任 脈
회음
(會陰)
승장(承漿)
염천(廉泉)
천돌(天突)
선기(璇璣)
화개(華蓋)
자궁(紫宮)
옥당(玉堂)
단중(膻中)
중정(中庭)
구미(鳩尾)
거궐(巨闕)
상완(上脘)
중완(中脘)
건리(建里)
하완(下脘)
수분(水分)
신궐(神闕)
음교(陰交)
기해(氣海)
석문(石門)
관원(關元)
곡골(曲骨)
중극(中極)

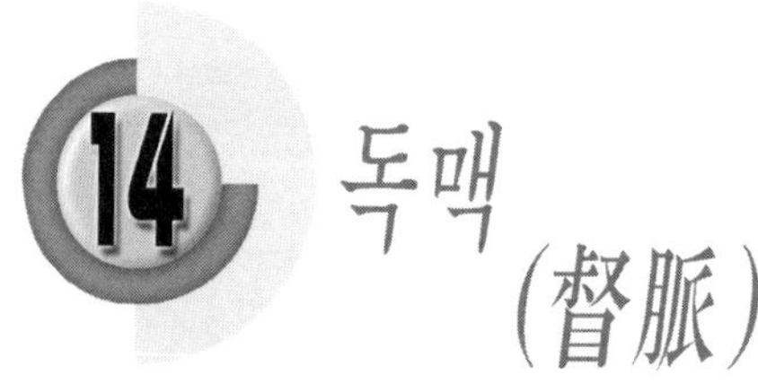

14 독맥(督脈)

기경에는 8개의 경락이 있다.

양성(陽性)의 경맥을 총 감독하는 독맥과 음성의 경락을 총 담당하는 임맥이 있으며, 그밖에는 충맥(衝脈), 대맥(帶脈), 양교맥(陽蹻脈), 음교맥(陰蹻脈), 양유맥(陽維脈), 음유맥(陰維脈) 등이 있다.

이중 충맥(衝脈)은 기충이라고 하는 위경과 11개의 신경의 경혈로 구성되어 있다.

① 대맥은 담경의 대맥, 오추, 유도라는 3개의 경혈로 구성되어 있고,

② 양교맥은 4개의 방광경의 경혈과 3개의 담경의 경혈, 1개의 소장경의 경혈, 2개의 대장경의 경혈 및 4개의 위경 경혈로 이루어져 있다.

③ 음교맥은 4개의 신경 경혈, 2개의 위경 경혈 및 1개의 방광경의 경혈로 구성되어 있으며,

④ 양유맥은 방광, 담, 대장, 소장, 삼초, 위의 경혈로 이루어진 20개의 경혈 경맥이다.

⑤ 음유맥은 신경, 비경, 간경, 임맥의 경로로 구성되어 있다.

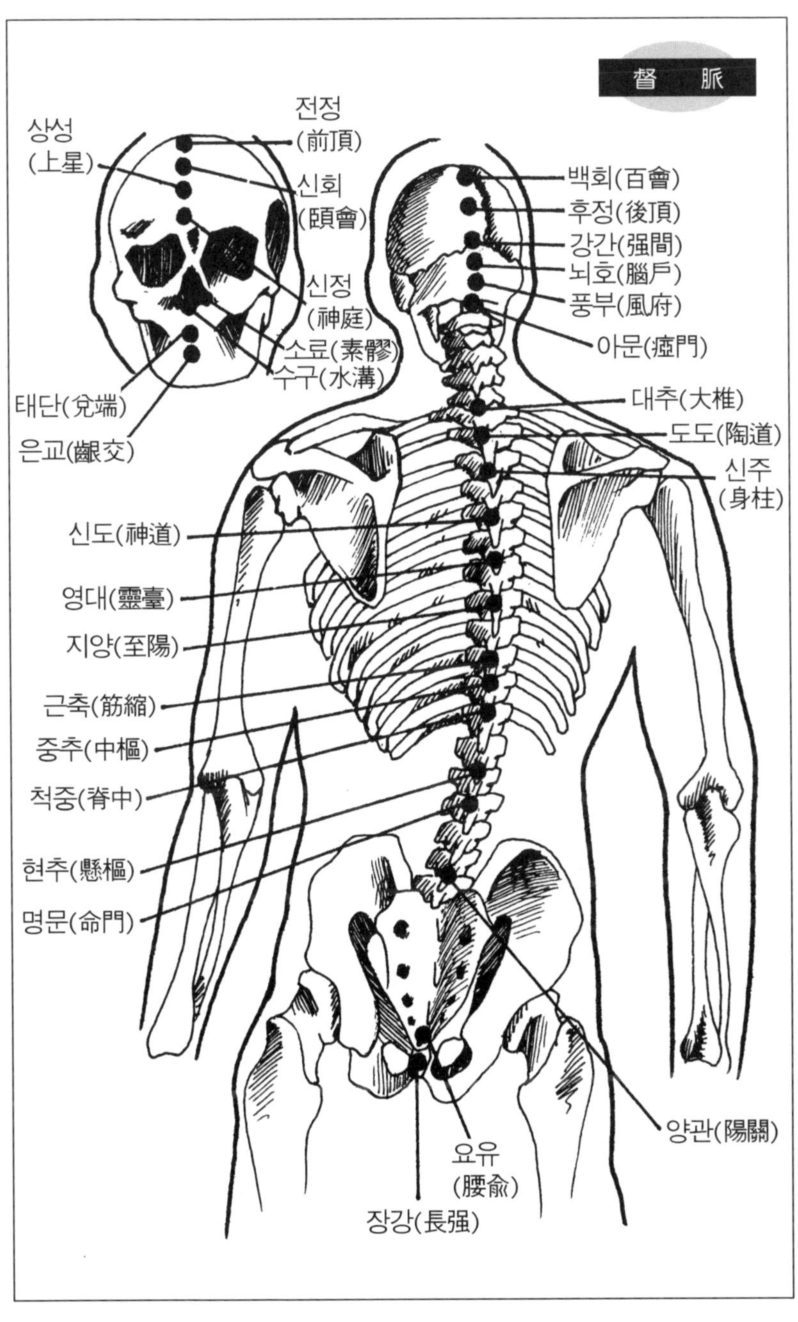
督 脈
전정
(前頂)
상성
(上星)
신회
(顖會)
신정
(神庭)
소료(素髎)
수구(水溝)
태단(兌端)
은교(齦交)
백회(百會)
후정(後頂)
강간(强間)
뇌호(腦戶)
풍부(風府)
아문(瘂門)
대추(大椎)
도도(陶道)
신주
(身柱)
신도(神道)
영대(靈臺)
지양(至陽)
근축(筋縮)
중추(中樞)
척중(脊中)
현추(懸樞)
명문(命門)
양관(陽關)
요유
(腰兪)
장강(長强)

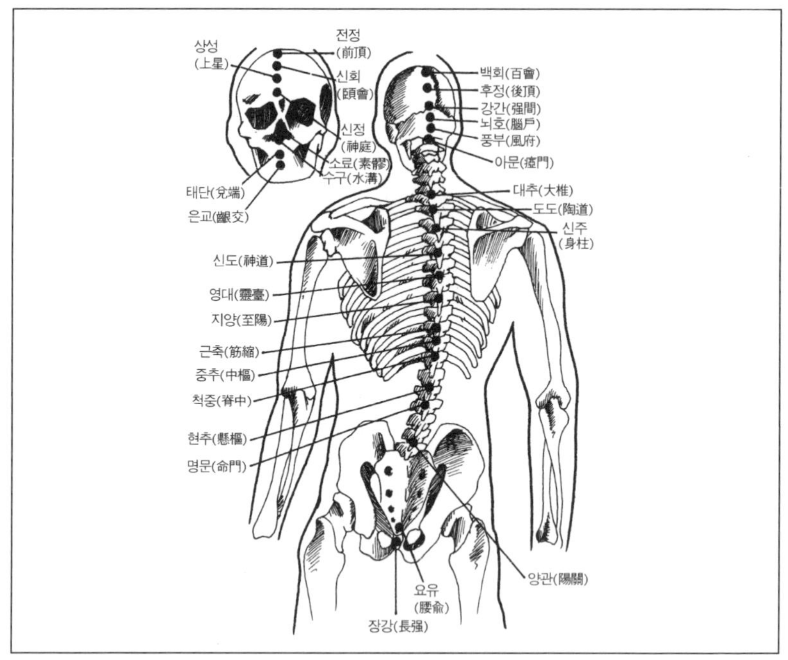

이것을 미루어 본다라고 하면 기경팔맥(奇經八脈)중에서 독맥과 임맥을 제외한 나머지 6 개의 경맥은 모두 12 개의 경혈을 빌려다가 이루어진 것에 불과하므로 재론의 여지가 없다. 그래서 여기서는 독맥과 임맥을 다루기로 한다.

옛 사람들은 12 경맥의 정경에 2 개의 기경 즉, 독맥과 임맥을 모두 합쳐서 14 경락을 논했던 것이다.

독맥엔 28 개의 경혈이 있으며, 임맥은 24 개의 경혈이 있다. 따라서 경혈은 12 경맥 303 경혈의 좌우를 합치면 606 혈에 독맥의 28 경혈과 임맥의 24 경혈을 합해 전신에 657 개의 경혈이 있게 된다.

독맥의 28 개 경혈은 꽁무니의 장강혈에서 시작하여 윗입술 은교혈까지의 중간에 분포되어 있다.

혈의 흐름

① 즉, 꽁무니인 미골의 끝과 항문 사이인 함중의 장강혈에서 시작된다.

② 사람의 등허리 정중선 척추를 따라 올라가 뒷목의 정중선 및 뒷머리 정중선을 따라 머리 정중선의 꼭대기인 백회혈에 이르게 된다.

③ 거기서 이마, 코, 윗입술의 정중선인 은교혈에서 끝을 맺게 된다.

제 3 부

경 · 혈

제 1 장 ● 수태음폐경

제 2 장 ● 수양명대장경

제 3 장 ● 족양명위경

제 4 장 ● 족태음비경

제 5 장 ● 수소음심경

제 6 장 ● 수태양소장경

제 7 장 ● 족태양방광경

제 8 장 ● 족소음신경

제 9 장 ● 수궐음심포경

제 10 장 ● 수소양삼초경

제 11 장 ● 족소양담경

제 12 장 ● 족궐음간경

제 13 장 ● 임맥경

제 14 장 ● 독맥경

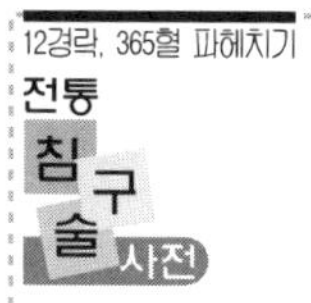

경혈이란 무엇인가?

경혈(經穴)이란 말은 경락이라는 일정한 부위의 노선에 공혈(孔穴)이 있다는 뜻으로, 경락이라는 "經"자와 공혈이라고 하는 "穴"자를 합해서 경혈(經穴)이라는 명칭이 된 것이다.

경혈은 경락과 같이 일정한 형체로 되어 있는 물체의 형상이 아니고, 경락을 따라 나타나는 기혈의 영위상태가 현저하게 반응되는 특정한 부위를 가리키는 말로 공혈과 같음을 상징하여 만든 말이다. 그러나 경혈의 위치는 대개가 요철(凹凸) 된 것도 있지만, 전부 요철인 것은 아니다.

경혈이 있는 부위는 체표(體表)의 부위에서 손으로 만져 보아야 알 수 있다고 하여 원문(原文)에서는 동맥응지처(動脈應之處)가 경혈이는 곳도 있다. 경혈은 기혈이 영위하는 반응이 현저하게 모여 나타나는 곳이다. 그러므로 경혈이라고 특별히 결정된 체표의 부위를 이용하여 인체의 질병을 치료하게 된다.

11혈, 좌우 공 22혈

1 수태음폐경(手太陰肺經)

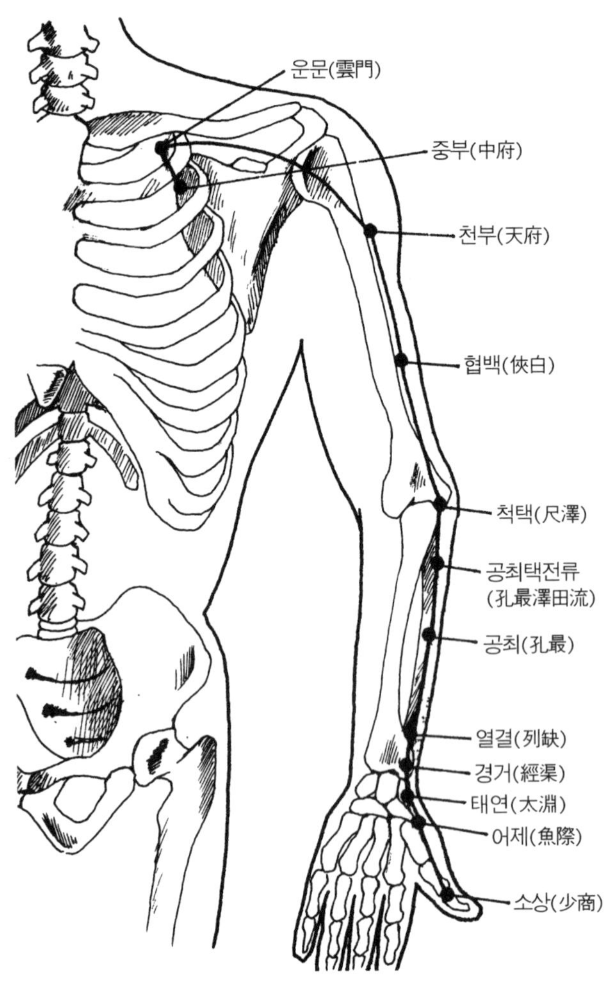

1. 중부(中府)

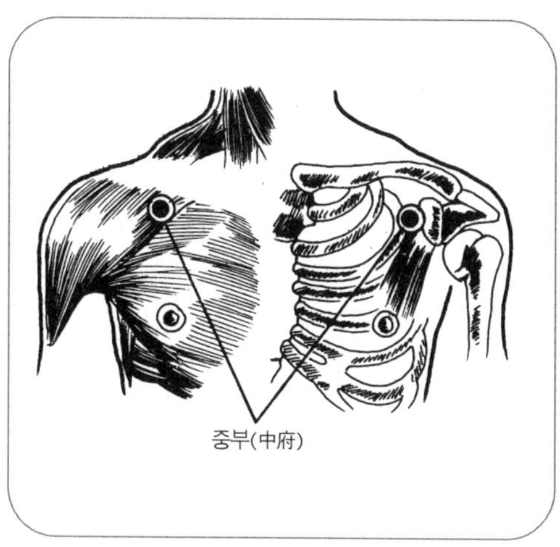

《位 置》 흉외선상에서 오구돌기 중앙의 높이에 있다(흉외선이라는 것은 오구돌기의 양쪽을 지나는 수직선).

《取穴法》 오구돌기 중앙의 높이에서 흉외선상에 중부를 취혈한다.

《主 治》 해수, 기관지천식, 감기, 상지권상불능

2. 운문(雲門)

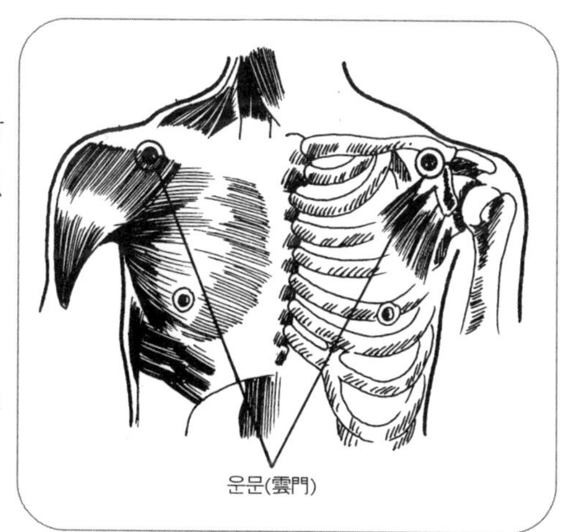

《位 置》 흉외선상에서 쇄골의 아래쪽에 있다.

《取穴法》 누운 자세에서 취혈한다.

《主 治》 견관절주위염, 상지권상불능, 해수

3. 천부(天府)

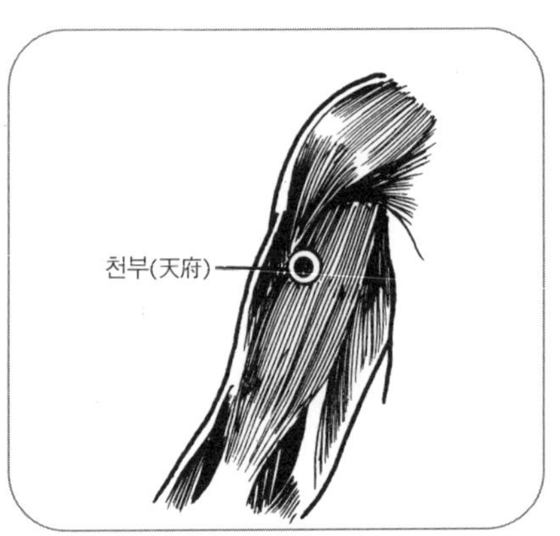

〔位　置〕 쇄골 외단의 아랫쪽과 척택의 중앙에 있다.

〔取穴法〕 앉은 자세에서 취혈한다. 팔꿈치 안쪽 중앙 밑으로 뻗은 굵은 힘줄의 바깥에서, 팔꿈치 안주름 위에서 척택을 찾는다. 척택과 쇄골 끝쪽 밑의 중앙에서 상완 이두근의 알통이 생기는 바깥쪽에 천부를 취혈한다.

〔主　治〕 상지통, 견관절주위염.

4. 협백(俠白)

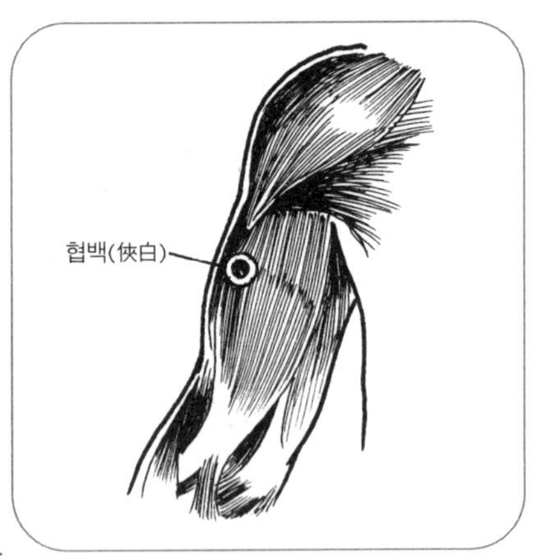

〔位　置〕 상완 천부의 하방 2㎝에 있다.

〔取穴法〕 앉은 자세로 취혈한다. 팔꿈치 안쪽 중앙을 밑으로 두꺼운 건(상완 이두근)의 바깥쪽에서 팔꿈치 주름상에 척택을 찾는다. 쇄골을 외방으로 만져서, 바깥끝(견관절 전면)의 앞 아래쪽을 찾는다. 척택과 쇄골외단전하연(바깥끝의 아래쪽)의 중앙에서 상완 이두근의 알통이 나오는 바깥쪽에 천부를 찾고, 하방 2㎝에 협백을 취혈한다.

〔主　治〕 견관절주위염, 경완증후군(頸腕症侯群)

5. 척택(尺澤)

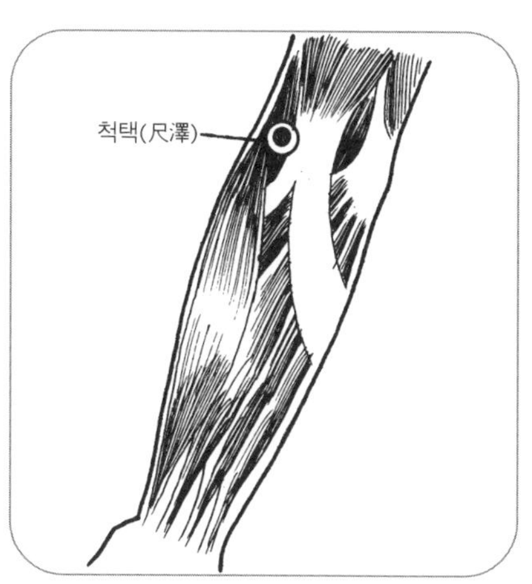

《位 置》 주와횡문 상완 이두근의 엄지측에 있다.

《取穴法》 팔을 바깥으로 해서 취혈. 팔꿈치 안쪽에 생긴 횡문선상의 거의 중앙에 가볍게 손을 대면 밑으로 약간 두터운 한 가닥의 근육을 느끼게 된다. 이것이 상완 이두근(알통을 형성하는 근육)힘줄로, 이 힘줄 굽은측(엄지손가락쪽)의 깊게 패인 곳의 중앙에서 척택을 취한다.

《主 治》 해수, 인통, 폐질환 천식

6. 공최(孔最)

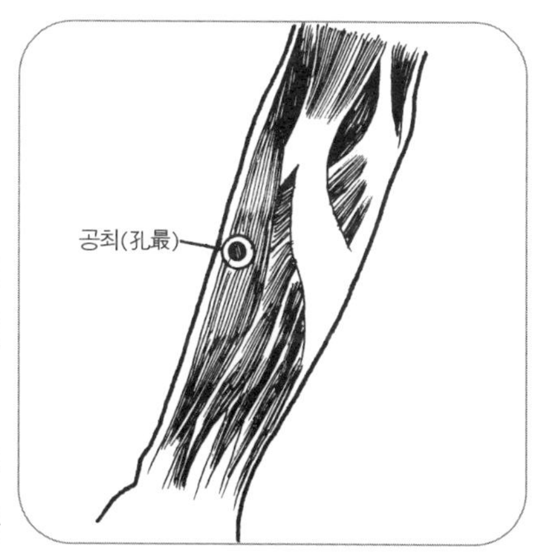

《位 置》 척택과 천연의 사이에서 척택으로부터 4/9 위치에 있다.

《取穴法》 팔 안쪽을 위로 해서 취혈. 팔꿈치 안쪽의 상완 이두근 힘줄이 굽은(엄지쪽) 가장 깊이 패인 곳 가운데서 척택을 찾는다. 수관절 손바닥의 요골경상돌기의 내측을 통하는 요골동맥상에서, 손목의 횡문과 교차하는 곳에 태연을 찾는다. 척택과 태연 사이를 9등분하고 척택에서 4/9 되는 점(척택과 태연의 중앙에서 상방향 2㎝)에 공최를 취혈한다.

7. 열결(列缺)

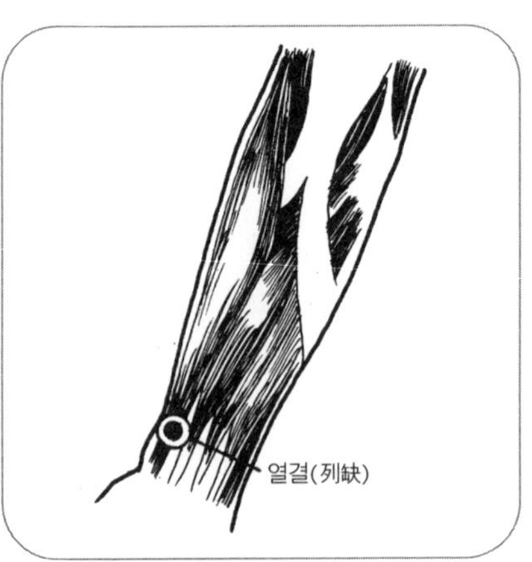

〔位 置〕 척택과 태연의 사이에서 태연으로부터 1/8 에 위치해 있다.

〔取穴法〕 전완전면을 위로해서 취혈을 한다. 주와에 생기는 횡문선상의 거의 중앙에 가볍게 손가락을 넣고, 밑으로 이어지는 조금 두꺼운 곳에서 한줄기의 힘줄을 느낀다. 이것이 상완이두근(알통을 형성하는 근육) 힘줄이며, 이곳의 엄지손가락 쪽에 얕게 패인 곳의 중앙에 척택을 찾는다. 다음에 수관절 바닥면의 요골경상돌기의 내측을 통하는 요골동맥 위에서 손목의 횡문과 교차하는 점(요골 하단과 주상골과의 관절 사이에 해당한다)에 태연을 찾는다. 척택과 태연 사이를 8 등분하고 태연에서 1/8 의 점에 열결을 취한다.

〔主 治〕 지통과 두통

8. 경거(經渠)

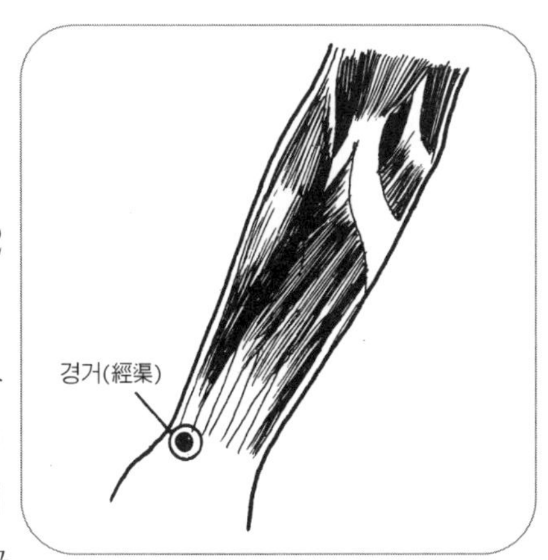

《位 置》 척택과 태연의 사이에서, 태연으로부터 1/12에 있다.

《取穴法》 팔 안쪽을 위로 해서 취한다. 팔꿈치 굽은 곳의 횡문선상 조금 중앙에 가볍게 손가락을 놓으면, 밑으로 조금 굵은 한가닥의 근육을 느끼게 된다. 이것이 상완 이두근으로 엄지손가락 쪽의 얇게 패인 곳의 중앙에 척택을 찾는다. 다음에 수관절 바닥면의 요골경상돌기의 내측을 통하는 요골동맥 위에서 손목의 횡문과 교차하는 점에 태연을 찾는다. 척택과 태연의 사이를 12등분하고, 태연에서 1/12의 요골동맥상(태연에서 척택 방향으로 약 2촌의 곳에 해당)에 경거를 취한다.

《主 治》 편도선염, 모지통(母脂痛)

9. 태연(太淵)

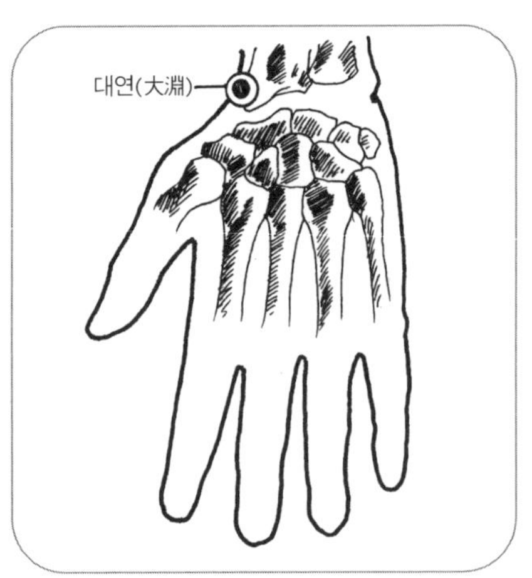

《位 置》 수관절 손바닥 주름상에서 엄지측 동맥부에 있다.

《取穴法》 손바닥을 위로 향하게 해서 취혈한다. 수관절 손바닥 위의 요골경상돌기의 안쪽을 통하는 요골동맥의 위에서 손목의 주름과 교차하는 부위(요골 하단과 주상골과의 관절열극에 해당한다)에 있는 태연을 취혈한다.

《主 治》 수관절염, 호흡곤란, 건초염

10. 어제(魚際)

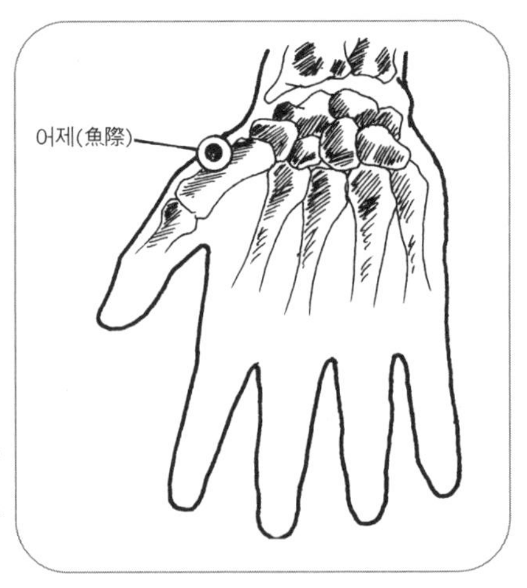

《位 置》 제1중수골의 중앙에서 손바닥 엄지측에 있다.

《取穴法》 엄지를 가볍게 펴서 취혈한다. 제1중수골의 중앙 외측에서, 손바닥과 손등의 피부 경계보다 약간 손바닥 쪽에서 어제를 취혈한다.

《主 治》 모지통, 모지건초염

11. 소상(少商)

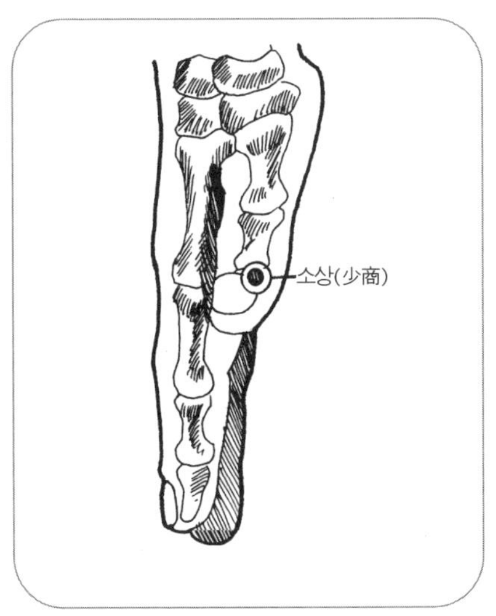

位 置 엄지손가락 안쪽에서 손톱각으로부터 상방 2㎝에 있다.

取穴法 엄지손가락을 펴서 취혈한다. 엄지손가락 안쪽 손톱 모서리로부터 2㎝ 상방에 취혈한다.

主 治 인통(목구멍통)

20혈. 좌우 공 40혈

수양명대장경(手陽明大腸經)

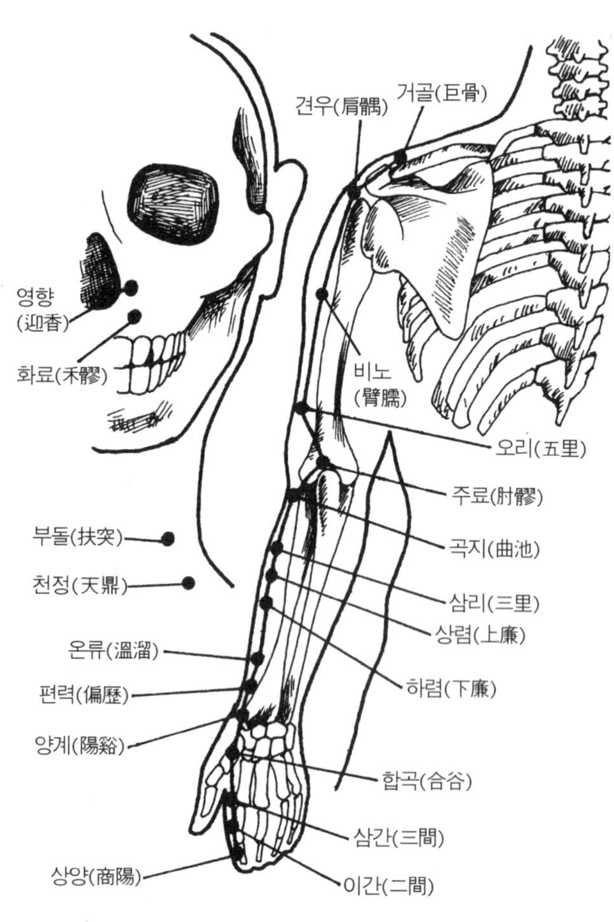

1. 상양(商陽)

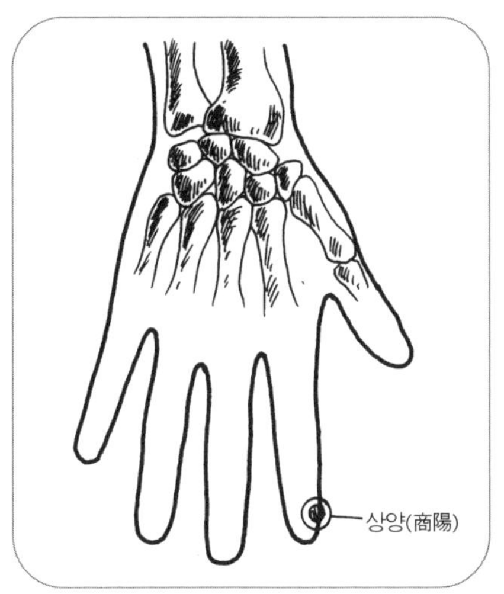

《位 置》 제2지의 엄지측 손톱 모서리로부터 상방 2㎜에 있다.

《取穴法》 손등을 펴서 제2지를 편다. 2지 손톱 모서리 2㎜ 상방의 교갑 옆에 취한다.

《主 治》 인후통

2. 이간(二間)

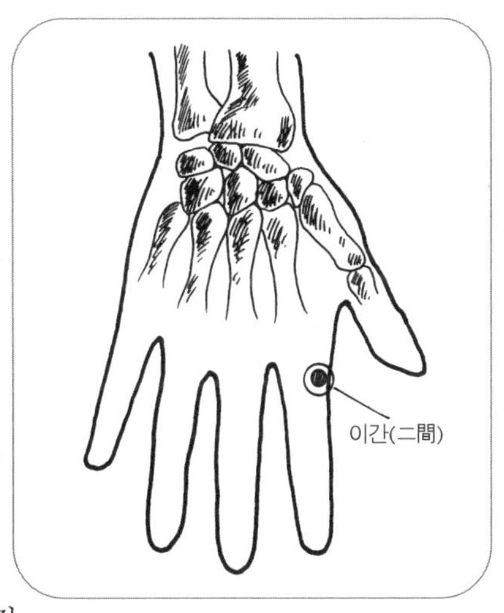

《位 置》 제2기절골저 아랫쪽의 엄지측에 있다.

《取穴法》 2번째 손가락을 펴서 취열한다. 제2지(검지)가 붙은 근(뿌리)에서 느끼는 골융기가 제2기절골저로서, 갑자기 두꺼워져 제2중수골두와 제2중수지절관절(MP관절)을 구성하고 있다. 이 관절부의 하부(손가락 앞쪽)에서 제2기절골저 바로 밑에 굽은 바깥쪽(엄지쪽)의 이간을 취혈한다.

《主 治》 맥립종(눈다래끼), 소아 감충, 배멀미 예방

3. 삼간(三間)

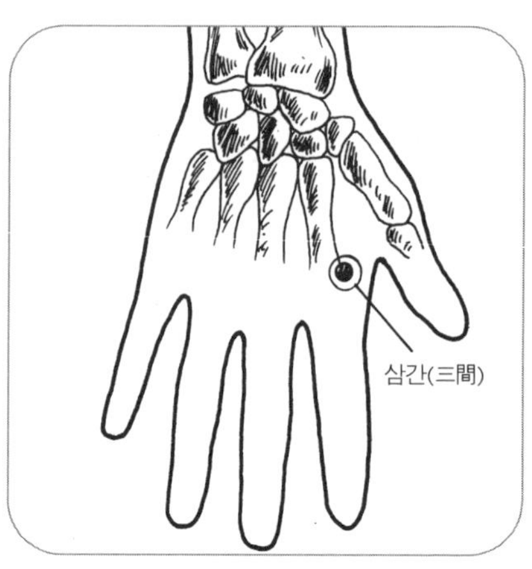

《位 置》 제2중수골두 윗쪽의 엄지측에 있다.

《取穴法》 제2지(검지)를 편 상태에서 취혈한다. 제2중수골의 엄지측을 따라 아랫쪽(손가락엽방향)으로 만져가면 골두부가 두껍게 되어 2기골절에서 만든 제2중수지절관절(MP관절)을 느낀다. 이 관절의 상부(손목방향)에서 제2중수골두가 두껍게 되어 있는 바로 위의 굽은 바깥쪽(엄지측)에 삼간을 취혈한다.

《主 治》 탄발지(彈發指), 장지관절통(掌指關節痛)

4. 합곡(合谷)

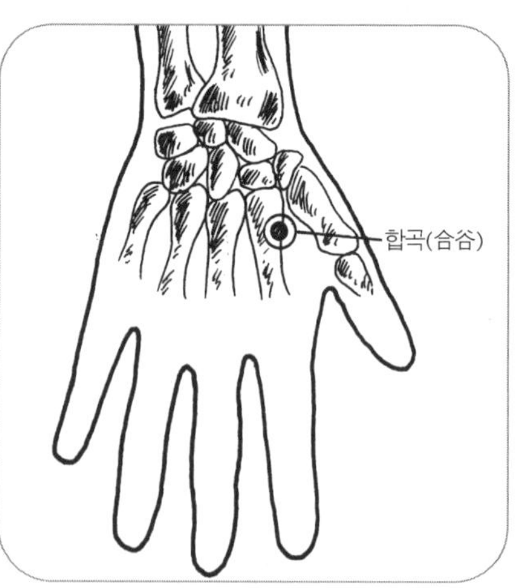

《位 置》 손등에서 제1, 2중수골저 아래쪽의 사이에 있다.

《取穴法》 검지를 펴서 취함 손등의 제1, 2중수골 사이에서 중수골저 아래의 제2중수골 측에 합곡을 취혈한다. 한국의 재래의 합곡혈은 상기 위치로부터 하방 2㎝ 정도로 누르면 찡하는 아픔이 울리는 지점이다. 특히 이 혈은 많이 사용된다.

《主 治》 안면, 두부의 동통질환(면정, 두통, 치통, 인통 등)

5. 양계(陽谿)

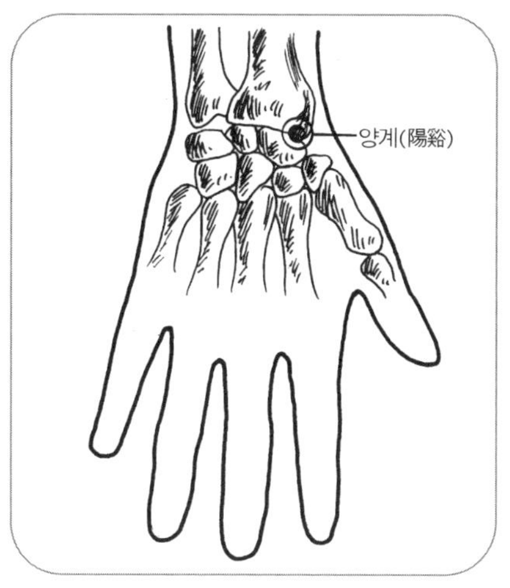

《位 置》 수관절의 길게 뻗은 단모지신근건의 패인 곳 중심에 있다.

《取穴法》 손등을 위로 해서 취혈한다. 손등을 위로 하고 엄지손가락과 검지 사이를 벌려 엄지를 강하게 펴면 수관절 동쪽의 패인 곳에 두 가닥의 힘줄과 요골 하단의 경상돌기로 둘러싸인 깊게 패인 곳이 생긴다. 이 패인 곳 중심에서 양계를 취혈한다.

《主 治》 모지통, 건초염, 수관절통, 두통

6. 편력(偏歷)

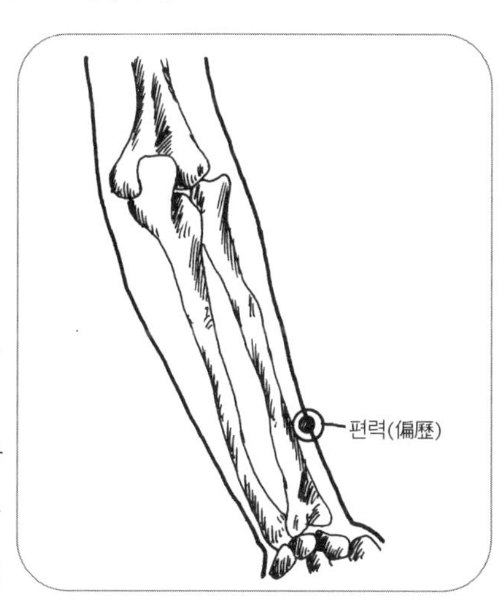

《位 置》 곡지와 양계의 사이에서 양계로부터 1/4에 있다.

《取穴法》 팔꿈치를 조금 굽혀서 취혈. 주와횡문의 바깥끝(엄지쪽)의 연장 방향에서 위 팔뼈의 바깥쪽 상과를 만져 그 앞 하부의 근육 안에 있는 요굴두를 찾는다. 그 골두의 바깥위 가장자리에서 횡문을 따라서 1㎝ 안쪽 방향(소지측)에서 곡지를 찾는다. 다음으로 엄지와 검지 사이를 벌리고 엄지를 강하게 펴면 수관절등면요측에 두 가닥의 건(장모지신근과 단모지신근건)과 요골 하단의 경상돌기로 둘러싸인 깊게 패인 곳이 생긴다. 이 웅덩이의 중심에서 양계를 찾는다. 곡지와 양계의 사리를 4 등분하고 양계로부터 1/4 의 곳에서 편력을 취혈한다.

《主 治》 수관절통, 모지통, 건초염

7. 온류(溫溜)

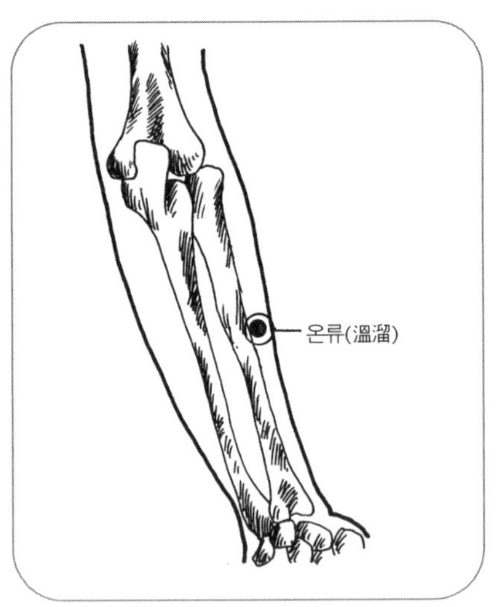

《位 置》 곡지와 양계의 중간에 있다.

《取穴法》 팔꿈치 안쪽 주름에서 엄지측 끝의 연장 방향에 상완골의 외측상과를 느껴 그 앞 아래의 근육내에 있는 요골두를 찾는다. 이 골두의 바깥윗쪽으로부터 주름을 따라서 1㎝ 안쪽(소지측)에 곡지를 찾는다. 다음에 제1지와 제2지를 벌려 모지를 강하게 신진하고, 수관절면의 엄지측에 2 개의 건과 요골 하단의 경상돌기에 둘러싸인 깊게 패인 곳이 생긴다. 이 패인 곳의 중앙에 양계를 찾는다.

《主 治》 하지통, 모지완관절통, 건초염

8. 하렴(下廉)

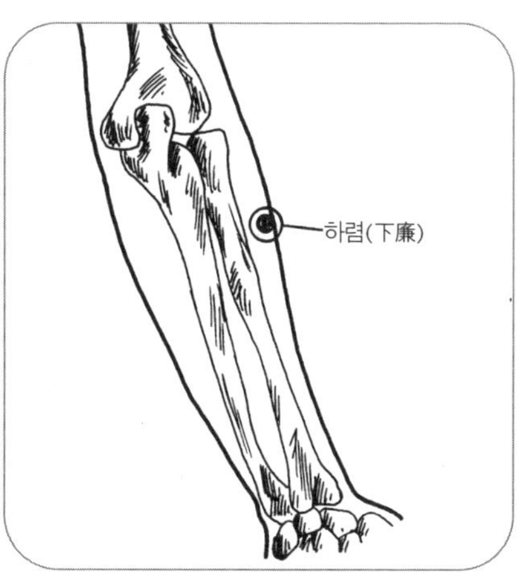

《位 置》 곡지와 음곡 사이에서 곡지로부터 1/3에 있다.

《取穴法》 팔꿈치를 조금 굽혀서 취혈. 팔꿈치 안쪽 주름의 외단(모지측)의 연장방향에 상완골의 외측상과를 대고 그 앞쪽 밑의 근육내에 있는 요골두를 찾는다. 요골두의 바깥 위쪽에서 주름을 따라 1㎝ 안쪽(소지측)에서 곡지를 찾는다. 다음에 엄지와 검지 사이를 벌리고 엄지를 강하게 펼치면 수관절 배면의 요측에 2가닥의 힘줄(장모지신근건과 단모지신근건)과 요골하단의 검상돌기에 둘러싸인 깊게 패인 곳이 생긴다. 이 패인 곳 중심에서 양계를 찾는다. 곡지와 양계 사이를 3등분하고 곡지에서 1/3 되는 곳에서 하렴을 찾아 취혈한다.

《主 治》 두통, 전완통, 안통, 건초염

9. 상렴(上廉)

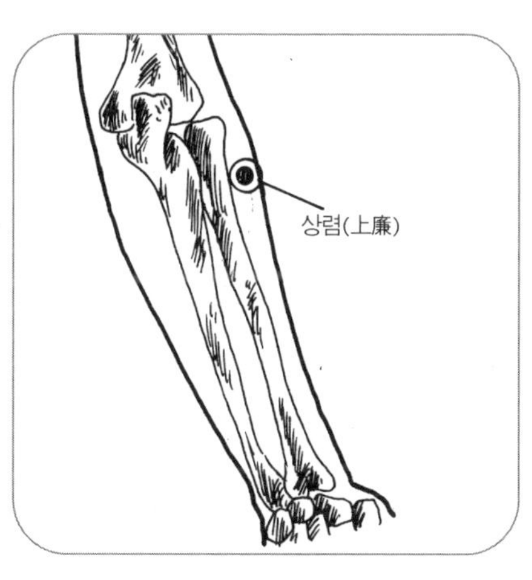

《位 置》 곡지와 양계 사이에서 곡지로부터 1/4에 있다.

《取穴法》 팔꿈치 주름의 바깥(엄지손가락) 연장방향에 상완골의 외측 상과를 만져, 그 앞 하부의 근육내에 있는 요골두를 찾는다. 골두 위 바깥쪽으로부터 주름을 따라서 1㎝ 안쪽(소지측)에 곡지를 찾는다. 다음에 모지와 검지 사이를 벌려 모지를 강하게 펴면, 수관절 등쪽의 안쪽에 두 가닥 힘줄(장모지신근건과 단모지신근건)과 요골 아래의 경상돌기에 둘러 있는 깊이 패인 곳이 생긴다. 그 움푹 들어간 곳의 중심에서 양계를 찾는다. 곡지와 양계의 사이를 4 등분해서 곡지부터 1/4 되는 부위에 있는 상렴을 취혈한다.

〔主 治〕 요골신경통, 반신불수

10. 삼리(三里); 수삼리

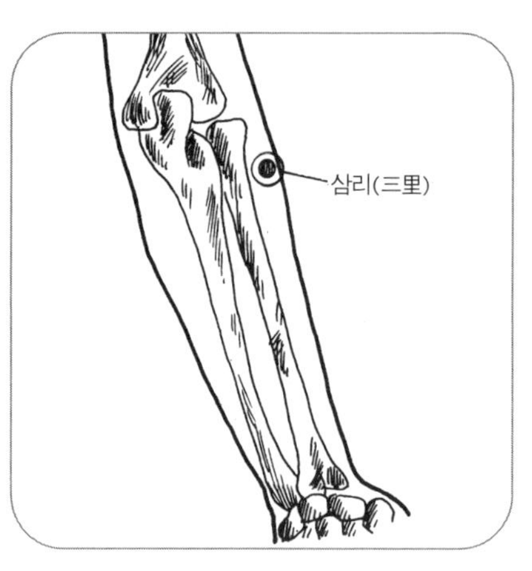

〔位 置〕 곡지와 양계의 사이에 곡지에서 1/6 에 있다.

〔取穴法〕 수삼리는 팔꿈치를 조금 굽혀서 취혈한다. 주와횡문의 바깥 끝(엄지쪽)의 연장방향에 상완골의 외측상과를 대고 그 앞 밑부분의 근육에 있는 요골두를 더듬어 찾는다. 이 골두의 바깥 윗쪽에서 횡문을 따라 1㎝ 안쪽(척측)에서 곡지를 찾는다. 다음에 엄지손가락과 검지손가락의 사이를 벌리고 엄지를 힘껏 펴면 수관절 동쪽의 요측에 두 가닥의 힘줄(장모지신근과 단모지신근건)과 요골 밑의 경상돌기에 둘러싸인 깊게 패인 곳이 생긴다. 이 패인 곳의 중심에서 양계를 찾는다. 곡지와 양계 사이를 6 등분하고 곡지로부터 1/6 의 점에서 수삼리를 취혈한다.

〔主 治〕 상지절환(주통), 비질환, 두통

11. 곡지(曲池)

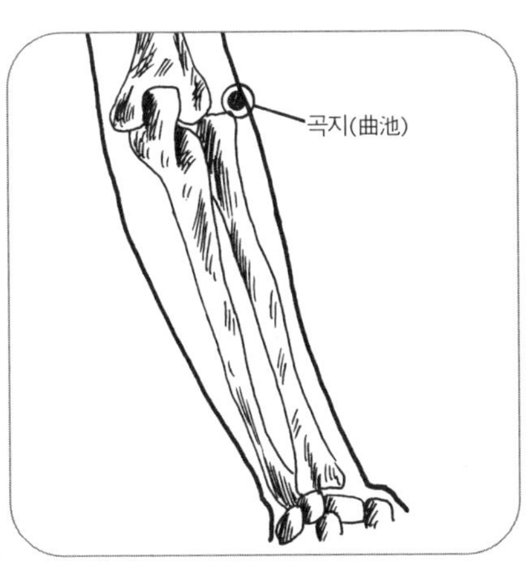

《位 置》 요골두 바깥 윗쪽으로부터 팔꿈치 안주름을 따라 내방 1㎝에 있다.

《取穴法》 팔꿈치를 조금 굽혀서 취혈한다. 팔꿈치 안주름 모지측의 연장 방향에 상완골의 외측상과를 느끼고 그 전하부의 근육 안에 있는 요골두를 찾는다. 이 골두의 바깥 윗쪽으로부터 주름을 따라서, 내방 1㎝의 점에 곡지를 취혈한다(장요측수근신건의 중앙에서 압박하면 엄지, 검지 방향으로 찡하고 울린다).

《主 治》 안질환, 피부병, 머리, 눈, 어깨 상지의 병, 치통

12. 주료(肘髎)

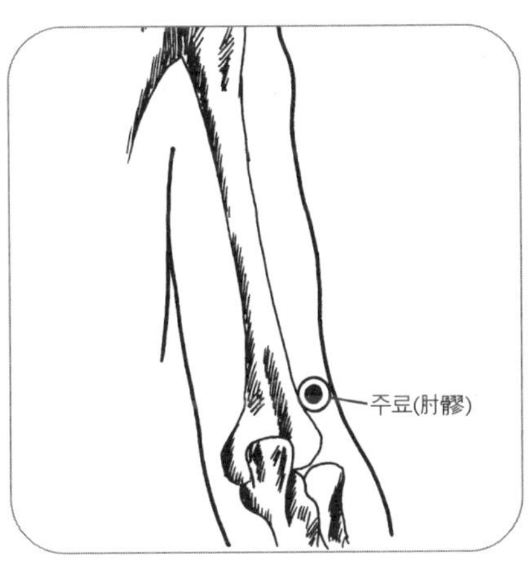

《位 置》 상완골 외측상과의 상방 1㎝에서 상완골의 바깥쪽에 있다.

《取穴法》 앉은자세 또는 옆으로 누운 자세로 취혈. 팔꿈치를 직각으로 굽히고 앞팔목을 앞으로 내밀면, 팔꿈치의 바깥쪽에 상완골 외측상과가 나타난다. 뒷쪽에는 주두가 돌출하게 된다. 이 바깥 끝에 나타나는 외측상과 윗쪽 바로 위 1㎝의 지점에 주

료를 취혈한다.

《主 治》 상완신경통, 팔꿈치 관절통

13. 오리(五里); 수오리

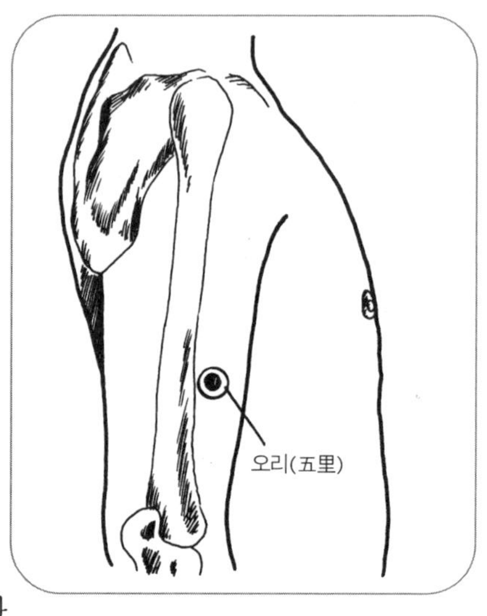

《位 置》 상완의 견우와 곡지의 사이에서 1/4 에 있다.

《取穴法》 앉은 자세 또는 옆으로 누운 자세로 취혈한다. 삼리와 같이 단순하게 오리라고 하면 수오리를 뜻한다. 견갑골 뒷면에 융기한 견갑극을 바깥쪽으로 만져가 바깥 끝에 팽융한 견봉을 찾고 그 바깥 끝 바로 아래의 패인 곳 중심에서 견우를 찾는다. 다음에 팔꿈치로부터 요골측(엄지측)으로 만져가면 돌출한 뼈(상완골 외부상과)에 닿는다. 그 앞 부근의 팔꿈치 부근에 닿는 것이 요골두이고, 이 뼈 끝의 바깥쪽 윗부분으로부터 척측으로 1㎝ 떨어진 주와횡문상에서 곡지를 찾는다. 견우와 곡지 사이를 4 등분하고 곡지로부터 1/4 의 점에서 수오리를 취하게 된다.

《主 治》 상완신경통

14. 비노(臂臑)

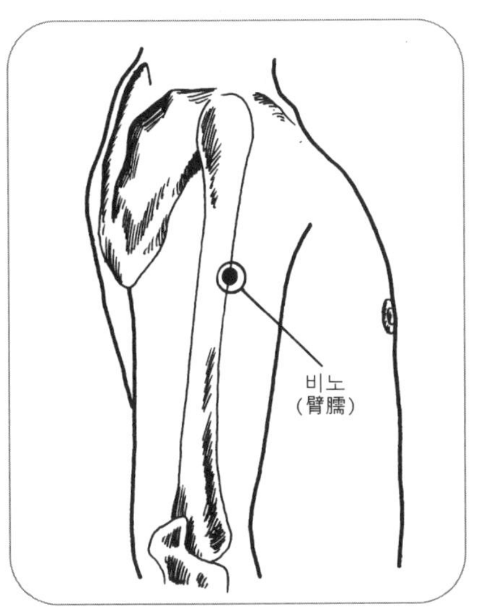

《位 置》 상완의 견우와 곡지의 중앙에서 상방으로 2 cm에 있다.

《取穴法》 앉은 자세 또는 옆으로 누어서 취혈한다. 견갑골 뒷면에 융기한 견갑골을 바깥쪽으로 만져가서 바깥 끝에 팽윤한 견봉을 찾고 그 바깥 끝 바로 아래에 패인 중심에서 견우를 찾는다. 다음은 팔꿈치로부터 요골(굵은 뼈)쪽으로 만져가면 돌출한 뼈(상완골 외측상과)에 닿는다. 그 앞 언저리의 주와 근처에서 느껴지는 것이 요골이고, 이 뼈 끝의 바깥위 언저리에서 치측으로 1 cm 떨어진 주와 횡문상에서 곡지를 찾는다. 견우와 곡지의 중앙에서 견우를 향해서 2 cm의 지점에서 비뇨를 취혈한다.

《主 治》 견관절주위염, 상완신경통, 상지운동마비

15. 견우(肩髃)

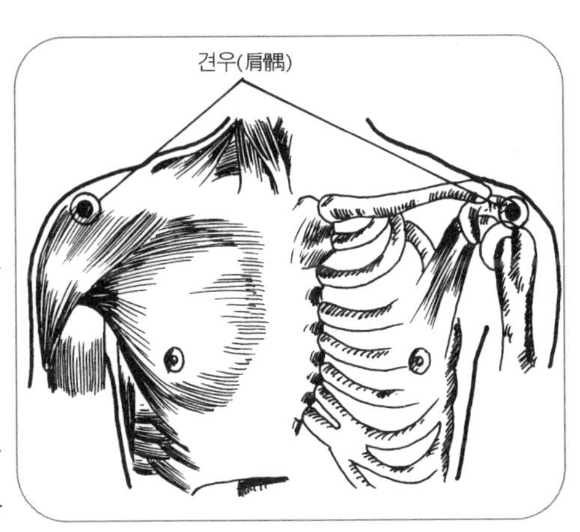

《位 置》 견봉의 앞 아랫쪽에 있다.

《取穴法》 앉은 자세에서 취혈한다. 상완골두 바깥쪽의 위(견관절의 바깥쪽 중앙)에 둥글게 돌출한 골단부가 견갑골의 견봉이고 그 최외단을 견봉각이라 한다. 이 견봉각의 바깥쪽 아랫 방향을 손가락으로 더듬으면 상완골두와의 사이에 패임을 느낀다. 그 패인 중앙에서 견우를 취혈한다.

〔主 治〕 견관절통, 피부병(습진, 담마진, 양진) 상지의 동통 마비

16. 거골(巨骨)

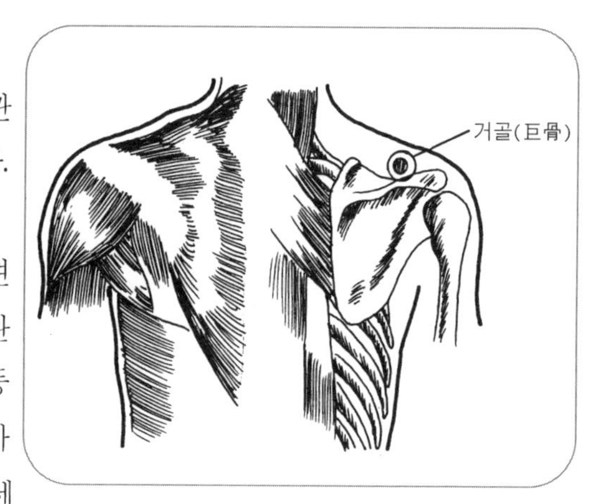

〔位 置〕 견쇄관절의 내측 1㎝에 있다.

〔取穴法〕 앉은 자세에서 취혈한다. 견관절의 외방중앙(상완골 머리외측 위)에 둥글게 돌출한 배단부가 견봉에서 이 견봉과 쇄골의 외단이 만든 관절을 견쇄관절(이 관절에 손을 대고 팔을 수평으로 올린채 전후로 흔들면 관절의 움직임을 알 수 있다)이라 한다. 이 쇄관절부에서 내방 즉, 앞의 방향으로 1㎝의 곳에 거골을 취혈한다.

〔主 治〕 견관절주위염, 사지통

17. 천정(天鼎)

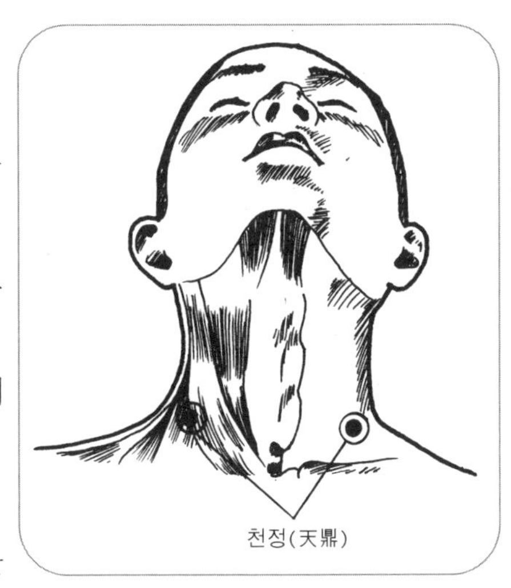
천정(天鼎)

(位 置) 부돌과 결분의 중앙에 있다.

(取穴法) 앉은 자세로 취혈한다. 턱을 전방으로 내밀고 목을 젖히면 반대쪽의 경부(목부분, 흉골과 쇄골의 안쪽 끝 근처로부터 귀두의 측두부에 걸쳐서)에 강대한 흉쇄골이 나타난다. 이 흉쇄 유돌근의 중앙에서 후두융기(갑상연골: 바깥목젖) 정점의 높이에 부돌을 찾는다. 다음 쇄골의 상부에 생기는 패인 곳(대쇄골상와)의 가운데에서 흉간선(오구돌기 안쪽 가장자리와 정중선과의 통과하는 수직선)의 연장 위에 결분을 찾는다. 부돌과 결분의 중앙에 천정을 취혈한다.

(主 治) 경견완통, 견관절주위염, 사각근증후군

18. 부돌(扶突)

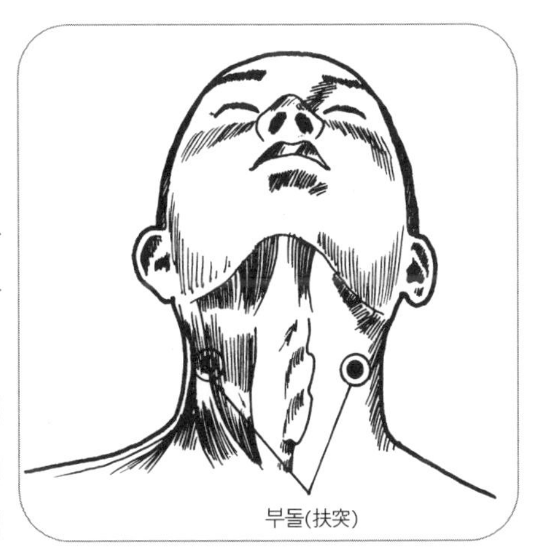
부돌(扶突)

(位 置) 후두융기(목젖)의 높이에서 흉쇄유돌근의 중앙에 있다.

(取穴法) 앉은 자세에서 취혈한다. 턱을 앞으로 내밀고 목을 돌리면 반대측의

목부분(흉골과 쇄골의 내단 근처로부터 귀 윗쪽의 측두부에 걸쳐서)에 강대한 흉쇄유돌근이 나타난다. 이 흉쇄유돌근의 중앙부에서 후두융기(갑상연골)의 정점의 높이에 부돌을 취혈한다.

《主 治》 경완증후군, 해수, 흉곽출구증후군, 경추증

19. 화료(禾髎)

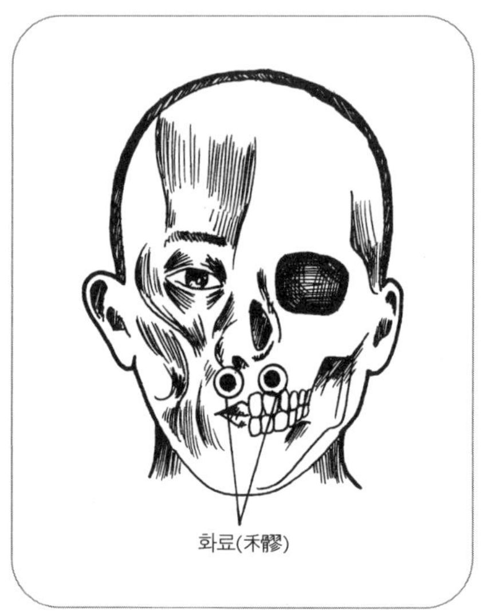

《位 置》 수구 외방 1㎝에 있다.

《取穴法》 누운 자세에서 취혈한다. 비중격하연(코밑의 기장끝)과 윗입술의 최상위에 있는 정중선상의 도랑을 인중구라고 하고, 인중구의 비중격하연으로부터 1/3 에 수구를 찾는다. 그 수구의 외측 1㎝의 점(콧구멍의 바로 아래에 해당)에 화료를 취혈한다.

《主 治》 비패, 비염, 안면신경마비, 치통

20. 영향(迎香)

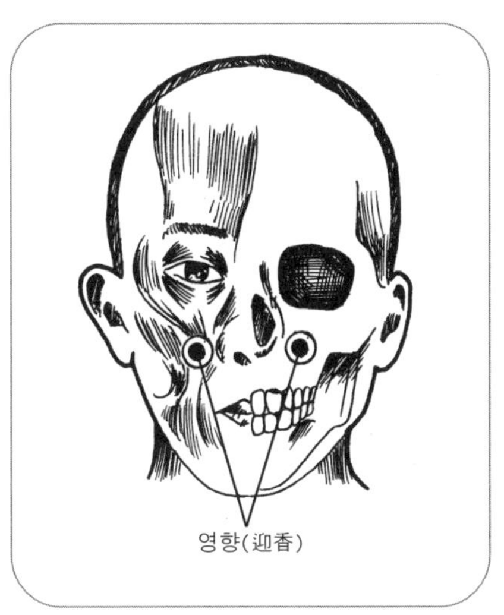

《位 置》 비익점의 높이에서 비진구점에 있다.

《取穴法》 누운 자세에서 취혈한다. 코의 양쪽 둥근 부분의 바깥 돌출부를 비익점이라고 한다. 이 비익점이 높이에서, 웃을 때 생기는 비진구의 속을 손끝으로 누르면 찡하는 울림을 코에서부터 앞 윗니로 느끼는 곳에서 영향을 취혈한다.

《主 治》 비패, 치통, 후각이상, 비즙(콧물)

45혈. 좌우 공 90혈

족양명위경(足陽明胃經)

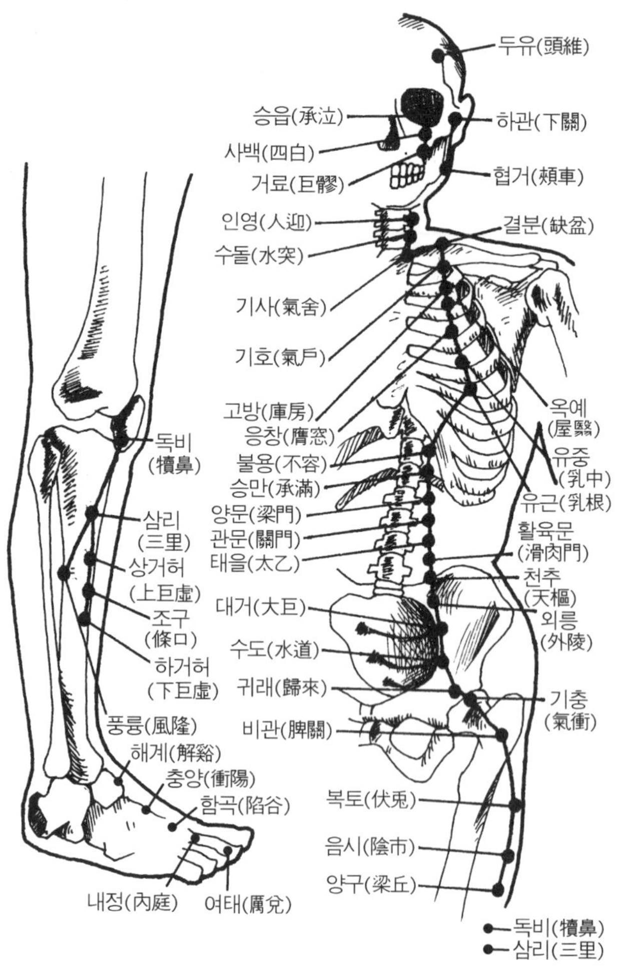

1. 승읍(承泣)

(位 置) 동공의 바로 아래에서 눈구멍(안와) 윗쪽에 있다.

(取穴法) 누운 자세에서 취혈한다. 동공의 중심(정면을 바라보는 상태)을 지난 수직상에서 안와 하연에 승업을 취한다.

(主 治) 안면신경마비, 안질환

2. 사백(四白)

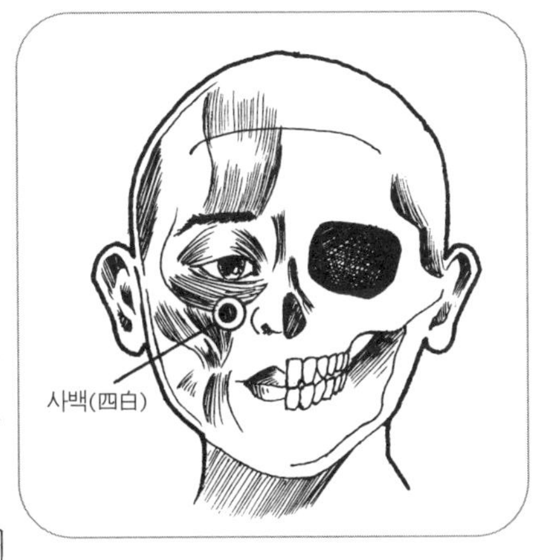

(位 置) 동공 바로 밑에서 안와(눈구멍) 아랫쪽 1㎝ 밑에 있다.

(取穴法) 누운 자세에서 취혈한다. 동공의 중심(정면을 바라본 상태)을 통과하는 수직선상에서 하안검(밑 속눈썹) 위에 손가락을 대면 안와하연(승읍)을 느낄 수 있다. 그 밑 1㎝ 지점에 사백을 취한다.

(主 治) 삼차신경통, 부비강염, 안면신경마비, 상치통

3. 거료(巨髎)

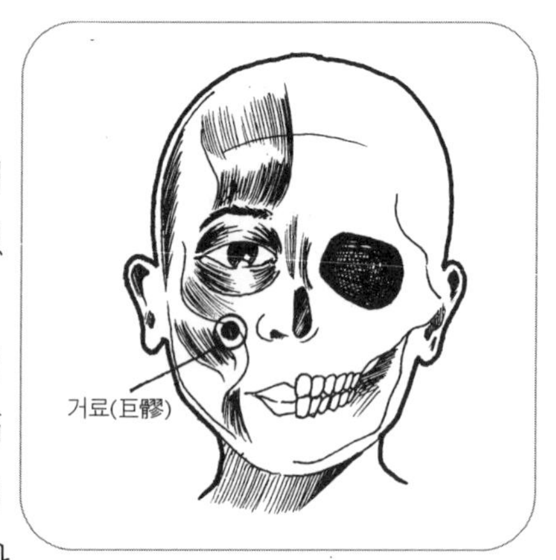

(位 置) 비익 아랫쪽의 높이에서, 동공 바로 아래에 있다.

(取穴法) 누운 자세에서 취혈한다. 비익(통칭 소비 ; 痛稱小鼻)의 하연을 지나는 수평선과 동공의 중심(정면을 바라본 상태)을 지나는 수직선이 만나는 지점(손으로 누르면 찡하고 견치방향으로 통증을 느끼는 곳)에 거료를 취한다.

(主 治) 삼차신경통, 만성부비강염, 안면신경마비, 상치통

4. 지창(地倉)

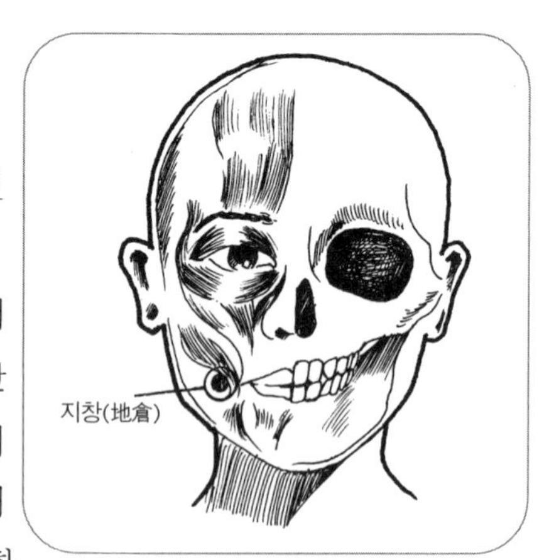

(位 置) 구각의 외측 1㎝에 있다.

(取穴法) 누운 자세에서 취혈한다. 입가(입술의 외단점)로부터 바깥쪽 1cm(입가의 바깥쪽에서 비순구의 가운데 해당한다)에서 지창을 취혈한다.

(主 治) 안면신경마비, 삼차신경통

5. 대영(大迎)

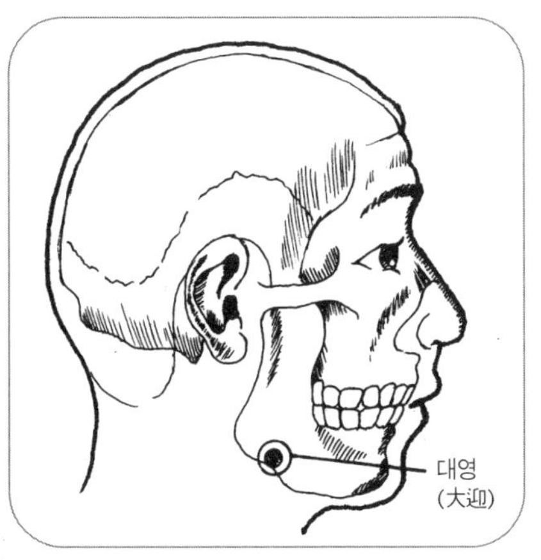

《位 置》 아래턱 끝(하악각)과 승장의 중간에서, 하악각으로부터 1/4 에 있다.

《取穴法》 누운 자세에서 취혈한다. 손가락으로 아래 턱뼈(하악골)의 뒷 아래쪽의 하악각을 찾고, 이 점으로부터 아랫입술 바로 아래에 있는 깊이 패인 중심에 승장을 찾는다. 하악과 승장의 사이를 4 등분하고, 하악각으로부터 1/4 에 대영을 찾는다.

《主 治》 삼차신경통, 안면신경마비, 치통

6. 협거(頰車); 곡아(曲牙)

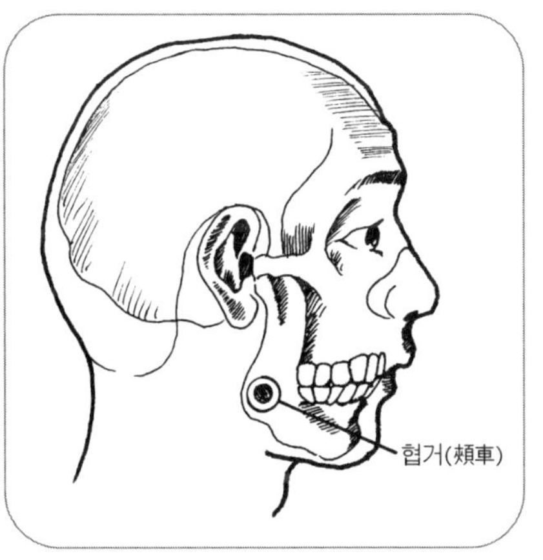

《位 置》 아래턱 모서리의 앞 상방 1㎝에 있다.

《取穴法》 앉은 자세에서 취혈한다. 턱의 뒷쪽 아래에 접촉하는 하악골을 중심으로, 하악지의 뒷쪽과 하악지의 앞 아랫쪽의 2 등분 선상에서 하악각으로부터 앞 상방 1㎝의 움푹 패인 곳에 협거를 취혈한다.

《主 治》 안면신경마비, 하지통, 삼차신경통

7. 하관(下關)

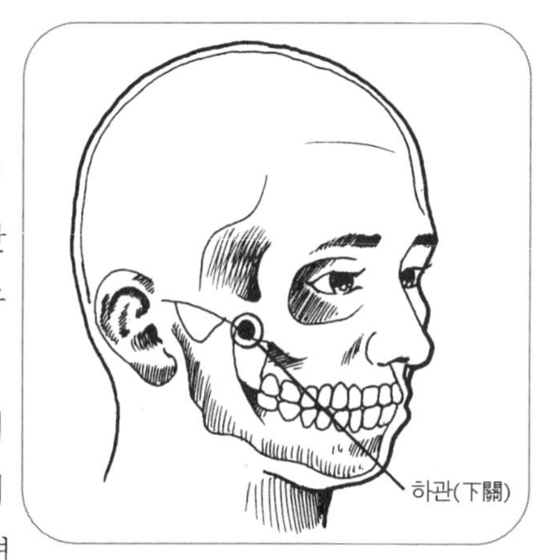

〈位 置〉 외안각(눈꼬리)과 하악골·하악지 뒷쪽 상단과의 중앙 바로 밑에서 협골궁 아랫쪽에 있다.

〈取穴法〉 누운 자세에서 얼굴을 옆으로 조금 돌려서 취혈한다. 하악골·하악지의 뒷편을 뒷쪽으로 더듬어서 하악골 관절돌기의 후연상단(청궁)을 찾는다. 이 청궁과 외안각(눈꼬리)의 중간지점의 바로 밑인 협골궁의 밑에서 하관을 취혈한다.

〈主 治〉 삼차신경통, 치통, 안면신경마비, 하악관절통

8. 두유(頭維)

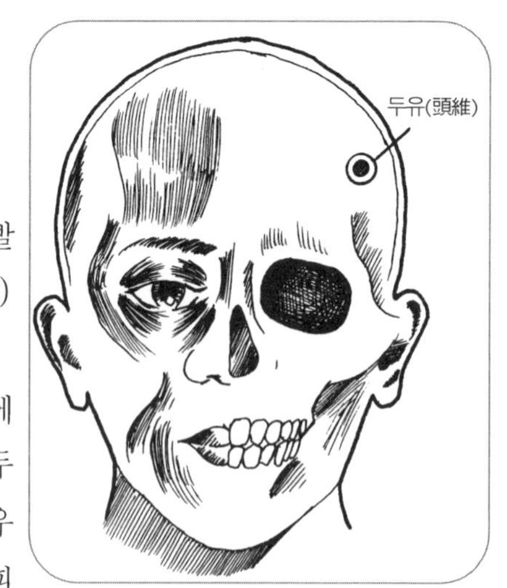

〈位 置〉 전두부의 전발제(머리털이 나기 시작한 곳)의 외각에 있다.

〈取穴法〉 엎드린 자세에서 취혈. 앞머리쪽의 외각에 두유를 취혈한다. 대머리일 경우 앞머리쪽이 불투명할 때 안피나 두피의 광택의 차이로 경계를 정하면 된다.

〈主 治〉 두통, 삼차신경통

9. 인영(人迎)

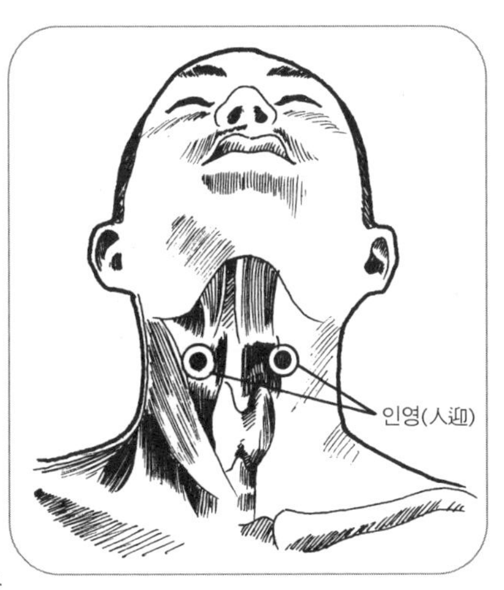

《位 置》 후두융기의 높이에서 총경동맥의 박동부에 있다.

《取穴法》 누운 자세에서 취혈. 턱을 앞으로 들어 올려 목을 돌리면, 반대측의 경부(흉골과 쇄골의 안쪽 근처로부터 귀뒤의 측두부에 붙여서)에 흉쇄유돌근이 나타난다. 후두융기(목젖)의 툭 튀어나온 뼈의 높이에서 흉쇄유돌근의 안쪽 부근에 가볍게 손가락으로 더듬어 찾아가면, 총경동맥의 박동부를 느낀다. 이 박동부의 중심에 인영을 취혈한다.

《主 治》 기관지 천식, 고혈압증, 관절류마치스

10. 수돌(水突)

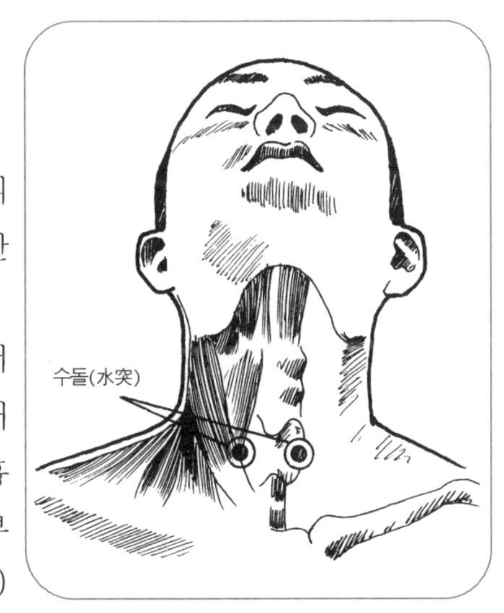

《位 置》 인영과 기사의 중앙 높이에서 흉쇄유돌근 안쪽에 있다.

《取穴法》 누운 자세에서 취혈. 턱을 앞쪽으로 내밀어 목을 돌리면, 반대측의 목(흉골과 쇄골의 안쪽 끝 근처로부터 귀 뒤의 측두부에 걸쳐서)

에 강한 흉쇄유돌근이 나타난다. 이 흉쇄유돌근의 안쪽 근처에서, 후두융기(목젖)의 정점의 높이에서 가볍게 손가락을 대고 찾으면, 총동맥의 박동을 느낀다. 이 박동부의 중앙에 인영을 찾는다. 다음에 인영을 수직으로 내려와 쇄골의 윗쪽에 기사를 찾는다. 인영과 기사의 중앙 높이에서, 흉쇄유돌근의 안쪽을 따라 패인 가운데 수돌을 취혈한다.

〔主 治〕 해수, 후두통

11. 기사(氣舍)

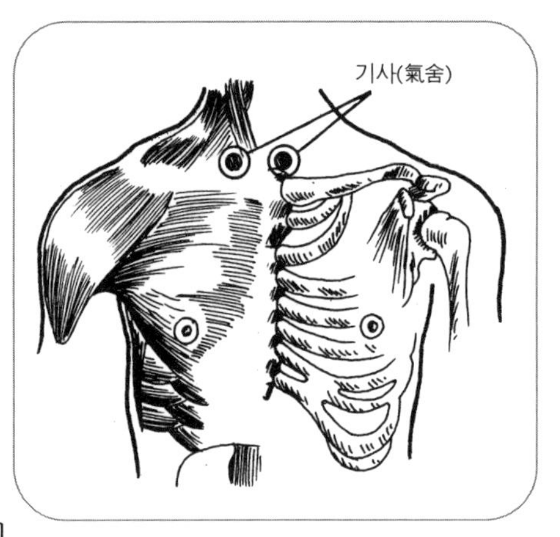

〔位 置〕 소쇄골 상와에서, 쇄골의 윗쪽에 있다.

〔取穴法〕 누운 자세에서 취혈. 쇄골 내측의 윗쪽을 손가락으로 찾으면, 흉쇄돌근(흉골과 쇄골의 안쪽 끝으로부터 귀두의 측두부에 걸쳐 비스듬히 연결된 큰 근)이 밑부분에서 흉골두와 쇄골두 2개로 나누어 시작하는 점에, 삼각형의 패인 곳을 느낀다. 이것을 소쇄상와라고 하고, 그 중앙에서 쇄골 윗쪽의 상부에 기사를 취혈한다.

〔主 治〕 해수, 인통, 천식

12. 결분(缺盆)

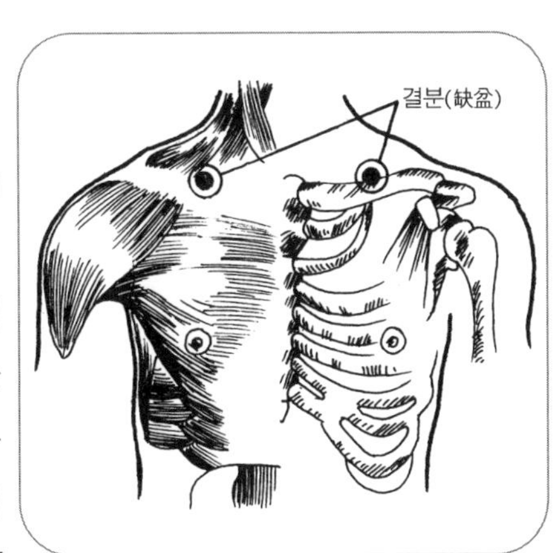

《位 置》 기호의 바로 위에서, 쇄골 윗쪽에 있다.

《取穴法》 누운 자세에서 취혈. 앞가슴의 흉쇄유돌근(흉골과 쇄골 안쪽으로부터 귀뒤의 측두부에 걸쳐 비스듬히 연결되 큰 근)의 뒷쪽에서, 쇄골의 상부에 생긴 패인 곳을 견갑쇄골 3각(대쇄골상와)이라고 한다. 이 패인 곳에서 흉간선(오구돌기 안쪽과 정중선의 사이에서 바깥쪽 1/3을 지나는 수직선)의 연장선상에 결분을 취혈한다.

《主 治》 인통, 해수, 상지통

13. 기호(氣戶)

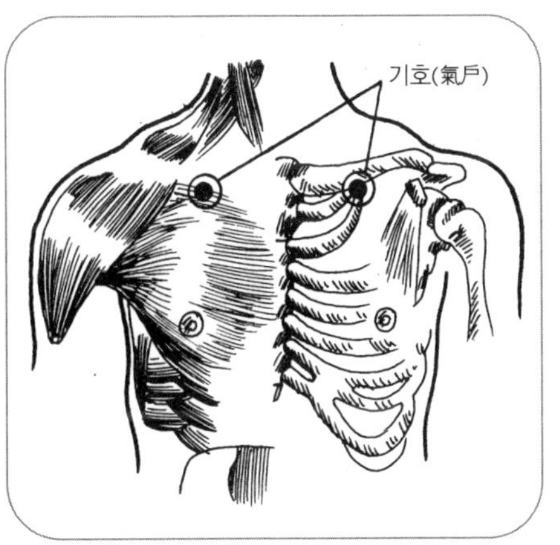

《位 置》 흉간선상에서 쇄골 아래쪽에 있다(흉간선이라는 것은 오구돌기 안쪽과 정중선의 사이에서, 외방 1/3을 지나는 수직선).

《取穴法》 누운 자세에서 취혈. 흉간선상에서 쇄골

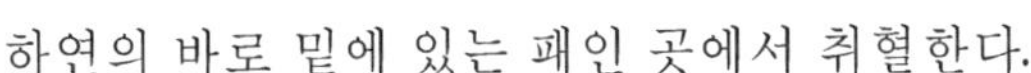
하연의 바로 밑에 있는 패인 곳에서 취혈한다.

《主 治》 해수, 흉통

14. 고방(庫房)

位 置 흉간선상에서, 기호와 옥예의 중앙에 있다(흉간선이라는 것은 오구돌기 안쪽과 정중선의 사이에서, 외방 1/3 을 지나는 수직선).

取穴法 누운 자세에서 취혈. 흉간선상에서 쇄골하연의 바로 아래에 있는 패인 곳의 중심에서 기호를 찾아 동선상에서 제 2 의 늑간의 하부(제 3 늑골 근처의 패인 곳의 중심)에서 옥예를 찾는다. 기호와 옥예의 중앙에 고방을 취혈한다.

主 治 해수, 흉통

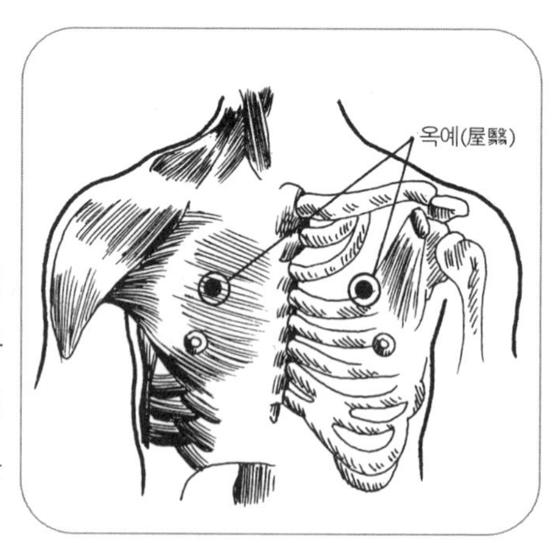

15. 옥예(屋翳)

位 置 흉간선상에서 제 2 늑간에 있다(흉간선이라는 것은 오구돌기 안쪽과 정준선의 사이에서 외측 1/3 을 지나는 수직선).

取穴法 누운 자세에서 취혈. 흉간선상에서 제 2 늑간의 하부에서 옥예를 취혈한다.

主 治 해수, 흉각출구증후군

16. 응창(膺窓)

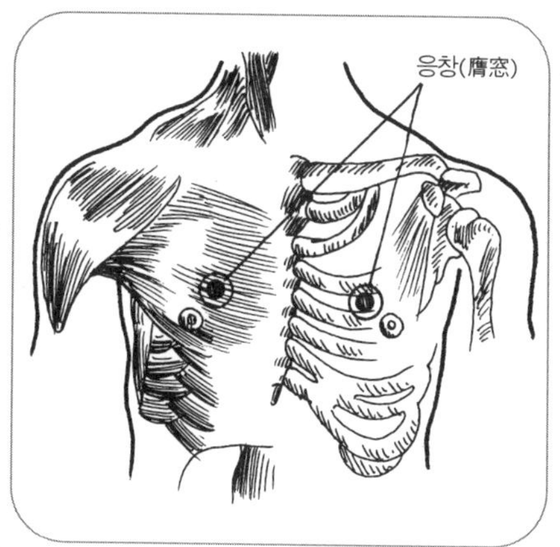

《位 置》 흉간선상에서 제3 늑간에 있다(흉간선이라는 것은 오구돌기 안쪽과 정중선의 사이에서 외측 1/3을 지나는 수직선).

《取穴法》 누운 자세에서 취혈. 정중선 외측에 돌출한 흉간선상으로 제3 늑간(대부분은 제4 늑골에 가까운곳)에서 응창을 취혈한다.

《主 治》 흉늑통, 교통사고증후군

17. 유중(乳中)

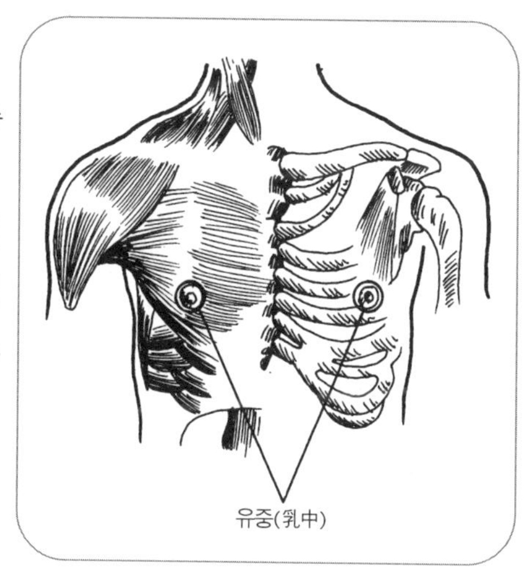

《位 置》 젖꼭지의 중앙에 있다.

《取穴法》 누운 자세에서 취혈. 젖꼭지(제4 늑골에 상당)에서 유중을 취혈한다.

《主 治》 자침 금지

18. 유근(乳根)

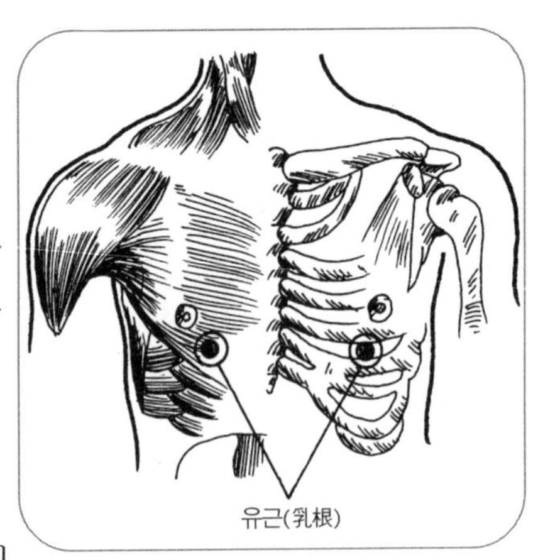

(位 置) 흉간선상에서 제 5 늑간에 있다(흉간선이라는 것은 오구돌기 안쪽과 정중선의 사이에서 안쪽 1/3을 지나는 수직선).

(取穴法) 누운 자세에서 취혈. 흉간선상에서 제5 늑간에 유근을 취혈한다.

(主 治) 심장질환, 고혈압증

19. 불용(不容)

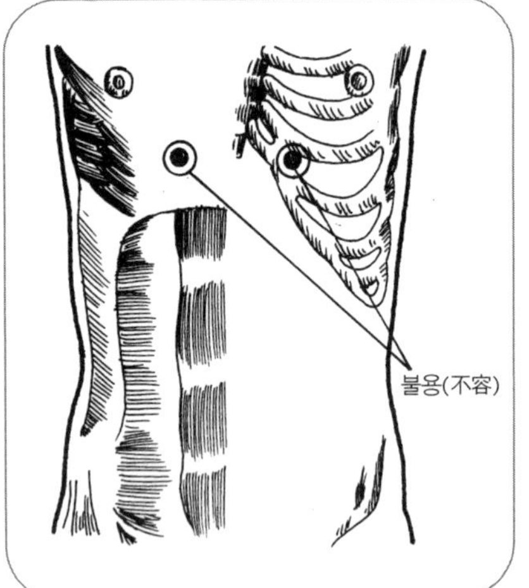

(位 置) 복간선상에서 거궐의 높이에 있다(복간선이라는 것은 사타구니선 외측의 돌출한 뼈 안쪽과 정중선의 중앙을 지나는 수직선).

(取穴法) 누운 자세에서 취혈. 좌우의 제7 늑연골 아래 가장자리에 접하는 정점에서 흉골체 아래 가장자리를 찾는다. 흉골체 아래 가장자리와 배꼽중심의 사이를 4 등분하고 윗쪽으로부터 1/4(거궐)의 높이로 복간선에서 불용을 취혈한다.

(主 治) 담석증, 위산과다증, 구토

20. 승만(承滿)

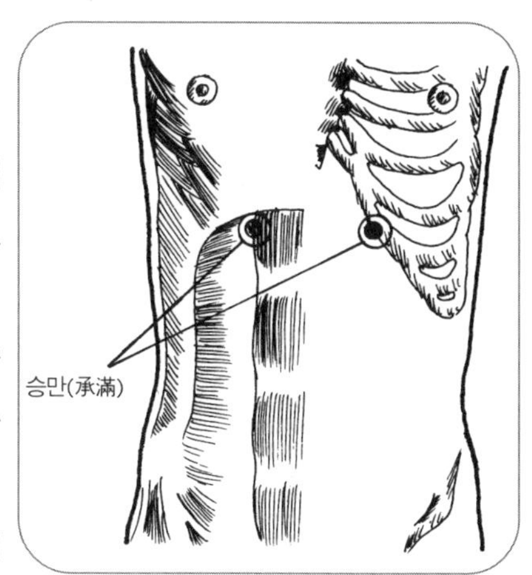

(位 置) 복간선상에서 불용과 천추의 사이에 불용으로부터 1/6에 있다(복간선이라는 것은 상전장골극의 안쪽과 정중선의 중앙을 지나는 수직선).

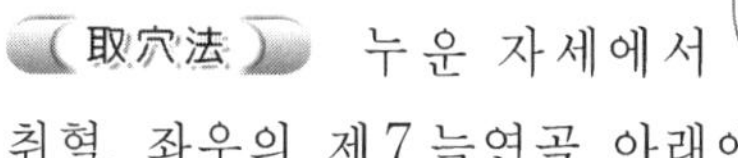

(取穴法) 누운 자세에서 취혈. 좌우의 제7 늑연골 아래에 접하는 정점에 흉골체하연(명치)을 찾는다. 흉골체하연과 배꼽 중심의 사이를 4등분해서 윗부위로부터 1/4(거궐) 되는 부위에서 복간선상에 불용을 찾고, 배꼽중심의 높이에서 천추를 찾는다. 불용과 천추의 사이를 6등분해서 불용으로부터 1/6 되는 부위에서 취혈.

(主 治) 위통, 하리

21. 양문(梁門)

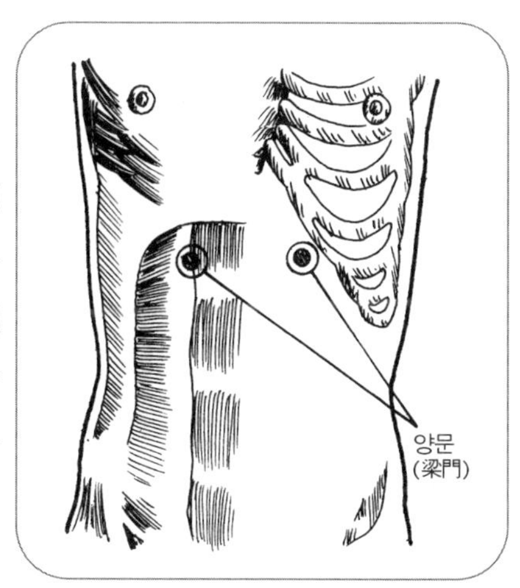

(位 置) 복간선상에서 불용과 천추의 사이에서 불용으로부터 1/3에 있다(복간선이라는 것은 상전장골극의 안쪽과 정중선의 중앙을 지나는 수직선).

(取穴法) 누운 자세에서 취혈. 좌우의 제7늑연골 밑에 접하는 정점에서 흉골체하연을 찾는다. 흉골체하연과 배꼽중심(신궐)의 사이를 4등분하고, 윗쪽으로부터 1/4(거궐)의 높이에서 복간선상에 불용을 찾고, 배꼽 중심의 높이에서 천추를 찾는다. 불용과 천추의 사이를 3등분하고 불용으로부터 1/3의 지점에서 양문을 취혈한다.

(主 治) 만성위장질환, 당뇨병, 간담계질환(담석증, 황달)

22. 관문(關門)

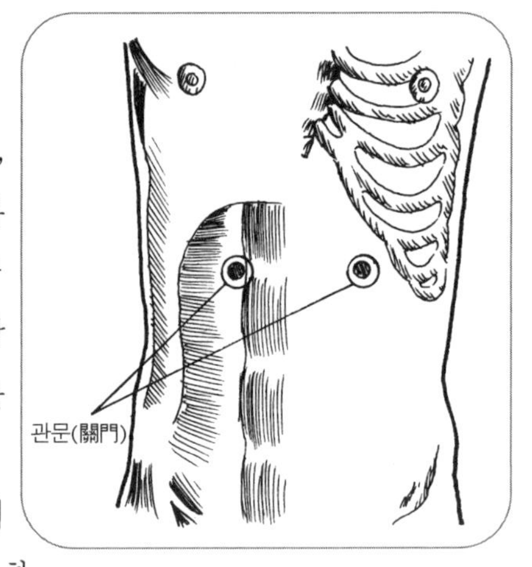

(位 置) 복간선상에서, 불용과 천추의 중앙에 있다(복간선이라고 하는 것은 사타구니선 외측의 돌출한 뼈(상전장골극) 안쪽과 정중선의 중앙을 지나는 수직선).

(取穴法) 누운 자세에서 취혈. 좌우의 제7연골이 부착한 높이에서 삼각모양의 패인 곳의 정점(흉골하각의 정점)에 흉골체하연(명치)을 찾는다(손으로 누르면, 그 하부에 검상돌기가 있고, 흉골체하연이 단이되어 느껴진다). 이 흉골체하연과 배꼽 중심(신궐)의 사이를 4등분하고 상방으로부터 1/4(거궐)의 높이에서 복간선상에 불용을 찾고, 배꼽 중심의 높이에서 천추를 찾는다. 불용과 천추의 중앙에 관문을 취혈한다.

(主 治) 위염복통, 당뇨병, 하리 또는 변비

23. 태을(太乙)

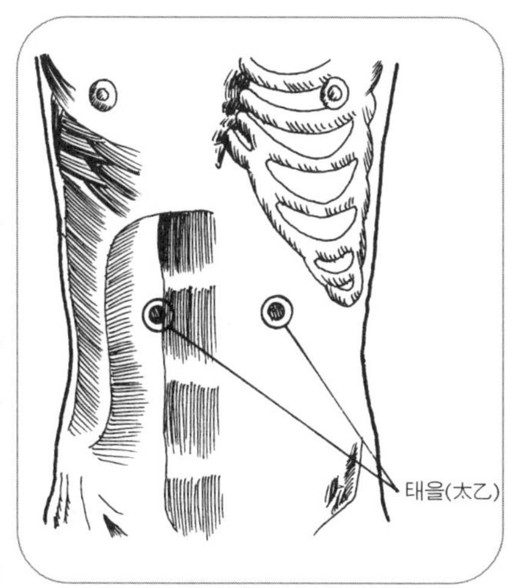

(位 置) 복간선상에서 불용과 천추의 사이에서 천추로부터 1/3에 있다(복간선이라는 것은 상전장골극의 안쪽과 정중선의 중앙을 지나는 수직선).

(取穴法) 누운 자세에서 취혈. 좌우의 제7늑연골의 접한 정점에 흉골체하연(명치)를 찾는다. 흉골체하연과 배꼽의 사이를 4등분하고, 상방으로부터 1/4의 높이에서 복간선상에 불용을 찾고, 배꼽의 높이에서 천추를 찾는다. 불용과 천추의 사이를 3등분하고, 천추로부터 1/3의 점에 태을 취혈한다.

(主 治) 복통, 위부팽만

24. 활육문(滑肉門)

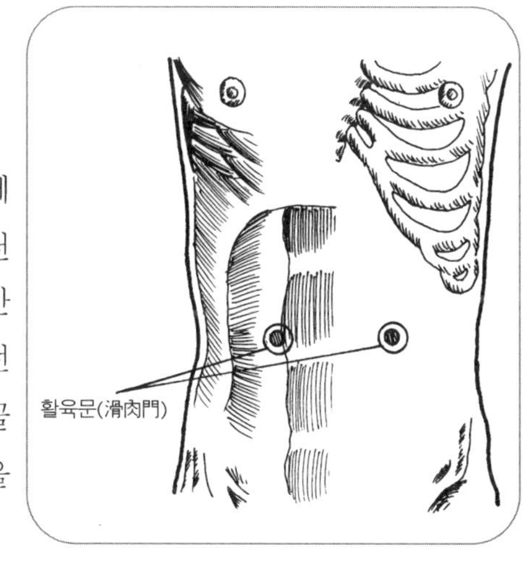

(位 置) 복간선상에서 불용과 천추 사이에서 천추로부터 1/6에 있다(복간선이라는 것은 사타구니선 외측의 돌출한 뼈(상전장골극) 안쪽과 정중선의 중앙을 지나는 수직선).

〈取穴法〉 누운 자세에서 취혈. 좌우의 제7늑골이 부착한 높이에서 삼각모양의 패인 곳의 정점(흉골하각의 정점)에 흉골체하연(명치)을 찾는다(손으로 누르면 그 하부에 검상돌기가 있고, 흉골체하연이 단이되어 느껴진다). 이 흉골체하연과 배꼽 중심(신궐)의 사이를 4등분하고, 상방으로부터 1/4(거궐)의 높이에서 복간선상에 불용을 찾고, 배꼽 중심의 높이에서 천추를 찾는다. 불용과 천추 사이를 6등분하고, 천추로부터 1/6의 점에 활육문을 취혈한다.

〈主 治〉 위질환, 간질, 신질환

25. 천추(天樞)

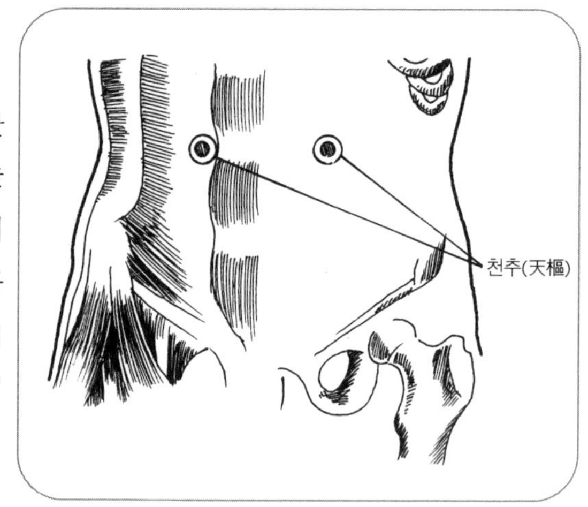

〈位 置〉 복간선상에서 신궐의 높이에 있다(복간선이라는 것은, 상전장골극 안쪽과 정중선의 중앙을 지나는 수직선).

〈取穴法〉

누운 자세로 취혈. 배꼽 중심(신궐)의 높이에서 복간선 위에 천추를 취혈한다.

〈主 治〉 대장질환(하리, 배꼽통), 당뇨병

26. 외릉(外陵)

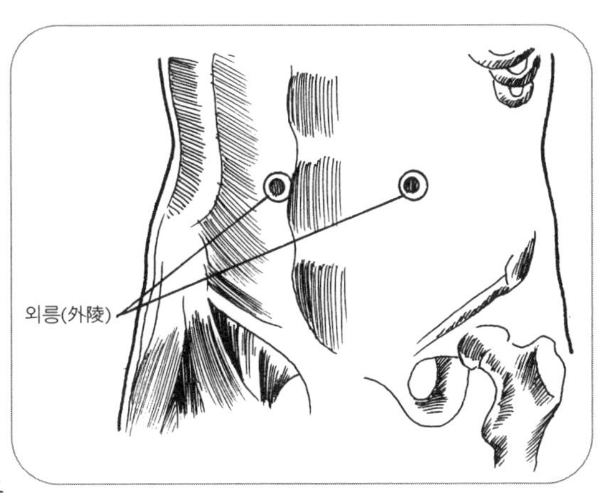

《位 置》 복간선상에서 천추와 기충의 사이에서 천추로부터 1/8 에 있다(복간선이라는 것은 사타구니선 외측의 돌출한 뼈(상전장골극) 안쪽과 정중선의 중앙을 지나는 수직선).

《取穴法》 누운 자세에서 취혈. 하복부정중선 위를 밑으로 들어가면, 음모가 난 가장자리나 중앙에 딱딱한 뼈(치골결합상연)의 높이에서, 복간선상에 기충을 찾고 배꼽 중심의 높이에서 천추를 찾는다. 기충과 천추의 사이를 8 등분하고, 천추로부터 1/8 지점에 외릉을 취혈한다.

《主 治》 복통(경미한 복통), 월경통

27. 대거(大巨)

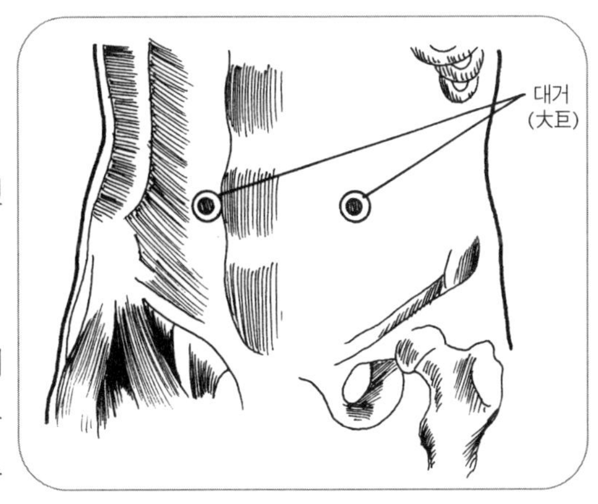

《位 置》 복간선상에서 천추와 기충의 사이에서 천추로부터 1/4 에 있다(복간선이라는 것은 상전장골극의 안쪽과 정중선의 중

앙을 지나는 수직선).

(取穴法) 누운 자세에서 취혈. 하복부 정중선상을 밑으로 더듬어가면, 음모의 가장자리나 중앙에 딱딱한 뼈(치골결합상연)를 느낀다. 치골결합상연의 높이에서 복간선상에 기충을 찾고 배꼽 중심 높이에서 천추를 찾는다. 기충과 천추 사이를 4등분하고 천추로부터 1/4 되는 지점에 대거를 취혈한다.

(主 治) 하복부 동통, 하리, 변비, 요통, 하지병, 부인과질환

28. 수도(水道)

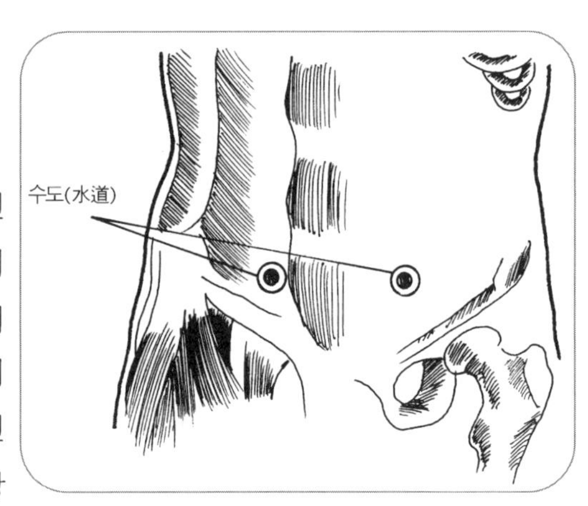

(位 置) 복간선상에서 천추와 기충의 사이에 기충으로부터 3/8에 있다(복간선이라는 것은 사타구니선 외측의 돌출한 뼈(상전장골극) 안쪽과 정중선의 중앙을 지나는 수직선).

(取穴法) 누운 자세에서 취혈. 하복부 정중선상을 밑으로 더듬어 내려가면, 음모가 난 가장자리나 중앙에 딱딱한 뼈(치골결합상연)를 느낀다. 치골결합상연의 높이에서, 복간선상에 기충을 찾고, 배꼽 중심의 높이에서 천추를 찾는다. 기충과 천추의 사이를 8등분하고, 기충으로부터 3/8의 점에 수도를 취혈한다.

(主 治) 대하, 월경불순, 하복통

29. 귀래(歸來)

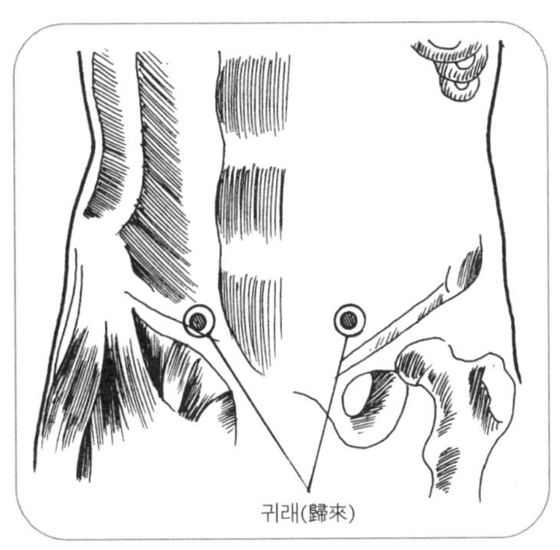

(位 置) 복간선상에서, 천추와 기충의 사이에서 기충으로부터 1/8에 있다(복간선이라는 것은 상전장골극의 안쪽과 정중선의 중앙을 지나는 수직선).

(取穴法) 누운 자세에서 취혈. 하복부 정중선상 밑으로 더듬어가면, 음모의 가장자리나 중앙에 딱딱한 뼈를 느낀다(치골경합상연). 치골경합상연의 높이에서 복간선상에 기충을 찾고 배꼽의 높이에서 천추를 찾는다. 기충과 천추의 사이를 8등분하고 기충에서 1/8의 점에 귀래를 취혈한다.

(主 治) 비뇨생식질환(방광염, 요도염, 월경부조, 성교불능)

30. 기충(氣衝)

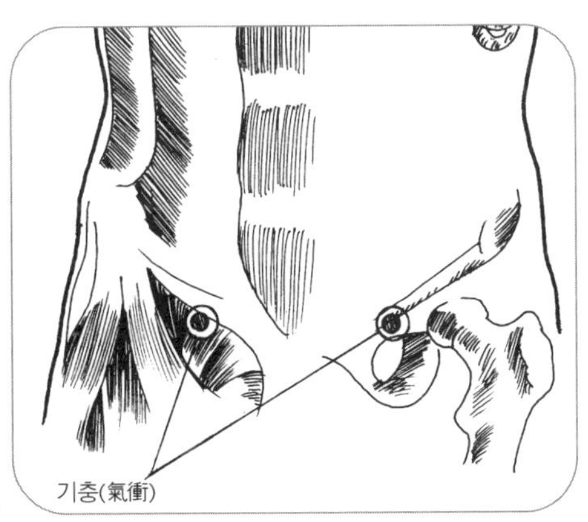

(位 置) 복외선상에서, 치골경합상연의 높이에 있다.

(取穴法) 누운 자세에서 취혈. 하복부의 정중선상 밑의 음모가 난 가장자리나 중앙에 딱딱한 뼈(치골경합상연)를 느낀다. 치골경합상연 높이에서 복건선상에 기충혈을 취혈한다.

(主 治) 대퇴신경통, 간헐성파행증, 서경부통

31. 비관(髀關)

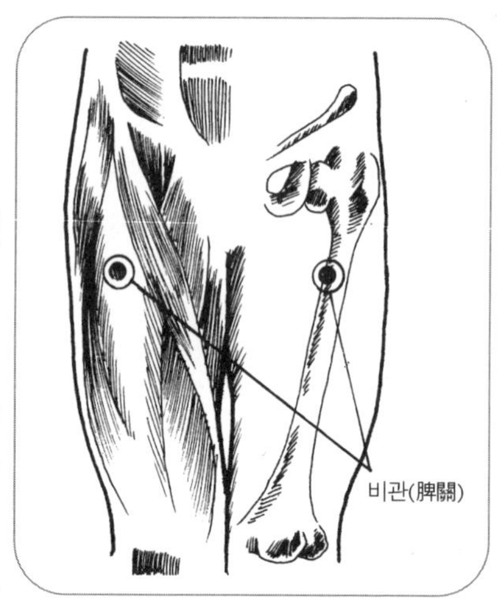

《位 置》 상장전골극 아랫쪽과 슬개골 바깥 윗쪽의 사이에서 위로부터 1/3 에 있다.

《取穴法》 누운 자세에서 취혈. 하복부의 외측에서 느끼는 상전장골극의 아래 언저리를 찾고 다음에 슬개골 외상연(골저)의 외각을 찾는다. 상전장골극 아래 언저리와 슬개골 바깥 윗쪽의 사이를 3 등분하고, 상전장골극 아랫부분으로부터 1/3 의 지점에 비관을 취혈한다.

32. 복토(伏土)

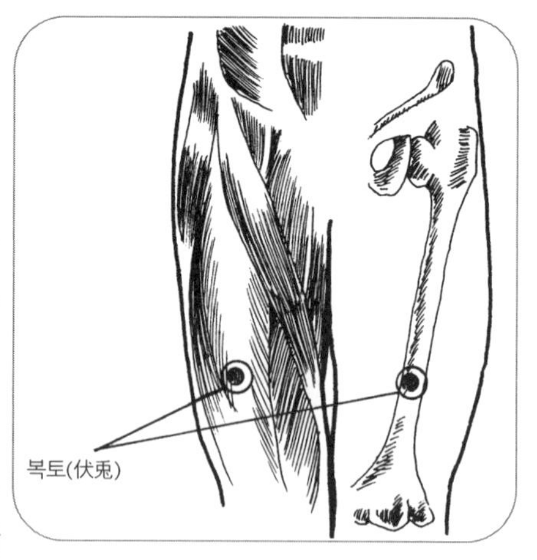

《位 置》 상전장골극 아랫쪽과 슬개골 바깥 윗쪽 사이에서 하방으로 1/3 에 있다.

《取穴法》 누운 자세에서 취혈. 하복부의 외측에 느끼는 상전장골극의 하연을 찾고, 다음에 슬개골 외상연(골저)의 외각을 찾는다. 상전장골극 하연과 슬개골 외상연의 사이를 3 등분하고 슬개골 외상연으로부터 1/3 의 지점에 복토를 취혈한다.

《主 治》 슬관절통, 요퇴통(대퇴신경통, 외측대퇴피신경통)

33. 음시(陰市)

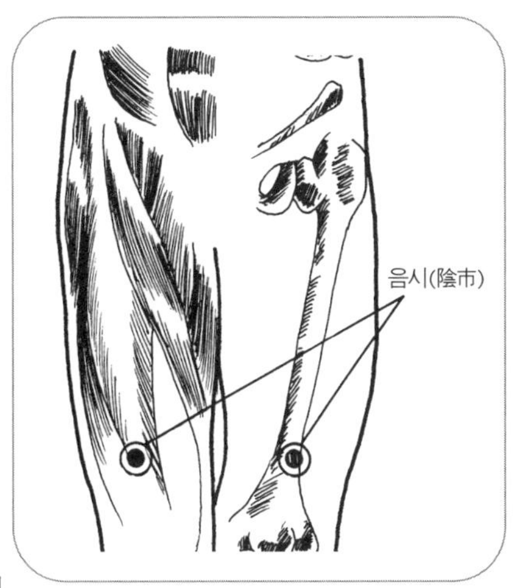

《位　置》 상전장골극 아랫쪽과 슬개골 바깥윗쪽의 사이 밑에서 1/6 에 있다.

《取穴法》 누운 자세에서 취혈. 사타구니선 바깥쪽의 돌출한 뼈 아랫쪽을 찾고, 무릎뼈 바깥 윗쪽의 외각을 찾는다. 상전장골극 하연 슬개골 외상연의 사이를 6 등분하고, 밑에서 1/6 의 점에 음시를 취혈한다.

《主　治》 대퇴신경통, 요통, 무릎냉감

34. 양구(陽丘)

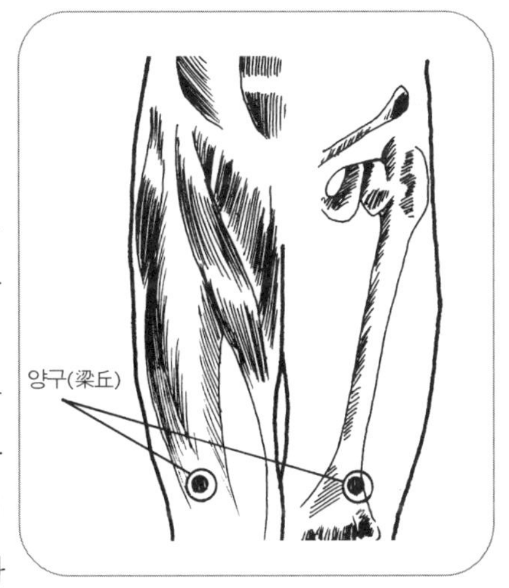

《位　置》 슬개골 바깥 윗쪽과 음시의 사이에서 음시로부터 1/3 에 있다.

《取穴法》 무릎을 펴고 누운 자세에서 취혈. 하복부의 바깥쪽에서 느끼는 상전장골극의 밑쪽을 찾고, 다음에 슬개골 바깥 윗쪽(골저)의 외각을 찾는다. 다시 상전장골극 밑과 슬개골 바깥 윗쪽의 사이를 6 등분하고 슬개골 바깥 윗쪽으로부터 1/6 의 지점에 음시를 찾는다. 슬개골 바깥 윗쪽과 음시의 사이를 3 등분하고 음시로부터 1/3 지점에 양구를 취혈한다.

〈主 治〉 위장관의 운동을 진정, 복통, 하리

35. 독비(犢鼻)

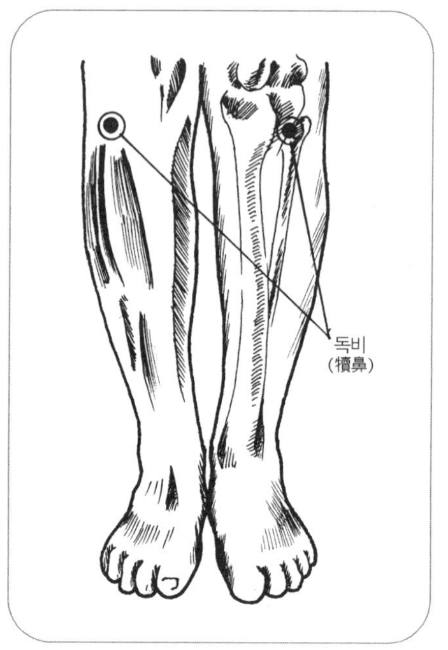

〈位 置〉 슬개골 아랫쪽에서 골침의 약 5㎜ 아래 높이에서 슬개인대의 바깥쪽에 있다.

〈取穴法〉 누운 자세에서 취혈. 무릎관절을 펴서 힘을 빼고 슬개골의 아랫가장자리에 있는 뼈 끝을 찾는다. 그 뼈 끝의 약 5㎜ 아래의 높이에서 슬개인대(슬개골과 경골조면의 사이에 종으로 긴 강인한 인대)의 바깥쪽으로 가능한 패인 곳의 중앙에 독비를 취혈한다.

〈主 治〉 슬관절통

36. 족삼리(足三里)

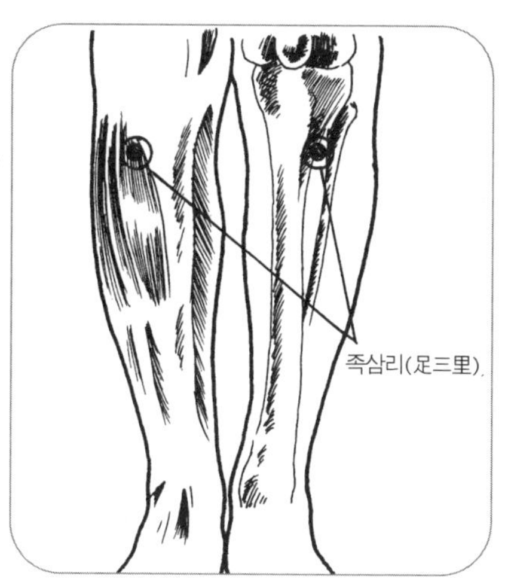

(位 置) 경골조면의 아랫쪽 높이에서 경골 앞쪽으로부터 바깥쪽 2㎝에 있다.

(取穴法) 누운 자세에서 취혈. 많이 사용되는 혈이다. 무릎관절을 펴거나 조금 굽혀서 경골의 앞쪽(정강이)을 손으로 문지르면서 윗쪽으로 가면 경골의 윗쪽에서 위로 볼록 나온 골융기에 해당된다. 이것을 경골조면이라고 하고, 대퇴사두근의 건이 슬개인대로 되어 부착된 곳이다. 경골조면의 아랫쪽의 높이에서 경골 앞쪽으로부터 외측으로 2㎝의 전경골근중에 족삼리를 취혈한다. 삼리는 수삼리를 말하고, 하삼리는 족삼리를 말한다.

(主 治) 위통, 복통, 하리(설사), 통풍, 식욕부진, 비질환, 구토, 만성병, 좌골신경통

37. 상거허(上巨虛) ; 거허상렴(巨虛上廉)

(位 置) 독비와 조구의 사이에서, 조구로부터 1/4 에 있다.

(取穴法) 누운 자세에서 취혈. 무릎관절을 펴서 힘을 빼고 슬개골의 아랫부위인 골첨을 찾는다. 그 골첨의 약 5㎜ 아래가 슬개인데(슬개골과 경골조면 사이에 새로 뻗친 강인한 인대) 바깥에 생긴 패인 부위의 중앙에서 독비를 찾는다(슬개인대 바깥은 무릎을

45 도 만큼 굽힐 때 가장 잘 느껴진다). 다음 외과정점 위로 발관절 앞 부위에 이어진 선상으로 내과 근처의 가장 두꺼운(전경골근건) 바깥 부위에서 해계를 찾는다. 독비와 해계의 중앙에 조구를 찾아서 구조와 독비의 사이를 4 등분해서, 조구에서 1/4 높이에 상거허를 취혈한다. 경골 앞쪽(정강이)의 바깥 2㎝에 해당된다.

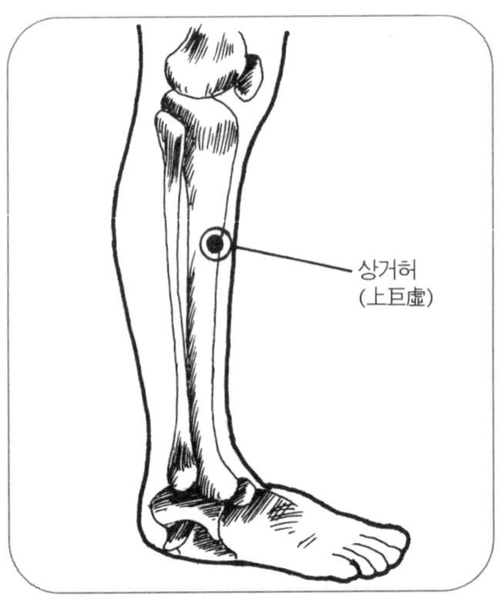

(主 治) 하리(설사), 복통, 좌골신경통, 변비

38. 조구(條口)

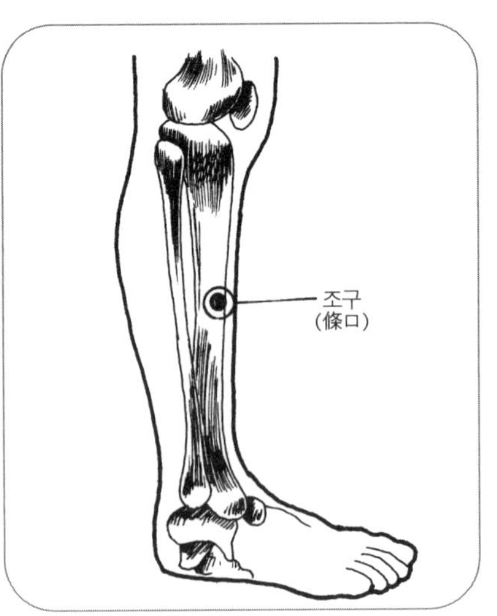

(位 置) 독비와 해계의 중앙에 경골 앞쪽의 외방 2㎝에 있다.

(取穴法) 누운 자세에서 취혈. 슬관절을 펴서 힘을 빼고 슬개골의 하연인 골첨을 찾는다. 그 골첨의 약 5cm 아래의 높이에서 슬개인대(슬개골과 경골조면의 사이에 종으로 뻗은 강인한 인대)의 외연에 생긴 패인 곳 중앙에 독비를 찾는다(슬개인대의 외연은 무릎을 45 도 정도 굽

혔을때 가장 잘 느낀다). 다음 외과정점의 높이를 다리관절 전면에 연장한 선상에서 내과기에 가장 근접해 있는 두꺼운 힘줄(전경골근건)의 외측에 해계를 찾는다. 독비와 해계의 중앙에 조구를 취혈한다. 경골전연의 바깥쪽 2㎝에 해당된다.

《主 治》 하퇴통, 반신불수, 견관절주위염(오십견)

39. 하거허(下巨虛) ; 거허하렴(巨虛下廉)

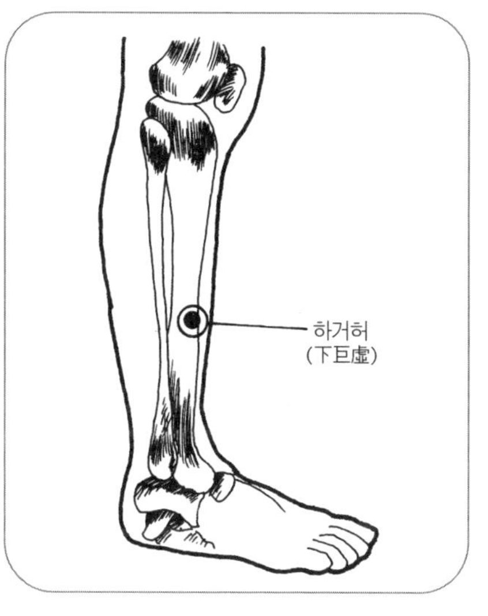

《位 置》 조구의 2㎝ 아래에 있다.

《取穴法》 누운 자세에서 취혈. 무릎관절을 펴서 힘을 빼고 무릎뼈의 아랫쪽에 있는 뼈끝을 찾는다. 그 뼈 끝의 약 5㎜ 아래의 높이에서 무릎인대(무릎뼈와 경골의 거칠은 면의 사이를 종으로 내려온 강한 인대)의 바깥쪽에 생기는 패인 곳 중앙에 독비를 찾는다(무릎 인대의 바깥쪽은, 무릎을 45도 정도 굽힐 때에 가장 잘 느낀다). 다음에 바깥 복사뼈 정점의 높이를 족관절 앞면으로 연장한 선상에서 가장 안 복사뼈 근처의 두꺼운 건(전경골근건)의 외측에서 해계를 찾는다. 독비와 해계의 중앙의 높이로(경골 앞쪽의 바깥쪽 2㎝에 해당한다) 조구를 찾고, 조구의 아래 2㎝에 하거허를 취혈한다.

《主 治》 하복통, 소장질환

40. 풍륭(豊隆)

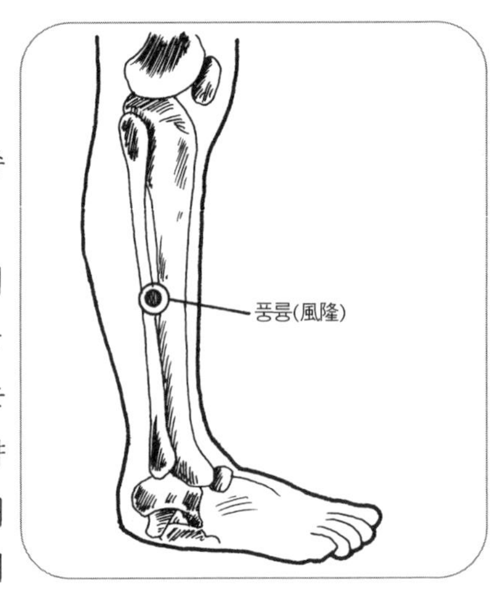

《位 置》 조구의 바깥쪽의 2㎝에 있다.

《取穴法》 누운 자세에서 취혈. 무릎 관절을 펴서 힘을 빼고 슬개골의 아랫쪽에 있는 뼈끝을 찾는다. 그 뼈 끝의 약 5㎜ 아래의 높이로 슬개인대(슬개골과 경골조면 사이에 새로운 뻗은 강인한 인대)의 바깥쪽의 패인 곳의 중앙에 독비를 찾는다(슬개 인대의 바깥쪽은 무릎을 45도 정도 구부렸을 때 가장 잘 느낀다). 다음으로 외과정점의 높이를 발관절 전면에 연장된 선상에서 가장 내과 근처의 굵은 힘줄(장모지신근건)의 바깥쪽에 해계를 찾는다. 독비와 해계의 중앙 높이에 조구를 찾고(경골 앞 가장자리의 바깥쪽 2㎝에 해당한다), 그 조구의 바깥쪽 2㎝에 풍륭을 취혈한다.

《主 治》 하지통, 해수, 천식, 두통, 복통

41. 해계(解谿)

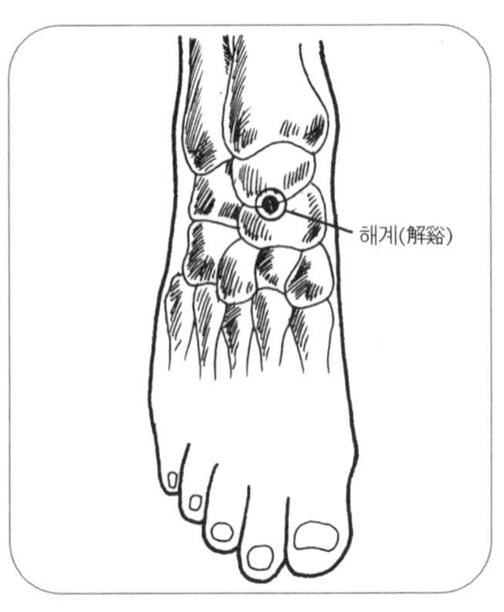

《位 置》 발등의 바깥 복사뼈 정점의 높이에서 엄지발가락 신근건(장모지신근건)의

바깥쪽에 있다.

《取穴法》 누운 자세에서 취혈. 족관절을 굽히면 발등의 장모지신근건상에 높게 융기한 근(건)이 있다. 바깥 복사뼈의 높이에서, 장모지신근건의 새끼발가락에 해계를 취혈한다.

《主 治》 족관절통, 건초염, 족관절염좌

42. 충양(衝陽)

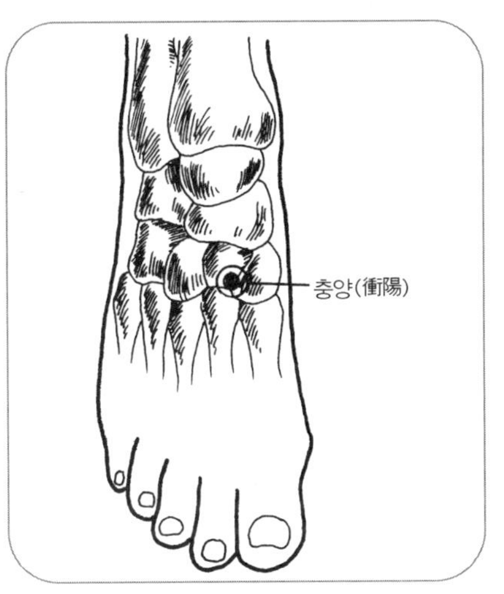

《位 置》 해계의 앞쪽 3㎝에서 발등 동맥부에 있다.

《取穴法》 누운 자세에서 취혈. 발관절의 등을 굽히면, 발등에 높게 융기한 건이 장모지신근이다. 바깥 복사뼈의 높이에서, 장모지신근의 바깥쪽(소지측)에 해계를 찾는다. 그 해계의 앞쪽 3㎝에서 발등 동맥의 박동부에 충양을 취혈한다. 이곳에 맥이 뛰지 않으면 침을 시술하지 않는 것이 좋다.

《主 治》 족관절통, 족부염좌

43. 함곡(陷谷)

《位 置》 발등에서 제2, 3중족골저 양쪽의 사이에 있다.

《取穴法》 누운 자세에서 취혈. 제2, 3번째 발가락 사이를 손가락에서 발등 부위를 따라서 뒷쪽으로 가볍게 문질러 가면 발등이 높게 된 조금 앞쪽으로 뼈의 사이가 없어지고 손끝이 멈춘다. 여기가 제2, 3 발가락 뼈근이 피부로부터 접해서 만든 관절부로서 뼈근의 앞쪽에 해당한다. 이 양 뼈근 앞쪽(뼈근 사이)에서 함곡을 취혈한다.

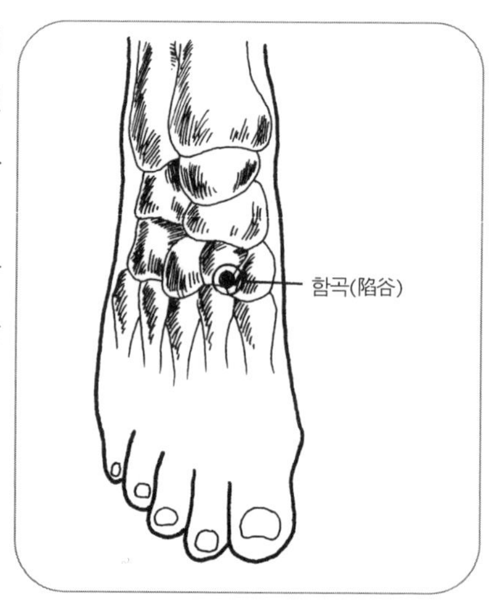

(主 治) 족치통, 해수, 족배부종, 족배염좌

44. 내정(內庭)

(位 置) 발등에서 제2, 3 기절골의 아랫쪽 앞의 사이에 있다.

(取穴法) 누운 자세에서 취혈. 발가락을 밑으로 굽히면 발등에 높게 융기한 뼈가 발가락 기골의 아랫뼈이다. 제2, 3 기골절의 사이에서 아랫뼈 앞쪽에 내정을 취혈한다.

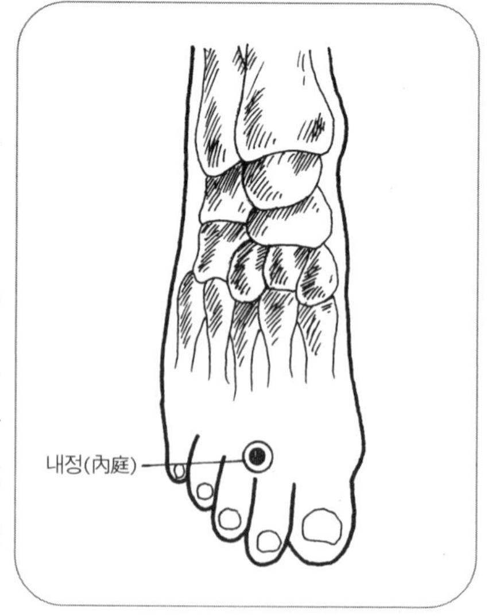

(主 治) 상한 음식 섭취, 위통, 치통

45. 여태(厲兌)

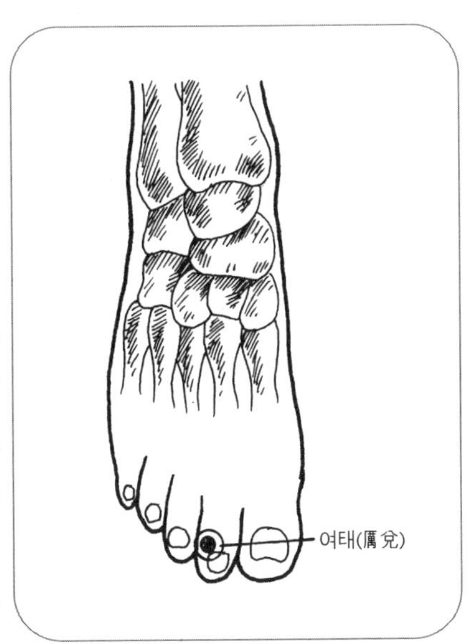

(位 置) 발의 제2지 외측에서 발톱으로부터 후방 2㎝에 있다.

(取穴法) 발가락을 자연스럽게 펴서 취혈. 두 번째 발가락의 외측에서 발톱 끝의 조금(2㎜정도) 후방에 여태를 취혈한다.

(主 治) 차멀미, 소화불량

21혈. 좌우 공 42혈

족태음비경(足太陰脾經)

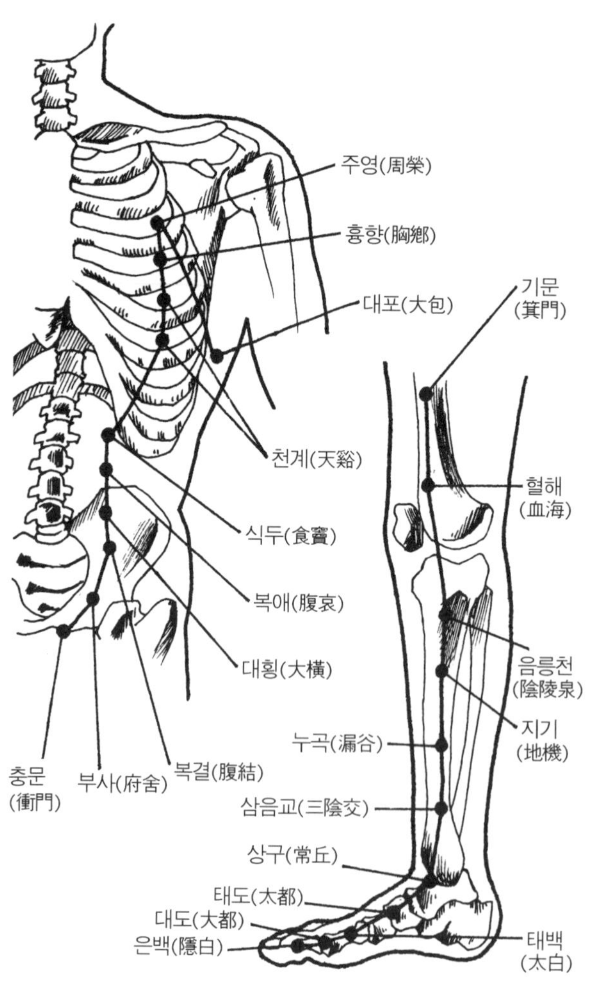

1. 은백(隱白)

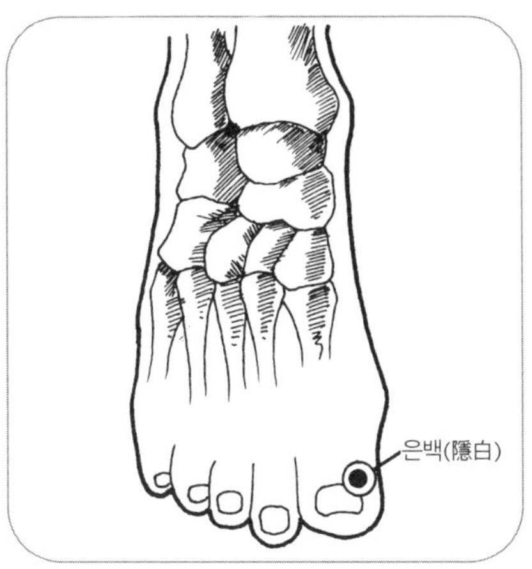

〔位 置〕 엄지발가락 안쪽에 발톱각으로부터 후방 2㎜에 있다.

〔取穴法〕 발가락을 자연스럽게 펴서 취혈. 모지의 내측에서 발톱 모서리로부터 후방 2㎜에 은백을 취혈한다.

〔主 治〕 정신병, 월경통, 소아 소화불량

2. 태도(太都)

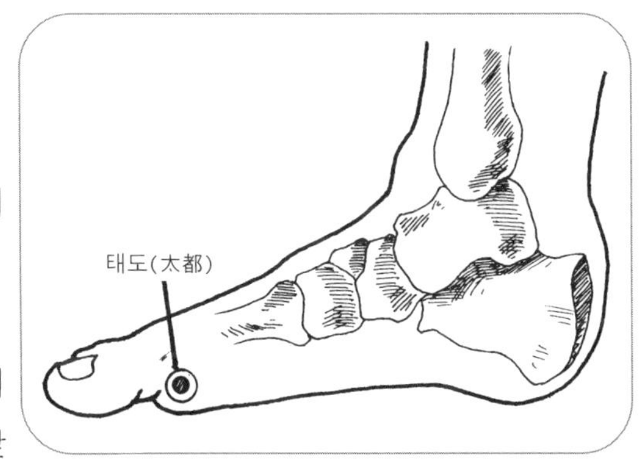

〔位 置〕 엄지발가락 기절골근의 내측 앞쪽에 있다.

〔取穴法〕 발의 내측면을 위로 해서 취혈. 엄지발가락 앞끝의 안쪽 손가락을 넣고, 후방으로 문지르면 발가락 뿌리에서 뼈가 돌출한 것을 느낀다. 이것이 기절골과 중족골이 접하는 제1 중족지관절이다. 이 관절의 앞을 이룬 기절골(제1 기절골)의 뼈밑 앞쪽의 안쪽에 태도를 취혈한다.

〔主 治〕 제1지기절관절통, 통풍

3. 태백(太白)

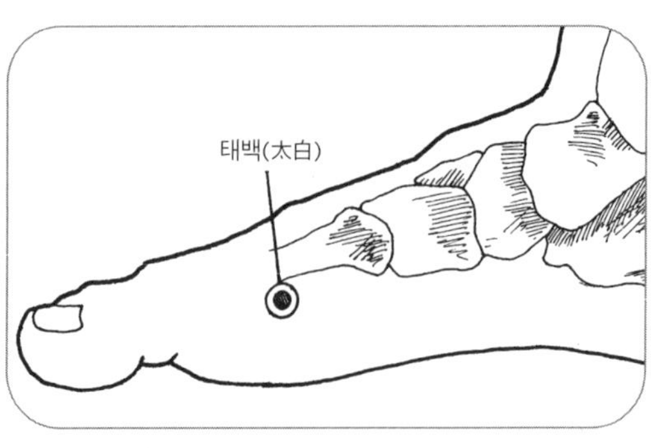

〈位 置〉 제1 중족골두의 안쪽 뒤에 있다.

〈取穴法〉 발의 내측면을 위로 해서 취혈.

엄지발가락 앞쪽에 손가락을 놓고 뒷쪽으로 문지르면 발가락의 뿌리에서 뼈가 돌출한 부위를 느낀다. 이것이 기절골과 중족골이 접하는 제1 중족지절관절이다. 이 관절의 뒷부분을 이루는 중족골(제1 중족골)의 뼈머리 뒷쪽의 안쪽에 태백을 취혈한다.

〈主 治〉 엄지발가락, 기절관절통

4. 공손(公孫)

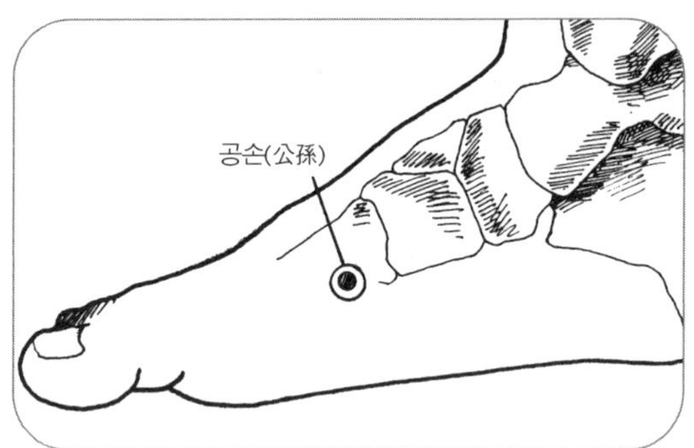

〈位 置〉 족부 내측에서 태백의 후방 2㎝에 있다.

〈取穴法〉 다리의 내측면을 위로 해서 취혈. 다리의 엄지발가락 선단의 내측에 손가락을 대고 뒷쪽을 문지르면 손가락을 댄 부위에 뼈가 볼록 나온 것을 느낀다. 이것이 기절골과 중족골의 접해진 제1 중족 지절관절이다. 이 관절의 후부를 이룬 중조골(제1 중족골)의 뼈끝 부분의 내측 후연(태맥)에서 후방 2㎝의 곳에 공손을 취혈한다.

〈主 治〉 위통, 복통, 하리, 족저통, 두중

5. 상구(商丘)

〔位 置〕 발 안쪽에서 복사뼈 앞 밑쪽에 있다.

〔取穴法〕 안쪽 복사뼈를 위로 해서 취혈. 내과의 앞 밑쪽의 중앙에서 손가락으로 누르면 족관절 안에 찡하고 울리는 곳에 상구를 취혈한다.

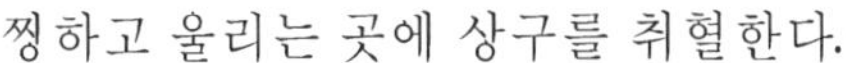

〔主 治〕 족관절통, 족배통, 관절류마티스

6. 삼음교(三陰交)

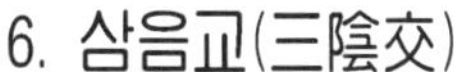

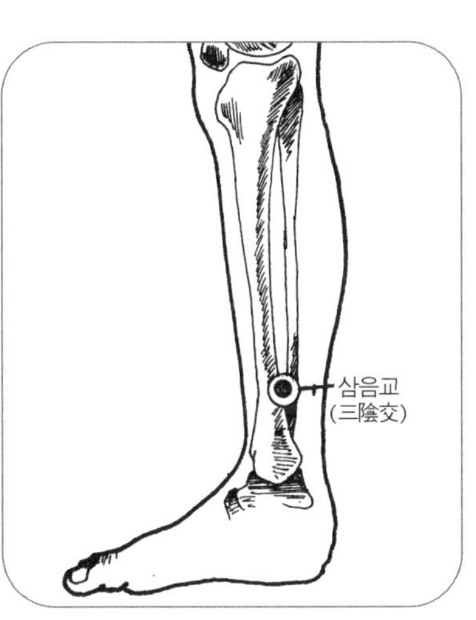

〔位 置〕 음릉천과 안쪽 복사뼈의 사이에서 안쪽 복사뼈의 중심으로부터 1/4의 하방 1㎝에서 경골 뒷쪽의 후방 1㎝에 있다.

〔取穴法〕 누운 자세에서 대퇴(넓적다리)를 밖으로 돌려 취혈. 경골의 뒷쪽에 엄지손가락을 대고 다른 손가락으로 하퇴(종아리)를 끼우는 것처럼 해서 올리면 무릎 관절열극으로부터 약 4㎝ 아래의 점에서 경골 내측이 나팔상태로 확대되어 있는 것을 느낀다. 이것이 경골 내측과이고, 그 뒤의 아랫쪽에서 음릉천을 찾는다. 음릉천과 안쪽 복사뼈의 중심 사이를 4 등분해서, 안쪽 복사뼈 중심으로부터 1/4 하방 1㎝의 높이에서

경골 뒷쪽의 후방 1㎝에 삼음교를 취혈한다.

(主 治) 남녀 생식기질환(월경통), 위장의 이상운동

7. 누곡(漏谷)

(位 置) 음릉천과 안쪽 복사뼈의 중앙에서 밑으로 2㎝에 있다.

(取穴法) 누운 자세에서 대퇴를 바깥으로 돌려서 취혈. 경골의 뒷쪽에 엄지로 대고 다른 손가락으로 하퇴를 끼우도록 해서 위로 올리면 무릎관절 갈라진 사이에서 약 4㎝ 밑의 곳에서 경골의 내측이 나팔모양으로 확대되어 있는 것을 느낀다. 이것이 경골내주과로 그 뒷쪽 음릉천과 내과 정점의 사이를 2등분하고 중앙에서 2cm 밑의 점에서 누곡을 취혈한다. 이 부위는 경골 뒷쪽이 조금 후방에 해당하고 비복근과 평편한 근육 경계 근처에 해당한다.

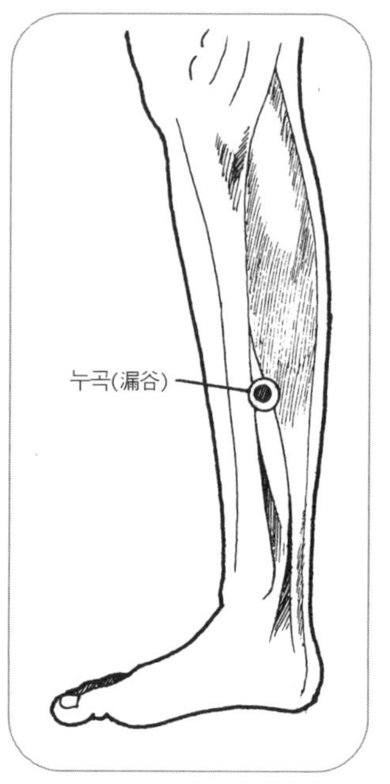

(主 治) 소변불리, 복명, 하복통

8. 지기(地機)

(位 置) 음릉천과 내과(안 복사뼈) 정점의 사이에서 음릉천으로부터 1/4 에 있다.

(取穴法) 누운 자세에서 대퇴를 바깥으로 돌려서 취혈, 경골

의 뒷쪽에 엄지를 대고 다른 손가락으로 하퇴를 끼우는 것처럼 해서 올리면, 슬관절 열극으로부터 약 4㎝ 밑의 부위에서 경골 안쪽에 나팔모양으로 확대되어 있는 곳에 닿는다. 이것이 경골 내측과로, 그 뒤 밑쪽에 음릉천을 찾는다. 음릉천과 내과 정점 사이를 4등분하고 음릉천으로부터 1/4 되는 부위에서 지기를 취혈한다. 이것은 경골 뒷쪽의 약간 후방으로 되어, 비복근의 앞쪽에 가깝다.

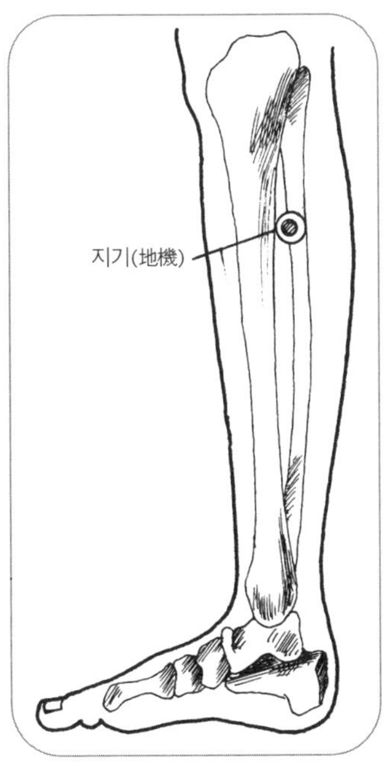

〔主 治〕 위산과다, 위, 십이지장궤양, 당뇨병, 하리

9. 음릉천(陰陵泉)

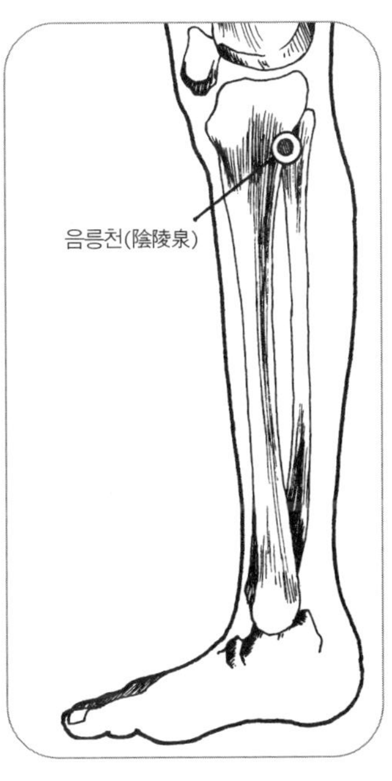

〔位 置〕 경골 내측과의 아랫쪽에 있다.

〔取穴法〕 누운 자세에서 대퇴(넙적다리)를 바깥쪽으로 돌려 취혈. 경골의 뒷쪽에 엄지손가락을 대고, 다른손가락으로 하퇴(종아리)를 끼우는 것처럼 해서 올리면 관절열극으로부터 약 4㎝ 아래의 점에서, 경골의 내측이 나팔상태로 확대되어 있는 것을 느낀다.

이것이 경골내측과이다. 그 경골내측과가 급하게 나팔상태로 확대되기 시작한 점의 뒤 아랫쪽에 음릉천을 취혈한다.

(主 治) 슬관절통, 하복통, 식욕부진, 하지부종

10. 혈해(血海)

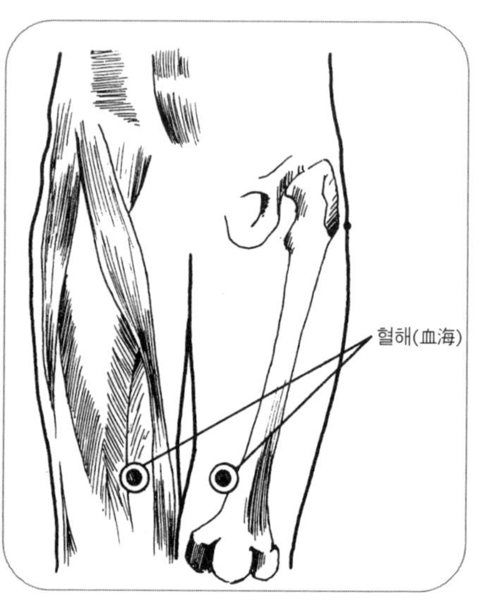

(位 置) 충문과 슬개골 위 안쪽 사이에서 아래에서 1/6 에 있다.

(取穴法) 누운 자세에서 취혈. 하복부의 치골결합 상연(음모의 가장자리 또는 중간에 돌출한 딱딱한 뼈)의 높이에서 복외선(사타구니선 바깥쪽의 돌출한 뼈 안쪽과 정중선의 사이에서 바깥쪽 1/8 을 지나는 수직선) 상에 축문을 찾고, 다음에 무릎뼈(슬개골) 위(안쪽을 찾는다. 충문과 슬개골 위) 안쪽 사이를 6 등분하고, 슬개골 위(안쪽에서 1/6 의 곳) 혈해를 취혈한다. 이 부분은 내측 넓은 근육의 하부에 해당한다.

(主 治) 슬통증, 월경부조, 담마진

11. 기문(箕門)

(位 置) 충문과 대퇴골 하단의 윗쪽 중앙에 있다.

《取穴法》 누운 자세에서 취혈. 하복부의 치골결합상연의 높이에서 복외선상 충문을 찾고 슬개골내상연을 느껴 대퇴골 하단에 둥글게 팽윤한 대퇴골 긴 하단의 윗쪽을 찾는다. 충문과 대퇴골 전 하단의 윗쪽에 기문을 취혈한다.

《主 治》 대퇴신경통, 편마비

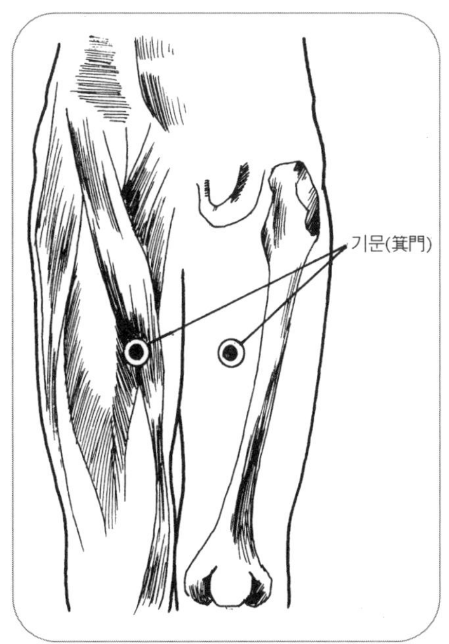

12. 충문(衝門)

《位 置》 북외선상에서 치골결합상연의 높이에 있다(복외선이라는 것은, 상전장골극의 안쪽과 정준선의 사이에서 외방 1/8을 지나는 수직선).

《取穴法》 누운 자세에서 취혈. 하복부 정중선상 아래에서 손가락으로 더듬어 내려가면 음모가 난 가장자리나 중앙에 딱딱한 뼈(치골경합상연)를 느낀다. 치골경합상연의 높이에서 복외선상에 충문을 찾아 취혈한다.

《主 治》 복수, 간혈성파혈증, 대퇴신경통, 고관절통

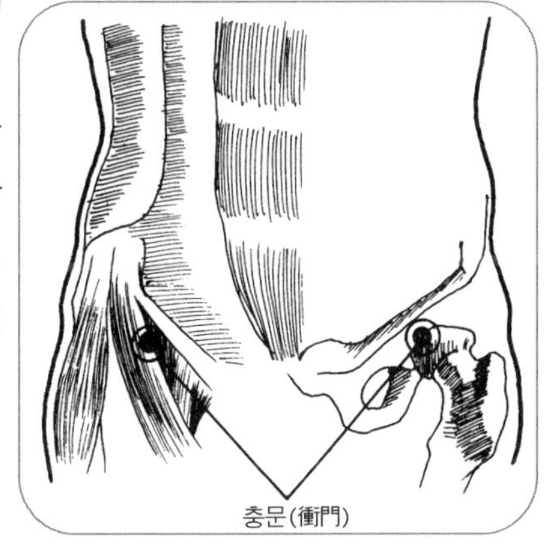

13. 부사(府舍)

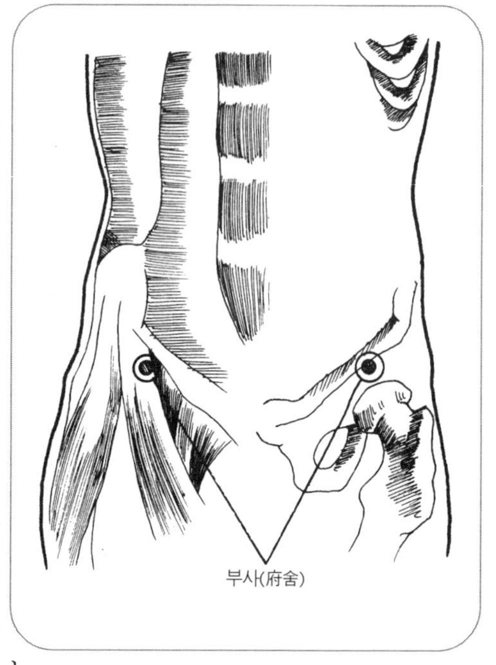

《位 置》 복외선상에 대횡과 충문의 사이에서 충문으로부터 1/8 에 있다(복외선이라는 것은 상전장골곡의 안쪽과 정중선 사이에서 외방 1/8 을 지나는 수직선).

《取穴法》 누운 자세에서 취혈. 아랫배 부분 정중선상을 밑으로 손가락으로 더듬어가면 음모가 난 언저리(사람에 따라서는 음모의 가운데)에 딱딱함(치골결합상연)을 느낀다. 치골결합상연의 높이에서 복외선상에 충문을 찾는다(충문은 서경구의 가운데 있다). 다시 배꼽 중심의 높이에서 복외선상에 대횡을 찾는다. 충문과 대횡의 사이를 8 등분하고, 충문부터 1/8 의 점에 부사를 취혈한다.

《主 治》 복통, 장골하복 신경통

14. 복결(腹結)

《位 置》 복외선상에, 대횡과 충문의 사이에서 대횡으로부터 1/4 에 있다(복외선이라는 것은 상전장골극의 안쪽과 정중선의 사이에서 외방 1/8을 통과하는 수직선).

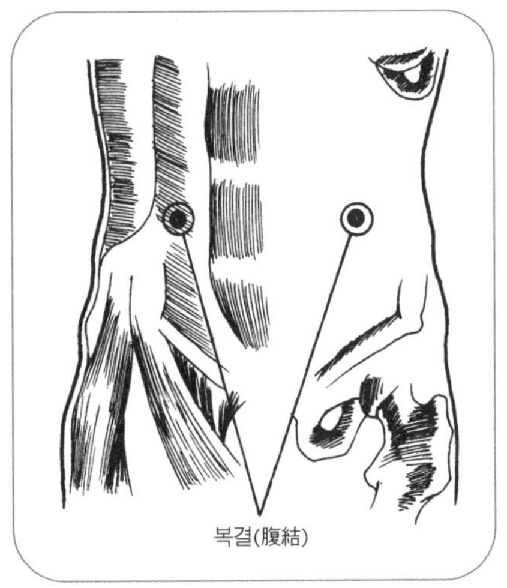

《取穴法》 누운 자세에서 취혈. 아랫배 부분 정중선상을 밑으로 손가락으로 더듬어가면 음모가 난 언저리(사람에 따라서는 음모의 가운데)에 딱딱함(치골결합상연)을 느낀다.

치골결합상연의 높이에서 복외선상에 충문을 찾는다(충문은 사타구니선의 가운데 있다). 다시 제중심의 높이에서 복외선상에 대횡을 찾는다. 충문과 대횡의 사이를 4등분하고 대횡부터 1/4의 점에 복결을 취혈한다.

《主 治》 변비, 하복통

15. 대횡(大橫)

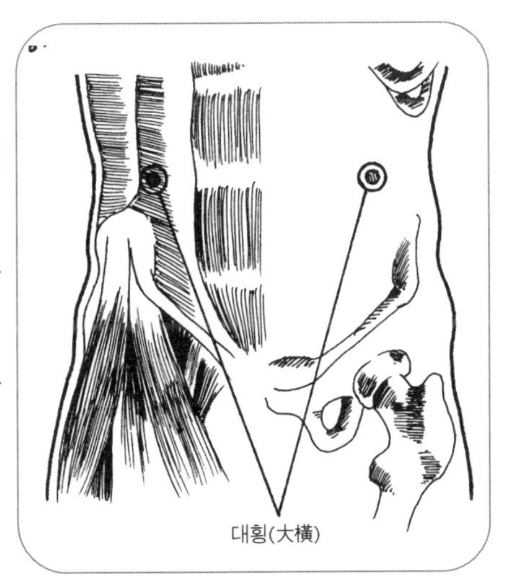

《位 置》 복외선상에서 신궐(배꼽의 중심)의 높이에 있다(복외선이라는 것은 사타구니선 바깥쪽의 돌출한 뼈 안쪽과 정중선의 사이에서 바깥쪽 1/8을 지나는 수직선).

《取穴法》 누운 자세에서 취혈. 배꼽 중심(신궐)의

높이에서 복외선상에서 대행을 취혈한다.

〈主　治〉 변비, 하리, 하복통

16. 복애(腹哀)

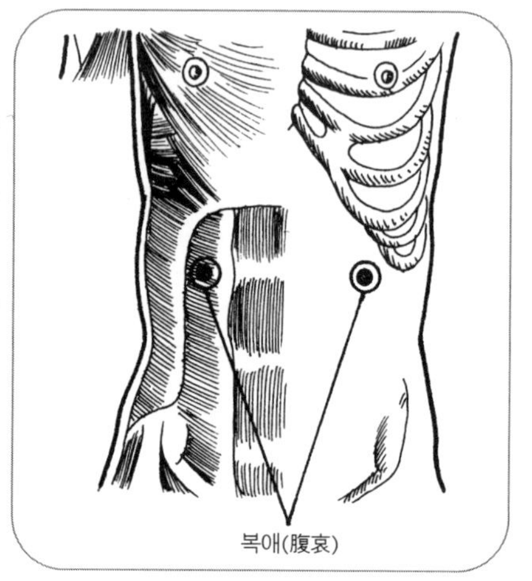
복애(腹哀)

〈位　置〉 복외선상에서 기문과 대횡의 중앙에 있다(복외선이라는 것은 사타구니선 바깥쪽의 돌출한 뼈 안쪽과 정중선의 사이에서 바깥쪽 1/8 을 지나는 수직선).

〈取穴法〉 누운 자세에서 취혈. 좌우의 제7늑연골 아랫쪽의 접한 정점에 흉골채하연(명치)을 찾는다. 흉골채하연과 배꼽 중심 사이를 4등분하고 밑으로부터 1/4(기궐)의 높이에서 복외선상에 기문을 찾고 배꼽 중심의 높이에서 대횡을 찾는다. 기문과 대횡의 중앙에 복애를 취혈한다.

〈主　治〉 변비, 복통, 하리

17. 식두(食竇)

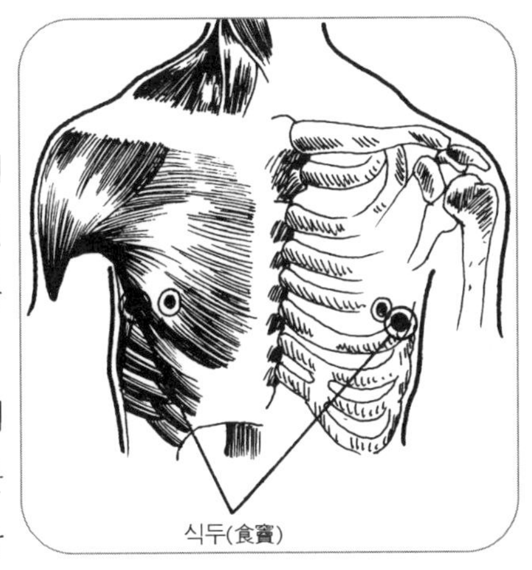

《位 置》 흉외선상에서 유근 높이의 상방 약 2㎝에 있다(흉외선이라는 것은 오구돌기 안쪽을 지나는 수직선).

《取穴法》 누운 자세에서 취혈. 흉간선상에서 제5늑간에서 유근을 찾고, 유근의 정방 약 2㎝의 높이에서 흉외선상에 식두를 취혈한다.

《主 治》 흉통

18. 천계(天谿)

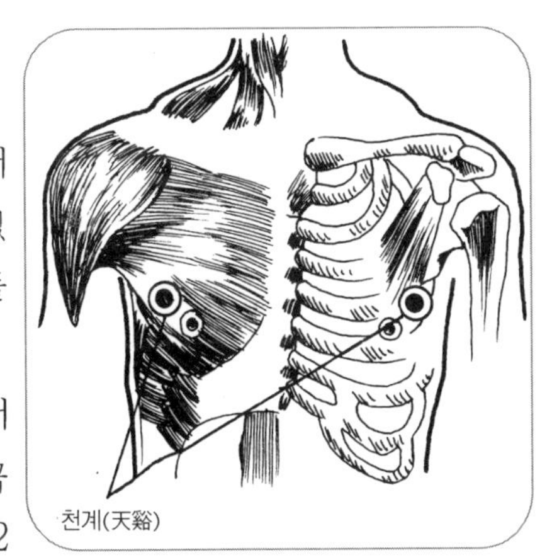

《位 置》 흉외선상에서 유충 높이의 약 2㎝ 상방에 있다(흉외선이라는 것은 오구돌기의 안쪽을 지나는 수직선).

《取穴法》 누운 자세에서 취혈. 유두 중앙에 유중(젖꼭지)을 찾고 유중의 윗쪽 약 2㎝의 높이에서 흉외선 위에 천계를 취혈한다.

《主 治》 천해, 늑간신경통

19. 흉향(胸鄕)

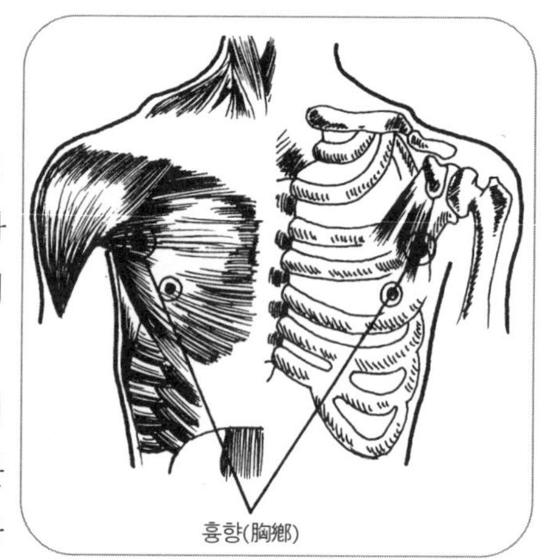
흉향(胸鄕)

《位 置》 흉외선상에서 응창의 높이의 2㎝ 위에 있다(흉외선이라는 것은 오구돌기의 안쪽을 지나는 수직선).

《取穴法》 누운 자세에서 취혈. 흉간선상에서 제3늑간에 응창을 찾고, 응창의 상방 약 2㎝의 높이에 흉외선상에 흉향을 취혈한다.

《主 治》 배통, 늑간신경통, 흉막염

20. 주영(周榮)

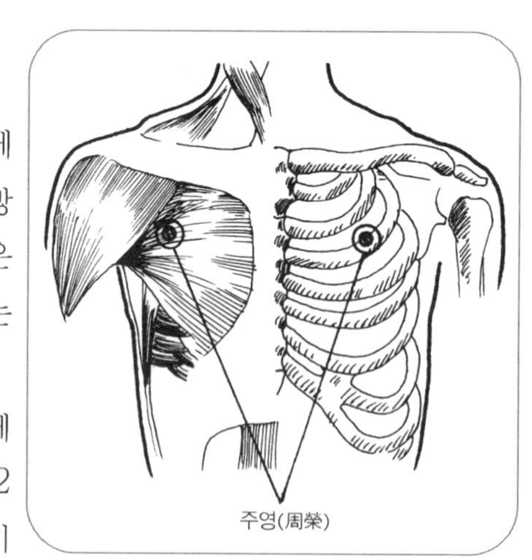
주영(周榮)

《位 置》 흉외선상에서 옥예의 높이 약 2㎝ 상방에 있다(흉외선이라는 것은 오구돌기의 안쪽을 지나는 수직선).

《取穴法》 누운 자세에서 취혈. 흉간선상에서 제2늑간의 아랫쪽(제3늑골기근처의 패인 곳 중앙)에서 옥예를 찾아 옥예의 윗쪽 약 2㎝ 높이의 흉외선상에서 주영을 찾는다.

《主 治》 해수, 흉통

21. 대포(大包)

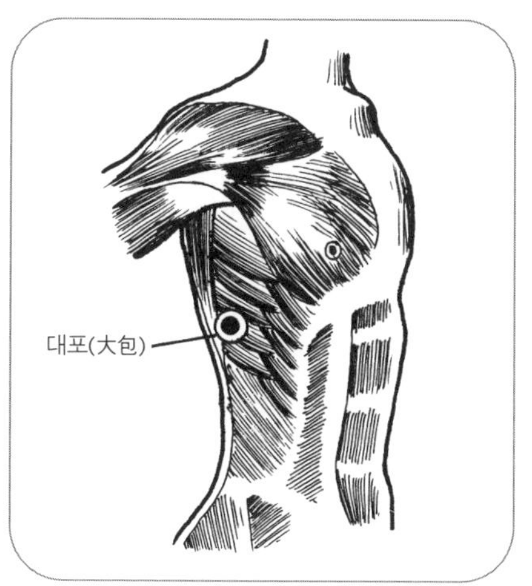

《位 置》 액와선상에서 극천과 장문의 중앙 높이에 있다(액와선이라고 하는 것은 겨드랑이 중심을 지나는 수직선).

《取穴法》 누운 자세에서 팔을 뒷쪽으로 들어서 취혈. 상판을 약 45도 바깥으로 돌려 액와저(겨드랑이 밑의 패인 곳)의 중심에서 극천을 찾는다. 극천과 제11늑골의 선단(장문) 중앙의 높이에 액와선상에서 대포를 취한다.

《主 治》 늑간신경통, 흉막염

9혈, 좌우 공 18혈

수소음심경(手少陰心經)

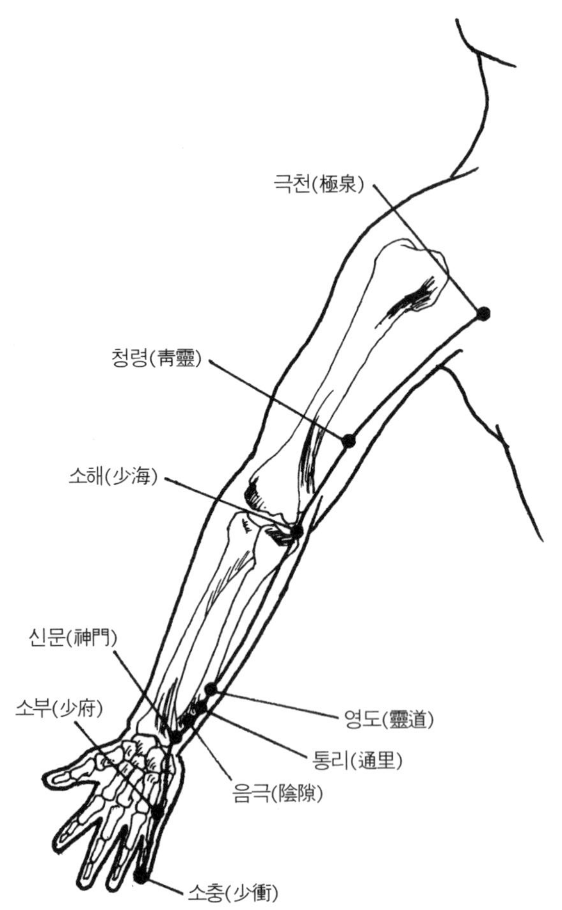

1. 극천(極泉)

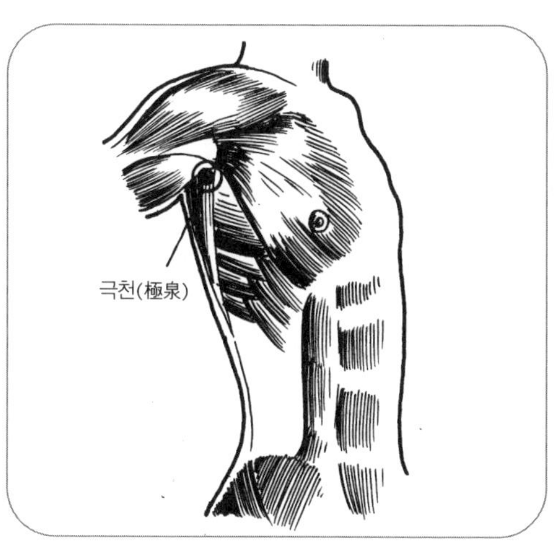

〔位 置〕 겨드랑이의 중심에 있다.

〔取穴法〕 누운 자세로 취혈. 겨드랑이(액와)에는 전후의 근육에 의한 둑모양의 주름이 있고, 이것을 전액와주름, 후액와주름이라 한다. 겨드랑이의 심부를 액와저라 하고 털이 나 있다. 이 액와저의 중심에 극찬을 취혈한다.

〔主 治〕 견갑관절주위염, 암내

2. 청령(靑靈)

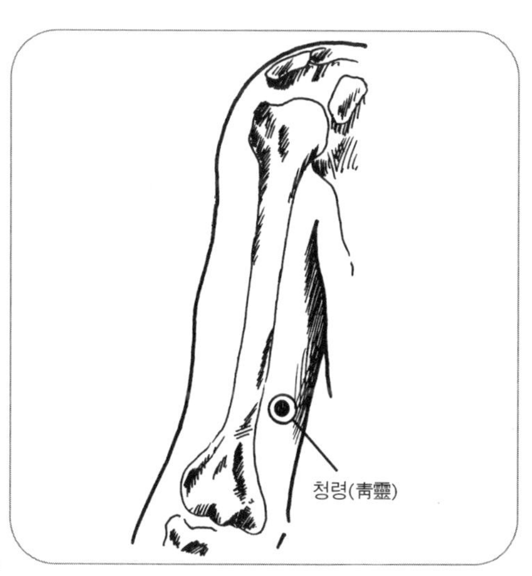

〔位 置〕 상완의 극천과 소해의 사이에서 소해로부터 1/2 에 있다.

〔取穴法〕 앉은 자세에서, 팔을 밖으로 돌려서 취혈. 겨드랑이 중심의 깊이 패인 곳에 극천을 찾는다. 다음에 손을 밖으로 돌려 손바닥을 위로한 상태에서 안팔꿈치 주름의 끝을 만

져 상완골의 내측상과를 찾고, 상과의 안쪽(요골근처)에서 안팔꿈치 주름상에 소해를 찾는다. 극천과 소해를 3등분하고 소해로부터 1/3의 상완 이두근의 알통이 생기는 아랫쪽에 청령을 취혈한다.

《主 治》 두통, 척골신경의 통증과 저림

3. 소해(少海)

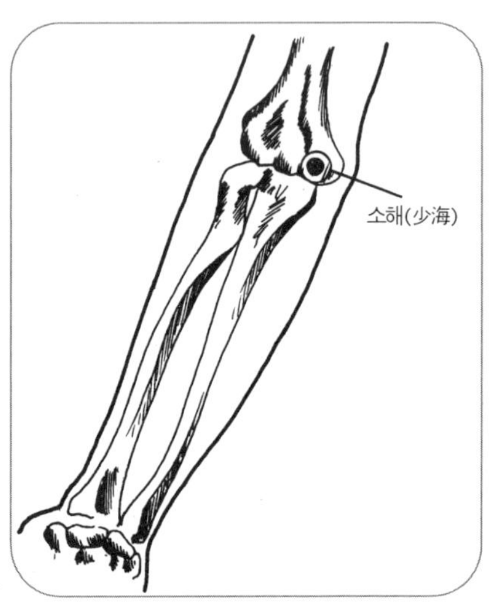

《位 置》 상완골 내측상과로부터 굽은쪽으로 1㎝에 있다.

《取穴法》 팔꿈치 관절을 약간 굽혀 팔을 밖으로 돌려서 취혈. 팔꿈치의 안쪽(소지측)에 느낄 수 있는 뼈가 상완골 내측상과로서 이 내측상과의 앞 바깥쪽(요골측)에서 팔꿈치 주름을 따라 바깥쪽(굽은쪽)으로 1㎝의 지점(상완근의 중심)에 수해를 취혈한다.

《主 治》 주통, 이명, 척골신경의 장애, 만성부비강염, 협심증

4. 영도(靈道)

《位 置》 소해와 신문의 사이에서, 신문에서 1/8에 있다.

《取穴法》 손바닥을 위로해서 취혈. 팔꿈치 내측(소지측)에서 느끼는 뼈가 상완골 내측과로서, 이 내측상과의 앞 바깥쪽으로부터

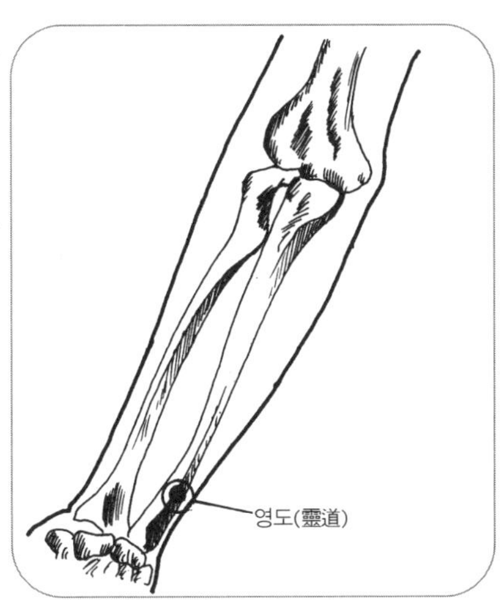

팔꿈치 주름을 따라 엄지측으로 1㎝의 위치에서 소해를 찾는다. 앞 팔목을 바깥으로 돌려 손바닥면을 위로하고, 수근골의 안쪽 소지측에 돌출한 뼈가 두상골로 척측 수근굴근건이 부착되어 있다. 이 두상골 바로 위의 수관절 옆 무늬 위에서 (척측수근굴근건의) 요측(엄지쪽)의 얕게 패인 곳의 중심에서 신문을 찾는다. 소해와 신문 사이를 8 등분하고 신문에서 1/8에서 영도를 취혈한다.

《主 治》 수관절통, 불면

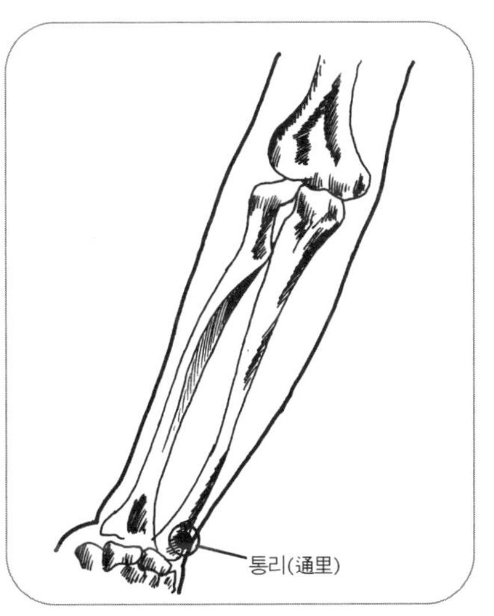

5. 통리(通里)

《位 置》 소해와 신문 사이의 신문으로부터 2㎝에 있다.

《取穴法》 손바닥을 위로 해서 취혈. 팔꿈치의 안쪽(척골측)에 닿는 뼈가 상완골의 내측상과이고, 이 내측상과의 바깥부분(굽은 뼈쪽)에서 주와 횡문을 따라 바깥쪽(굽은쪽)으로 거의 1㎝의 점(상완근의 가운데)에서 소해를 찾는다. 팔을 바깥으로 돌려 손바닥을 위로하면 수근골의 안쪽

(상완근의 가운데)에서 소해를 찾는다. 팔을 바깥으로 돌려 손바닥을 위로하면 수근골의 안쪽(새끼손가락쪽)에 돌출한 뼈가 두상골이고 척측수근굴근건이 부착되어 있다. 이 수근골 바로 위의 수관골 횡문상에서 척측수근굴근건의 굽은쪽(엄지손가락쪽)이 얕게 패여 있는 중심에서 신문을 찾는다. 소해와 신문의 사이에서 신문으로부터 2㎝의 점에서 통리를 취혈한다.

(主 治) 수관절통

6. 음극(陰極)

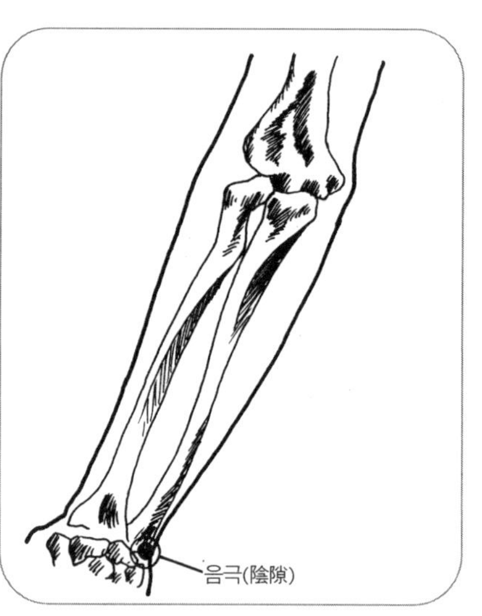

(位 置) 소해와 신문의 사이에서 신문으로부터 1㎝에 있다.

(取穴法) 손바닥을 위로 해서 취혈. 팔꿈치의 소지측에 느끼는 뼈가 상완골의 내측상과로서 이 내측상과의 엄지측으로부터 팔꿈치 안주름을 따라 엄지측 거의 1㎝ 위치에서 소해를 찾는다. 앞팔을 밖으로 돌려 손바닥을 위로 하면, 수근골의 소지측에 돌출한 뼈가 두상골이고, 척측수근굴근건이 부착해 있다. 그 두상골 바로 위의 수관절 주름 위에서, 척측수근굴근건의 엄지측의 조금 패인 중심에 신문을 찾는다. 소해와 신문의 사이에서 신문으로부터 1㎝의 곳에 음극을 취혈한다.

(主 治) 심계항진, 언어장애

7. 신문(神門)

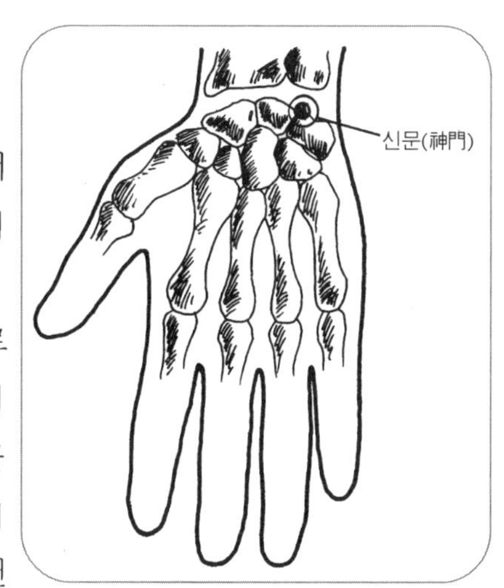

《位 置》 손목 주름에서 소지측 수근굴근건의 엄지측에 있다.

《取穴法》 손바닥을 위로 해서 취혈. 앞팔을 밖으로 돌려서 손바닥을 위로 하면 수근골의 안쪽(소지측)에 돌출한 뼈가 두상골로서 척측수근굴근건이 부착해 있다. 그 두상골 바로 위의 수관절 횡문 위에 척측수근굴근건의 굽은쪽(모지측)의 얕게 움푹 들어간 중심에 있는 신문을 취혈한다.

《主 治》 중추신경계의 진정, 협심증, 소지마비, 유뇨 변비, 척골신경와의 아픔과 저림

8. 소부(少府)

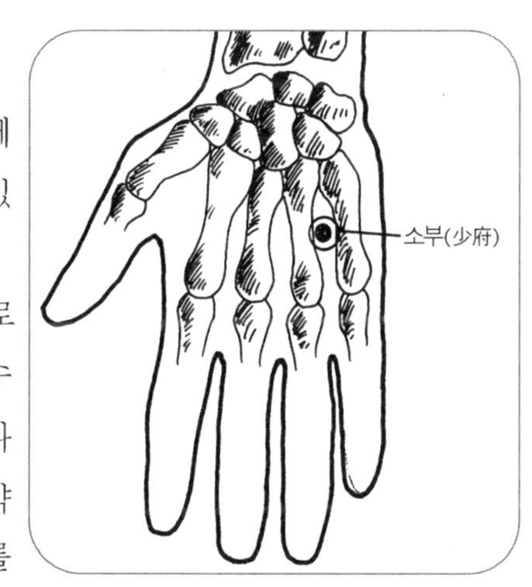

《位 置》 손바닥에서 제4, 5중수골 사이의 중앙에 있다.

《取穴法》 손바닥을 위로 해서 취혈. 손바닥 제4, 5중수골의 사이에서 중수골 골저와 골두의 중앙의 패인 곳에서, 약간 제5중수골 쪽으로 소부를

취혈한다.

(主 治) 탄발지, 관절류마티스

9. 소충(少衝)

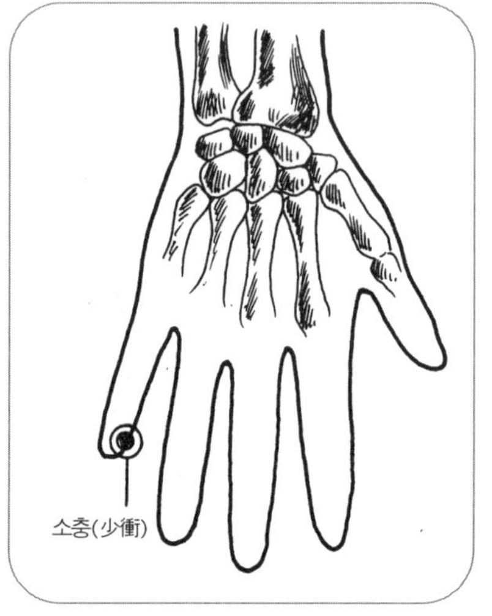

(位 置) 제5손가락의 엄지측에서 손톱 끝으로부터 상방 2㎜에 있다.

(取穴法) 새끼손가락을 펴서 취혈. 새끼손가락 손톱 안쪽 끝에서 약지쪽으로 2㎜ 윗부위에 있는 소충을 취혈한다.

(主 治) 인사불성, 인두통, 흉통

19혈. 좌우 공 38혈

6 수태양소장경 (手太陽小腸經)

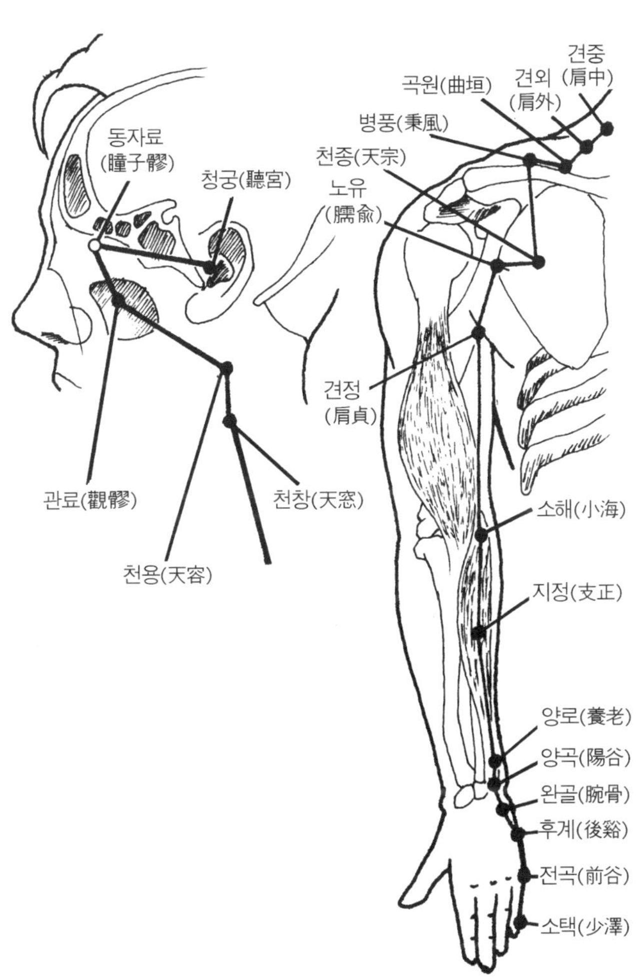

1. 소택(少澤)

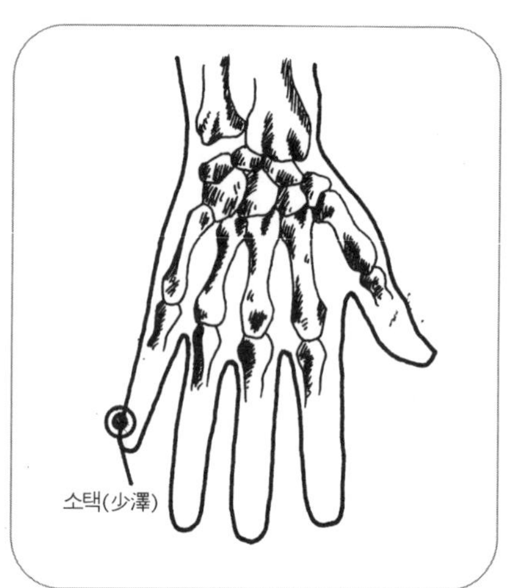

〈位 置〉 소지 끝에서 손톱끝으로부터 2㎜ 윗부위에 있다.

〈取穴法〉 새끼손가락을 펴서 취혈. 새끼손가락 손톱 안쪽 끝에서 바깥쪽으로 2㎜ 윗부위에 있는 소택을 취혈한다.

〈主 治〉 인사불성, 협심증, 두통, 소지마비

2. 전곡(前谷)

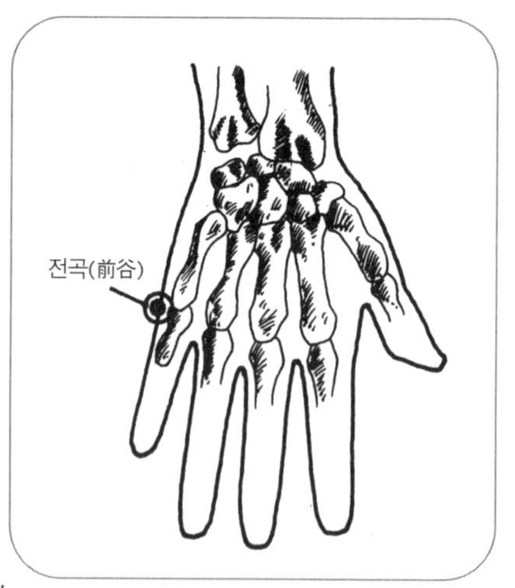

〈位 置〉 손등에서 제5기절골지 아랫쪽의 소지측에 있다.

〈取穴法〉 소지를 펴서 취혈. 제5지의 세 번째 뼈마디 끝부분(기절골적)으로 손바닥과 손등 피부의 경계면.

〈主 治〉 두통, 척골신경마비, 간혈열

3. 후계(後繼)

《位 置》 손등에서 제5 중수골두 윗쪽의 소지측에 있다.

《取穴法》 5번째 손가락(소지)을 펼친 상태에서 취혈. 제5중수골의 손등 내면을 따라서 아랫 방향(손가락 안쪽 방향)을 향해서 문질러가면 제5중수지절관절(MP 관절)부에서 중수골이 융하고 있는 뼈의 머리부분에 닿는다. 이 뼈 머리 부분 상연에서 척측(소지측)의 손바닥과 손등면의 피부의 경계에 후계를 취혈한다.

《主 治》 고열, 유행성감기

4. 완골(腕骨)

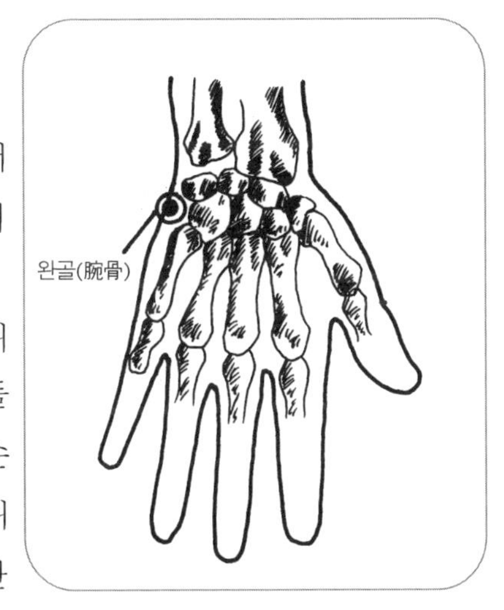

《位 置》 손등 소지측에서 제5중수골과 삼각골의 사이에 있다.

《取穴法》 새끼손가락을 위로 해서 취혈. 손을 안쪽으로 돌려서 새끼손가락을 위로하고 손등 소지측의 제5중수골을 위(손목방향)로 문지르면 융기한 골저부를 느낀다. 그 골저부위 삼각골 사이의 패인 곳에서 완골을 취혈한다.

《主 治》 수관절통, 척골신경마비

5. 양곡(陽谷)

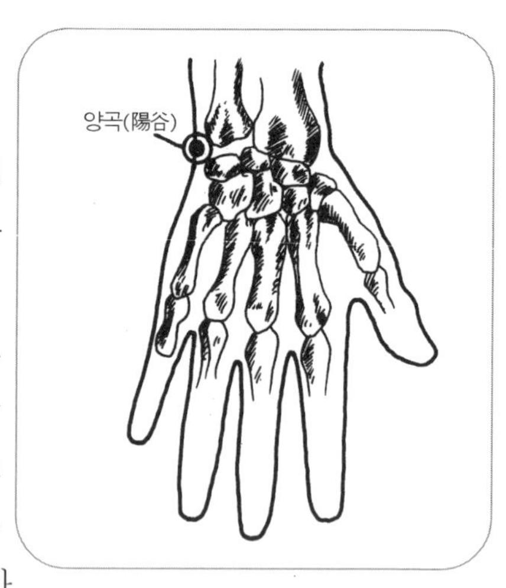

〔位 置〕 수관절 손등면 소지측에서 척골경상돌기의 아랫쪽에 있다.

〔取穴法〕 손목 등을 위로 해서 취혈. 소관절 동쪽의 척골하단에 융기한 척골두에서 소지측(내측) 밑으로 늘어진 돌기가 경상돌기이다. 이 돌기 아래 끝(여기는 손목 등에서 가장 안쪽에 해당하고 피부 밑에는 신근지대가 있다)에서 양곡을 취혈한다.

〔主 治〕 수관절통, 척골신경마비

6. 양로(養老)

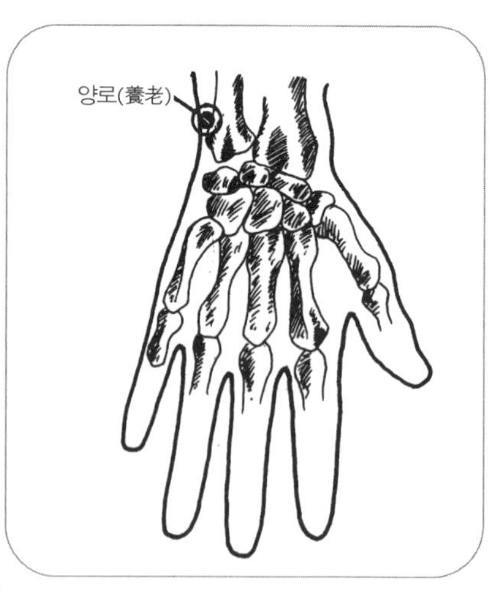

〔位 置〕 척골두 윗쪽의 소지측에 있다.

〔取穴法〕 손등을 위로 하고 취혈. 손등의 척골 밑에 융기한 척골두의 바로 위에 척측(새끼손가락쪽)의 밑으로 패인 빈 곳의 가운데에 있는 양노를 취혈한다.

7. 지정(支正)

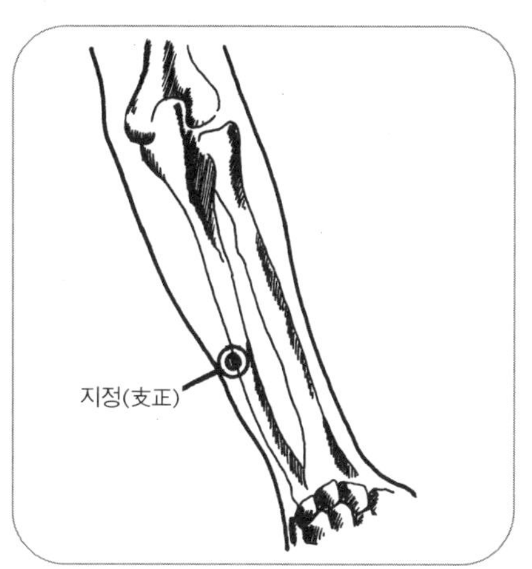

《位 置》 소해와 양곡의 사이에서 중앙으로부터 하방 2 cm에 있다.

《取穴法》 팔꿈치를 펴서 취혈. 팔꿈치를 펴면 팔꿈치 안쪽(소지측)에 상완골의 내측상과, 외측(엄지측)에 상완골의 외측상과, 후방에 척골의 팔꿈치 끝이 늘어선다. 이를 상과선이라고 하며 그 선상에서 내측상과와 주두의 중앙에서 소해를 찾는다. 다음에 수관절 동쪽의 척골하단에 융기한 척골두에서 새끼손가락쪽(내측)에 내려있는 돌기(경상돌기)의 아래에서 양곡을 찾는다. 소해와 양곡의 중앙 바로 밑 2 cm에서 지정을 취혈한다.

《主 治》 척골신경마비, 편마비, 경완통(천골신경)

8. 소해(小海)

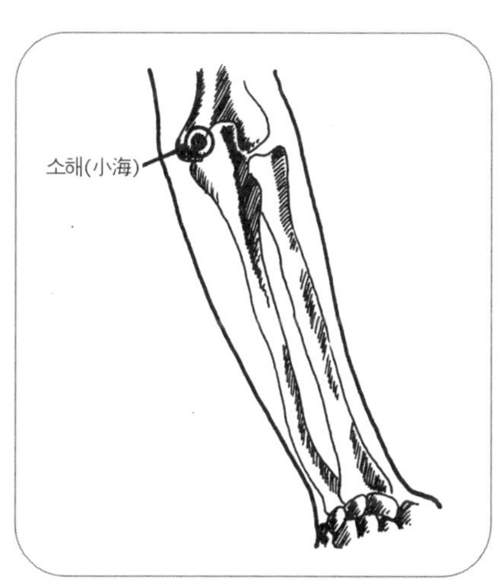

《位 置》 주두와 상완골 내측상과와의 중앙에 있다.

《取穴法》 팔꿈치를 펴서 취혈. 팔꿈치를 펼치면 팔꿈치 안쪽(소지측)에 상완골의 내측상과, 후방으로 척골의 팔꿈치 정점이 직선상으로 늘어섰다.

이 선을 상과선이라고 한다. 이 상과선상에서 내측상과의 팔꿈치의 중앙에 소해를 취혈한다.

《主 治》 주관절통, 척골신경마비

9. 견정(肩貞)

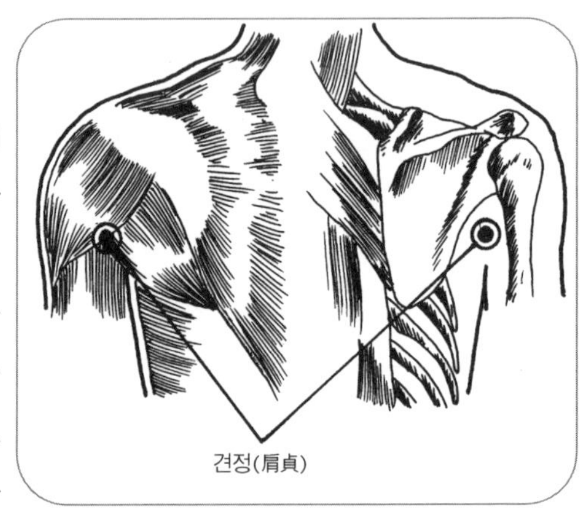
견정(肩貞)

《位 置》 겨드랑이 주름의 뒷끝으로부터 상방 2㎝에 있다.

《取穴法》 액와횡문(겨드랑이 밑에 생기는 주름)의 뒤끝을 손가락으로 잡고, 그 점에서 위로 좌우 근육의 흐름에 거스르지 않고 올려서 뒤 끝으로부터 상방 2cm 되는 곳에 견정을 취혈한다.

《主 治》 견관절주위염, 상완 신경통

10. 노유(노兪)

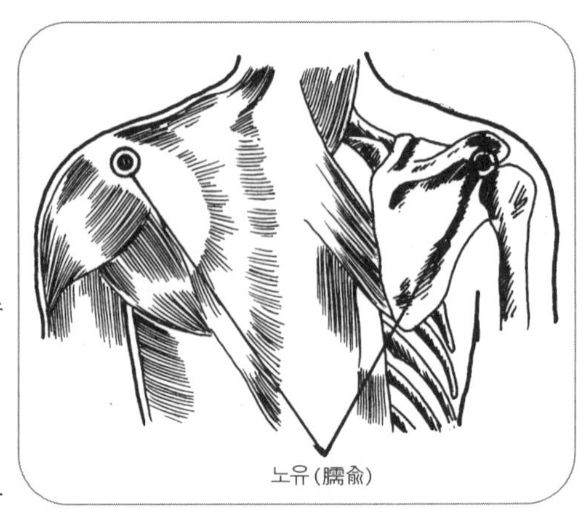
노유(臑兪)

《位 置》 견정 바로 위의 견갑극 아랫쪽에 있다.

《取穴法》 앉은 자세에서 취혈. 팔을 밑으

로 내려 액와횡문의 후단에 손가락 끝을 대고 곧바로 2㎝ 위로 올라간 지점에서 견정을 찾고, 그것보다 더 수직으로 상승해 견갑극을 느껴 손가락이 멈춘 곳의 밑 가장자리에서 노유를 취혈한다.

〈主 治〉 상지동통, 고혈압증, 뇌졸중증 후유증, 견관절주위염

11. 천종(天宗)

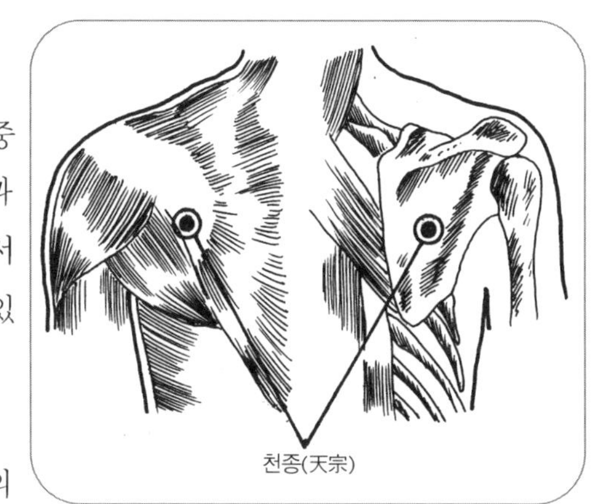
천종(天宗)

〈位 置〉 견갑골 상각의 안쪽과 견봉의 중점을 정하여, 그 중점과 견갑골 하각의 사이에서 상방으로부터 1/3 에 있다.

〈取穴法〉 앉은 자세에서 취혈. 견갑골의 윗부분 안쪽에서 바깥쪽으로 볼록 상태로 융기한 늘어진 뼈를 견갑극이라 한다. 이 견갑극의 안쪽 끝에 견갑극 삼각의 안쪽 가장자리를 찾고 그 견봉각(견봉의 제일 바깥쪽)을 찾는다. 견갑골 상각 안쪽 가장자리와 견봉각의 중점을 찾고 중점과 견갑골 하각(제일 아래끝 뼈)의 사이를 3 등분하고 윗쪽으로부터 1/3 의 가장 많이 패인 곳에서 손으로 누르면 울림이 예리하게 울리는 곳에서 천종을 취혈한다.

〈主 治〉 상지권불능, 흉통, 유방통, 유즙분비부족

12. 병풍(秉風)

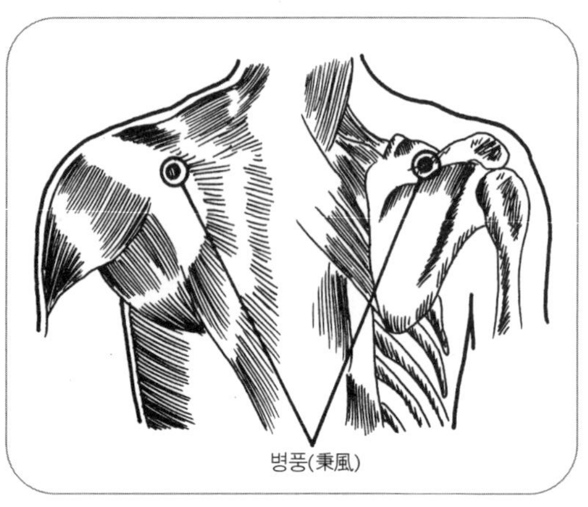
병풍(秉風)

(位 置) 견갑골 상각의 안쪽과 견봉각의 중앙에서 견갑극의 윗쪽에 있다.

(取穴法) 앉은 자세에서 취혈. 견갑골의 윗부분 안쪽으로부터 바깥쪽으로 튀어나온 상태로 융기해서 연장한 뼈를 견갑극이라고 한다. 이 견갑극의 안쪽 끝에서 견갑골 상각의 안쪽 가장자리를 찾고, 그 바깥 끝에서 견봉각(견봉의 가장 바깥끝)을 찾는다. 견갑골 삼각의 안 가장자리와 견봉각의 중앙으로 견갑극의 윗가장자리를 따라서 병풍을 취혈한다.

(主 治) 견관절주의염

13. 곡원(谷垣)

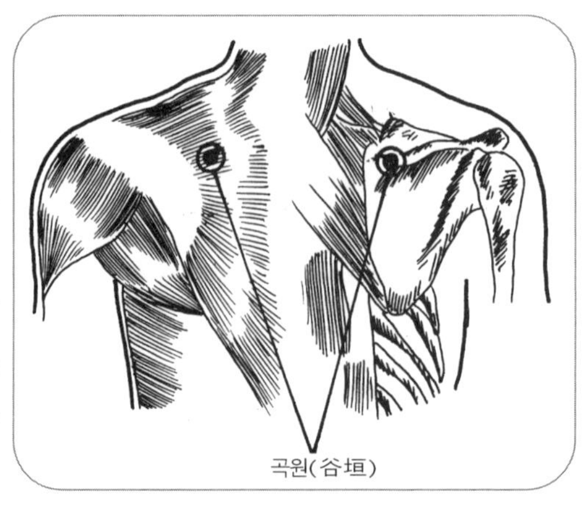
곡원(谷垣)

(位 置) 견갑골 상각의 바로 밑에서, 견갑극의 윗쪽에 있다.

(取穴法) 앉은 자세에서 취혈. 어깨를 조금 올리듯이 하고 앞쪽으로 힘을 넣어 움츠리

면, 견갑골 상각의 가장 높은 부위가 좌우 어깨중앙에 돌출하여 나타난다. 다음에 견갑극 윗쪽을 손끝으로 견봉의 방향에서 비스듬히 하강하면서 찾아가면, 움푹 패인 곳이 있게 되고, 다음에 얕게 되어 가는 것을 느낀다. 이 움푹 패인 곳에서 견갑골 상각의 바로 밑에 손으로 눌러 반응이 강한 곳에 곡원을 취혈한다.

《主 治》 견관절주위염, 견배통

14. 견외유(肩外兪)

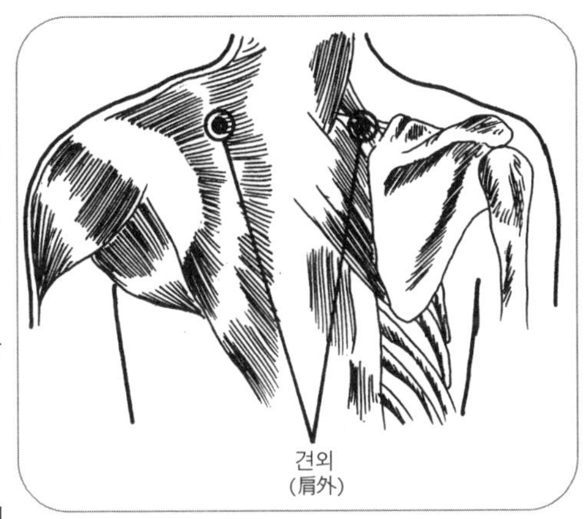

《位 置》 배외선의 연장상에서 제1, 3흉추극 돌기 사이의 높이에 있다(배외선이라는 것은 견갑골의 안쪽을 지나는 수직선).

《取穴法》 앉은 자세에서 취혈. 목을 앞으로 굽힐 때 제일 위에 돌출한 극돌기가 제7경추극돌기이고, 그 바로 아래가 제1흉추극돌기이다. 이하 순서로 극돌기를 세어내려가 제1, 제2흉추극돌기 사이의 높이에서 배외선의 연장선상에 견외유를 취혈한다.

《主 治》 어깨결림, 견관절주위염, 경골완통

15. 견중유(肩中兪)

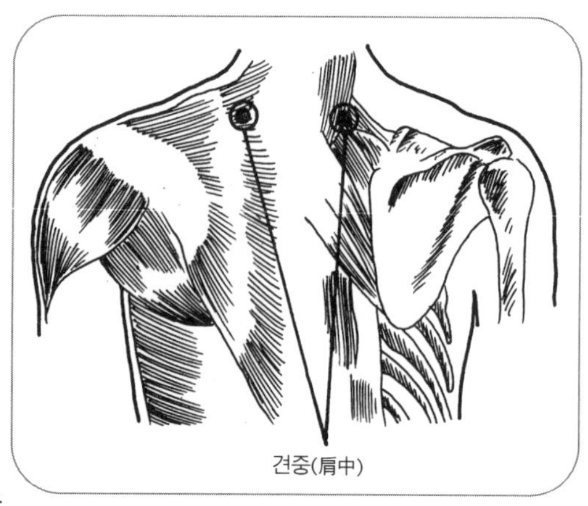
견중(肩中)

《位 置》 제7경추와 제1흉추의 극돌기 사이의 높이에서 정중선과 배외선의 사이에서 외방 1/3에 있다(배외선이라는 것은 견갑골의 안쪽을 지나는 수직선).

《取穴法》 앉은 자세에서 취혈. 목을 앞으로 깊이 숙이면 목 뒷쪽(목덜미) 밑에 둥글게 돌출한 뼈(제7경추극돌기)가 나타난다. 이 제7경추극돌기와 다음의 제1흉추극돌기 사이에 생기는 패인 곳의 중심의 높이로 후정중선과 배외선의 사이를 3등분하고, 그 바깥쪽의 1/3 되는 곳에 견중유를 취혈한다.

《主 治》 어깨결림, 목의 통증

16. 천창(天窓)

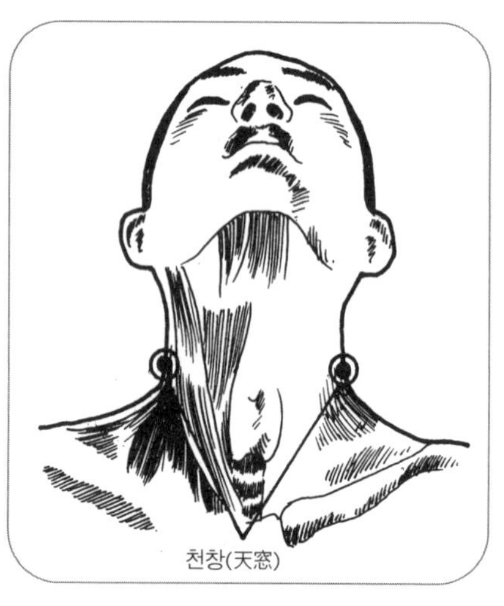
천창(天窓)

《位 置》 후두융기의 높이에서 흉쇄유돌근의 뒷쪽에 있다.

《取穴法》 앉은 자세에서 취혈. 턱을 앞쪽으로 내밀고 목을 돌리면 반대쪽의 목부분(흉골과 쇄골의 안쪽 끝 근처에서 귀 뒤의 측두부에 걸쳐서)에 강대한 흉세유돌근이 나타난다. 이 흉세유돌근의 바깥 가장자리를 따라서 후두융기(바깥 목젖) 정점의 높이에 천창을 취혈한다.

(主 治) 귀질환, 두통, 상지의 신경통

17. 천용(天容)

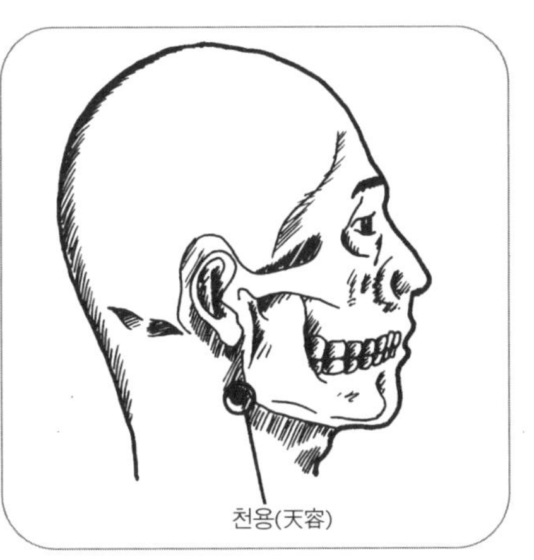
천용(天容)

(位 置) 아랫턱 끝의 뒷쪽에 있다.

(取穴法) 반듯이 누운 자세에서 취혈. 아랫턱 뼈의 뒷쪽 밑에 돌출된 아랫턱 끝을 손가락으로 더듬고, 그 아랫턱 끝의 뒷쪽에서 누르면 혀뿌리 부분의 울리는 곳에서 천용을 취혈한다.

(主 治) 인통, 경부임파절종창, 측경통

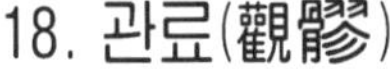

18. 관료(觀髎)

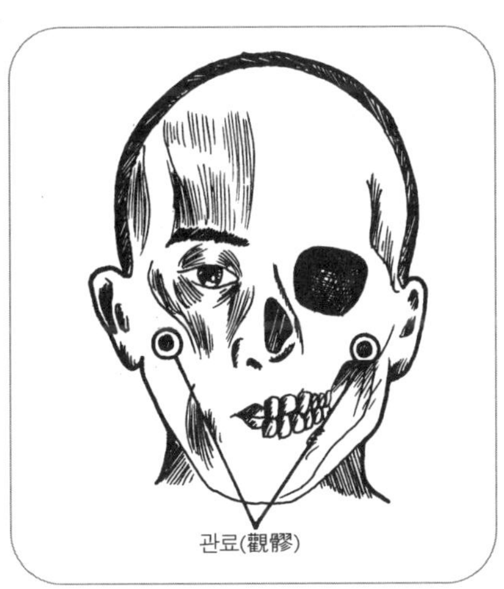
관료(觀髎)

(位 置) 눈꼬리의 바로 밑의 광대뼈 아랫쪽에 있다.

(取穴法) 누운 자세에서 취혈. 외안각(눈꼬리) 밑에서

손가락으로 더듬어가면 폭 3㎝ 정도 크기의 옆으로 누운 협골궁을 느낀다. 이 협골궁의 아래 가장자리의 깊이 패인 곳에서 관료를 취혈한다.

(主 治) 안면신경마비, 삼차신경통, 안면근경련, 급성부비강염

19. 청궁(聽宮)

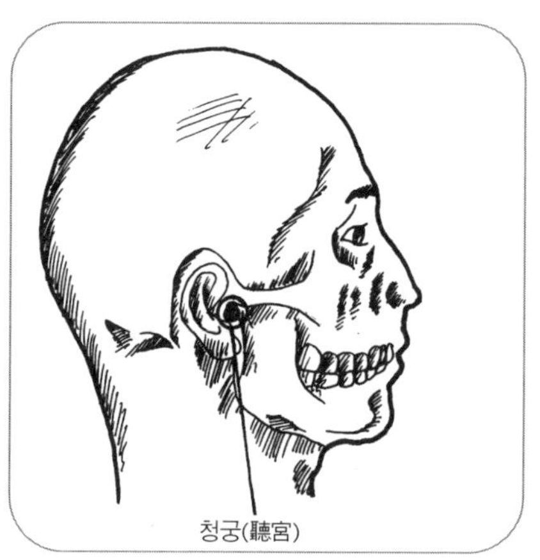
청궁(聽宮)

(位 置) 귀 중앙의 바로 앞에 있다.

(取穴法) 옆으로 누운 자세 또는 앉은 자세에서 취혈. 바깥쪽 귓구멍의 바로 앞에 돌출한 것이 이것이다. 그 중앙의 바로 앞, 하악골선과의 사이에서 크게 입을 열면 하악골 관절돌기의 이동으로 패인 곳이 나타나는 점에서 청궁을 취혈한다.

(主 治) 중이염, 이명, 난청, 결막염, 이중(耳中), 창롱(窓籠)

63혈. 좌우 공 126혈

족태양방광경(足太陽膀胱經)

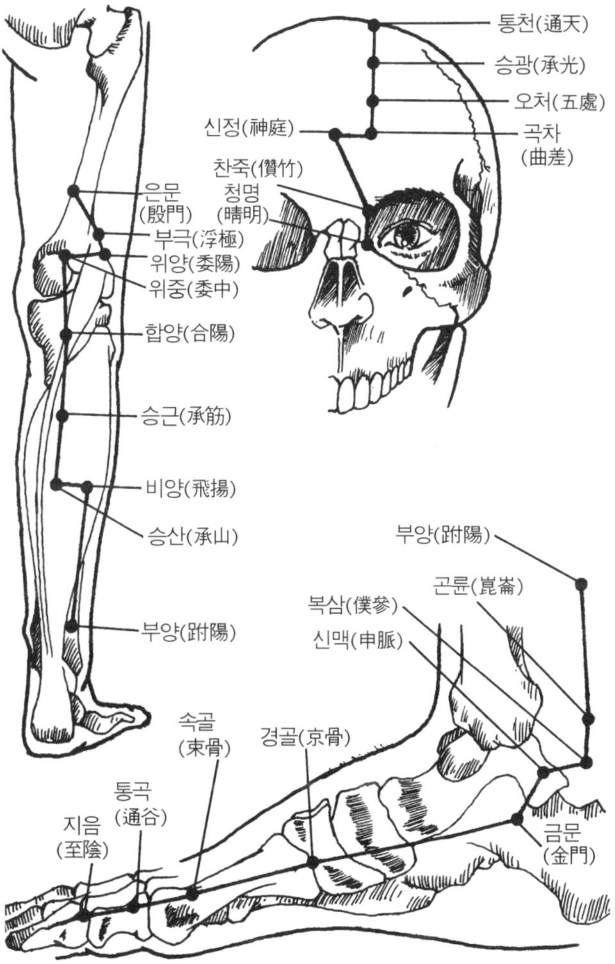

통천(通天)
승광(承光)
오처(五處)
신정(神庭)
곡차(曲差)
찬죽(攢竹)
청명(睛明)
은문(殷門)
부극(浮極)
위양(委陽)
위중(委中)
합양(合陽)
승근(承筋)
비양(飛揚)
승산(承山)
부양(跗陽)
부양(跗陽)
곤륜(崑崙)
복삼(僕參)
신맥(申脈)
속골(束骨)
경골(京骨)
통곡(通谷)
지음(至陰)
금문(金門)

1. 청명(睛明)

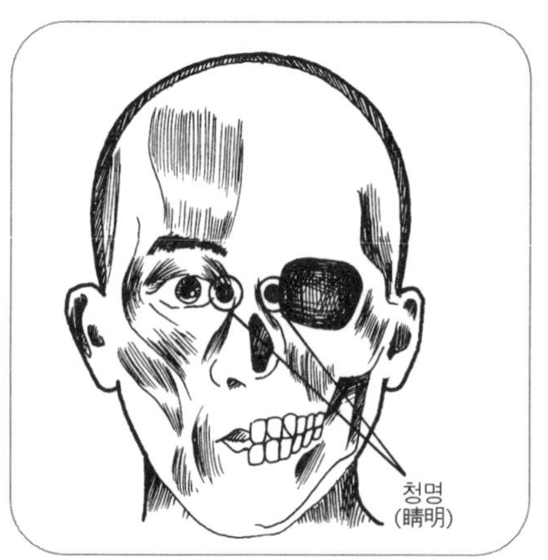

《位 置》 내안각의 안쪽 2㎜에 있다.

《取穴法》 누운 자세에서 눈을 감고 취혈. 내안각의 약간(2㎜ 정도) 안쪽에 있는 청명을 취혈한다(시침시에는 거의 콧등쪽에서 취혈하면 좋다).

《主 治》 안질환, 삼차신경통

2. 찬죽(攢竹)

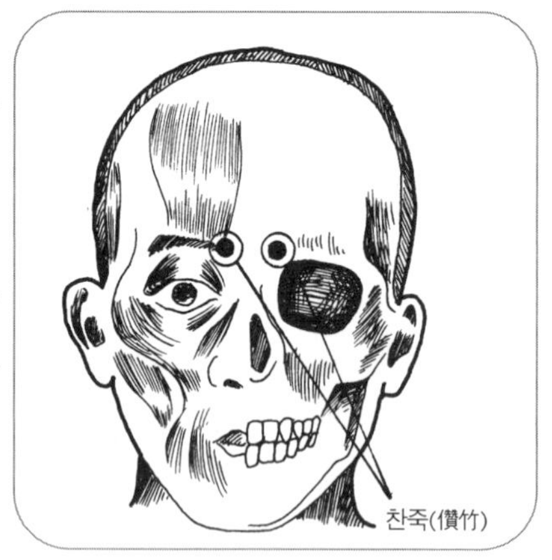

《位 置》 눈썹의 안쪽 끝에 있다.

《取穴法》 누운 자세에서 취혈. 눈썹의 안쪽에서 내안각 바로 위의 얕고 낮게 패인 곳 속에 찬죽을 취혈한다.

《主 治》 안질환, 두통,신경증, 불면, 고혈압증, 전두신경통

3. 곡차(曲差)

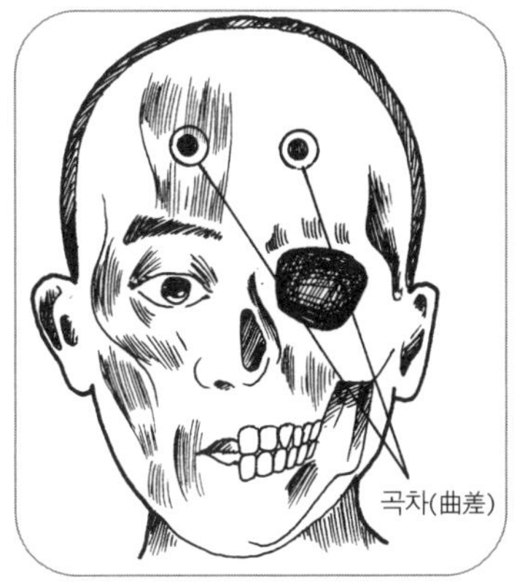

(位 置) 신정과 두유의 사이에서, 두내선상에 있다(두내선이라는 것은 두유와 전중선의 사이에서 안쪽 1/3을 지나는 선).

(取穴法) 누워서 또는 앉은 자세에서 취혈. 머리 정중선상에서 앞머리 끝에 신정을, 앞머리 끝 외각에 두유를 찾는다. 신정과 두유의 사이를 3등분하고, 신정에서 1/3의 점에(두내선상) 곡차를 취혈한다.

(主 治) 전경부통, 안질환(결막염), 신경증, 삼차신경통

4. 오처(五處)

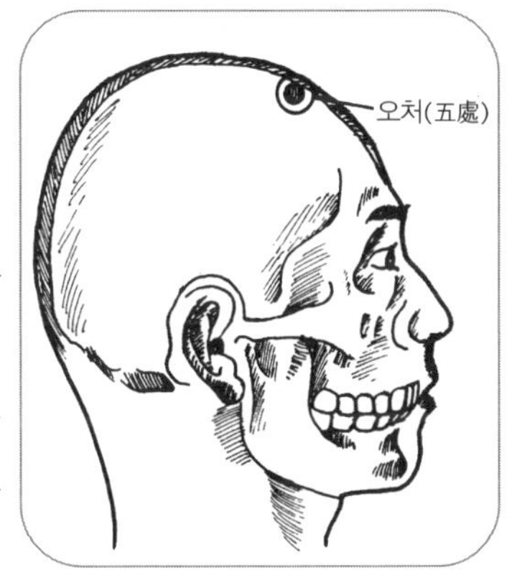

(位 置) 두내선상에서, 곡차와 통천의 사이에서 곡차로부터 1/3 지점에 있다(두내선이라는 것은 두유와 정중선의 사이에서 안쪽 1/3을 지나는 선).

(取穴法) 앉은 자세에서 취혈. 후두부의 정중선 위에 손가락을 대고 아랫쪽으로 더듬어 가면 둥근뼈가 돌출한 외후두융기를 느낀다. 이 외후두융기(뇌호)와 전두부 정중선의 앞머리가 나기 시작한 지점(신정)의 중앙에 백회를 찾는다. 백회의 바깥쪽에서 두내선상에 가점을 정해 그 앞쪽 1㎝에 통천을 찾는다. 두내선상 앞머리가 나기 시작한 지점에 곡차를 찾는다. 통천과 곡차의 사이를 3등

분해 곡차에서 1/3 되는 지점에 오처를 취혈한다.

《主 治》 두통, 수명(빛공포증)

5. 승광(承光)

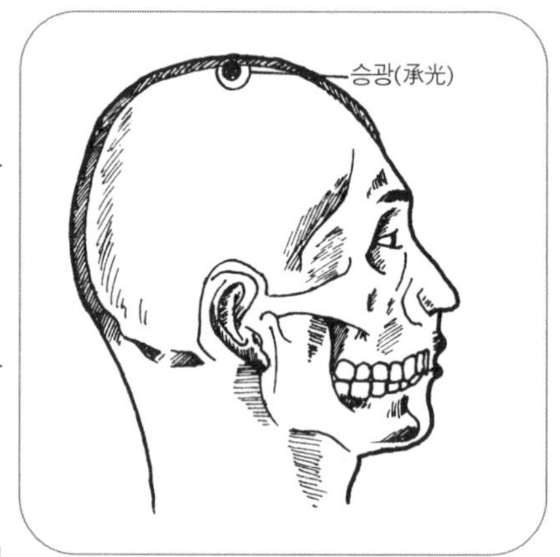

《位 置》 두내선상에 곡차와 통천의 사이에서 통천으로부터 1/3에 있다(두내선이라는 것은 두유와 정중선의 사이에서 안쪽 1/3을 지나는 선).

《取穴法》 앉은 자세에서 취혈. 후두부의 정중선상에 손을 대고 아랫쪽으로 더듬어가면 둥근 뼈의 돌출한 외후두융기를 느낀다. 외후두융기(뇌호)와 전두부 정중선상의 앞머리카락이 시작되는 점(신정)의 중앙에 백회를 찾는다. 그뒤 두내선상, 진발제에 곡차를 찾는다. 통천과 곡차 사이를 3등분해 통천에서 1/3의 지점에 승광을 취혈한다.

《主 治》 안질환, 삼차신경통, 두통

6. 통천(通天)

《位 置》 두내선상에서 백회의 외측점의 전방 1㎝에 있다(두내선이라는 것은 두유의 정중선의 사이에서 안쪽 1/3을 지나는 선).

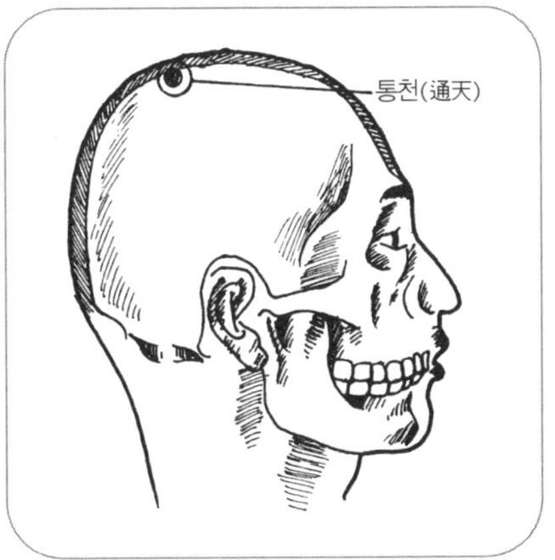

〔取穴法〕 앉은 자세에서 취혈. 머리 뒷부분의 정중선상에 손가락을 놓고 아랫쪽으로 더듬어 가면 둥근뼈가 돌출한 외후두융기에 닿는다. 외후두융기(뇌호)와 전두부전중선상의 머리 앞부분 끝점(신정)의 중앙에서 백회를 찾는다. 백회의 외측에서 두뇌선상에 가상점을 정하고 그 앞쪽 1㎝에서 통천을 취혈한다.

〔主 治〕 편두통, 비질환(코막힘, 코피출혈)

7. 낙극(絡極)

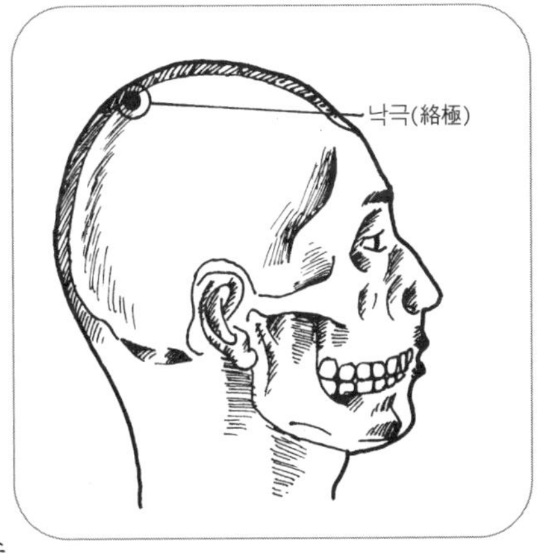

〔位 置〕 두내선상에서 백회의 외측점의 후방 2㎝에 있다(두내선이라는 것은 두유의 정중선과 사이에서 안쪽 1/3을 통과하는 선).

〔取穴法〕 앉은 자세에서 취혈. 후두부의 정중선상에 손가락을 넣고 아래로 더듬어가면 둥근뼈가 돌출한 외후두 융기를 느낀다. 이 외후두융기의 바로 위에 뇌호를 찾는다. 다음에 전두부 정중선상의 앞머리쪽에서 신정을 찾고 신정과 뇌호 중앙에 백회를 찾는다. 백회의 바깥에서 두내선상에 가점을 정하고 그뒤 2㎝ 지점의

낙극을 취혈한다.

〈主 治〉 이명, 현훈, 두통

8. 옥침(玉枕)

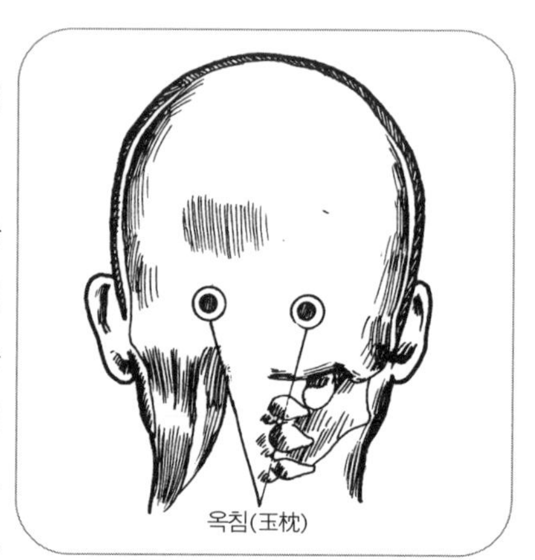

〈位 置〉 뇌호의 외방 2.5㎝에 있다.

〈取穴法〉 앉은 자세 또는 엎드리는 자세로 취혈. 머리 뒷부분(후두부)의 정중선상에 손가락을 놓고 아랫쪽으로 더듬어 가면 둥근뼈가 돌출한 외후두융기에 닿게 된다. 이 외후두융기의 직상에서 뇌호를 찾는다. 뇌호의 높이에서 바깥쪽 2.5㎝인 곳에 옥침을 취혈한다.

〈主 治〉 안통, 두통, 후두신경통

9. 천주(天柱)

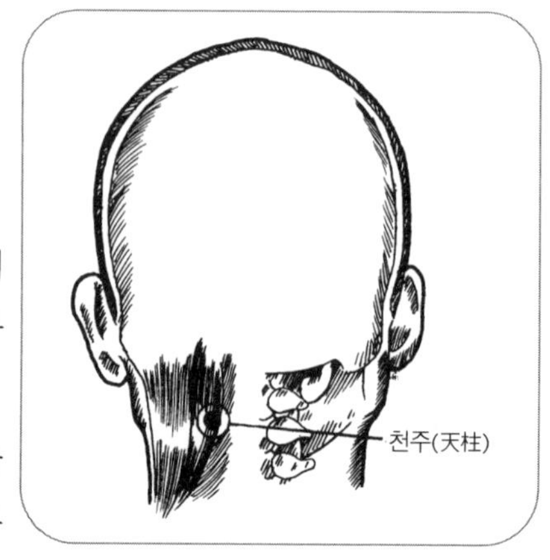

〈位 置〉 아문의 높이에서 외방 2cm의 승폭근팽융부 정점 바깥쪽에 있다.

〈取穴法〉 앉은 자세 또는 엎드린 자세에서 취혈. 후두부의 정중선 위에 손을 놓고 아랫쪽으로 더듬어가면 둥근뼈가 돌출한 외후두융기를 느낀다. 이 외후두융기에서 옆으로 세 손가락 정도 밑의 양쪽이 두반극근에 의해 승폭근이 툭 튀어나오고 그 중앙은 항와 후정중구를 이룬다. 이것을 아래로부터 윗쪽으로 더듬어서 후두골 아래 끝의 깊이 패인 곳의 중앙에 풍부를 찾는다. 이 풍부로부터 아래 2㎝의 구의 중심에 아문을 찾는다. 아문의 높이에서 바깥쪽 2㎝의 승폭근의 팽융정점 바깥 가장자리에 천주를 취혈한다.

《主 治》 어깨결림, 비질환, 고혈압증, 두통, 신경쇠약, 안저출혈, 시력감퇴

10. 대저(大杼)

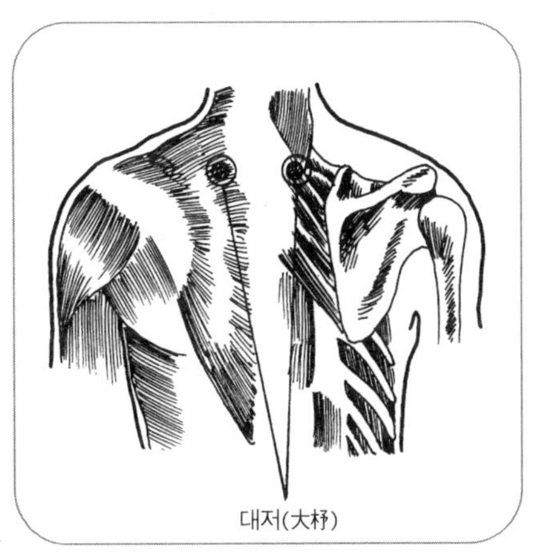
대저(大杼)

《位 置》 배내선상에서 제1, 2흉추극돌기 사이의 높이에 있다(배내선이라는 것은 견갑골의 안쪽과 정중선 중앙을 지나는 수직선).

《取穴法》 앉은 자세에서 취혈. 목을 앞으로 굽힐때 가장 위로 돌출한 극돌기가 제7경추돌기이고, 바로 그 아래가 제1흉추극돌기이다. 그 아래의 극돌기를 찾고 제1, 2흉추극돌기 사이의 높이에서 배내선상에서 대저를 취혈한다.

《主 治》 인통, 발열, 기관지염, 기관지천식

11. 풍문(風門)

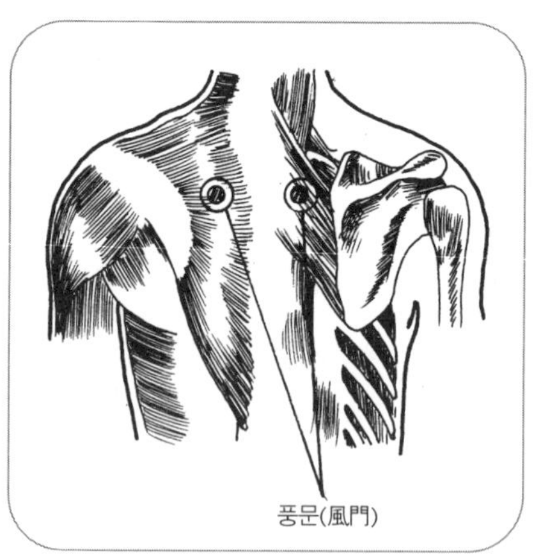

(位　置) 배내선상에서 제2, 3 흉추돌기 사이의 높이에 있다(배내선이라는 것은 견갑골의 안쪽과 정중선의 중앙을 지나는 수직선).

(取穴法) 앉은 자세에서 취혈. 목을 굽혔을 때 가장 위에서 돌출한 극돌기가 제7 경추극돌기이고 그 밑이 제1 흉추극돌기이다. 이하 차례로 극돌기를 세어내려가 제2, 3 흉추극돌기 사이를 찾고 그 높이로 배내선상에 풍문을 취혈한다.

(主　治) 감기의 예방과 치료, 어깨 결림, 호흡기질환, 비질환

12. 폐유(肺兪)

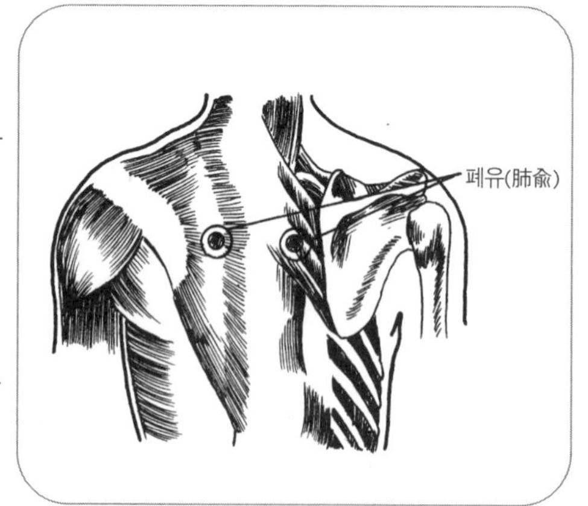

(位　置) 배내선상에서 제5, 6 흉추극돌기 사이의 높이에 있다(배내선이라는 것은 견갑골의 안쪽과 정중선의 중앙을 지나는 수직선).

(取穴法) 앉은 자세에서 취혈. 목을 앞으로 굽혔을 때 제일 위에 돌출한 극돌기가 제7 경추극돌기로 그 밑이 제1 흉추극돌기이다. 이하 차례로 극돌기를

세어 내려가 제5, 6흉추극돌기 사이를 찾아 그 높이로 배내선상에서 폐유를 취혈한다.

《主 治》 호흡기질환(해수, 천명), 비질환, 어깨결림

13. 궐음유(厥陰兪)

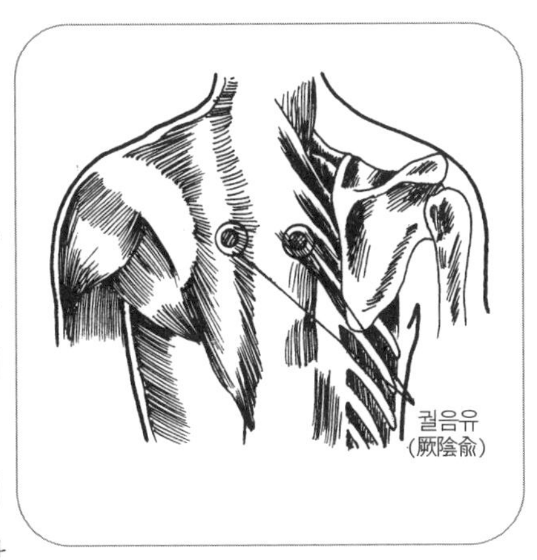

《位 置》 배내선상에서 제4, 5흉추극돌기 사이의 높이에 있다(배내선이라는 것은 견갑골의 안쪽과 정중선과의 중앙을 통과하는 수직선).

《取穴法》 앉은 자세에서 취혈. 목을 앞으로 굽힐 때 가장 위에 돌출한 극돌기가 제7경추극돌기이고 그 바로 아래가 제1흉추극돌기이다. 이하 차례로 극돌기를 세어올라가 제4, 5흉추극돌기 사이를 찾고 그 높이에서 배내선상에 궐음유를 취혈한다.

《主 治》 노이로제, 상치통, 비태관폐색

14. 심유(心兪)

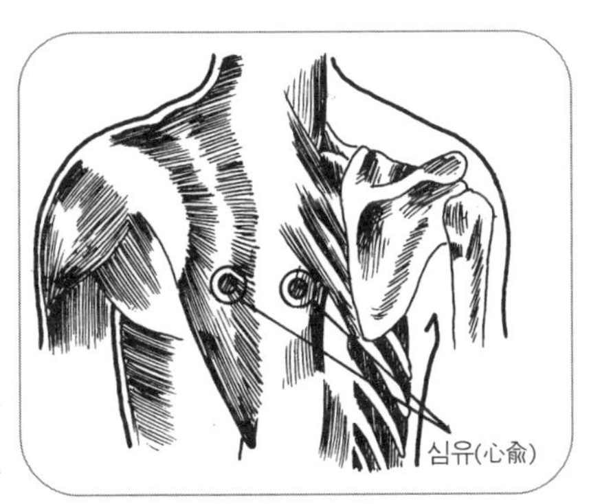

《位 置》 배내선상에서 제5, 6흉추극돌기 사이의 높이에 있다(배내선이라는 것은 견갑골의 안쪽과 정중선의 중

앙을 지나는 수직선).

取穴法 앉은 자세에서 취혈. 목을 앞으로 굽힐때 제일 위에 돌출한 극돌기가 제7경추돌기이고, 그 바로 아래가 제1흉추극돌기이다. 이하 순서로 극돌기를 세어 내려가 제5, 6흉추극 돌기 사이를 찾고, 그 높이에서 배내선상에 심유를 취혈한다.

15. 격유(膈兪)

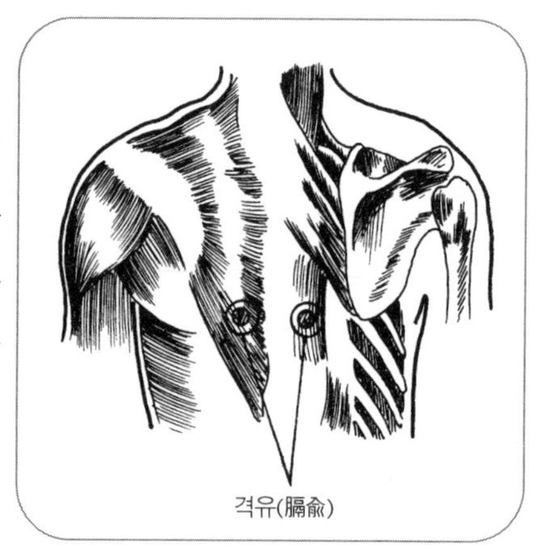
격유(膈兪)

位 置 배내선상에서 제7, 8흉추극돌기 사이의 높이에 있다(배내선이라는 것은 견갑골의 안쪽과 정중선의 중앙을 지나는 수직선).

取穴法 앉은 자세에서 취혈. 목을 앞으로 굽혔을 때 최상위로 돌출한 극돌기가 제7경추극돌기이고, 그 바로 아래가 제1흉추극돌기이다. 이하 차례로 극돌기로 세어내려가 제7, 8흉추극돌기를 찾고 배내선상에서 격유를 취혈한다.

主 治 위산과다증, 늑간신경통, 신경쇠약, 흉막염

16. 간유(肝兪)

位 置 배내선상에서 제 9, 10흉추극돌기 사이의 높이에 있다(배내선이라는 것은 견갑골의 안쪽과 정중선의 중앙을 지나는

수직선).

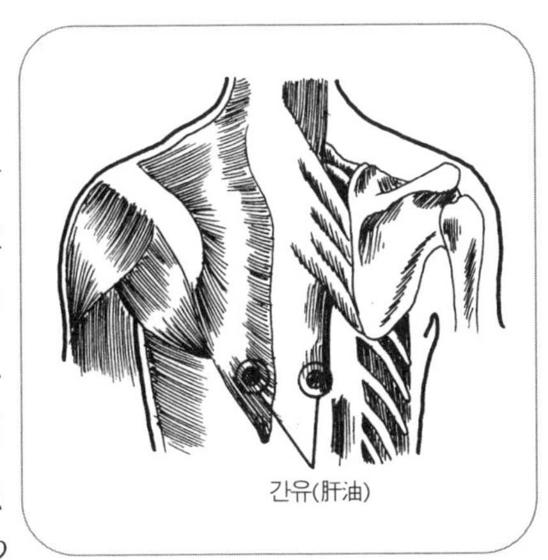

取穴法 엎드린 자세에서 취혈. 좌우 장골능의 가장 높은 부위를 연결한 선을 야코비선이라고 하고, 이 선은 거의 제4 요추극돌기상을 통과한다. 요추는 성인의 경우 약 3㎝의 높이를 갖고 있으므로 착오 없이 세어(제1 요추의 위가 제12 흉추) 제10, 제9 흉추극돌기 사이의 높이에서 배내선상에 간유를 취혈한다.

主 治 간질환(간염, 담석) 겨드랑이 통증, 안과질환, 불면증

17. 담유(膽兪)

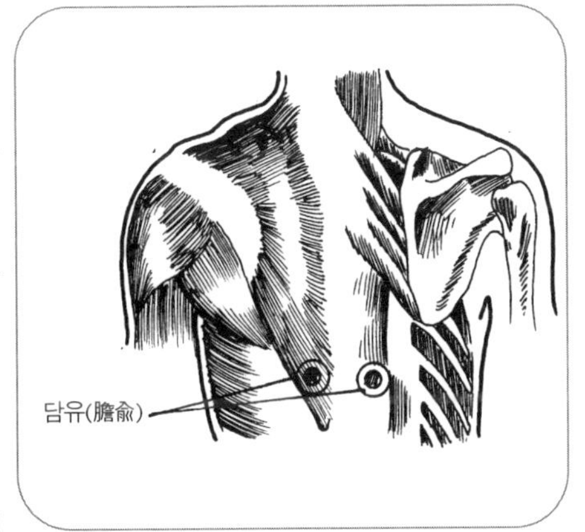

位 置 배내선상에서 제10, 11 흉추극돌기 사이의 높이에 있다(배내선이라는 것은 견갑골의 안쪽과 정중선을 지나는 수직선).

取穴法 엎드린 자세에서 취혈. 좌우의 장골능의 가장 높은 부위를 연결한 선을 야코비선이라 한다. 이 선을 거의 제4 요추극돌기 위를 통과한다. 제4 요추돌기로부터 순서로 극돌기를 세어 올라가 제11, 10 흉

추극돌기 사이의 높이에서 배내선상에 담유를 취혈한다(제1요추의 위가 제12흉추이다).

(主 治) 십이지장궤양, 흉통

18. 비유(脾兪)

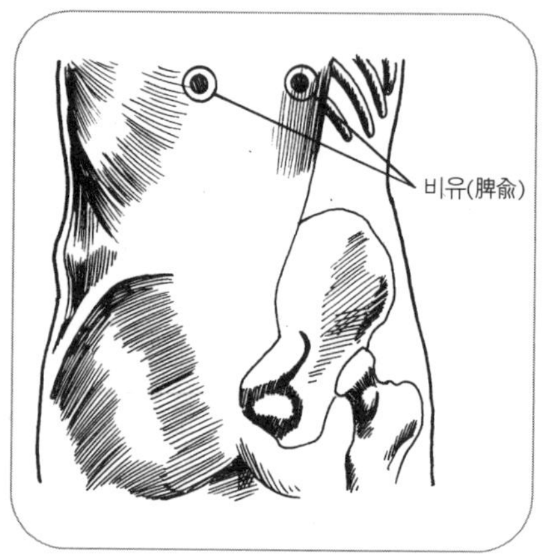

(位 置) 배내선상에서 제 11, 12 흉추극돌기 사이의 높이에 있다(배내선이라는 것은 견갑골의 안쪽과 정중선과 중앙을 지나는 수직선).

(取穴法) 엎드린 자세에서 취혈. 좌우로 장골능의 가장 높은 곳을 연결한 선을 야코비선이라고 한다. 이 선은 거의 제4요추극돌기상을 통과하게 된다. 제4요추극돌기로부터 차례로 극돌기를 세어올라가 제12, 11흉추극돌기 사이의 높이에서 배내선상에 비유를 취혈한다.

(主 治) 위, 간, 담질환, 당뇨병, 요통, 건망증

19. 위유(胃兪)

(位 置) 배내선상에서 제12흉추와 제1요추극돌기 사이의 높이에 있다.

(取穴法) 엎드린 자세에서 취혈. 자와 장골능의 가장 높은 부

위를 연결한 선을 야코비선이라 하고, 이 선은 거의 제4요추극돌기 상을 통과한다. 요추는 성인의 경우 약 3㎝의 높이에 있으므로 착오가 없도록 세어(제1 요추의 위가 제12흉추) 제1요추극돌기와 제12흉추극 돌기 사이의 높이에서 배내선상에 위유를 취혈한다.

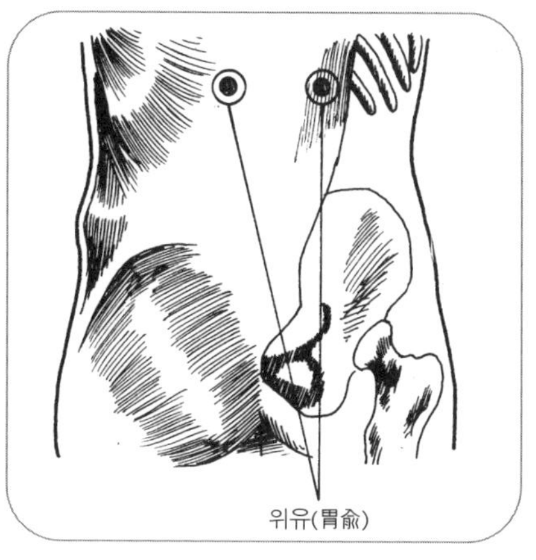
위유(胃兪)

(主 治) 위질환(위통), 담석통, 소화불량

20. 삼초유(三焦兪)

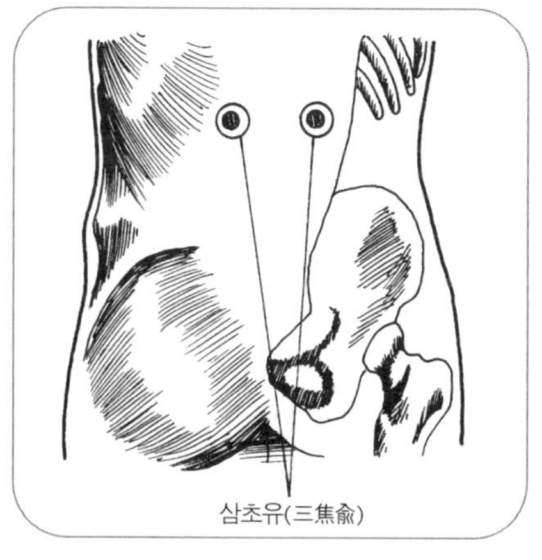
삼초유(三焦兪)

(位 置) 배내선상에서 제1, 2요추극돌기 사이의 높이에 있다(배내선이라는 것은 견갑골의 안쪽과 정중선의 중앙을 지나는 수직선).

(取穴法) 엎드린 자세에서 취혈. 좌우 정골능의 가장 높은 곳을 연결한 선을 야코비선이라고 한다. 이 선은 대부분 제4요추돌기 위를 통과한다. 제4요추돌기로부터 차례로 극돌기를 세어 올라가 제2, 제1요추극돌기 사이의 높이에서 배내선 위에 삼초유를 취혈한다.

(主 治) 당뇨병, 위질환, 담석증, 신우염, 부신기능장애

21. 신유(腎兪)

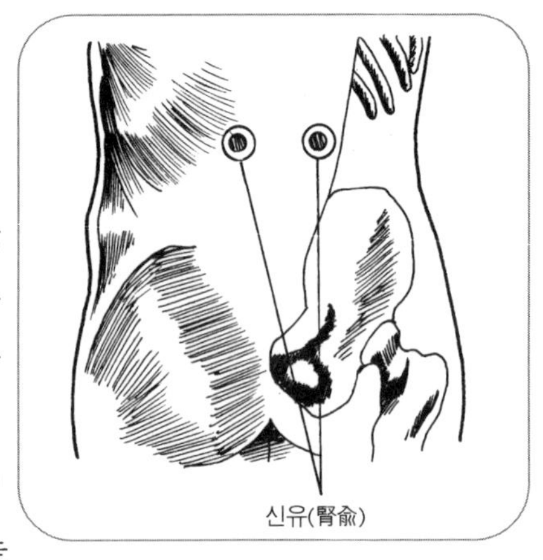
신유(腎兪)

〔位 置〕 배내선상에서 제2, 3요추극돌기 사이의 높이에 있다(배내선이라는 것은 견갑골의 안쪽과 정중선의 중앙을 지나는 수직선).

〔取穴法〕 엎드린 자세에서 취혈. 좌우 장골능의 가장 높은 부위를 연결한 선을 야코비선이라고 하고, 이 선은 거의 제4요추극돌기상을 통과한다. 요추는 성인의 경우 약 3㎝의 높이를 갖고 있으므로 착오가 없도록 세어(제1요추의 위가 제12흉추) 제3, 제2요추극돌기 사이의 높이에서, 배내선상에 신유를 취혈한다.

〔主 治〕 신질환, 요통, 생식기질환(월경부조, 성교불능), 고혈압증, 이명

22. 대장유(大腸兪)

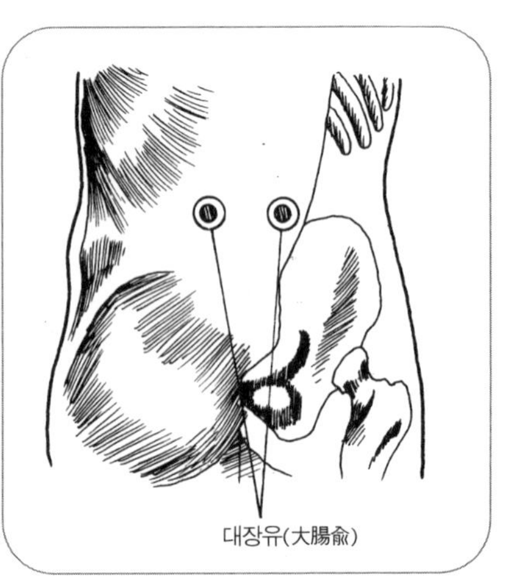
대장유(大腸兪)

〔位 置〕 배내선상에서 제4, 5요추극 돌기 사이에 있다(배내선이라는 것은 견갑골의 안쪽과 정중선과의 중앙을 지나는 수직선).

〔取穴法〕 누운 자세에서 취혈. 좌우의 장골능의 가장 높

은 부위를 연결한 선을 야코비선이라 한다. 이 선은 거의 제4요추극돌기상을 통과한다. 제4요추극돌기와 그 아래의 제5요추극돌기 사이의 높이에서 배내선상에 대장유를 취혈한다.

(主 治) 하리, 변비, 요통, 좌골신경통, 슬관절염

23. 소장유(小腸兪)

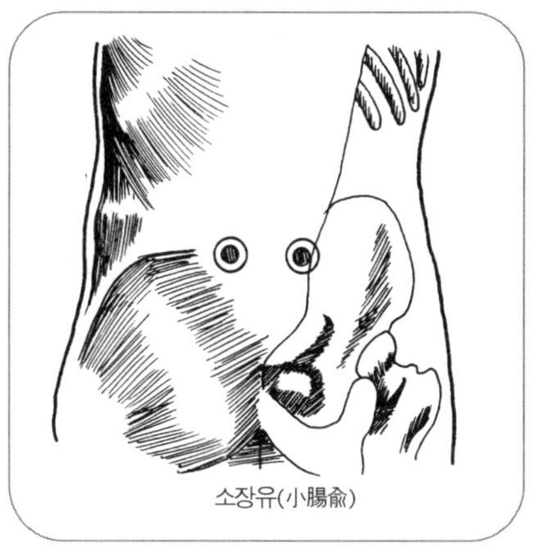
소장유(小腸兪)

(位 置) 배내선상에서 관원유와 백환유의 사이에 상방으로부터 1/4에 있다(배내선이라는 것은 견갑골의 안쪽과 정중선과의 중앙을 지나는 수직선).

(取穴法) 엎드린 자세에서 취혈. 좌우 장골능의 최고 높은 곳을 지나는 선을 야코비선이라 하고, 대부분 제4요추극돌기 상을 통과한다. 제4요추극돌기 아래의 제5요추극돌기를 찾는다. 제5요추극돌기와 정중선골능(선골후면 중앙에 극돌기 모양을 느낀다) 윗쪽의 중앙에 가점을 정한다. 꼬리뼈 선단으로부터 상방을 찾아가면, 팥크기 정도의 둥근뼈(선골각)가 잡힌다. 선골각은 소지 끝이 들어갈 정도로 좌우로 나누어져 있고, 그 중앙에 얕게 패인 곳에 요유를 찾는다. 기절과 요유 사이를 4등분하고 기절로부터 1/4의 높이 배내선상에 소장유를 취혈한다.

(主 治) 부인과 질환(월경불순, 자궁출혈), 슬관절염

24. 방광유(膀胱兪)

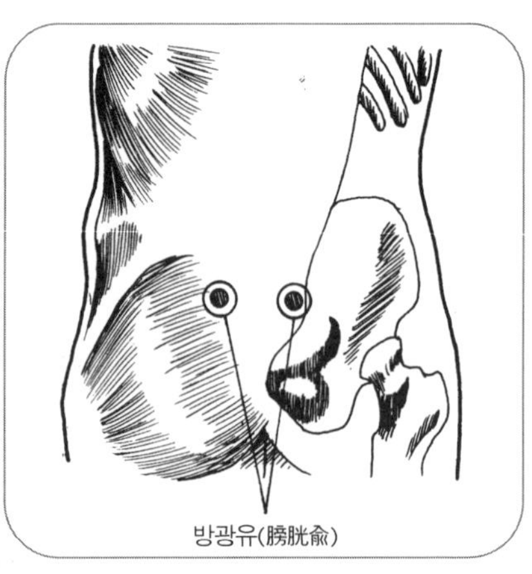
방광유(膀胱兪)

(位 置) 배내선상에서 관원유와 백환유의 중앙에 있다(배내선이라는 것은 견갑골의 안쪽과 정중선의 중앙을 지나는 수직선).

(取穴法) 엎드린 자세에서 취혈. 좌우의 장골능의 가장 높은 곳을 연결한 선을 야코비선이라고 하고, 거의 제4요추극돌기 위를 통과한다. 이 제4요추극돌기 아래에서 제4요추극돌기를 찾는다. 이 제5요추극돌기와 정중선골능(선골후면 중앙에 극돌기 모양을 느낀다) 윗쪽의 중앙에 가점을 정한다. 미골선단에서 윗쪽으로 문지르면 팥크기 정도의 둥근뼈(선골각)를 느낀다. 선골각은 좌우로 나누어져 있고, 중앙에 새끼 손가락 끝이 들어갈 정도의 홈이 있고 그 홈을 약 5㎜ 올라간 점에서 요유를 찾는다. 가점과 요유의 중앙 높이로 배내선상에서 방광유를 취혈한다.

(主 治) 노폐, 빈뇨, 전립선비대

25. 중려유(中膂兪)

(位 置) 배내선상에서 관원유와 백환유의 사이에 하방으로부터 1/4에 있다(배내선이라는 것은 견갑골의 안쪽과 정중선의 중앙을 지나는 수직선).

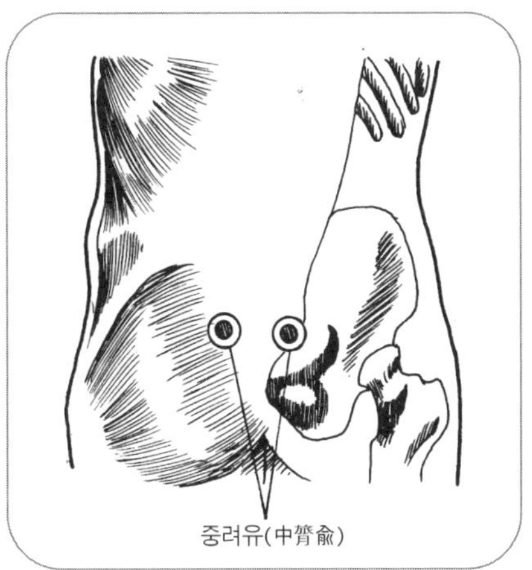

《取穴法》 엎드린 자세에서 취혈. 좌우의 장골능의 가장 높은 곳을 잇는 선을 야코비선이라고 하고, 거의 제4 요추극돌기 위를 통과한다. 이 제4 요추극돌기의 아래에서 제5 요추극돌기를 찾는다. 제5 요추극돌기와 정중선(선골후면 중앙에서 극돌기 모양을 느낀다) 위 가장자리의 중앙에서 가상의 점을 정한다. 미꼴(꼬리뼈) 끝부분부터 윗쪽으로 문질러 가면 팥알정도의 둥근뼈(선골각)를 느낀다. 선골각은 새끼손가락의 끝이 들어갈 정도로 좌우로 나누어져 있고, 그 중앙의 얕게 패인 곳에서 요유를 찾는다. 가상의 점과 요유의 사이를 4등분하고 요유로부터 1/4의 높이에 배내선상에서 중려유를 취혈한다.

《主 治》 직장염, 좌골신경통, 방광염

26. 백환유(白環兪)

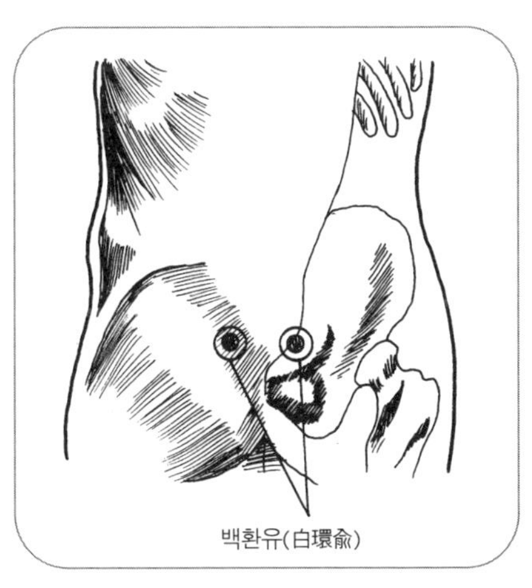

《位 置》 배내선상에서 선골각의 높이에 있다(배내선이라는 것은, 견갑골의 안쪽과 정중선의 중앙을 지나는 선).

《取穴法》 엎드려 누운 자세에서 취혈. 꼬리뼈 끝에서 윗쪽으로 문질러 올라가면, 콩알 정도의 둥근뼈(선골각)를 느낀다. 선골각은 좌우로 나누어져 있고, 중앙에 새끼손가락 끝이 들어갈 정도의 간격이 있고, 그 간격을 5㎜정도 올라간 곳(선골관열공의 입구, 요유)의 높이로 배내선상에서 백환유를 취혈한다.

主 治 치질, 대하, 고관절통

27. 상료(上髎)

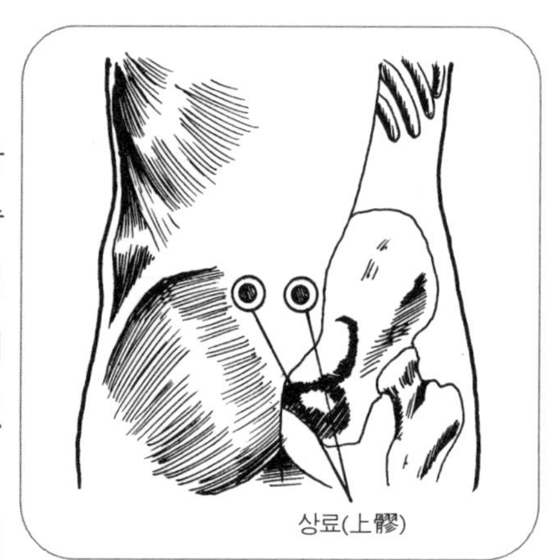
상료(上髎)

位 置 제5요추극돌기와 정중선능골 윗쪽과의 중앙에 가점을 정해서 기점과 정중선상의 요유의 사이에서 위로부터 1/4 바깥쪽 2㎝에 있다.

取穴法 엎드린 자세에서 취혈. 꼬리뼈 끝부터 상방으로 문지르면 팥크기 정도의 둥근뼈(선골각)에 접촉한다. 선골각은 새끼손가락의 끝이 들어갈 정도로 좌우로 분할되어 있고, 그 중앙의 얕게 패인 곳에 요유를 찾는다. 가점과 요유의 사이를 4등분 해서, 가점으로부터 1/4의 높이에서, 바깥쪽 2㎝의 점에 상료를 취혈한다.

主 治 선골부통, 치질, 골반공내질환(방광염, 자궁내막염), 하지동통

28. 차료(次髎)

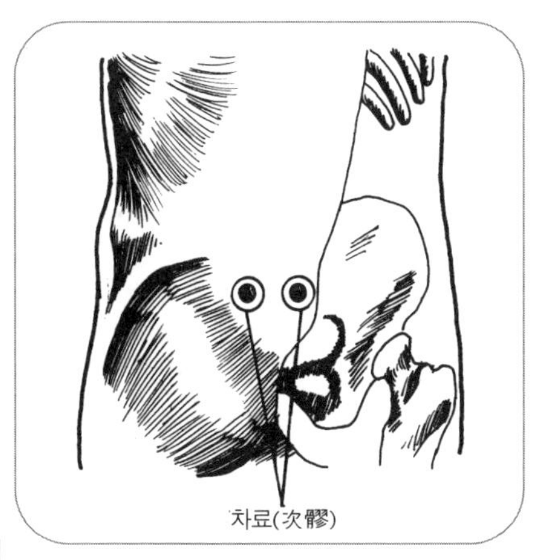

《位 置》 상료와 하료의 사이에서 상료로부터 1/3 에 있다.

《取穴法》 엎드린 자세에서 취혈. 좌우 장골능의 가장 높은 곳을 연결한 선을 야코비선이라고 하고, 이 선은 거의 제 4 요추극돌기상을 통과한다. 이 제 4 요추돌기의 밑에 제 5 요추돌기를 찾는다. 이 제 5 요추돌기와 정중선골능(선골후면 중앙에 극돌기 모양을 느낀다) 위쪽 중앙에 가점을 정한다. 미골선단으로부터 상방으로 문지르면, 팥크기 정도의 둥근뼈(선골각)에 접촉한다. 선골각은 소지끝이 들어갈 정도로 좌우로 나누어져 있고, 그 중앙의 얕게 패인 곳에 요유를 찾는다. 가점과 요유의 사이를 4 등분해서 가점으로부터 1/4 의 높이에서 외방 2 ㎝에 상료를, 요유로부터 외방, 1.5 ㎝에 하료를 찾는다. 그 상료와 하료 사이를 3 등분해서 상료로부터 1/3 되는 부위에 있는 차료를 취혈.

《主 治》 치질, 골반공내질환(방광염, 자궁내막염), 하지동통

29. 중료(中髎)

《位 置》 상료와 하료 사이에서 하료로부터 1/3 에 있다.

《取穴法》 엎드린 자세에서 취혈. 좌우의 장골능의 가장 높은 점을 맺는 선을 야코비선이라고 한다. 대부분 제 4 요추극돌기 위를

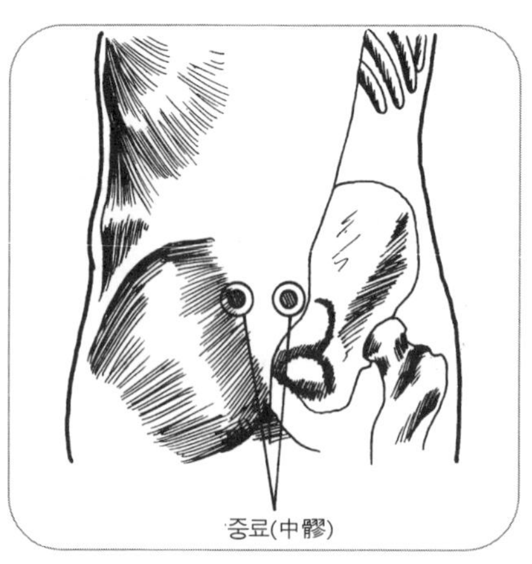

통과한다. 이 제4 요추극돌기의 아래에 제5 요추극돌기를 찾는다. 제5 요추극돌기와 정중선골능 윗쪽의 중앙에 가점을 정한다. 꼬리표 선단에서 상방으로 문질러가면, 팥알 크기의 둥근뼈가 닿는다. 선골각은 소지의 끝이 들어갈 정도로 좌우로 나누어져 있고, 그 중앙의 얕게 패인 곳에서 요유를 찾는다. 가점과 요유 사이를 4 등분하고 가점에서 1/4 의 높이에서 외방 2㎝에 상료, 요유에서 외방 1.5㎝에 중료를 취혈한다.

〈主 治〉 선골부통, 방광염, 치질

30. 하료(下髎)

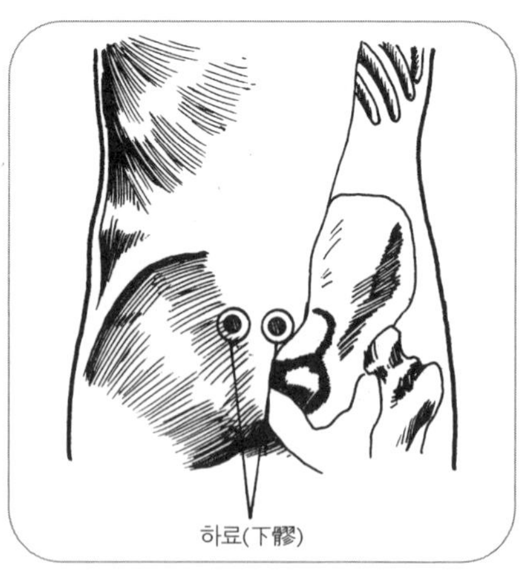

〈位 置〉 정중선상에서 요유의 외측 1.5㎝에 있다.

〈取穴法〉 누운 자세에서 취혈. 미골선단에서 윗쪽으로 문질러 가면 팥크기 정도의 둥근뼈(선골각)의 돌출을 느낄 수 있다. 선골각은 좌우로 나누어져 있고 중앙에 작은 손가락 끝이 들어갈 정도의 간격이 있고 그 간격의 약 5㎜ 정도 위 조금 패인 곳 중앙(선골관열공의 입구)에서 요유를 찾는다.

(主 治) 치질, 회음부통

31. 회양(會陽)

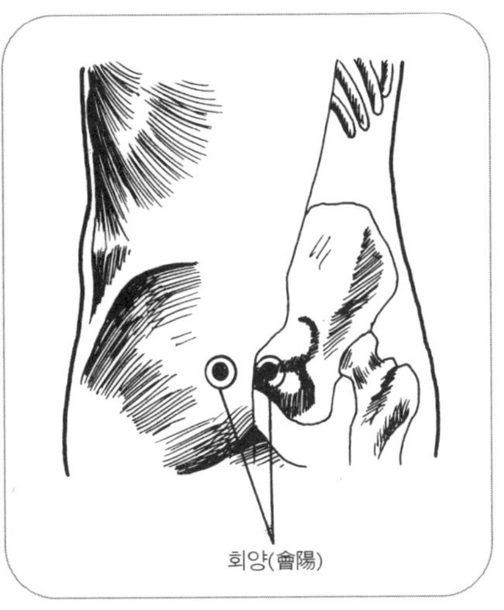
회양(會陽)

(位 置) 미골(꼬리뼈) 하단의 외측 1㎝에 있다.

(取穴法) 엎드린 자세에서 취혈. 미골을 따라서 밑으로 손가락을 더듬어 가고, 미골선단(장강)의 높이에서 바깥쪽 1㎝의 점에 회양을 취혈한다.

(主 治) 치질, 요통, 대하, 회음통

32. 승부(承扶)

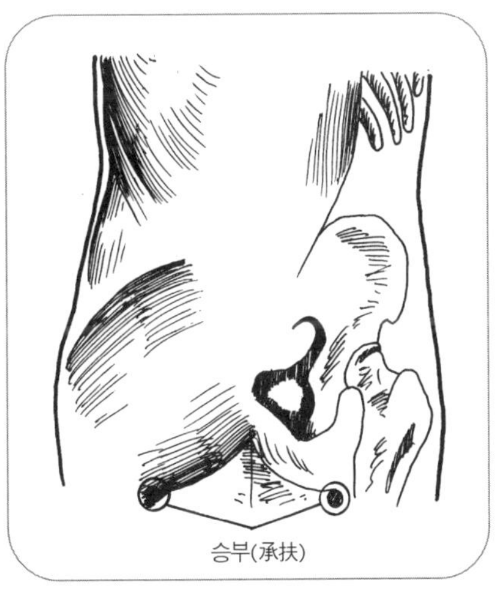
승부(承扶)

(位 置) 대퇴후면 정중선과 전구와의 교점에 있다.

(取穴法) 엎드린 자세에서 취혈. 엉덩이의 밑에서 넙적다리에 붙은 횡문(전구) 상을 손가락으로 더듬으면, 심부에 다른 굳은 근육이 상하로 쭉 연결되어 있다. 발에 힘을 넣어서

도 알기 쉽다. 이것이 반건양근에 있다. 반건양근과 엉덩이근의 근처에 반응을 보면서 승부를 취혈한다. 심부에는 신체중에서 최대의 좌골신경이 통과한다.

(主　治) 요통, 좌골신경통, 치질

33. 은문(殷門)

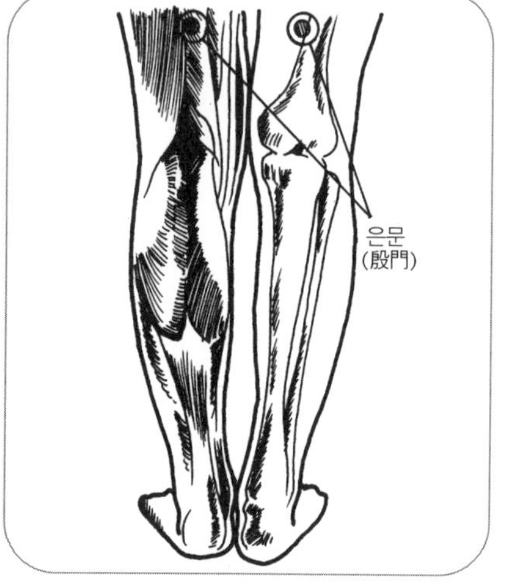

(位　置) 승부와 위중의 중앙에 있다.

(取穴法) 엎드린 자세에서 취혈. 대퇴후면의 가운데 선에서 엉덩이와 대퇴경계선상에 승부를 찾고, 무릎 뒤의 주름 중앙에서 위중을 찾는다. 승부와 위중의 사이를 2등분하고, 그 중앙에 은문을 취혈한다.

(主　治) 좌골신경계, 편마비, 하지운동장애

34. 부극(浮極)

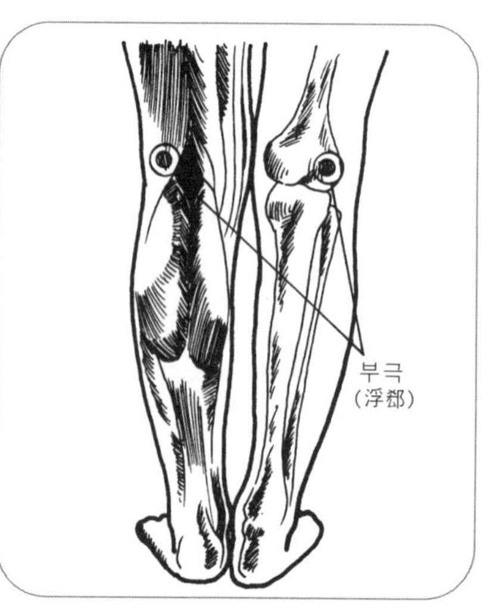

(位　置) 위양의 상방 2㎝에 있다.

(取穴法) 슬왕 행문의 외단 가까이에 대퇴로부터 하퇴

에 걸쳐서 무릎을 곧게 펴면, 굵기 5㎜ 정도의 힘줄이 나타나기도 하고 사라지기도 한다. 이것이 대퇴의 이두근이다. 이 힘줄의 내연에 위양을 찾는다. 위양으로부터 2㎝ 위의 대퇴 이두근 중에 부극을 취혈한다.

〔主 治〕 슬관절통, 비골신경통

35. 위양(委陽)

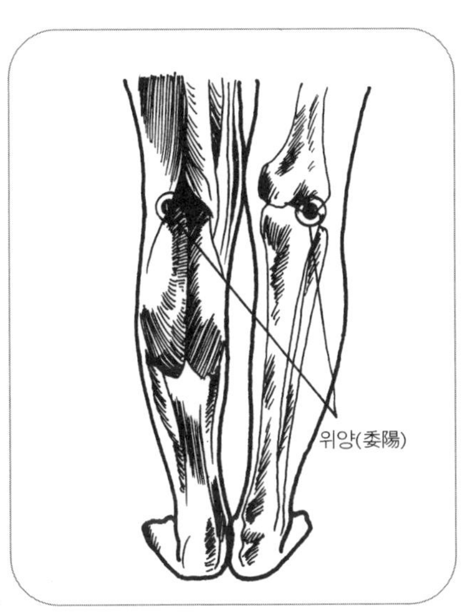

〔位 置〕 무릎 뒷쪽의 가로무늬상에서 대퇴 이두건의 안쪽에 있다.

〔取穴法〕 엎드린 자세에서 취혈. 무릎을 굽혔다 폈다하면, 뒷쪽 가로무늬의 외측에 대퇴로부터 하퇴에 걸쳐 두께 5㎜정도의 건이 나타나기도 하고 없어지기도 한다. 이것이 대퇴의 이두근건이고, 이 건의 내측(엄지발가락쪽)에서, 무릎 뒷쪽 가로무뇌상에서 위양을 취혈한다. 취혈할 때는 조금 무릎을 굽히면 대퇴 이두근을 포착하기가 쉽다. 그 건의 안쪽에 취혈을 한다.

〔主 治〕 비복근경련, 비골신경통, 요통, 슬관절통

36. 위중(委中)

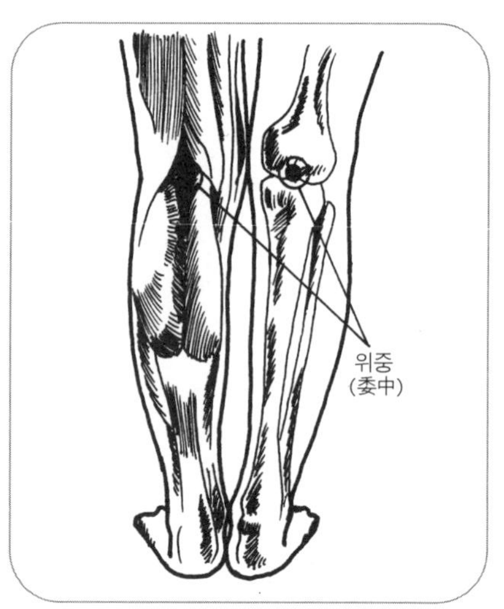

〈位 置〉 무릎 뒤 주름의 중심에 있다.

〈取穴法〉 엎드린 자세에서 취혈. 무릎 뒤 주름의 중간 지점에서 위중을 취혈한다.

〈主 治〉 요통, 좌골신경통, 슬통

37. 부분(附分)

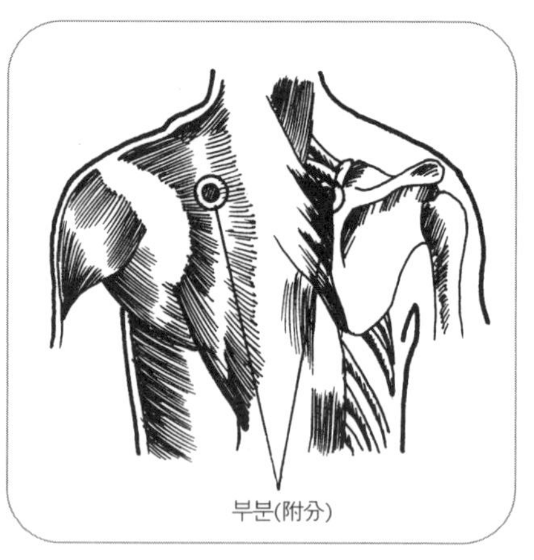

〈位 置〉 배외선상에서 제2, 3흉추극돌기 사이의 높이에 있다(배외선이라는 것은 견갑골의 안쪽을 지나는 수직선).

〈取穴法〉 앉은 자세에서 취혈. 목을 앞으로 굽혔을 때 최상위에서 돌출한 극돌기가 제7경추극돌기이고 그 바로 아래가 제1흉추극돌기이다. 이하 차례로 극돌기를 세어 내려가 제2, 3흉추극돌기 사이를 찾는다. 그 높이에서 배외선상에 부분을 취혈한다.

〈主 治〉 견배통, 항강회고불능(항강증)

38. 백호(魄戶)

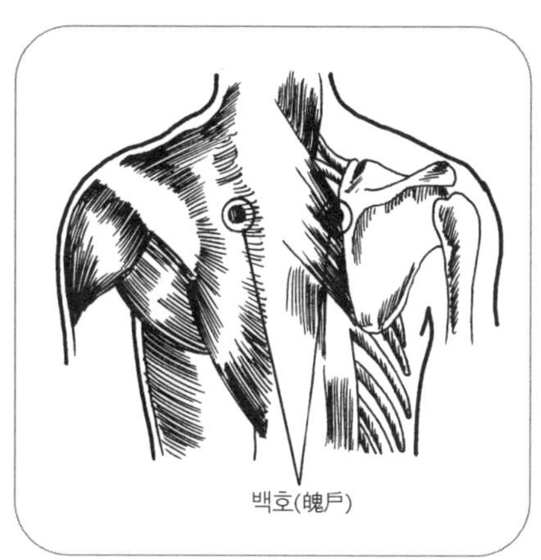
백호(魄戶)

《位 置》 배외선상에서 제3, 4흉추극돌기 사이의 높이에 있다(배외선이라는 것은 견갑골의 안쪽을 지나는 수직선).

《取穴法》 목을 앞으로 굽혀 가장 위에 돌출한 극돌기가 제7경추돌기이고, 그 바로 밑이 제1흉추돌기이다. 이하 차례로 극돌기로 내려가 제3, 4흉추극돌기를 찾아 그 높이로 배내선상에서 백호를 취혈한다.

《主 治》 오십견, 상완신경통, 어깨결림, 배근통

39. 고황(膏肓)

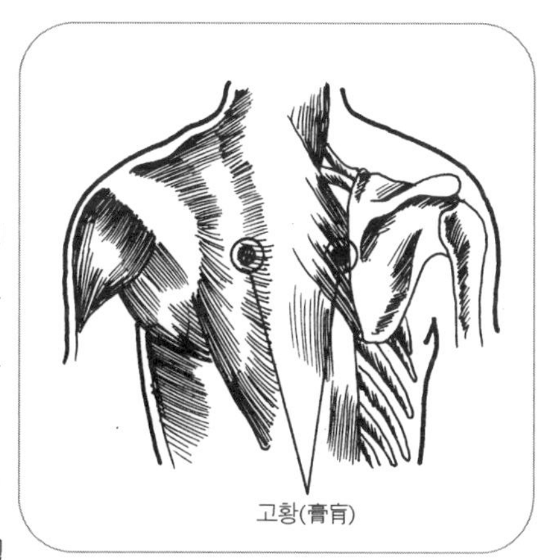
고황(膏肓)

《位 置》 배외선상에서 제4, 5흉추극돌기 사이의 높이에 있다(배외선이라는 것은 견갑골의 안쪽을 지나는 선.

《取穴法》 앉은 자세에서 취혈. 목을 앞으로 굽힐 때 제일 위에 돌출한 극돌기가 제7경추극돌기이고, 그 바로 아래가 제1흉추극돌기이다. 이하 순서로 극돌기를 세어내려가 제4, 5흉추극돌기 사이의 높이에서 배외선상에 고황을 취혈한다.

《主 治》 위산과다증, 호흡기질환, 견관절주위염, 경견완봉

40. 신당(神堂)

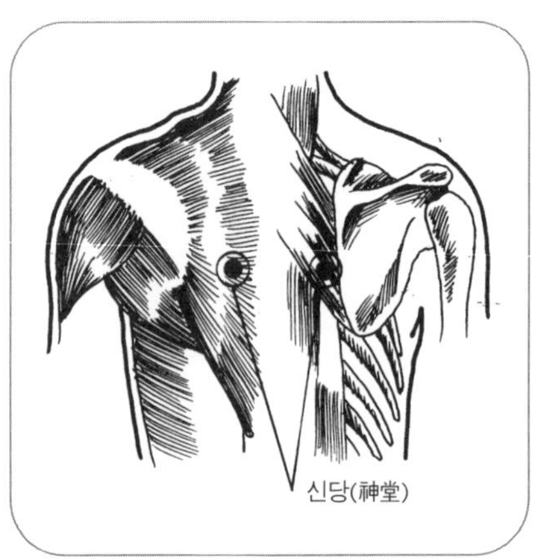

《位 置》 배외선상에서 제5, 6흉추극돌기 사이에 있다(배외선이라는 것은 견갑골의 안쪽을 지나는 수직선).

《取穴法》 앉은 자세에서 취혈. 목을 앞으로 숙였을 때 가장 위에 돌출한 극돌기가 제7경추극돌기이고, 그 바로 아래가 제1흉추극돌기이다. 이하 순서로 극돌기로 세어 내려가 제5, 6흉추극돌기 사이를 찾고, 그 높이에서 배외선상에 있는 신당을 취혈한다.

《主 治》 심장병, 배근통, 늑간신경통

41. 의희(譩譆)

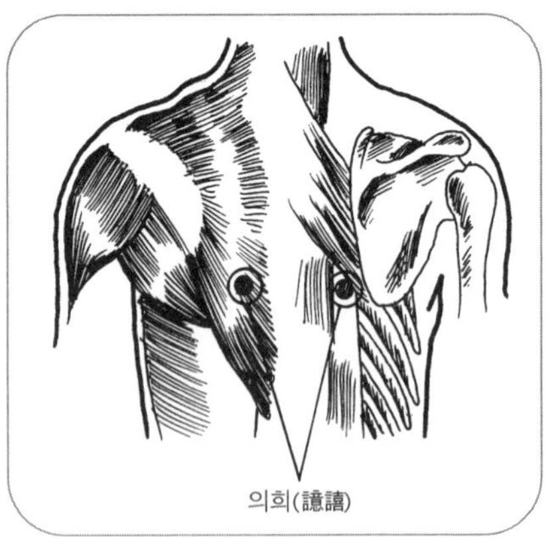

《位 置》 배외선상에서 제6, 7흉추극돌기 사이의 높이에 있다(배외선이라는 것은 견갑골의 안쪽을 지나는 수직선).

《取穴法》 앉은 자세로 취혈. 목을 앞으로 굽혔을 때, 가장 위에 돌출하는 극돌기가 제7경추돌기이고, 그 바로 아래가 제1흉추극돌기이다. 여기서 제7, 8흉추극돌기를 찾고, 그 높이에서 배외선상에 의희를 취혈한다.

《主 治》 흉배통, 늑간신경통

42. 격관(膈關)

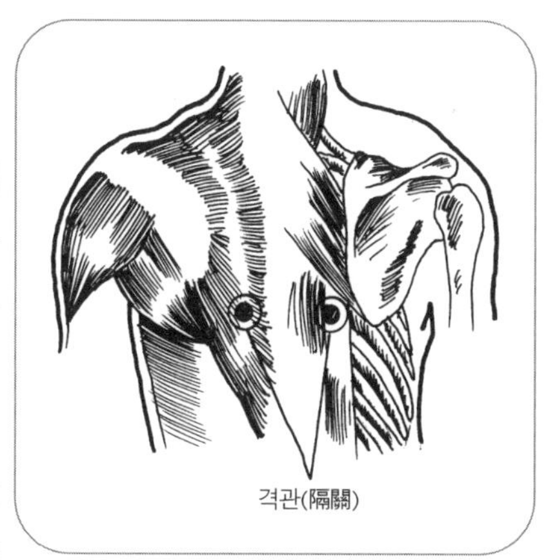
격관(膈關)

《位 置》 배외선상에서 제7, 8흉추극돌기 사이의 높이에 있다(배외선이라는 것은 견갑골의 안쪽을 지나는 수직선).

《取穴法》 앉은 자세에서 취혈. 목을 앞으로 굽힐 때 제일 위에 돌출한 극돌기가 제7경추돌기이고, 그 바로 아래가 제1흉추돌기이다. 이하 순서로 극돌기를 세어내려가 제7, 8흉추극돌기 사이의 높이에서 배외선상에 격관을 취혈한다.

《主 治》 복통, 흉막염, 위산과다증, 늑간신경통

43. 혼문(魂門)

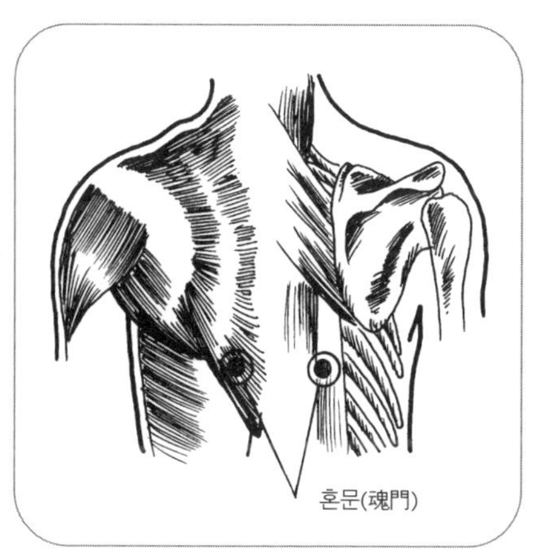
혼문(魂門)

《位 置》 배외선상에서 제9, 10흉추극돌기 사이의 높이에 있다(배외선이라는 것은, 견갑골의 안쪽을 지나는 수직선).

《取穴法》 엎드린 자세에서 취혈. 좌우 장골능의 가장 높은 부위를 연결한 선을 야코비선이라고 하고, 이선은 거의 제4요추극돌기 상을 통과한다. 요추는 성인의 경우 약 3㎝의 높이에 있다. 제

10, 제9흉추극돌기 사이의 높이에서 배외선상에 혼문을 취혈한다.

(主 治) 늑간신경통, 가슴쓰림

44. 양강(陽綱)

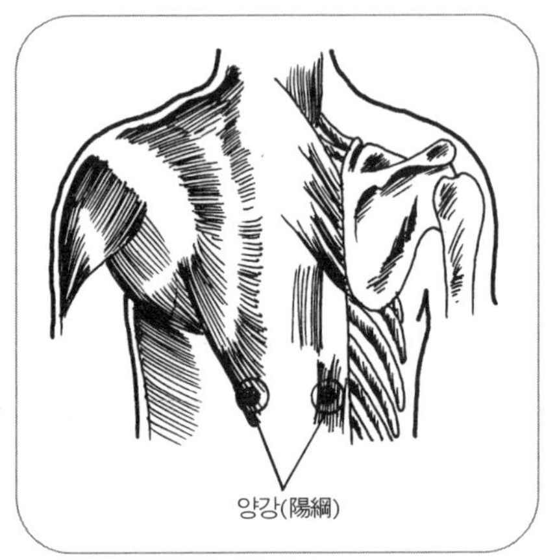

(位 置) 배외선상에서 제10, 11흉추돌기 사이의 높이에 있다(배외선이라는 것은 견갑골의 안쪽을 지나는 수직선).

(取穴法) 좌우 장골능 가장 높은 곳을 연결한 선을 야코비선이라 한다. 이 선은 거의 제4요추돌기 위를 통과한다. 제4요추돌기에서 극돌기를 세어 올라가(제1요추 위가 제12흉추) 제11, 제10흉추극돌기 사이 높이로 배내선상에서 양강을 취혈한다.

(主 治) 늑간신경통, 복명, 복통, 소화불량

45. 의사(意舍)

(位 置) 배외선상에서 제11, 12흉추극돌기 사이에 있다(배외선이라는 것은 견갑골의 안쪽을 지나는 수직선).

(取穴法) 엎드린 자세에서 취혈. 좌우 장골능의 가장 높은 점을 맺는 섬을 야코비선이라고 한다. 이 선은 대부분 제4요추극돌기

상을 통과한다. 제4 요추극돌기부터 순서로 극돌기를 세어올라가고 제1 요추의 위가(제12 흉추) 제12, 13 흉추극돌기 사이의 높이에서 배외선상에 의사를 취혈한다.

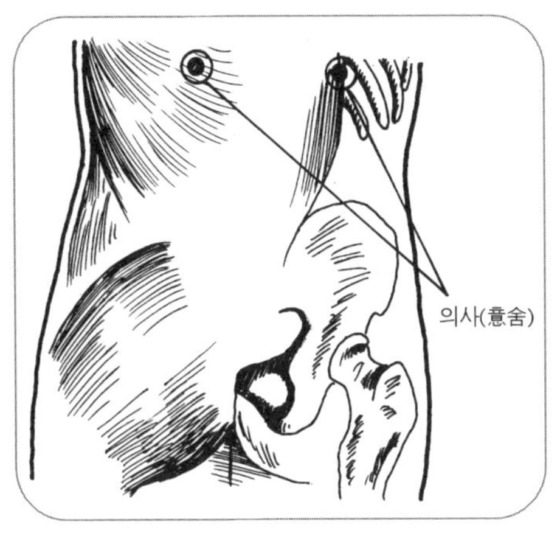

《主 治》 위통(위경련), 복만, 위부팽만

46. 위창(胃倉)

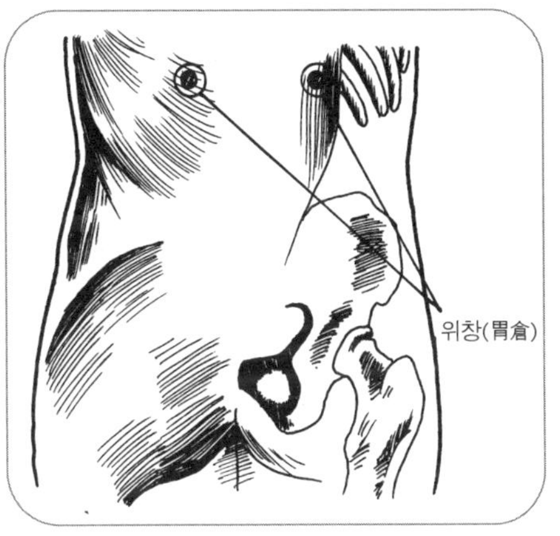

《位 置》 배외선상에서 12흉추와 제1 요추극돌기 사이의 높이에 있다(배외선이라는 것은 견갑골의 안쪽을 통과하는 수직선).

《取穴法》 좌우의 장골능의 가장 높은 점을 맺은 선을 야코비선이라고 한다. 그 선은 대부분 제4 요추극돌기상을 통과한다. 제4 요추돌기부터 순서로 극돌기를 세어 올라가 제1 요추돌기와 직상의 제12 흉추돌기 사이의 높이에서 배외선 위에 위창을 취혈한다.

《主 治》 위통, 담석증, 식욕부진

47. 황문(肓門)

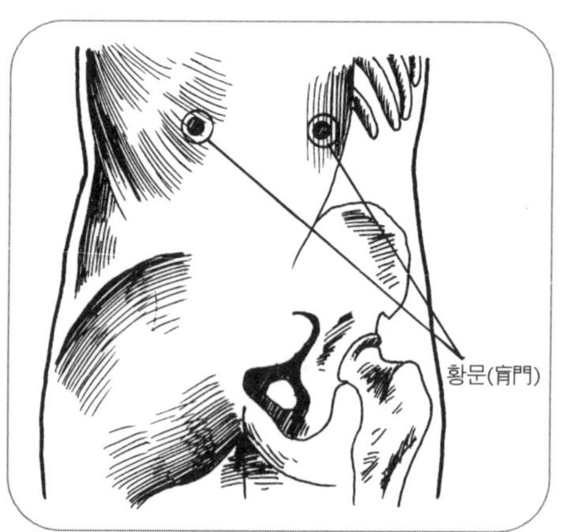

《位 置》 배외선상에서 제1, 2요추극돌기 사이의 높이에 있다(배외선이라는 것은 견갑골의 안쪽을 지나는 수직선).

《取穴法》 엎드린 자세에서 취혈. 좌우 장골능의 가장 높은 부위를 연결한 선을 야코비선이라 하고, 이 선은 거의 제4요추극돌기상을 통과한다. 요추는 성인의 경우 약 3㎝의 높이에 있으므로 착오가 없도록 세어(제1요추의 위가 제12흉추) 제2, 제1요추극돌기 사이의 배외선상에 황문을 취혈한다.

《主 治》 위통, 복통

48. 지실(志室)

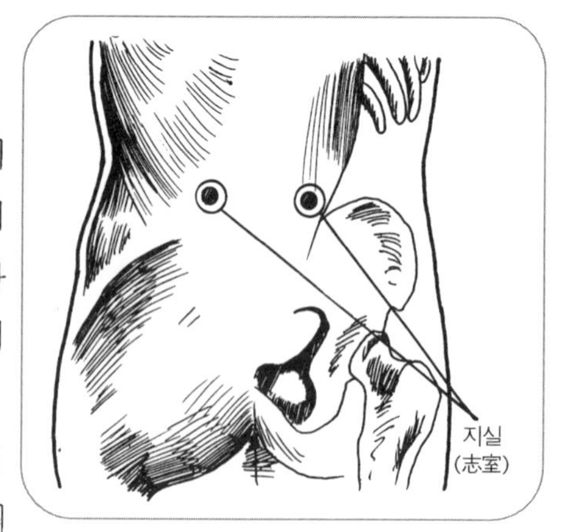

《位 置》 배외선상에서 제2, 3요추극돌기 사이의 높이에 있다.(배외선이라는 것은 견갑골의 안쪽을 지나는 수직선)

《取穴法》 엎드린 자세에서 취혈. 좌우 장골능의 최고 높은 부위를 연결한 선을 야코비선이라 하며, 제4요추극돌기상을 통과한다. 제4요추극돌기에서 순서대로 극돌기를 세어 올라가 제3, 2요추극돌기 사이의 높이에서 배외선상에 지실을 취혈한다.

主 治 요통, 신경질환, 생식기질환(월경부조, 조루), 고혈압증, 하리

49. 포황(胞肓)

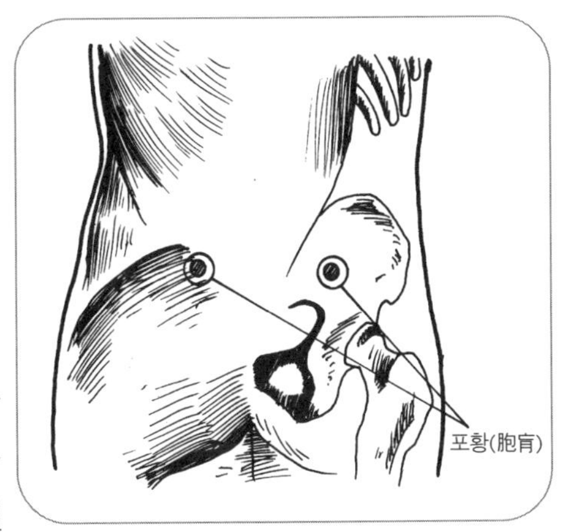

位 置 배외선상에서 방광유의 높이에 있다(배외선이라는 것은 견갑골의 안쪽을 지나는 수직선).

取穴法 엎드린 자세에서 취혈. 좌우의 장골능의 가장 높은 곳을 연결한 선을 야코비선이라고 한다. 이 선은 거의 제4요추극돌기 위를 통과한다. 이 제4요추극돌기의 바로 밑에서 제5요추극돌기를 찾는다. 선골후면 중앙에 극돌기 모양으로 만져지는 정중선골을 찾고, 그 윗쪽과 제5요추극돌기와의 중간에 가점을 정한다. 미골선단으로부터 윗쪽으로 찰과해 가면, 팥알 정도의 둥근뼈(선골각)를 느낀다. 선골각은 좌우로 나누어져 있고, 중앙에 새끼손가락 끝이 들어갈 정도의 홈이 있고, 그 홈을 약 5㎜ 올라간 곳에서 선골관열공입구(요수)를 찾는다. 앞의 가점과 선골관열공입구의 중점 높이로 배외선상에 포황을 취혈한다.

主 治 좌골신경통, 요통, 월경이상, 불임증

50. 질변(秩邊)

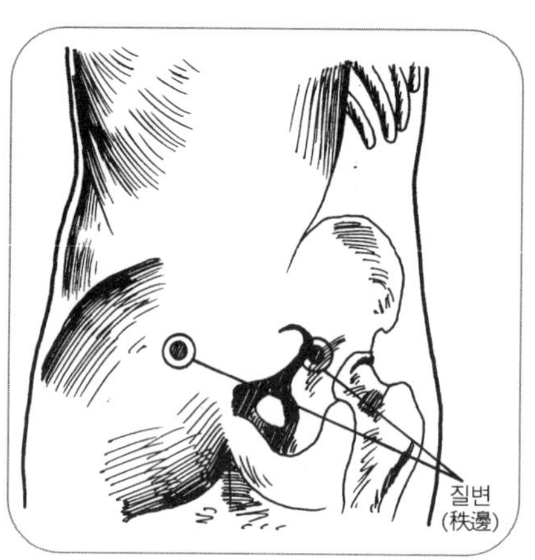

《位 置》 배외선상에서 요유의 높이에 있다(배외선이라는 것은 견갑골의 안쪽을 지나는 수직선).

《取穴法》 누운 자세에서 취혈. 미골선단으로부터 윗쪽으로 문질러가면 팥 크기 정도의 뼈(선골각)를 느낀다. 선골각은 좌우로 나누어져 있고, 중앙에 소지끝이 들어갈 정도의 간격이 있고, 그 간격의 중앙(요유)의 높이에서 배외선상에 있는 질변을 취혈한다.

《主 治》 고관절통, 요통, 치질, 좌골신경통

51. 합양(合陽)

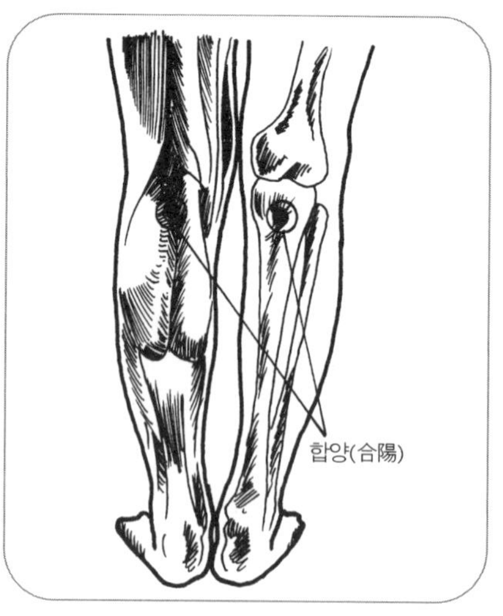

《位 置》 위중과 아킬레스건의 후면중앙(바깥복사뼈의 높이)과의 사이에서 위중으로부터 1/8 에 있다.

《取穴法》 누운 자세에서 취혈. 슬와(무릎의 뒷부분)의 중심에서 위중을 찾는다. 다음의 복사뼈의 맨 위를 아킬레스건상에 연장하고 아킬레스건 후면 중앙에 가점을 정한다. 위중과 가점의 사이를 8등분하고, 위중에서

1/8의 지점에 함양을 취혈한다. 그 경우 실제로는 위중과 가점과의 사이의 중앙을 찾고 다음에 상반부의 중앙에 찾아 그 상반부의 중앙에 취혈하는 것이다. 이 부분은 비복근의 내측두와 외측두의 사이에 닿는다.

〈主 治〉 좌골 신경통, 비복근경련, 슬관절통

52. 승근(承筋)

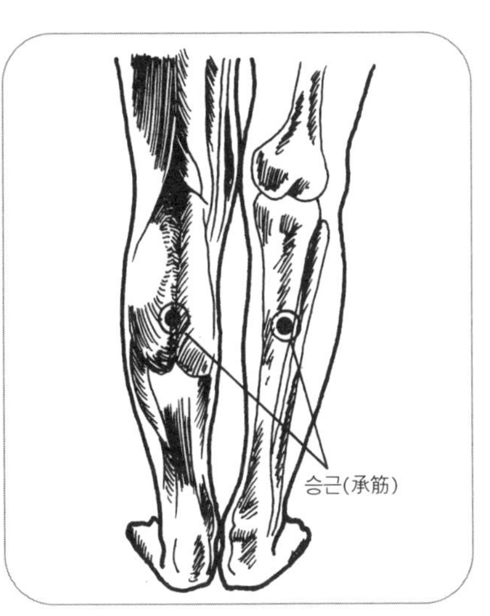

〈位 置〉 위중과 아킬레스건의 후면 중앙(바깥 복사뼈의 높이)과의 사이에 위중으로부터 1/3에 있다.

〈取穴法〉 엎드린 자세에서 취혈. 무릎 안쪽의 중심에 위중을 찾아, 다음 복사뼈의 정점의 높이를 아킬레스건 상에 연장해 아킬레스건의 후면 중앙에 가점을 찾는다. 위중과 가점의 사이를 3등분해, 위중에서 1/3 지점에 승근을 취혈한다.

〈主 治〉 좌골신경통, 간헐성파행증

53. 승산(承山)

〈位 置〉 위중과 아킬레스건의 후면 중앙(바깥 복사뼈 높이)과의 사이에 중앙으로부터 하방 2㎝에 있다.

取穴法 엎드린 자세에서 취혈. 안쪽 무릎 가운데에서 위중을 찾은 다음 발목 뒷부분의 중앙(외과 정점과 가로선상에 있는)에 있는 가점을 찾는다. 위중과 가점의 중앙 부위에서 2㎝ 밑부분에 있는 승산을 취혈한다.

主 治 비복근 경련, 치질, 좌골신경통, 간헐성파행증

54. 비양(飛陽)

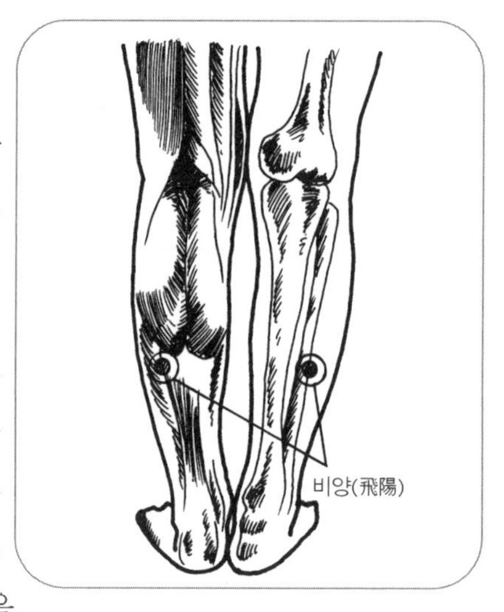

位 置 위양과 곤륜 사이의 중앙에 밑으로 2㎝에 있다.

取穴法 엎드린 자세에서 취혈. 대퇴 이두근건의 안쪽(엄지발가락쪽)에서 위양을 찾고 외과 정점의 높이에서 외과와 아킬레스건의 사이에 있는 깊은 골의 가운데에서 곤륜을 찾는다. 위양과 곤륜의 중앙으로부터 2㎝ 아래에서 비양을 취혈한다. 이부분은 승산과 같은 높이고, 비복근건의 바깥 언저리와 넙적한 근육의 경계에 해당한다.

主 治 하지통, 하지근 운동마비

55. 부양(附陽)

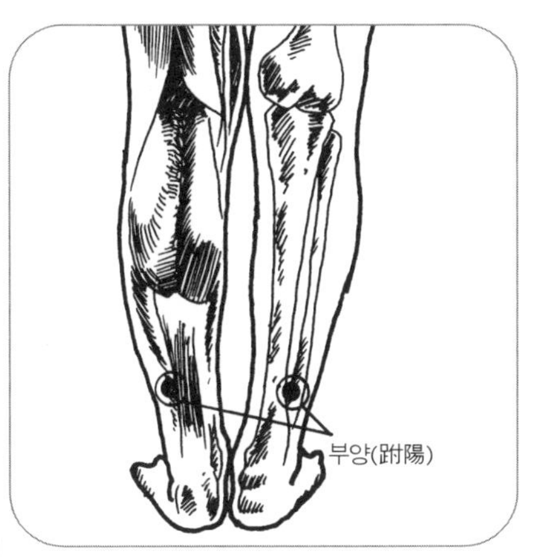

《位 置》 위양과 곤륜의 사이에서 곤륜의 1/5에 있다.

《取穴法》 엎드린 자세에서 취혈. 대퇴 이두근의 안쪽(엄지쪽)으로 슬와 횡문 위에서 위양을 찾고, 다음에 외과(바깥 복사뼈) 정점의 높이에서 외과와 아킬레스건 사이에 있는 깊은 고랑 안에서 부양을 찾는다.

《主 治》 좌골신경통, 족관절통, 자궁, 방광의 열

56. 곤륜(崑崙)

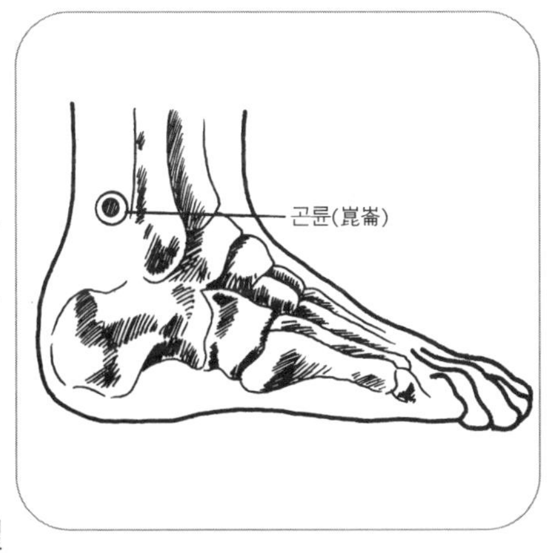

《位 置》 바깥 복사뼈 중심의 높이에서, 바깥 복사뼈와 아킬레스건의 중심에 있다.

《取穴法》 누운 자세에서 취혈. 바깥 복사뼈의 중심에서 수평으로 손가락을 아킬레스건의 방향으로 미끄러뜨리면, 바깥 복사뼈의 뒷부분에서 손가락의 움푹 패인 곳을 느낀다. 이 패인 곳에서 바깥 복사뼈 뒷쪽과 아킬레스건 앞쪽의 거의 중앙에 곤륜을 취혈한다.

《主 治》 족관절통, 좌골신경통, 닭울음 소리의 설사, 두통

57. 복삼(僕參)

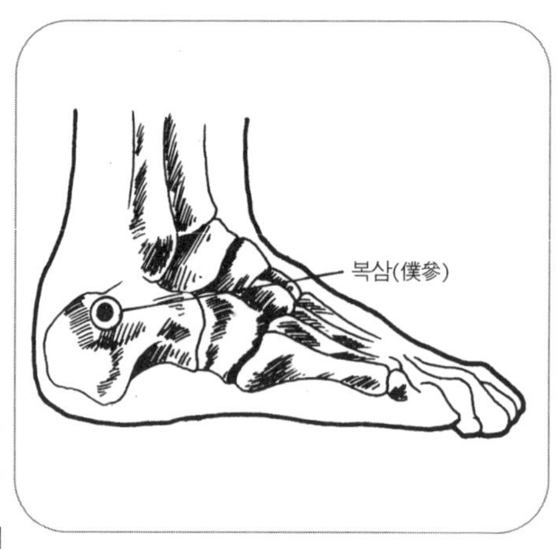

《位 置》 곤륜의 바로 아래 3㎝에 있다.

《取穴法》 누운 자세에서 취혈. 외과(바깥 복사뼈)의 정점으로부터 수평으로 손가락을 아킬레스건의 방향으로 미끄러뜨리면 외과의 뒤에서 손가락이 쑥 들어가는 커다랗게 패인 곳을 찾는다. 이 패인 곳의 중앙에서 외과 뒷쪽과 아킬레스건 앞쪽의 거의 중앙에 곤륜을 찾고, 그 바로 아래 3㎝에 복삼을 취혈한다.

《主 治》 종골통

58. 신맥(申脈)

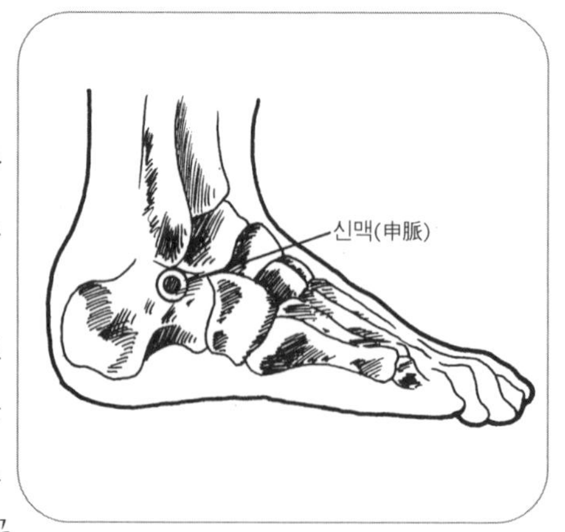

《位 置》 외과정점(바깥 복사뼈의 정점)의 바로 아래 2㎝에 있다.

《取穴法》 누운 자세 또는 엎드린 자세에서 하지를 펴서 취혈. 외과 정점의 바로 아래 2㎝의 움푹 들어간 곳에 신맥을 찾는다.

《主 治》 두통, 족관절통, 현훈

59. 금문(金門)

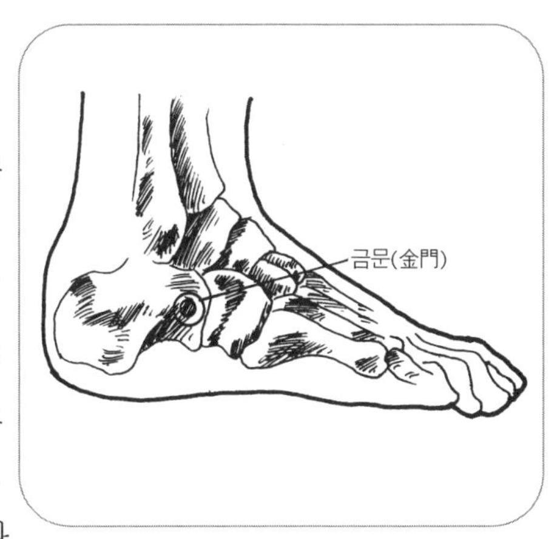

〈位 置〉 산맥과 경골의 중앙에 있다.

〈取穴法〉 누운 자세에서 발부분을 안으로 돌려 취혈. 바깥 복사뼈 정점의 바로 아래 2㎝에 신맥을 찾는다. 다음에 족부의 외측을 따라서 앞으로 만져가면 족부의 중간보다 조금 뒷쪽으로 돌출한 뼈에 해당한다. 이것이 제5충족골이고, 이 뼈 밑의 뒷쪽에 경골을 찾는다. 신맥과 경골의 중앙에 금문을 취혈한다.

〈主 治〉 족관절, 골단염

60. 경골(京骨)

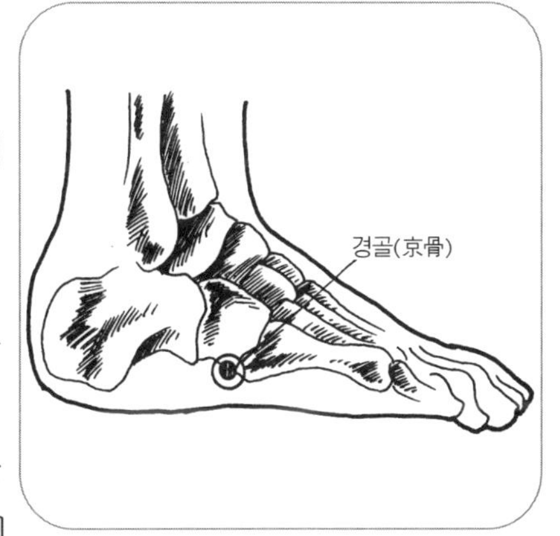

〈位 置〉 제5중족골저 뒷쪽의 외측에 있다.

〈取穴法〉 누운 자세에서 발을 안으로 해서 취혈. 발부분의 바깥쪽을 따라 뒷쪽에서 앞쪽으로 만져가면 발의 중간보다 조금 뒷쪽에 돌출한 뼈에 해당한다. 이것이 제5중족골저이고, 그 뒷쪽에 경골을 취혈한다.

〈主 治〉 염좌, 족배통, 좌골신경통

61. 속골(束骨)

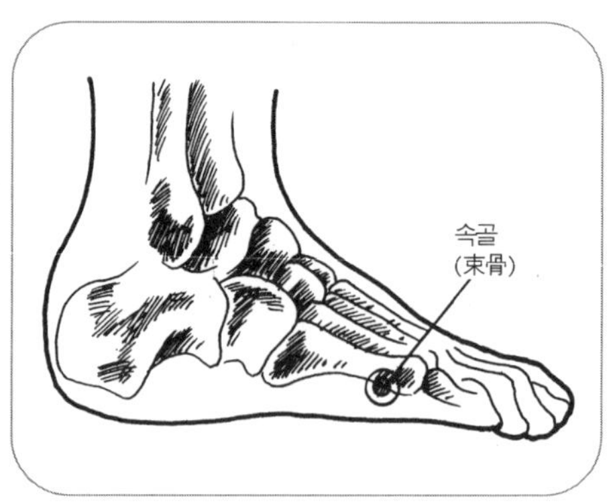

《位 置》 새끼발가락 중족골두 뒷쪽의 바깥쪽에 있다.

《取穴法》 누운 자세에서 발을 안으로 돌려 취혈. 발폭이 가장 넓게 되어 있는 점의 바깥쪽에 돌출한 뼈가 제5 중족지절관절에 있다. 이 관절의 전방(발가락 방향)에 제5 지의 제5 기절골저에서, 후방이 제5 중족골두에 있다. 이 제5 중족골두의 뒷쪽에 속골을 취혈한다.

《主 治》 소지기절관절통, 요배통

62. 통곡(通谷)

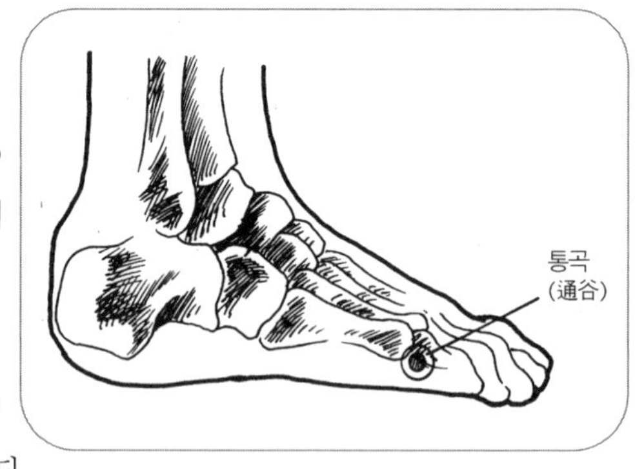

《位 置》 발의 제5 기절골저 앞쪽의 외측에 있다.

《取穴法》 누운 자세에서 발을 안으로 돌려 취혈. 발폭의 가장 높게 되어 있는 점의 바깥쪽에 돌출한 뼈가 제5중족지절관절에 있다. 이 관절이 제5발가락의 기절골저로서 후방이 제5중족골두에 있다. 이 제5 기절골저의 융기한 앞쪽에서 족통곡을 취혈한다.

《主 治》 동상(사혈), 소지기절관절통, 현훈

63. 지음(至陰)

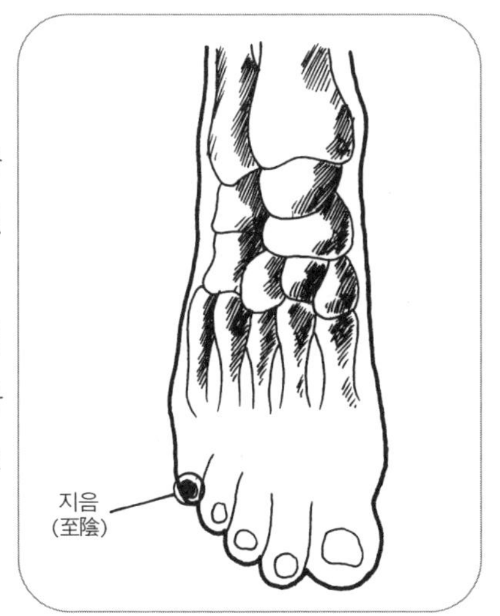

《位 置》 제5발가락 외측에서 발톱각으로부터 2㎜에 있다.

《取穴法》 누운 자세에서 발가락을 펴서 취혈. 5번째 발가락 발톱의 바깥쪽에서 후방 2㎜에 지음을 취혈한다.

《主 治》 난산, 두정통

27혈. 좌우 공 54혈

족소음신경(足少陰腎經)

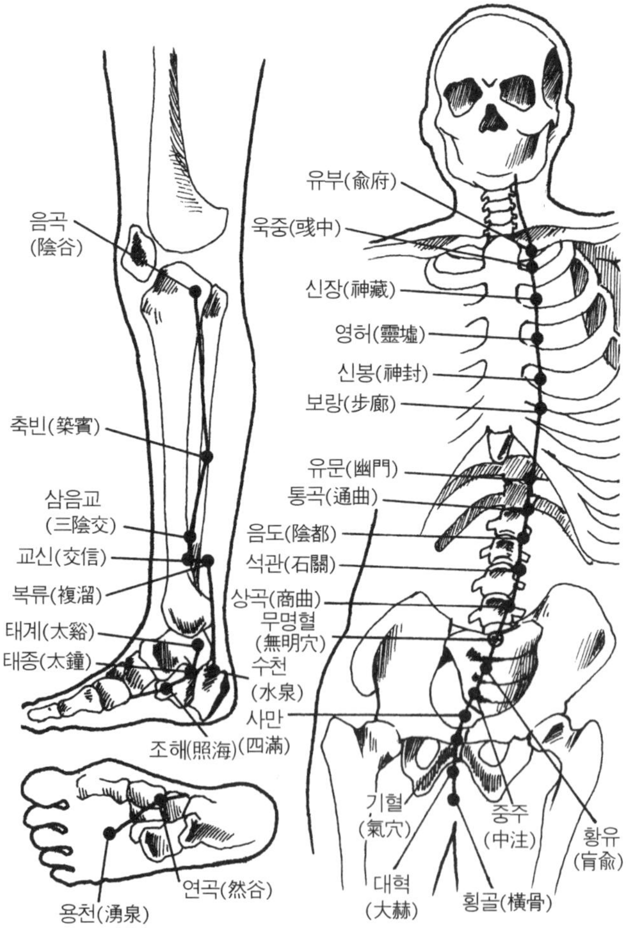

음곡(陰谷)
축빈(築賓)
삼음교(三陰交)
교신(交信)
복류(複溜)
태계(太谿)
태종(太鐘)
수천(水泉)
조해(照海)
연곡(然谷)
용천(湧泉)

유부(兪府)
욱중(彧中)
신장(神藏)
영허(靈墟)
신봉(神封)
보랑(步廊)
유문(幽門)
통곡(通曲)
음도(陰都)
석관(石關)
상곡(商曲)
무명혈(無明穴)
사만(四滿)
기혈(氣穴)
중주(中注)
황유(肓兪)
대혁(大赫)
횡골(橫骨)

1. 용천(湧泉)

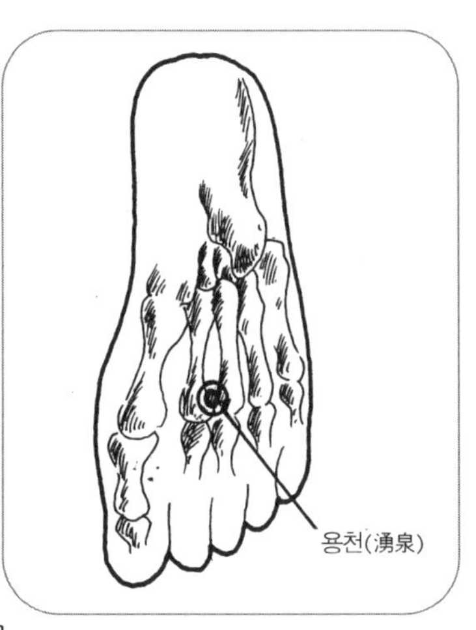

《位 置》 제2, 3발가락 사이의 발바닥 안쪽과 뒷쪽의 사이에서 전방 1/3에 있다.

《取穴法》 엎드린 자세에서 발바닥을 위로하고 취혈. 발가락의 제2, 3기절골간을 발가락쪽에서 뒷쪽으로 문질러 내려가면 발바닥의 앞쪽에서 중족 지절관절이 팽대해 있다. 그 후방의 중절골두로 이 골두의 뒷쪽에서 용천을 취혈한다. 이 용천은 중절골지의 안쪽과 뒷쪽 사이로 발가락으로부터 1/3에 해당한다.

《主 治》 고혈압증, 신경질환, 심계항진, 신경쇠약

2. 연곡(然谷)

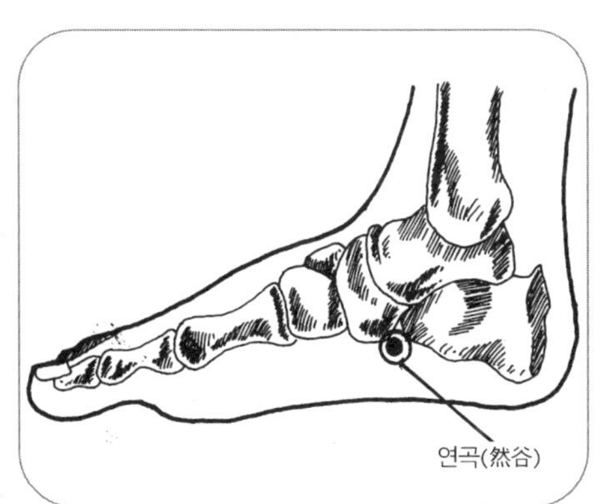

《位 置》 발의 주상골 뒤 아랫쪽에 있다.

《取穴法》 누운 자세에서 발을 바깥쪽으로 돌려 취혈. 내과(안쪽 복사뼈)로부터 비스듬히 앞쪽 밑에서 약간 튀어나온 부분을 느낀다. 이것이 주상골로 그뒤 밑에서 연곡을 취혈한다.

《主 治》 고혈압증, 뇌졸증, 후유증

3. 조해(照海)

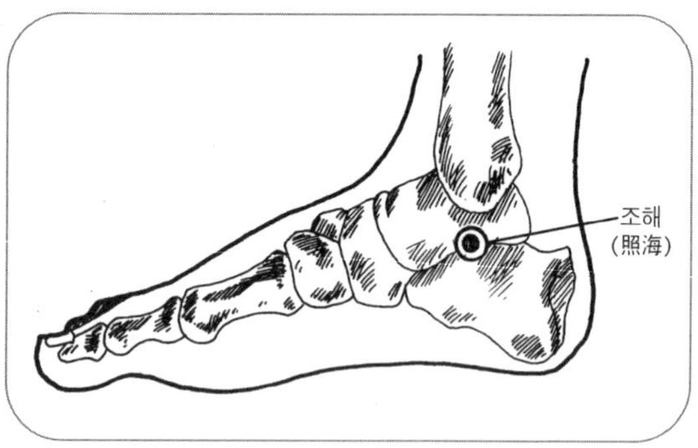

〔位 置〕 안쪽 복사뼈 정점의 바로 밑 2㎝에 있다.

〔取穴法〕 누운 자세에서 발을 회전해서 취혈. 안쪽 복사뼈 정점에서 손가락 밑으로 미끄러지게 해서 2㎝ 아래의 패인 곳의 중심(이 부분은 거의 거골하관절에 해당하고, 압박을 하면, 앞으로 향해서 울린다)에 조해를 취혈한다.

〔主 治〕 인통, 이질환, 요통, 신질환, 족지통

4, 태계(太谿)

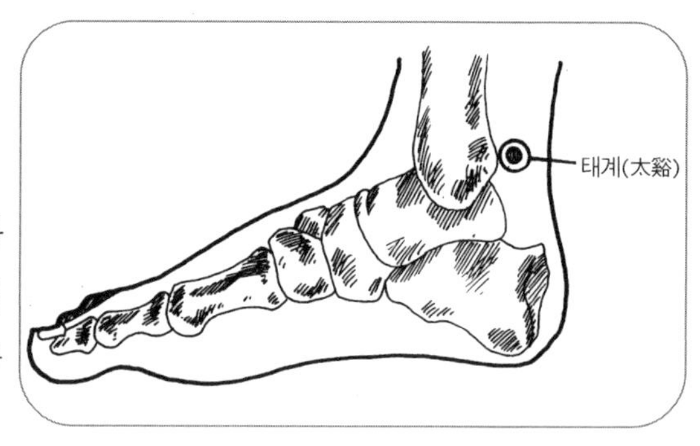

〔位 置〕 내과(안복사뼈) 정점의 후방에서 후경골동맥부에 있다.

〔取穴法〕 누운 자세에서 발을 밖으로 돌면서 취혈. 내과의 정점으로부터 수평으로 손가락을 아킬레스건 방향으로 미끄러뜨리면, 내과 뒷쪽과 아킬레스건 안쪽의 사이에 커다랗게 패인 곳을 느낀다. 그 패인 곳의 가운데에서 거의 내과 부근의 후경골동맥의 박동을 느끼는 부위에 있는 태계를 취혈한다.

〔主 治〕 족저통, 냉증, 종골통, 치통, 간헐성파행증, 아킬레스건의 통증

5. 수천(水泉)

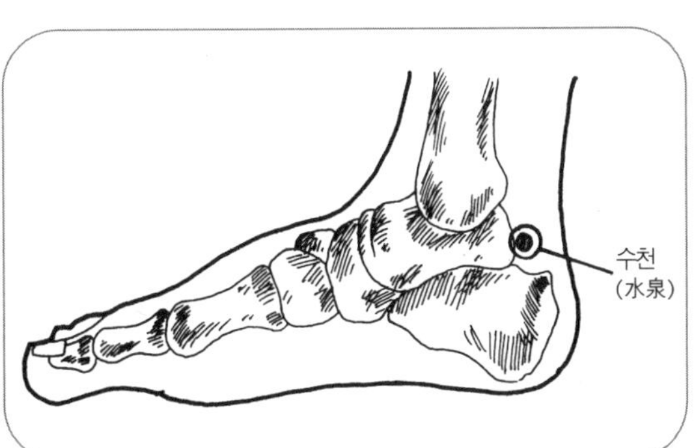

〈位 置〉 태계의 바로 아래 2㎝에 있다.

〈取穴法〉 엎드린 자세에서 발을 바깥으로 돌려 취혈. 안쪽 복사뼈 정점의 높이에서 안쪽 복사뼈 뒷부위와 아킬레스건 앞 부위와의 후경골동맥박동부에 있는 태계를 찾는다. 태계의 2㎝ 바로 밑에서 조금 앞쪽(압박하면 종골내에 울리는 것 같이 느낀다)에 수천을 취혈한다.

〈主 治〉 아킬레스건통, 종골통

6. 태종(太鍾)

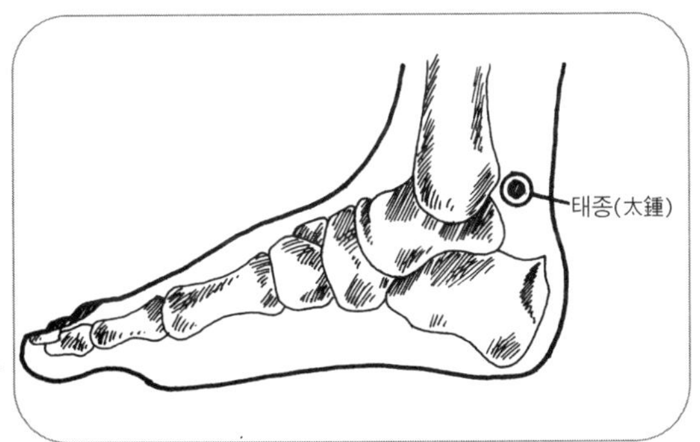

〈位 置〉 태계의 바로 아래 1㎝에 있다.

〈取穴法〉 누운 자세에서 발을 밖으로 돌려 취혈. 안쪽 복사뼈 정점의 높이에서 안쪽 복사뼈 뒤끝과 아킬레스건 부위(압박하면 거골하관절에 울리는 것 같은 느낌이 있다)의 태종을 취혈한다.

〈主 治〉 아킬레스건염

7. 복류(復溜)

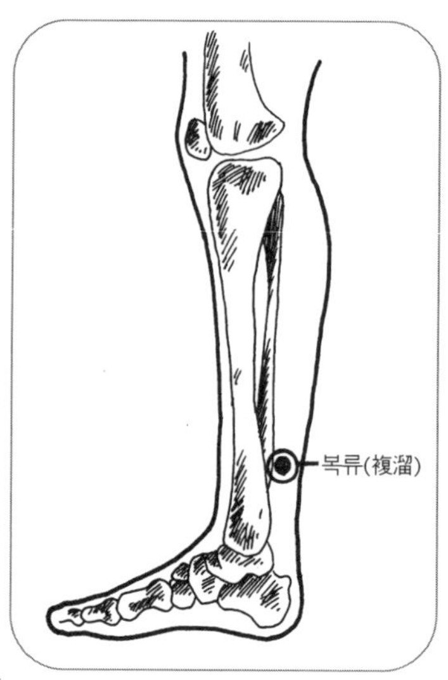

《位 置》 하퇴내측의 음곡과 태계의 사이에서, 태계로부터 1/8 에 있다.

《取穴法》 슬외로부터 손가락을 내측으로 향해서 미끄러지면 굳은감을 느낀다. 이것이 반건양건으로써 이 건이 내연과 다음의 반모양근(이 건은 반근양건에 비하여 찾기가 어렵다)의 사이에서 슬아의 횡문 위에 음곡을 찾는다. 다음에 내과 정점과 아킬레스건의 사이의 패인 곳의 후경골 동맥 박동부에 태계를 찾는다. 음곡과 태계의 사이를 8 등분하고 태계로부터 1/8 의 점에 복류를 취혈한다.

《主 治》 족지통, 아킬레스의 통증, 요통, 배꼽통

8. 교신(交信)

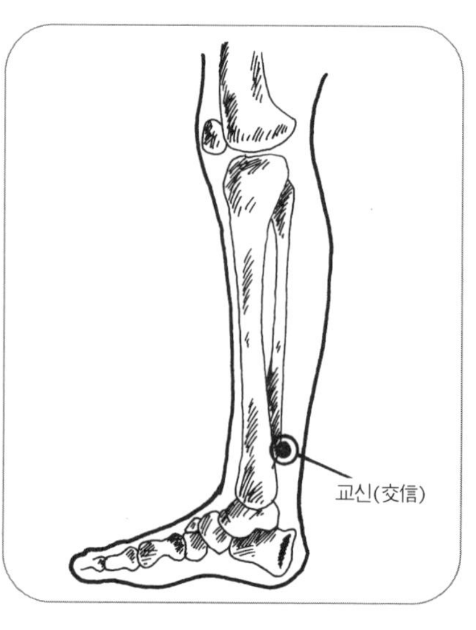

《位 置》 하퇴내측의 음곡과 태계의 사이에서, 태계로부터 1/8 의 경골후면에 있다.

《取穴法》 누운 자세에서 하퇴를 밖으로 돌려 취혈. 무릎 뒷부분에서 손을 내측에 향하여 미끄러뜨리면 가벼운 것에 닿는다. 이것이 반건양건으로 이 건의 내연과 다음의 반막양근건(이 건은 반건양건에 비해서 찾기 어렵다)의 사이에서, 슬와의 횡문 위에 음곡을 찾는다. 다음에 내과 정점과 아킬레스건의 사이의 패인 곳의 후경골 동맥 박동부에 태계를 찾는다. 음곡과 태계의 사이를 8등분하고 태계에서 1/8의 높이에서 경골의 후면에 교신을 취혈한다.

《主 治》 월경불순 냉증

9. 축빈(築賓)

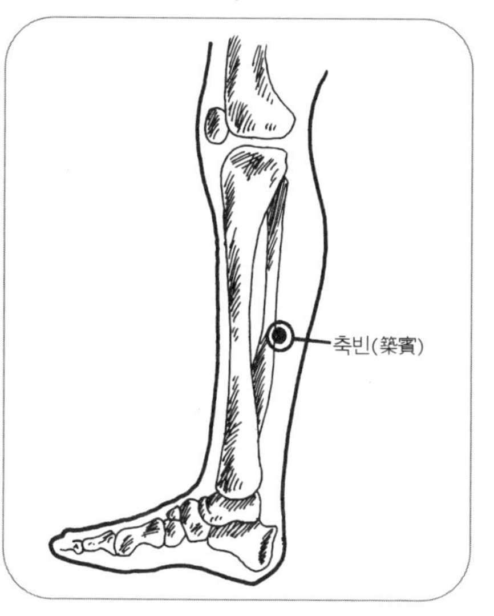

《位 置》 하퇴내측의 음곡과 태계의 사이에서 태계로부터 1/3의 상방 1㎝의 높이에서 비복근 앞쪽에 있다.

《取穴法》 누운 자세에서 하퇴를 바깥쪽으로 돌려 취혈. 무릎으로부터 손가락을 안쪽으로 향해서 미끄러뜨리면 딱딱한 힘줄을 느낀다. 이것이 반건양건으로서, 이 힘줄의 안쪽과 다음의 반막양근건(이 힘줄은 반건양건에 비교해 찾기가 어렵다)의 안무릎 주름 위에서 음곡을 찾는다. 다음에 안복사뼈 정점과 아킬레스건 사이의 패인 곳에서 후경골동맥 박동부에서 태계를 찾는다. 음곡과 태계 사이를 3등분하고 태계로부터 1/3 상방 1㎝의 높이에서 비복근 앞쪽의 홈을 더듬으면서 그 안에 축빈을 취혈한다.

《主 治》 비복근경련, 아킬레스건염, 해독(식독, 약독), 치질

10. 음곡(陰谷)

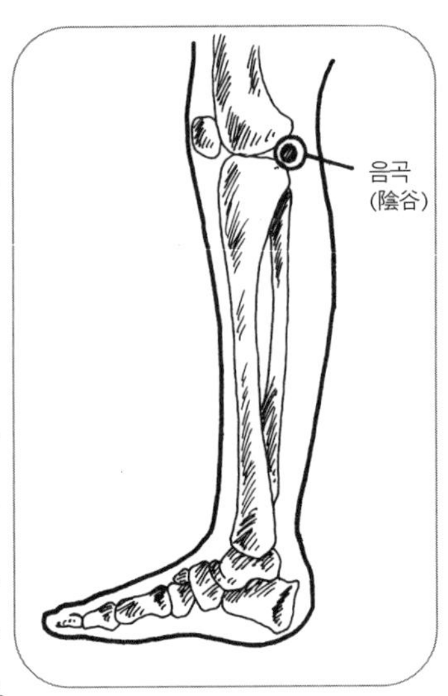

(位 置) 하퇴내측의 슬와횡문상에서 반건양근건과 반막양근건의 사이에 있다.

(取穴法) 누운 자세에서 취혈. 무릎을 가볍게 굽혀, 무릎에서 손가락을 내측을 향해 미끄러뜨리면, 강한 힘줄에 접촉한다. 그것이 반건양건으로 그 힘줄의 안쪽과 다음의 반막양근건의 사이에서, 무릎의 주름상에 음곡을 취혈한다.

(主 治) 슬관절통, 냉증, 대하, 월경장애

11. 횡골(橫骨)

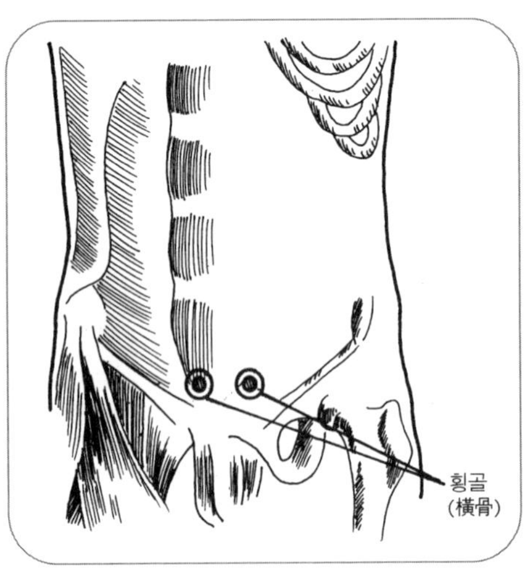

(位 置) 복내선상에서 치골경합상연에 있다(복내선이라는 것은, 사타구니선 바깥쪽의 돌출한 뼈의 안쪽과 정중선의 사이에서 안쪽 1/8을 지나는 수직선).

(取穴法) 누운 자세에서 취혈. 하복부 정중선상을 밑으로 더듬어 내려가면, 음모가 난 가장자리나 중앙에 딱딱한 뼈(치골경합

상연)를 느낀다. 이 치골경합상연의 높이에서 복내선상을 손으로 눌러 깊이 패인 곳의 가능한 치골근처의 점에 횡골을 취혈한다.

(主　治) 비뇨생식기질환, 방광염, 요도염, 정력감퇴

12. 대혁(大赫)

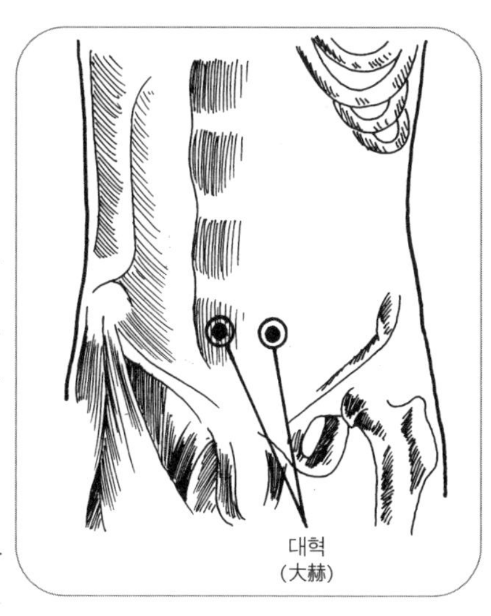

(位　置) 복내선상의 황유와 횡골의 사이에서 횡골로부터 1/5 에 있다(복내선이라는 것은 사타구니선 바깥쪽의 돌출한 뼈의 안쪽과 정중선의 사이에서 안쪽 1/8 을 지나는 수직선).

(取穴法) 누운 자세에서 취혈. 치골결합상연(음모가 난 가장자리나 중앙에 난 딱딱한 뼈)을 하복부 정중선상에서 치골경합상연의 높이와(횡골) 배꼽 중심의 높이(황유)의 사이를 5 등분하고, 횡골에서 1/5 의 점에 대혁을 취혈한다.

(主　治) 성교불능, 방광으로부터 요도에서의 질환.

13. 기혈(氣穴)

(位　置) 복내선상에서 황유와 횡골의 사이에서, 횡골로부터 2/5 지점에 있다(복내선이라는 것은 사타구니선 바깥쪽의 돌출한 뼈의 안쪽과 정중선의 사이에서 안쪽 1/8 을 지키는 수직선).

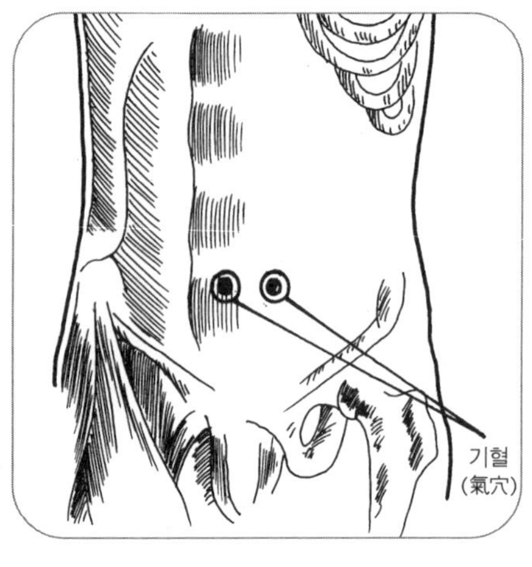

取穴法 누운 자세에서 취혈. 하복부의 정중선상을 밑으로 찾아가면, 음모의 가장자리나 중앙에 딱딱한 뼈(치골경합상연)를 느낀다. 복내선상에서 치골경합상연의 높이(횡골)와 배꼽 중심의 높이(황유)의 사이를 5등분하고, 횡골의 2/5 지점에 기혈을 취혈한다.

主　治 월경불순, 요통

14. 사만(四滿)

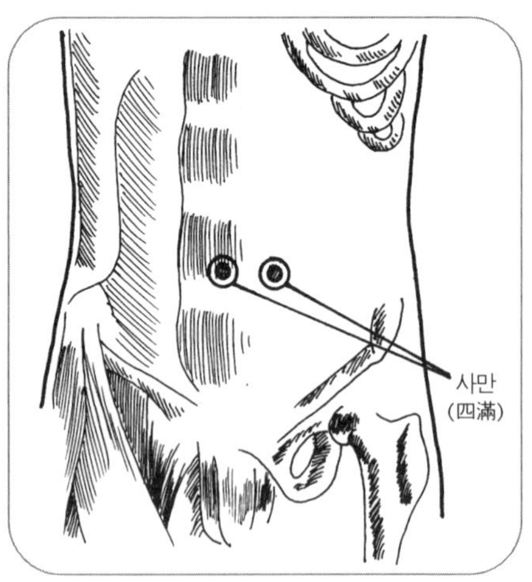

位　置 복간 선상으로부터 황유와 횡골의 사이에 황유로부터 2/5 에 있다(복간선이라는 것은 사타구니선 외측의 돌출한 뼈(상전장골극) 안쪽과 정중선의 중앙을 지나는 수직선).

取穴法 누운 자세에서 취혈. 하복부 정중선상을 밑으로 더듬어 내려가면, 음모가 난 가장자리나 중앙에 딱딱한 뼈(치골경합상연)를 느낀다. 복내선상에 치골결합상연의 높이(황골)와 배꼽 중심의 높이(황유)의 사이를 5 등

분해서 황유보다 2/5 지점에 사만을 취혈한다.

主 治 복부냉감, 복부팽만

15. 중주(中注)

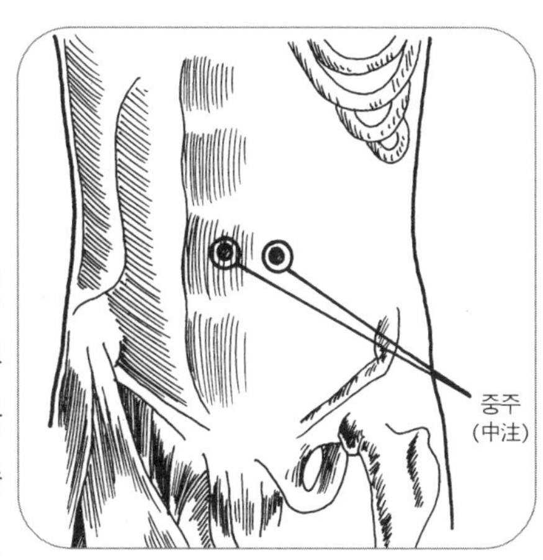

位 置 복내선상에서 황유와 횡골의 사이에 황유로부터 1/5 에 있다(복내선이라는 것은 사타구니선 바깥 쪽의 돌출한 뼈 안쪽과 정중선의 사이에서 바깥쪽 1/8 을 지나는 수직선).

取穴法 누운 자세에서 취혈. 하복부 정중선상을 밑으로 더듬어가면 음모의 가장자리나 중앙에 돌출한 딱딱한 뼈(치골결합상연)를 느낀다. 복내선상에서 치골경합상연 높이(황골)의 배꼽중심(황유) 사이를 5 등분하고 황유에서 1/5 의 점에 중추를 취혈한다.

主 治 장산통(장 · 방광통), 요통

16. 황유(肓兪)

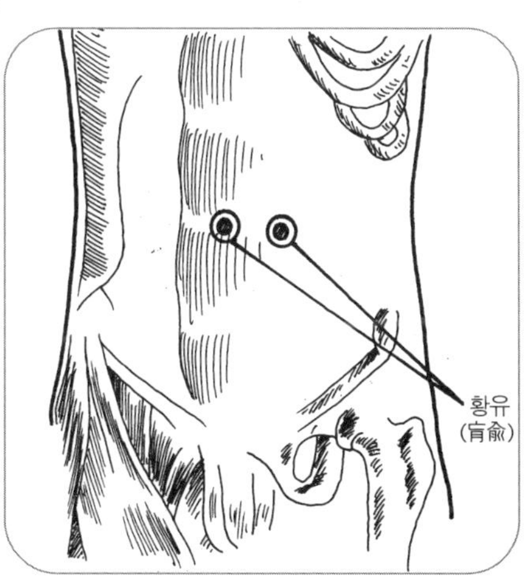

位 置 복대선상에서 신궐(배꼽의 중심)의 높이에 있다.

取穴法 누운 자세에

서 취혈. 복내선상에서 신궐의 높이에 황유를 취혈한다.

〔主 治〕 신염, 급성하리, 당뇨, 복막염

17. 상곡(商曲)

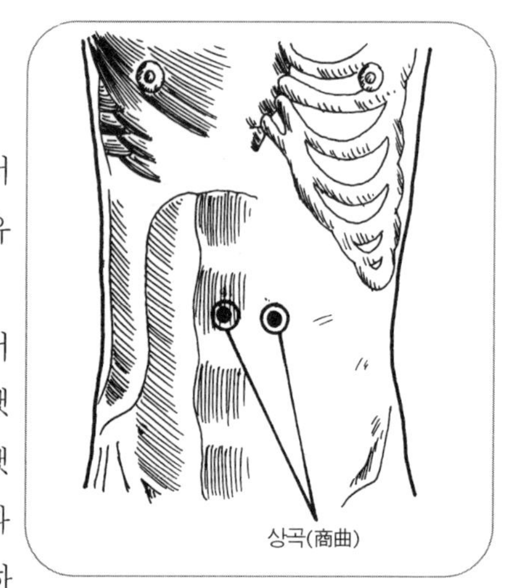

〔位 置〕 복내선상에서 유문과 황유의 사이에서 황유로부터 1/5 에 있다.

〔取穴法〕 누운 자세에서 취혈. 좌우의 제7 늑연골 아랫쪽이 접한 정점에 흉골채 아랫쪽을 찾아, 이 흉골채 아랫쪽과 배꼽 중심의 사이를 4 등분하고, 상방으로부터 1/4 의 높이에서, 복내선상에 유문을 찾아 배꼽의 중심의 높이에 황유를 찾는다. 유문과 황문의 사이를 5 등분하고, 황유로부터 1/5 의 지점에 상곡을 취혈한다.

〔主 治〕 복통, 배꼽의 압통

18. 석관(石關)

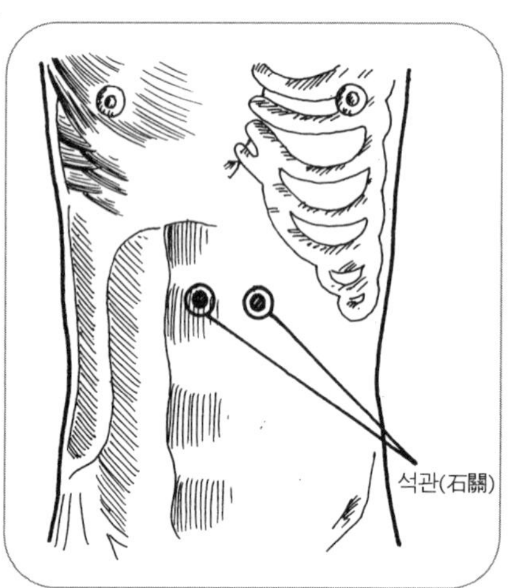

〔位 置〕 복내선상에서 유문과 황유의 사이에 황유로

부터 2/5 에 있다(복내선이라는 것은 상전장골극 안쪽과 정중선의 사이에서 안쪽 1/8 을 지나는 수직선).

取穴法 누운 자세에서 취혈. 좌우 제7늑연골 아랫쪽이 접하는 정점에 흉골채하연(명치)을 찾는다. 이 흉골채하연과 배꼽의 사이를 4 등분하고, 사방으로부터 1/4 의 높이에서 복내선상에 유문을 찾고, 배꼽중심에서 황유를 찾는다. 유문과 황유 사이를 5 등분하고, 황유로부터 2/5 지점에 석관을 취혈한다.

主 治 복통, 불임

19. 음도(陰都)

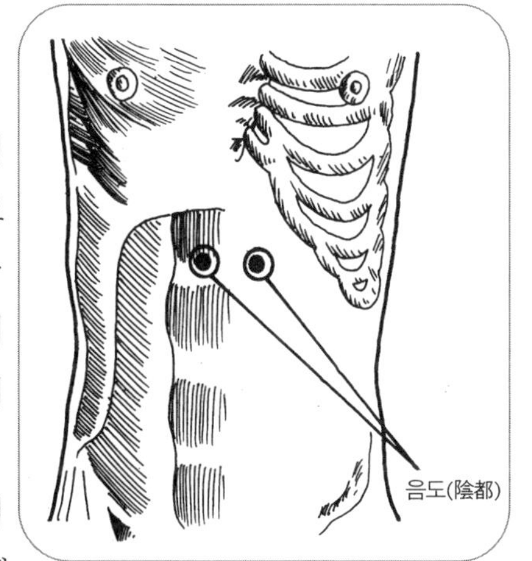

位 置 복내선상에서 유문과 항문 사이에 유문으로부터 2/5 에 있다(복내선이라는 것은 사타구니선 바깥쪽의 돌출한 뼈의 안쪽과 정중선의 안쪽 1/8 을 지나는 수직선).

取穴法 누운 자세에서 취혈. 좌우의 제7늑연골 아랫쪽에 접하는 정점에서 흉골채하연(명치)을 찾고, 이 흉골채하연과 배꼽 중심의 사이를 4 등분하여 상방으로부터 1/4 의 높이에서 복내선상에 유문을 찾고, 배꼽 중심의 높이에 항유를 찾는다. 유문과 항유의 사이를 5 등분하고, 유문으로부터 2/5 의 점에서 음도를 취혈한다.

主 治 위장질환(위궤양, 위염), 해수

20. 통곡(通谷)

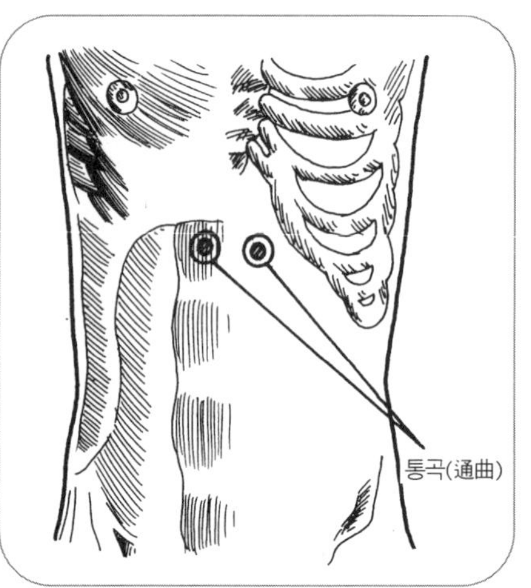

位 置 복내선상에서 유문과 황유의 사이에서 유문으로부터 1/5 에 있다(복내선이라는 것은 상전장골극의 안쪽과 정중선 사이에서 내방 1/8 을 지나는 수직선).

取穴法 누운 자세에서 취혈. 좌우 제7 연골이 접하는 점에서 흉골채하연을 찾아 이 흉골채하연과 배꼽 사이를 4 등분해, 위에서 1/4 등분해, 위에서 1/4 의 높이(거궐) 복내선상에서 유문을 찾아 배꼽 중심(신궐) 높이에서 황유를 찾는다. 유문과 황유 사이를 5 등분해, 유문에서 1/5 지점에서 통곡을 취혈한다.

主 治 위염, 위궤양

21. 유문(幽門)

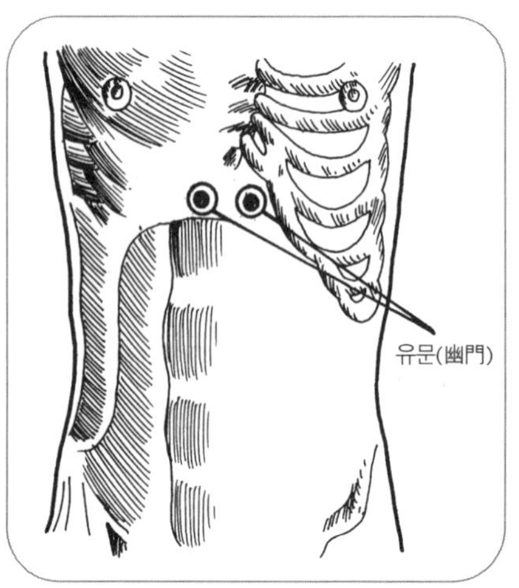

位 置 복내선상에서 거궐의 높이에 있다(복내선이라는 것은 상전장골극의 안쪽과 정중선의 사이에 안쪽 1/8 을 지나는 수직선).

取穴法 누운 자세에서 취혈. 좌우 제7 늑연골 밑에 접

하는 정점에 흉골채 밑쪽을 찾아 이 흉골채 밑쪽 끝과 배꼽 중심 사이를 4 등분하고 윗쪽으로부터 1/4 되는 점에 거궐을 찾는다. 복내선상에서 거궐 높이에 유문을 취혈한다.

《主 治》 심하민만, 하리

22. 보랑(步廊)

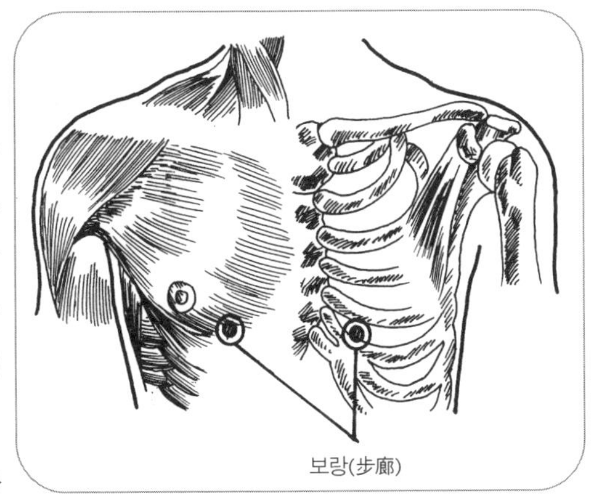
보랑(步廊)

《位 置》 흉내선상에서 제5 늑간에 있다(흉내선이라는 것은 오구돌기 안쪽과 정중선의 사이에서 안쪽 1/3 지점을 취혈한다).

《取穴法》 누운 자리에서 취혈한다.

《主 治》 늑간신경통, 흉통(협심증), 해명(咳鳴)

23. 신봉(神封)

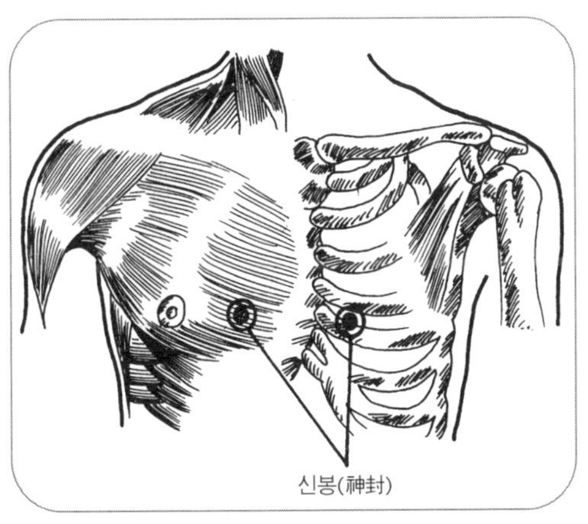
신봉(神封)

《位 置》 흉내선상에서 제4 늑간에 있다(흉내선이라는 것은 오구돌기 안쪽과 정중선의 사이에서 내방 1/3 을 지나는 수직선).

(取穴法) 누운 자세에서 취혈. 흉내선상에서 제4늑간을 손가락으로 눌러서 느끼는 움푹 패인 곳의 중앙에 신봉을 취혈한다. 대략 유두와 같은 높이의 흉내선에서 움푹 들어간 곳에서 취혈한다.

(主 治) 협심증, 늑간신경통

24. 영허(靈墟)

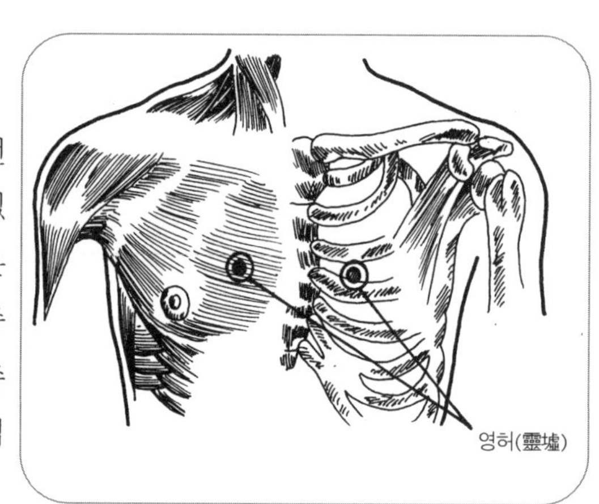

(位 置) 흉내선상에서 제3늑간에 있다(흉내선이라는 것은 오구돌기 안쪽과 정중선의 사이에서 안쪽 1/3을 지나는 수직선).

(取穴法) 흉내선상에서 제3늑간(젖꼭지는 제4늑간 사이에 있다고 추정하고, 그 하나 위에 늑간)을 손가락으로 눌러서 느껴지는 패인 곳의 가운데 취혈한다.

(主 治) 진흉통, 해수, 늑간신경통

25. 신장(神藏)

(位 置) 흉내선상에서 제2늑간에 있다(흉내선이라는 것은 오구돌기의 안쪽과 정중선의 사이에서 안쪽 1/3을 지나는 수직선).

《取穴法》 누운 자세에서 취혈. 흉내선상에서 제2늑간(젖꼭지는 제4늑간에 있다고 주장해서, 그 2개 위의 늑간)을 손으로 눌러서 느끼는 패인 곳에 신장을 취혈한다.

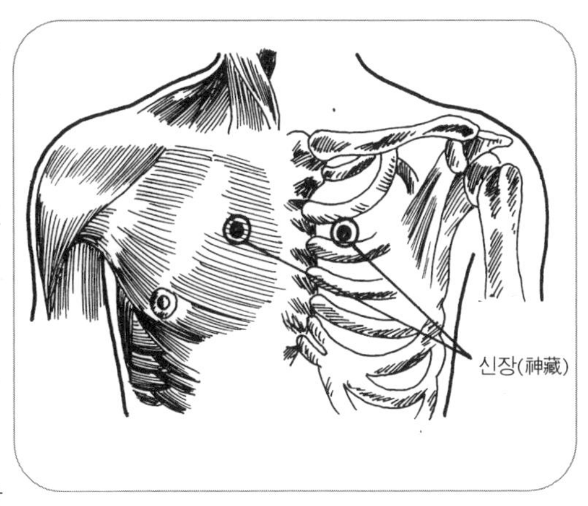

《主 治》 고혈압증, 신경통

26. 욱중(彧中)

《位 置》 흉내선상에서 제1늑간에 있다(흉내선이라는 것은 오구돌기 안쪽과 정중선의 사이에서 바깥쪽 1/3을 지나는 수직선).

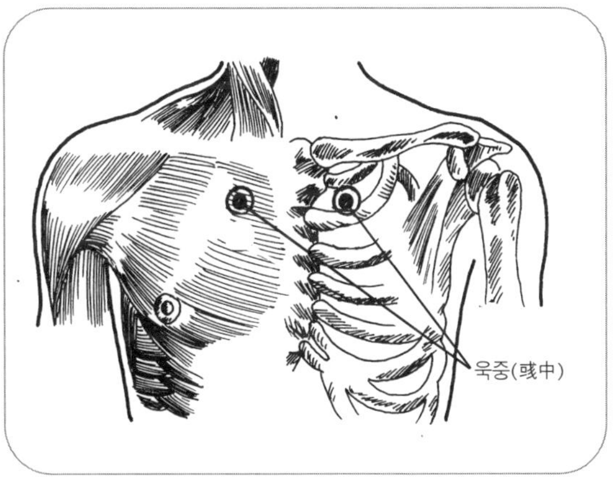

《取穴法》 누운 자세에서 취혈. 흉내선상에서 제1늑간을 손으로 느껴 느끼는 패인 곳에서 욱중을 취혈한다.

《主 治》 기관지천식, 기관지염, 해수

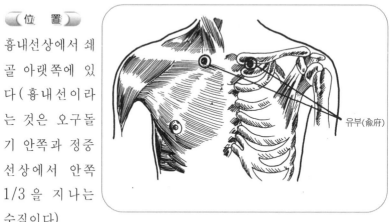

27. 유부(兪府)

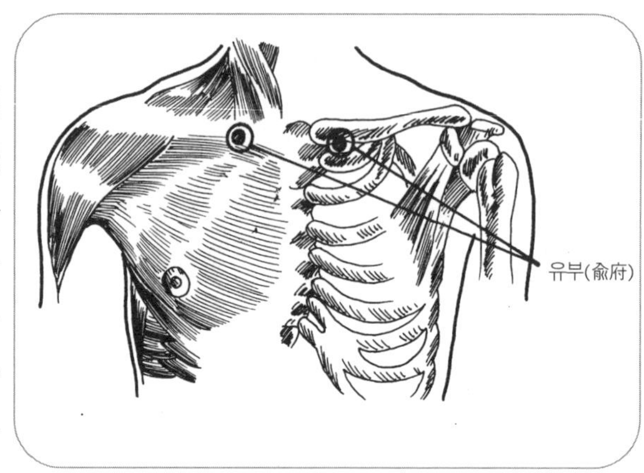

(位 置) 흉내선상에서 쇄골 아랫쪽에 있다(흉내선이라는 것은 오구돌기 안쪽과 정중선상에서 안쪽 1/3을 지나는 수직이다).

(取穴法) 누운 자세에서 취혈. 흉내선상에서 쇄골밑 끝을 손가락으로 더듬어 그 바로 밑을 세게 누르면 둔한 울림이 속까지 전해지는 점에서 유부를 취혈한다.

(主 治) 해수, 인통

9혈. 좌우 공 18혈

9 수궐음심포경(手厥陰心包經)

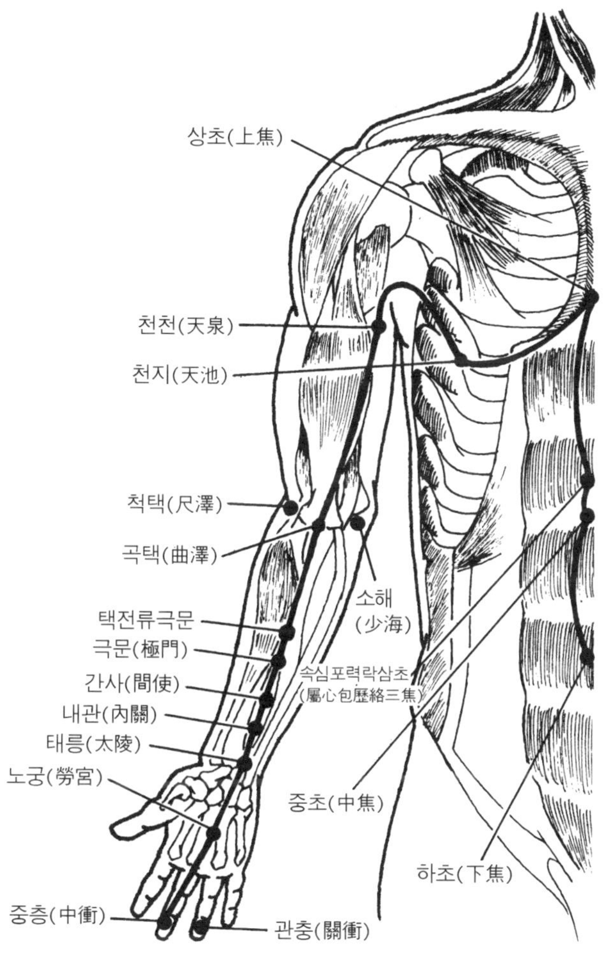

1. 천지(天池)

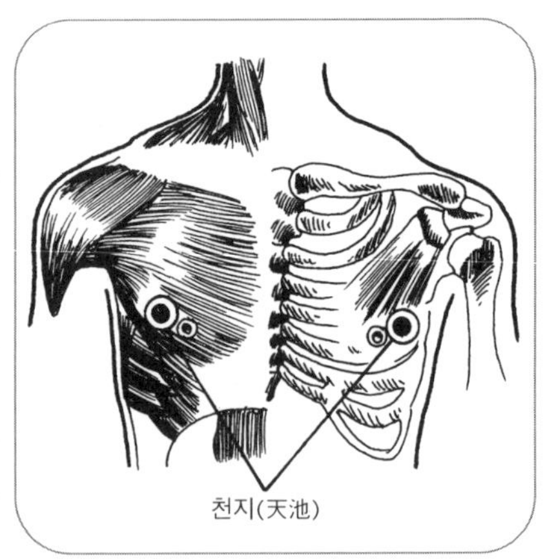

천지(天池)

〔位 置〕 흉부의 천계와 유중의 중앙에 있다.

〔取穴法〕 젖꼭지(유두)인 유중의 윗쪽 2㎝의 높이에서 흉외선상에 천계를 찾는다. 천계와 유중의 중앙에 천지를 취혈한다.

〔主 治〕 심장질환, 늑간신경통

2. 천천(天泉)

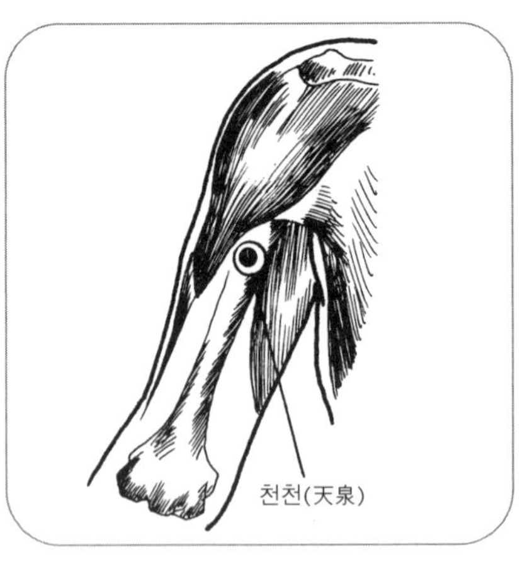

천천(天泉)

〔位 置〕 오구돌기 윗쪽과 곡택의 중앙으로부터 상방 2㎝에서, 상완이두근의 장두와 단두 사이에 있다.

〔取穴法〕 앉은 자세에서 윗팔을 밖으로 돌려서 취혈. 윗팔뼈(상완골)를 전면에 손을 대고 쇄골 안쪽 아래를 문지르면 삼각근 아래에 돌출한 견갑골의 오구돌기를 느낀다. 그 오구돌기의 위 가장자리를 찾는다. 다음에 주와(팔꿈치의 패인 곳)의 중앙을 새로로 내린 윗팔 이두박근의 안쪽(소지측)과 상완동맥의 박동부에서 곡택을 찾는다. 오구돌기 윗쪽과 곡택의 중앙으로부터 상방 2㎝ 지점에서, 팔의 힘을 빼면 윗팔

이두박근의 장두와 단두의 경계를 느끼는 점에서 천천을 취혈한다.

《主 治》 상지통, 흉협통, 오구돌기염

3. 곡택(曲澤)

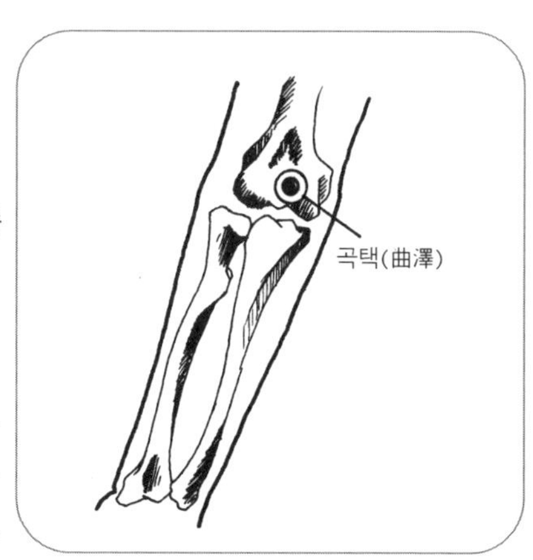

《位 置》 팔꿈치의 안쪽 주름 위에서, 상완 이두박근의 소지측에 있다.

《取穴法》 앞팔을 밖으로 돌려서 취혈. 팔꿈치에 생기는 가로무늬상의 약간 중앙에 가볍게 손가락을 놓으면, 종으로 달리는 한 줄기 조금 두꺼운 힘줄을 느낀다. 이것이 상완 이두근(알통을 형성하는 근육)건으로, 이 건의 소지측의 패인 곳(심장부에는 정중신경과 상완동·정맥이 지나간다)에 곡택을 취혈한다.

《主 治》 주관절염, 경완증후군

4. 극문(極門)

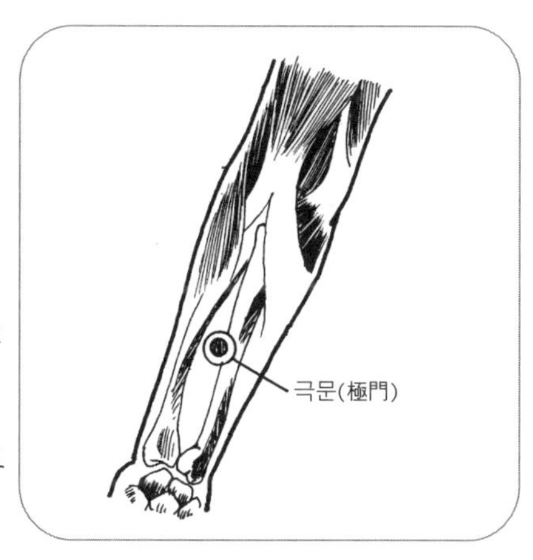

《位 置》 곡택과 대능의 사이에서 중앙의 아랫쪽 2㎝에 있다.

《取穴法》 손바닥을 위로 해서 취혈. 팔꿈치 안쪽에 생기는 주름에 거의 중앙이 되는 지점에 가볍게 손가락을 놓으면 새로 이어지는 조금 두꺼운 한 가닥의 힘줄을 느낄 수 있다. 이것이 상완 이두근(알통을 형성하는 근육) 힘줄로써 이 힘줄의 바깥쪽(새끼손가락쪽)의 패인 곳에서 곡택을 찾는다. 손바닥에 가까운 수관절의 손바닥면 주름(요골수관절에 해당)을 더듬으면 두 가닥의 힘줄(엄지쪽이 요측수근굴근건, 소지측이 장장근건)을 느낀다. 이 두 힘줄의 사이에서 수관절 손바닥의 가장 두꺼운 주름상에서 대능을 찾는다. 곡택과 대능의 중앙에서 아랫쪽(대능쪽) 2㎝ 지점 앞에서 두 개의 힘줄 사이를 찾아 극문을 취혈한다.

《主 治》 심계항진, 흉막염, 상지통

5. 간사(間使)

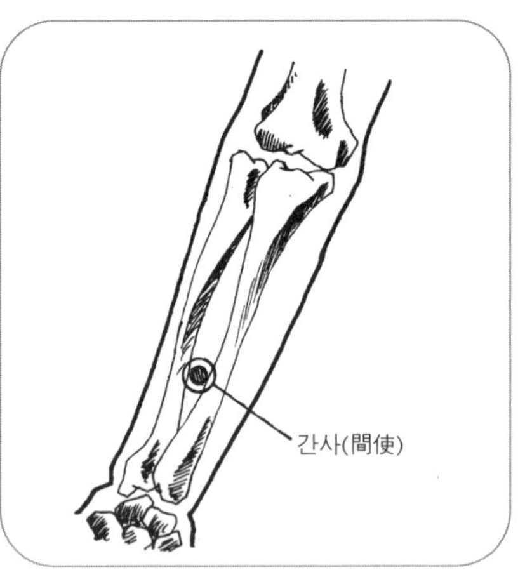

《位 置》 곡택과 대능의 사이에서, 대능으로부터 1/4 에 있다.

《取穴法》 손바닥을 위로 해서 취혈. 팔꿈치에 생긴 옆무늬상의 거의 중앙에 가볍게 손가락을 놓으면 새로운 약간 굵은 한 줄기의 힘줄을 느낀다. 이것이 이두근(알통을 형성하는 근육) 힘줄로써 이 힘줄의 새끼손가락쪽의 들어간 곳의 중앙에서 곡택을 찾는다. 손바닥에 가까이 손목관절의 옆무늬중앙(요골수관절에 해당한다)을 찾으면 두 줄기의 힘줄(굽은 쪽이 요측수근굴근건이고, 바깥쪽이 장장근건)이 있다. 이 양 힘줄의 사이에서 수관절 손바닥면의 가장 굵은 옆무늬 위에서 대능을 찾는다. 곡택과 대능 사이를 4 등분하고 대능으로부터 1/4 의 점에서 양힘줄의 사이에 간사를 취혈한다.

〔主 治〕 오심, 더운기운, 심계항진

6. 내관(內關)

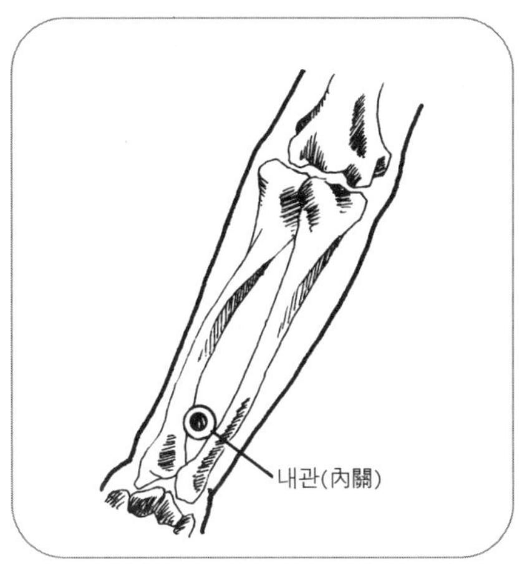

〔位 置〕 곡택과 대능의 사이에서 대능으로부터 1/6 에 있다.

〔取穴法〕 손바닥을 위로 해서 취혈. 팔꿈치 안쪽에 생긴 횡문선상의 거의 중앙에 가볍게 손가락을 놓으면 밑으로 내려진 약간의 굵은 한 줄기의 힘줄을 느낀다. 이것이 상완 이두근(알통을 형성하는 근육)건으로, 이 건의 좌측(소지측)의 패인 중앙에서 곡택을 찾는다. 손바닥 가까이에 생긴 횡문중앙(요골수근관절)을 더듬으면 2 줄기의 건(요측이 요측수근굴근건, 척측이 장장근건)을 느낀다. 이 양건의 사이에서 수관절 손바닥면의 가장 굵은 횡문상에 대능을 찾는다. 곡택과 대능의 사이를 6 등분하고 대능으로부터 1/6 의 점에서 양건의 사이에 내관을 취혈한다.

〔主 治〕 구기, 구토, 신경증, 불면증, 위통, 흉통, 중지마비, 건초염

7. 태릉(太陵)

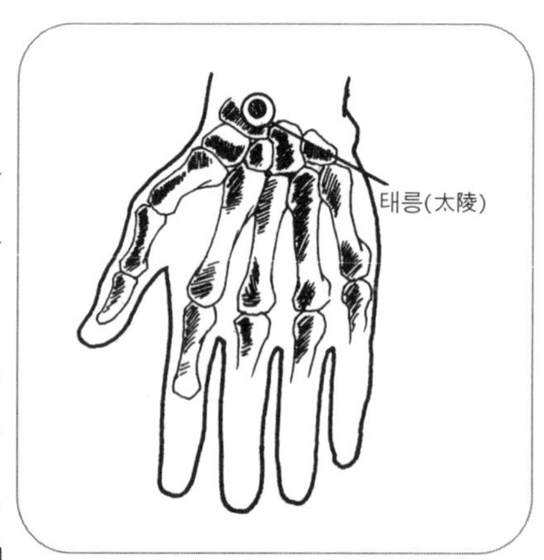

〔位 置〕 수관절 손바닥 주름에서 엄지측 수근굴근건과 장장근건의 사이에 있다.

〔取穴法〕 손바닥을 위로 해서 취혈. 손바닥에 가까운 손바닥 수관절의 옆주름 중앙(요골수근관절에 해당한다)을 더듬으면 두 줄기의 힘줄(엄지측이 요측수근굴근건, 소지측이 장장근건)을 느낀다. 이 양 힘줄의 사이에서 수관절 장면의 가장 굵은 옆주름 위에서 대능을 취혈한다.

〔主 治〕 수관절통, 건초염, 탄발지(彈發指), 심질환

8. 노궁(勞宮)

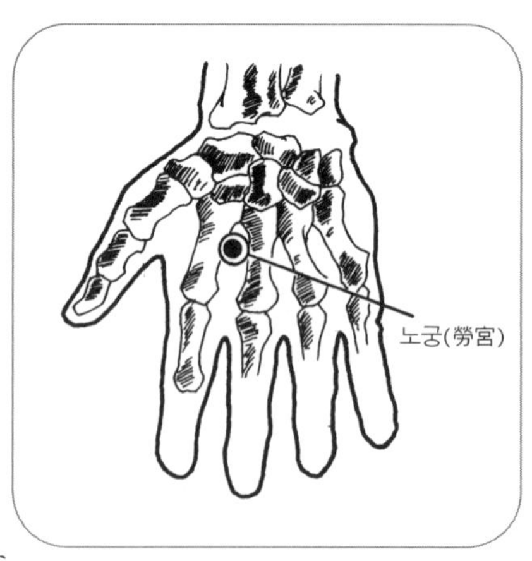

〔位 置〕 손바닥에서 제2, 3중수골 사이의 중앙에 있다.

〔取穴法〕 손바닥을 위로 해서 취혈. 손바닥의 제2, 3중수골 사이에 중수골의 골저와 골두의 중앙에서 약간 제3중수골 근처에 노궁을 취혈한다.

〔主 治〕 탄발지, 흉통

9. 중충(中衝)

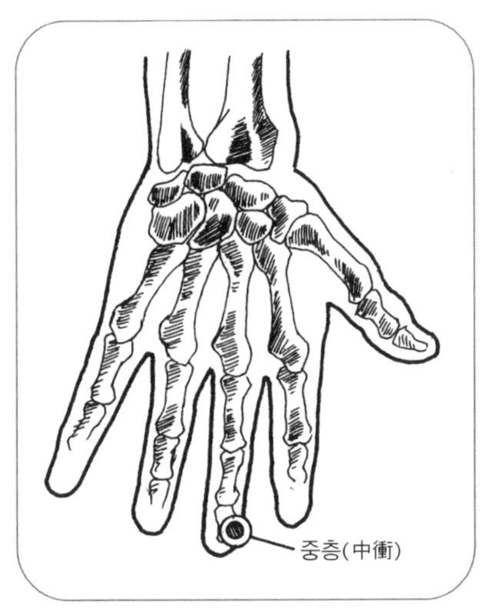

《位 置》 중지의 엄지측에서 손톱모서리로부터 상방 2㎜에 있다.

《取穴法》 중지를 펴서 취혈. 중지의 엄지측 손톱모서리로부터 2㎜ 상방에서 중충을 취혈한다.

《主 治》 중지마비

23혈. 좌우 공 46혈

10 수소양삼초경(手少陽三焦經)

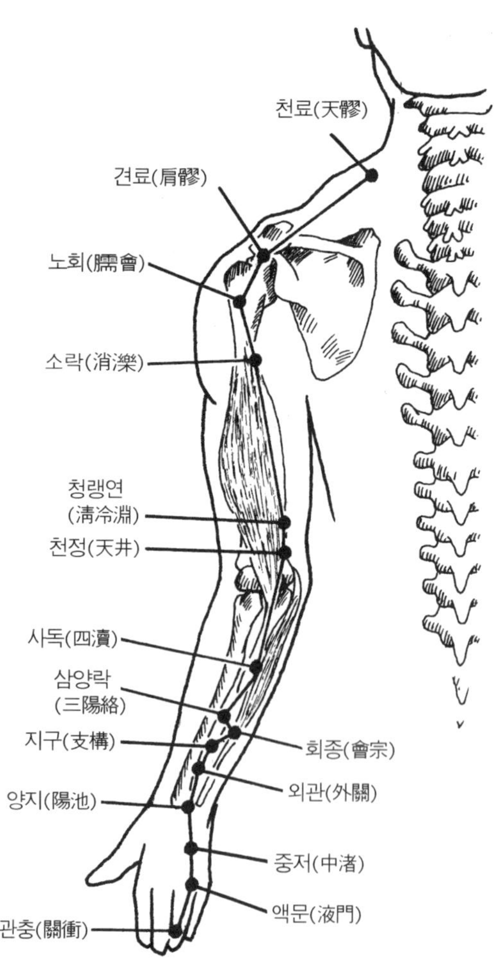

1. 관충(關衝)

〈位　置〉 제 4 지의 소지측에서 손톱으로부터 2㎜에 있다.

〈取穴法〉 손등을 위로해서 취혈. 제 4 지(약지) 소지측(척측)의 손톱으로부터 2㎜ 상방에 관충을 취혈한다.

관충(關衝)

〈主　治〉 두통, 이명, 현훈, 협심증

2. 액문(液門)

〈位　置〉 손등에서 약지 기절골저 아래쪽 소지측에 있다.

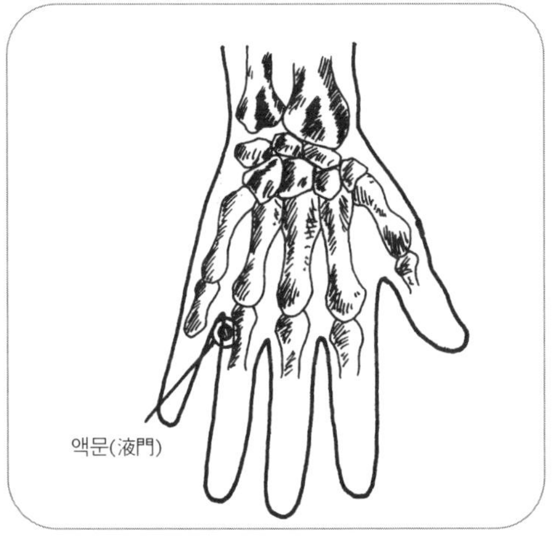

〈取穴法〉 손등을 위로해서 취혈. 제 4 손가락(약지)의 붙은 부분을 척측(소지측)에 끼운듯이 잡고, 위쪽(손목방향)으로 찰과하면 두껍게 되어 있는 기절골지를 느낀다. 그 골저부의 바로 아래의 소지측에서, 손등면과 손바닥 피부의 경계선에 액문을 취혈한다. 5 지와 4 지 사이에서 제 4 지의 세 번째 뼈 끝부분으로, 손바닥과 손등 피부의 경계면상에 있다.

〈主　治〉 두통, 발열, 장지관절통

3. 중저(中渚)

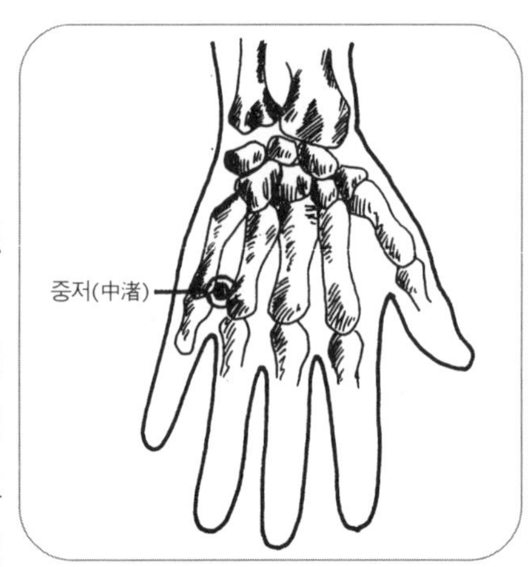

《位 置》 손등에서 제4, 5 중수골두 윗쪽의 사이에 있다.

《取穴法》 손등을 위로 해서 취혈. 제4, 5 중수골의 사이를 밑으로(손끝방향) 문지르면, 중수골두가 양측으로부터 크게 되어 간격이 좁아진다. 그 골두 바로 위에 거의 제4 중수골쪽에 접근한 점에 중저를 취혈한다.

《主 治》 척골신경마비, 손가락군신불능, 관절류마티스, 난청

4. 양지(陽池)

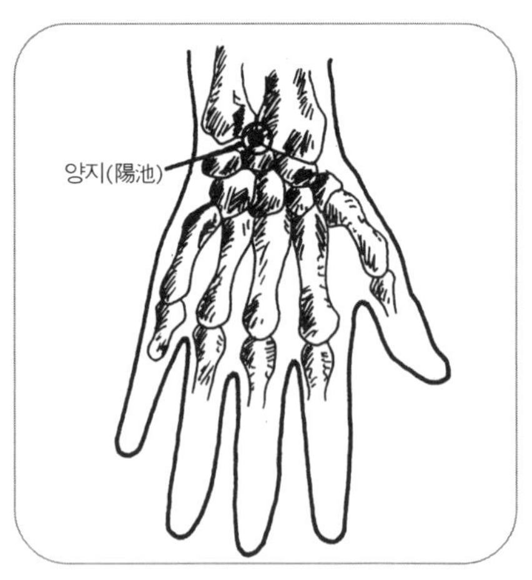

《位 置》 수관절 등쪽 주름중에서, 총지신근과 소지신근건 사이에 있다.

《取穴法》 손목 등쪽을 위로해서 취혈. 손의 제5지를 강하게 신전하면 손목의 등쪽에 신근건이 부상한다. 그중에 제2, 3, 4 손가락의 건은 손목에서 3개의 묶음으로 되어 (총)지신근건을 이루고, 제5 손가락의 건은 조금 떨어져 새끼손가락 신근건으로 되어 손목의 관절부에서 얕게 패인 곳을 만들고 있다. 이 패인 곳 중

에서 (총)지신근건 가까이의 척골하단의 바로 밑에서 양지를 취혈한다.

〔主 治〕 손목의 동통, 관절류마티스, 건초염

5. 외관(外關)

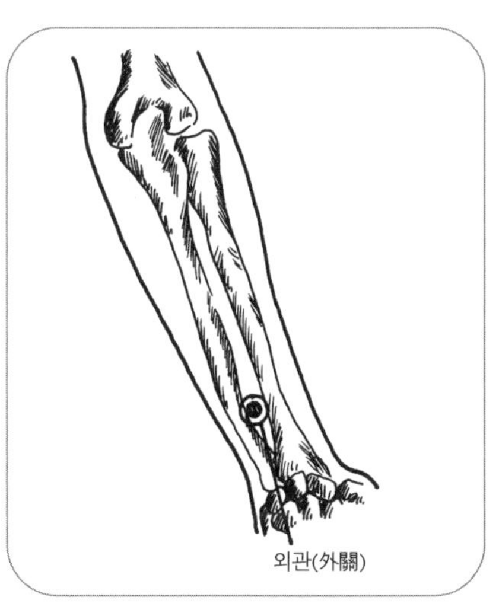

〔位 置〕 팔꿈치와 양지의 사이에서 양지로부터 1/6 에 있다.

〔取穴法〕 손목등 면을 위로 해서 취혈. 팔꿈치를 굽혀서 팔꿈치 후면에 척골상단(팔꿈치)을 찾는다. 제5 지를 강하게 신전하면, 손목의 등면에 신근건이 부상한다. 제2, 3, 4 지의 건을 손목에서 한 다발로 되어 총지신근건을 이루고, 제5 지의 건은 조금 떨어져 소지신근건을 이루어 손목의 관절부에서 얕게 패인 곳을 이룬다. 이 패인 곳의 중심에서 총지신근건의 척골하단 바로 아래에 양지를 찾는다. 팔꿈치의 장점과 양지의 사이를 6 등분하고 양지로부터 1/6 의 점에 외관을 취혈한다.

〔主 治〕 두통, 상완신경통, 완관절통(腕關節痛)

6. 지구(支溝)

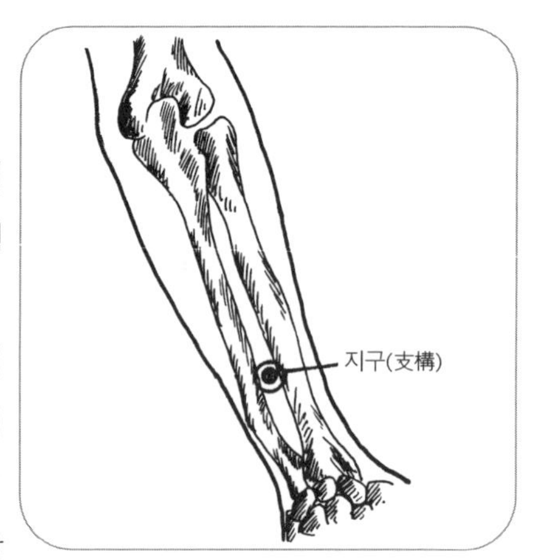

《位 置》 팔꿈치와 양지의 사이에서 양지로부터 1/4 에 있다.

《取穴法》 손목 등쪽을 위로해서 취혈. 팔꿈치를 굽혀서 팔꿈치 뒷쪽에 척골상단(주두)을 찾는다. 5번째 손가락을 강하게 펴면 손목의 동쪽에 신근건이 나온다. 그때 제2, 3, 4 손가락 힘줄은 손목에서 세 가닥이 되어 편 손가락 힘줄과 근육을 이루고, 5번째 손가락의 힘줄은 약간 떨어져 소지신근건이 되어 손목의 관절부에서 낮게 패인 곳을 만들고 있다. 이 패인곳의 중앙에서 편 손가락 힘줄과 근육 가까이 척골 하연의 바로 밑에 양지를 찾는다. 주두의 장점과 양지의 사이를 4등분해서 양지에서 1/4 지곳에 지구를 취혈한다.

《主 治》 흉늑통, 인통, 견배통, 수관절통, 건초염

7. 회종(會宗)

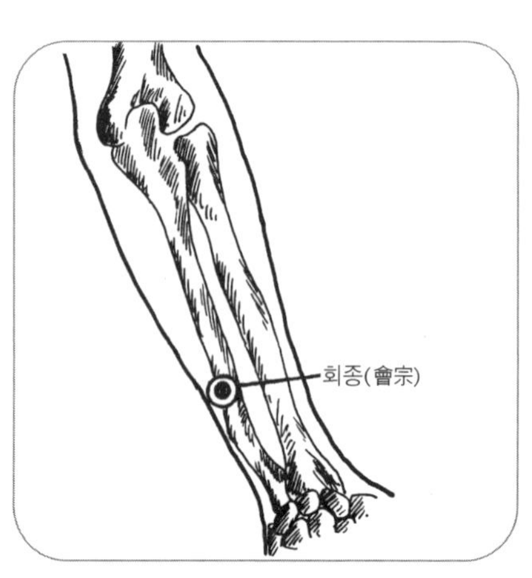

《位 置》 지구의 1㎝ 하단 위치에 있다.

《取穴法》 손등을 위로 해서 취혈. 팔꿈치를 굽혀 팔꿈치의 후면에 척골상단(주두; 팔꿈치 뼈머리)을 찾는다. 새끼손가락을 강하게 펴면, 손목의 등면에 신근건이 부상을 한다. 이때 제2, 3, 4 손가락의 건은 손목에서 한 묶음으로 되어 총지신근건을 이루고, 제 5 손가락 건은 약간 떨어져 소지 신근건이 되어 손목의 관절부에서 얕게 패인 곳을 이룬다. 이 패인 곳의 중심에서 총지신근건 근처의 새끼손가락뼈 아랫끝의 바로 아래에 양지를 찾는다. 팔꿈치의 정점과 양지의 사이를 4 등분하고, 양지로부터 1/4 에 지구를 찾고 지구로부터 소지측 1 ㎝의 점에 회종을 취혈한다.

〈主 治〉 난청, 건초염

8. 삼양락(三陽絡)

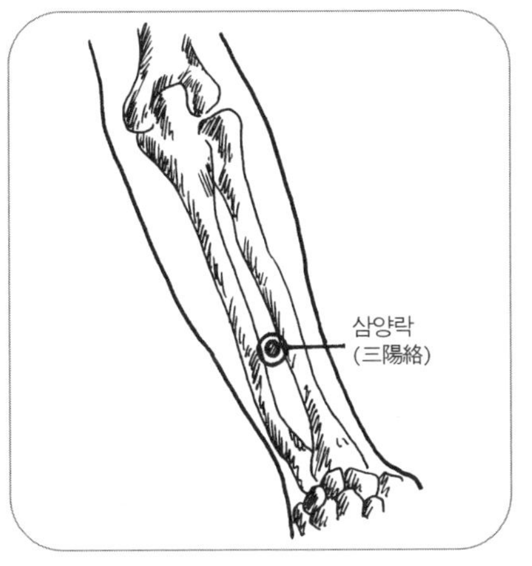

〈位 置〉 팔꿈치와 양지 사이에 양지로부터 1/3 지점에 있다.

〈取穴法〉 손목 등쪽에 위로 해서 취혈. 팔꿈치를 굽혀서 팔꿈치 뒷쪽에 치골상단을 찾는다. 5 번째 손가락을 강하게 펴면 손목의 등면에 신근건이 떠오른다. 이때, 제2, 3, 4 손가락의 힘줄은 손목의 세 가닥의 다발이 되어 총지신근건을 이루고, 5 번째 손가락 마디의 힘줄은 약간 떨어져서 소지근건이 되어 손목의 관절부에 낮게 패인 곳을 만들고 있다. 이 패인 속에서 총지신근건 가까이의 척골하단 바로 밑에서 양지를 찾는다. 주두의 정점과 양지의 사이를 3 등분해서 양지에서 1/3 의 지점에 삼양락을 취혈한다.

〈主 治〉 두통, 수관절통

9. 사독(四瀆)

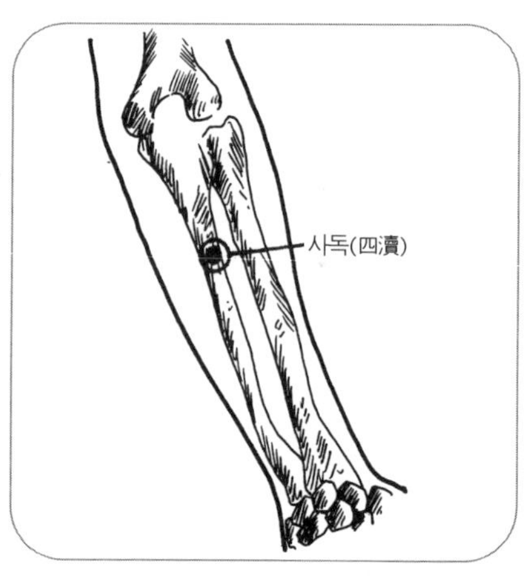

《位 置》 주두와 양지 사이에서 주두(팔꿈치)로부터 2/5 에 있다.

《取穴法》 손목 등쪽을 위로 해서 취혈. 팔꿈치를 굽혀서 팔꿈치 뒷쪽에 척골상단(주두)을 찾는다. 새끼손가락을 강하게 펴면 손목의 등쪽에 신근건이 떠오른다. 그때 제 2, 3, 4 손가락의 힘줄은 세 가닥이 되어 총지신근건을 이루고, 새끼손가락 힘줄은 약간 떨어져 소지신근건이 되어 손목의 관절부에서 낮게 패인 곳을 만들고 있다. 이 패인 곳의 속에서 지신근건 가까이 척골하단의 바로 밑에 양지를 찾는다. 주두의 정점과 양지의 사이를 5 등분해서 주두로부터 2/5 의 지점에 사독을 취혈한다.

《主 治》 상지 · 견 · 배통, 편두통

10. 천정(天井)

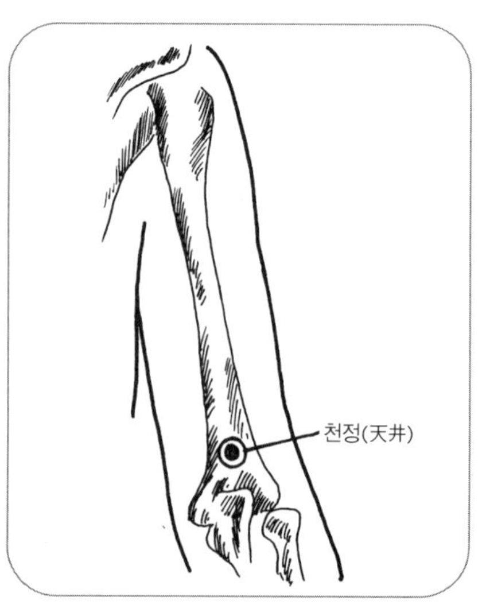

《位 置》 팔꿈치 윗쪽의 상방 2㎝에 있다.

《取穴法》 앉은 자세에서 상완(윗팔)의 후면에서 취혈. 팔꿈치의 뒷쪽에 돌출한 주두

(팔꿈치)의 윗가장자리에서 견봉(어깨봉우리, 튀어나온) 부분으로 향한 2㎝ 윗쪽의 팔꿈치 직선상에 생기는 패인 곳의 중심에 천정을 취혈한다.

(主 治) 주관절통, 상완신경통

11. 청랭연(淸冷淵)

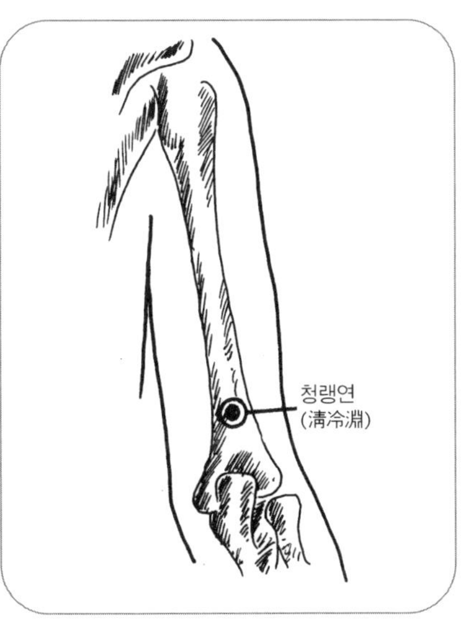

(位 置) 상완의 견료와 주두상인(팔꿈치 윗쪽)의 사이에서 주두상연으로부터 1/6에 있다.

(取穴法) 앉은 자세에서 상완의 후면으로부터 취혈. 견갑골 후면에 돌출한 겹각극을 외부로 접촉해 나간다. 가장 바깥쪽에 팽윤한 견봉을 찾고 그 후면의 아랫쪽 견료를 찾는다. 견료와 팔꿈치 후방에 돌출한 팔꿈치 윗쪽 사이를 6등분하고 팔꿈치 안쪽으로부터 1/6 되는 부위에서 청랭연을 취혈한다(위쪽 팔을 조금 돌려서 근육의 열극에 취혈하면 좋다).

(主 治) 견관절 주위염, 상완신경통

12. 소락(消濼)

《位 置》 윗팔의 견료와 팔꿈치 윗쪽과의 중앙에 있다.

《取穴法》 앉거나 엎으로 누운 자세에서 취혈. 견갑골 후면 돌출한 견갑극을 제일 바깥에 팽윤한 견봉을 찾아서 그 후면의 밑에서 견료를 찾는다. 견료의 팔꿈치 후방에 돌출한 팔꿈치 윗쪽의 중앙에 소락을 취혈한다.

《主 治》 상완신경통, 경완증후군

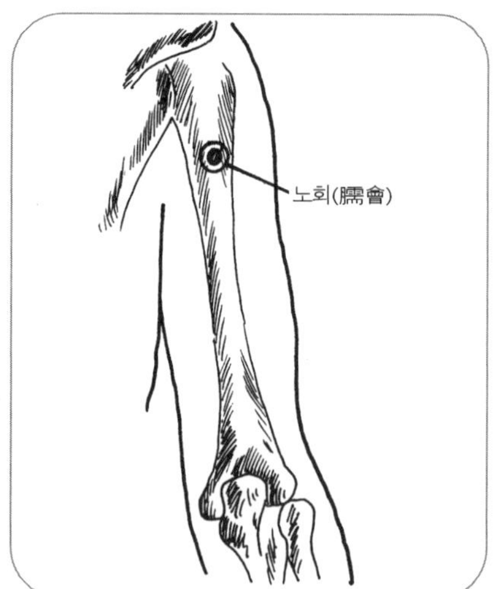

13. 노회(臑會)

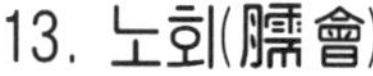

《位 置》 상완의 견료와 뒷팔꿈치 윗쪽의 사이에서, 견료로부터 1/4 에 있다.

《取穴法》 앉은 자세 또는 측면으로 누운 자세에서 취혈. 견갑골 뒷쪽에 솟아오른 견갑극을 바깥으로 만져가면 최외단에 팽윤하는 견료를 찾는다. 견료의 팔꿈치 후방에 돌출한 뒷팔꿈치 윗쪽의 사이를 4 등분해서, 견료로부터 1/4 의 지점에 노회를 취혈한다.

《主 治》 견관절주의염(오십견), 상완신경통

14. 견료(肩髎)

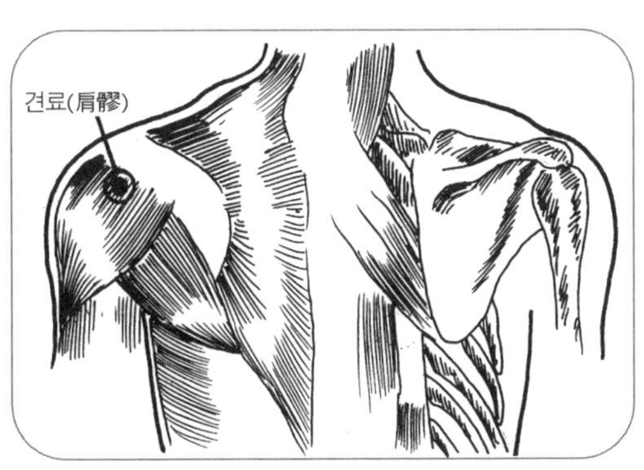

《位 置》 견봉의 바깥쪽 뒷쪽의 바로 아래에 있다.

《取穴法》 앉은 자세에서 취혈. 견갑골의 상부에 있는 견갑극을 뒷쪽 가운데서 더듬어 견관절의 바깥쪽 중앙에 돌출한 견봉을 찾는다. 그 바깥쪽 끝부분의 바로 아래인 상완 골두와의 사이에 패인 곳에서 견료를 취혈한다. 혹은 가볍게 주먹을 쥐어 이것을 목에 붙인듯이 해서 팔꿈치를 어깨보다 높이 올리면 어깨쭉지 근처에서 삼각근의 볼륨이 나타나고 극하근의 사이에 길고 가는 도랑이 생긴다. 이도랑 밑에서 견봉의 밑인 견료를 취혈해도 좋다.

15. 천료(天髎)

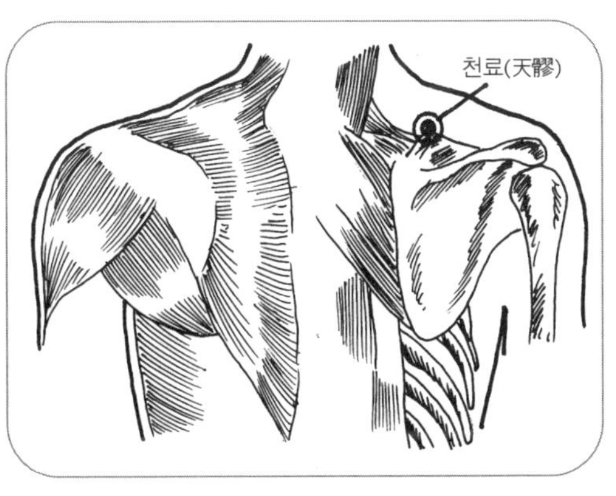

《位 置》 견갑골, 위 끝의 바깥쪽에 있다. 앉은 자세에서 취혈. 어깨를 약간 올리는 것처럼 해서 팔을 앞쪽으로 움직이면, 견갑골의 위끝이 어깨 중앙에 돌출해서 나타난다. 이 견갑골 위끝에 손가락을 대고, 그것을 놓지 않도록 천천히 어깨를 원래의 위치로 되돌리고, 이 견갑골 끝의 가장 윗부분의 바깥쪽(손끝으로 누르면 찡하고 통증이 주변에 퍼진다)에 천료를 취혈한다.

(主 治) 어깨결림, 고혈압증, 상지통, 두통, 경근통

16. 천유(天牖)

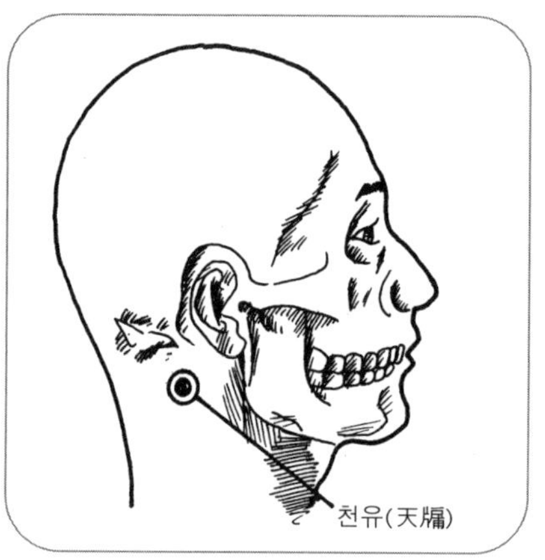

(位 置) 천추와 천용의 사이 완골 바로 밑에 있다.

(取穴法) 앉은 자세에서 취혈. 머리 뒤의 외후두 융기에서 그것을 밑으로 더듬으면 패인 곳의 중앙에 후두골의 바로 밑이 풍부이다. 풍부로부터 2㎝ 아랫쪽에 아문이 있고, 그 바깥쪽 2㎝에 있는 천추를 찾는다. 다음 아랫턱 끝의 뒷쪽에서 천용을 찾는다. 계속해서 귀의 뒤에 척두골이 돌출된 유양돌기의 선단을 느끼고 그 뒷쪽 위에 있는 얕게 패인 곳의 밑에서 완골을 찾는다. 천추의 천골을 연결한 선상에서 완골로부터 밑 수직으로 교차하는 곳에 천유를 취혈한다.

(主 治) 이명, 난청, 인통, 인두신경통

17. 예풍(翳風)

(位 置) 측두골 유양돌기 앞끝과 하악지의 중앙에 있다.

(取穴法) 앉은 자세에서 취혈. 이수(귓볼)의 하부에 손가락을

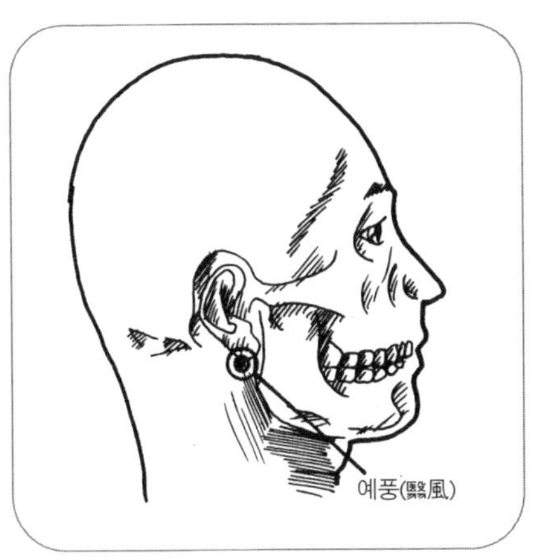

대고 아랫뼈의 아래턱 뒷쪽에서 유양돌기에 둘러쌓인 움푹 패인 곳의 중심에서, 유양돌기 앞끝 높이의 점을 손가락으로 누르고 찡하고 무겁게 울림이 전해지는 반응점에 예풍을 취혈한다.

〔主 治〕 이질환(이통, 이명, 난청) 인통, 안면마비, 삼차신경통, 치통, 이관염

18. 계맥(瘈脈)

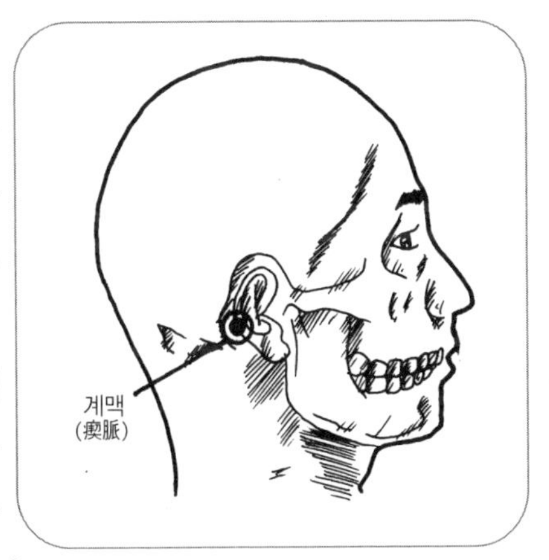

〔位 置〕 각손과 예풍을 연결한 후 후이저선에 따르는 고선상에서, 예풍으로부터 1/3에 있다.

〔取穴法〕 앉은 자세에서 취혈. 이개의 최상단에 대응하는 두부에 측면에서 각손을 찾고, 다음에 측두골 유양돌기 선단과 하악골의 하악지 뒷편의 중앙에 예풍을 찾는다. 각손과 예풍을 연결하는 후이지신을 따른 고선상에서, 예풍으로부터 1/3 의 곳에 계맥을 취한다.

〔主 治〕 난청, 두통, 이명, 중이염

19. 노식(顱息)

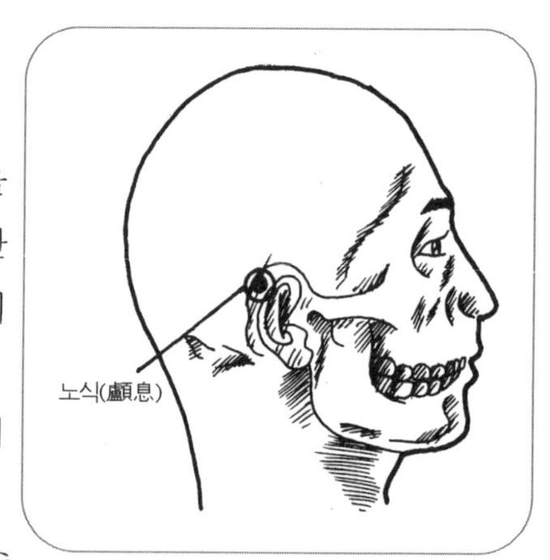

《位 置》 각손과 예풍을 연결하는 후이지선을 연결한 선상에서, 각손으로부터 1/3 에 있다.

《取穴法》 앉은 자세에서 취혈. 이개의 최상단(귀이점)에 대응하는 측두부에서 각손을 찾고 다음에 측두골 유양돌기 앞 끝과 아랫턱뼈의 하악지 뒷쪽과의 중앙에서 예풍을 찾는다. 각손과 예풍을 연결하는 후이지선을 연결한 선에서 각손에서 1/3 의 곳에 노식을 취혈한다.

《主 治》 두통, 이명

20. 각손(角孫)

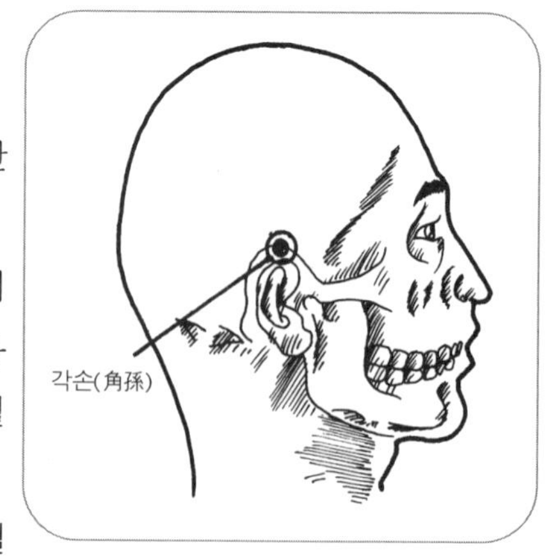

《位 置》 귓바퀴 최상단에 대응하는 측두부.

《取穴法》 앉은 자세에서 취혈. 귓바퀴의 최상단에 대응하는 측두부에서 각손을 취혈한다.

《主 治》 백내장, 각막실질염, 편두통

21. 이문(耳門)

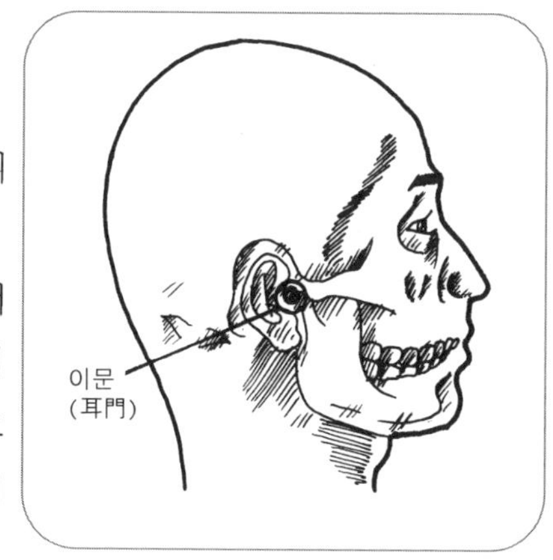

(位 置) 귀의 전절흔의 바로 앞에 있다.

(取穴法) 앉은 자세에서 취혈. 귀의 이주 위에 있는 패인곳을 전절흔이라고 하고, 그 전절흔 중앙부의 바로 앞에 이문을 취혈한다.

(主 治) 이명, 난청, 이통, 현훈

22. 화료(和髎)

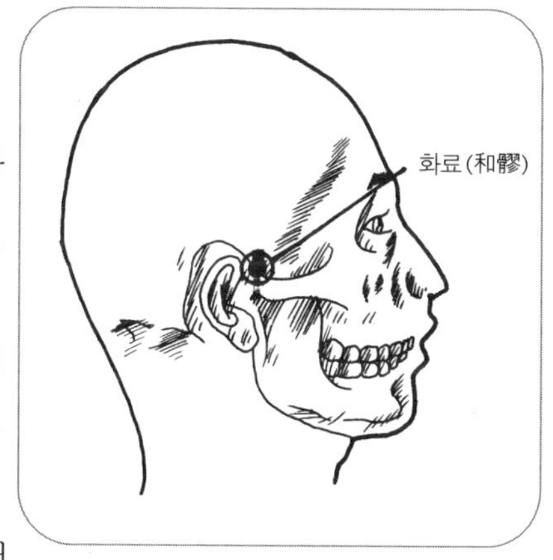

(位 置) 협골궁의 상방에서 천측두동맥 박동부에 있다.

(取穴法) 앉은 자세에서 취혈. 이개가 측두에 부착하는 윗부분(상이지점) 조금 앞에서 천측두동맥이 느껴지는 곳에서 화료를 취혈한다.

(主 治) 안질환(결막염, 홍채염, 백내장, 각막실질염, 두중, 이명)

23. 사죽공(絲竹空)

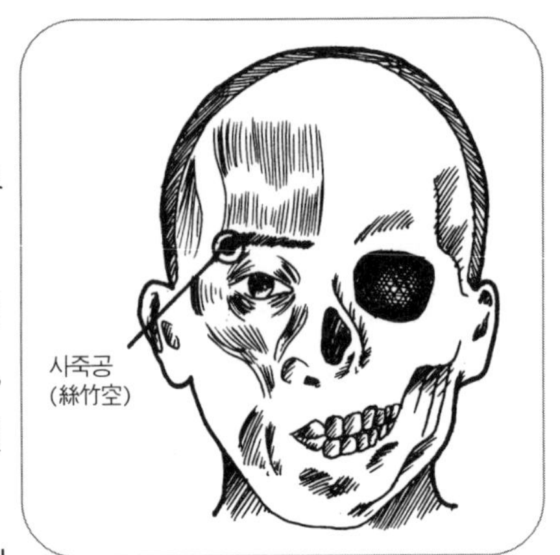

《位　置》 눈 바깥끝 바로 위에서 눈썹 바깥 끝에 있다.

《取穴法》 누운 자세에서 취혈. 눈 바깥 끝 바로 위에서, 눈썹 바깥 끝에 사죽공을 취혈한다.

《主　治》 안면신경마비, 삼차신경통, 안검경련

40혈. 좌우 공 80혈

족소양담경 (足少陽膽經)

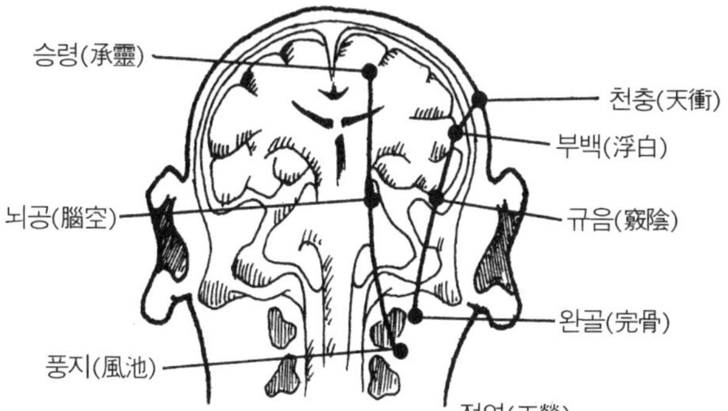

승령(承靈)
천충(天衝)
부백(浮白)
뇌공(腦空)
규음(竅陰)
완골(完骨)
풍지(風池)

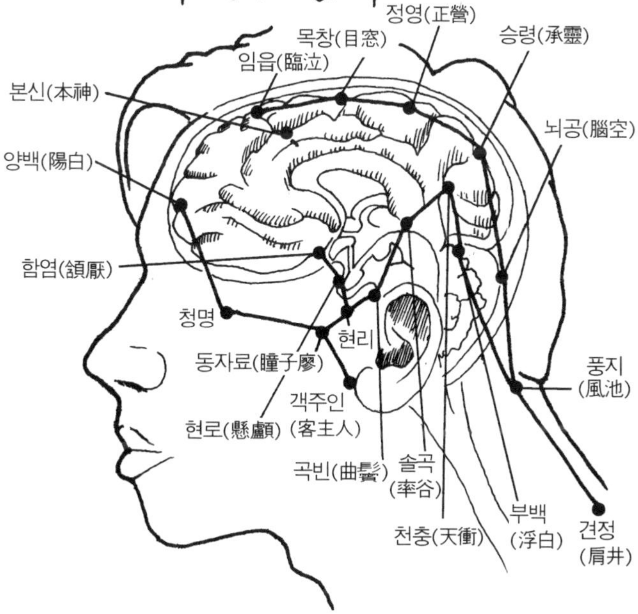

정영(正營)
목창(目窓)
승령(承靈)
임읍(臨泣)
본신(本神)
뇌공(腦空)
양백(陽白)
함염(頷厭)
청명
현리
동자료(瞳子廖)
풍지 (風池)
객주인 (客主人)
현로(懸顱)
곡빈(曲鬢)
솔곡 (率谷)
부백 (浮白)
견정 (肩井)
천충(天衝)

1. 동자료(童子髎)

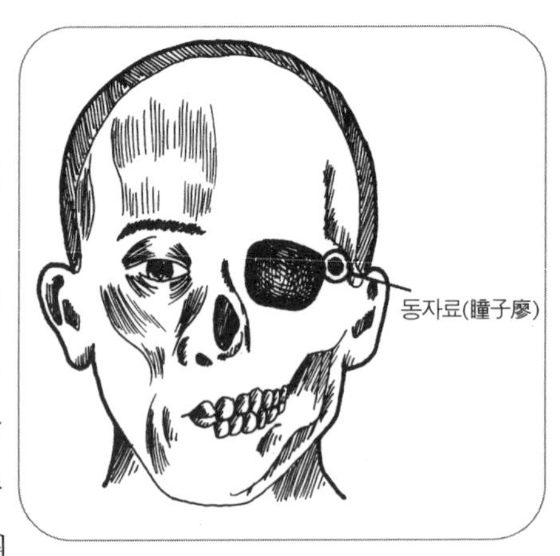

《位　置》 눈 바깥쪽의 외측 1㎝에 있다.

《取穴法》 누운 자세에서 취혈. 눈꼬리의 1㎝ 바깥쪽. 동공 주위의 약간 뒷부분(눈언저리 근육이 거의 바깥쪽에 해당된다)에 동자료를 취혈한다.

《主　治》 결막염, 각막실질염, 삼차신경통

2. 청회(聽會)

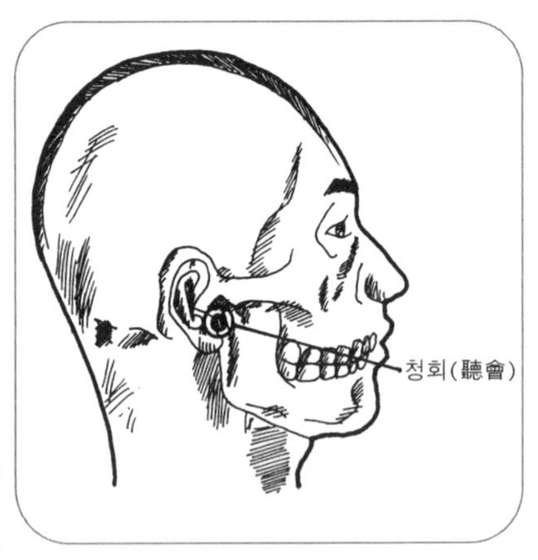

《位　置》 귀의 주관절흔 바로 앞에 있다.

《取穴法》 앉은 자세에서 취혈. 귓구멍의 바로 앞에 돌출한 것이 이주이다. 그 바로 아래의 구멍끝을 주관절흔이라고 하고, 주관절흔의 바로 앞의 패인 곳 중앙에서 청회를 취혈한다.

《主　治》 중이염, 난청, 약관절염, 안면신경마비, 삼차신경통

3. 객주인(客主人)

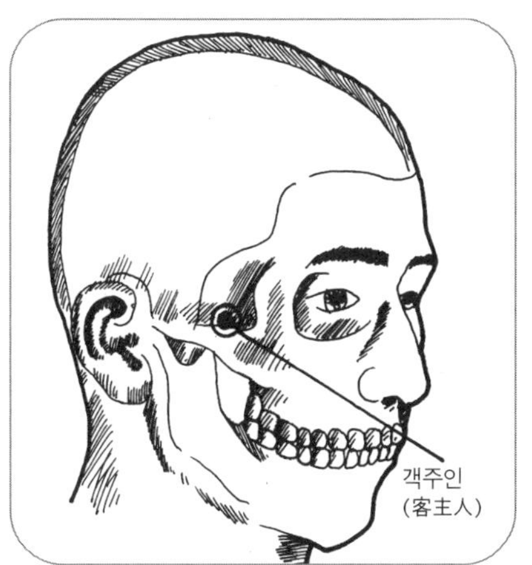

《位 置》 눈 바깥 끝의 하악골. 하악지 뒷쪽의 위끝 중앙 바로 위에서 협골궁 윗쪽에 있다.

《取穴法》 누운 자세에서 약간 얼굴을 옆으로 해서 취혈. 하악지(아래턱가지)의 뒷쪽을 만지며 올라가서, 하악골(아랫턱뼈)관절돌기의 뒷쪽 위끝에 청궁을 찾는다. 이 청궁과 눈 바깥끝(외안각, 눈초리)과의 중앙 바로 밑에서, 협골궁의 윗쪽에 객주인을 취혈한다.

《主 治》 안통, 안면신경마비, 삼차신경통, 고혈압증

4. 함염(頷厭)

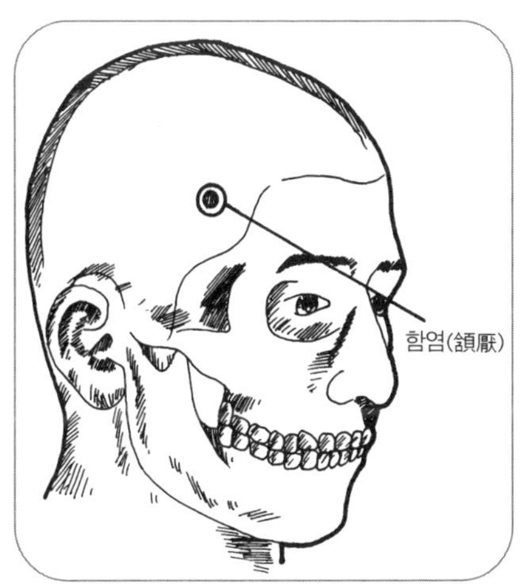

《位 置》 두유와 곡빈 사이의 두유에서 1/4 에 있다.

《取穴法》 앉은 자세에서 취혈. 앞머리 끝의 외각에 두유를 찾는다. 계속해서 귓바퀴가 측두부의 피부에 이행하는 가장 윗쪽에 있는 상의점을 찾는다. 눈구멍 윗쪽을 측두부에 연장한 높이에서 상의 지점의 바로 위에 곡빈을 찾는다. 두유와 곡빈 사이를 4 등분하고, 두유로부터 1/4 의 점에 하염을 취혈한다.

〔主 治〕 편두통, 현훈

5. 현로(懸顱)

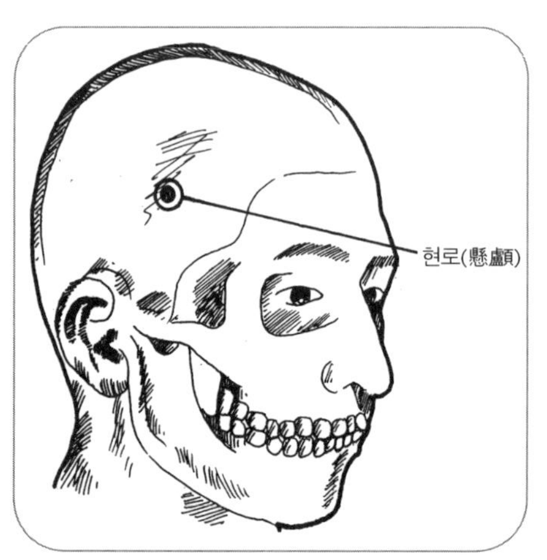

〔位 置〕 두유와 곡빈의 중앙에 있다.

〔取穴法〕 앉은 자세에서 취혈. 앞머리 끝의 외각에서 두유를 찾는다. 계속해서 귓바퀴가 측두부의 피부에 옮기는 제일 위에 있는 상의 지점을 발견한다. 눈언저리의 가장자리와 측두부에 연장한 높이로 상의지점의 바로 위에서 곡빈을 바로 찾는다. 두유와 곡빈의 중앙에서 측두부의 모발 안에 현로를 취혈한다.

〔主 治〕 삼차신경통, 안질환(백내장, 녹내장, 홍채염)

6. 현리(懸釐)

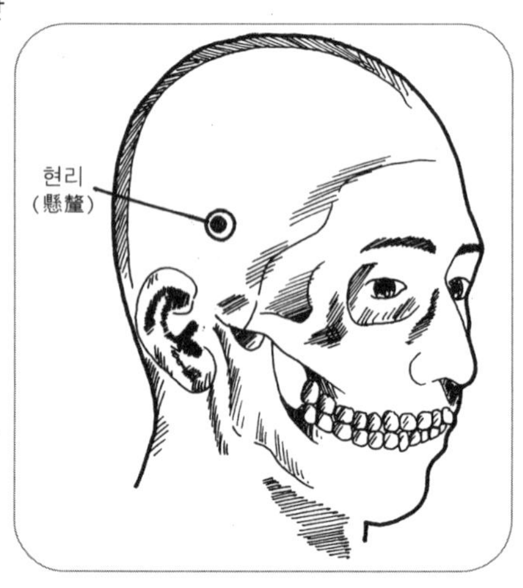

〔位 置〕 두유와 곡빈의 사이에서 곡빈으로부터 1/4 에 있다.

〔取穴法〕 앉은 자세에서

취혈. 앞머리 끝의 외각에 두유를 찾는다. 눈구멍 윗쪽을 측두부에 연장한 높이에서 상의지점의 바로 위에 곡빈을 찾는다. 두유와 곡빈의 사이를 4 등분하고, 곡빈으로부터 1/4 의 점에 현리를 취혈한다.

(主 治) 편두통

7. 곡빈(谷鬢)

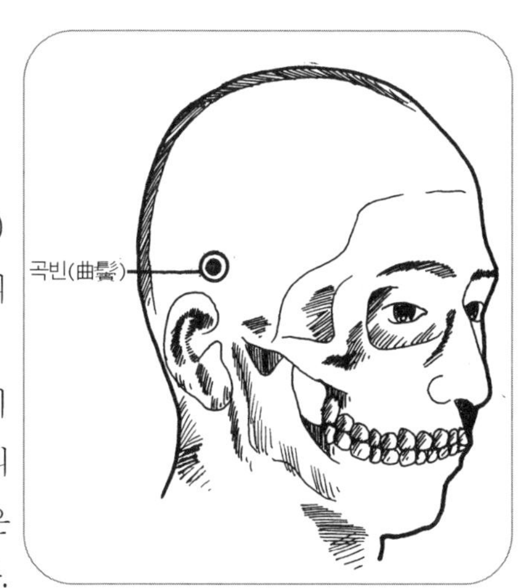

(位 置) 눈구멍(안와) 윗쪽의 높이에서 상의저점의 바로 위에 있다.

(取穴法) 누운 자세에서 취혈. 귓바퀴가 측두부의 피부에 이행하는 최고 높은 위치를 상의지점이라고 한다. 눈구멍의 윗쪽을 측두부에 연장한 높이로, 상의저점의 바로 위에 곡빈을 취혈한다.

(主 治) 편두통, 치통, 삼차신경통

8. 솔곡(率谷)

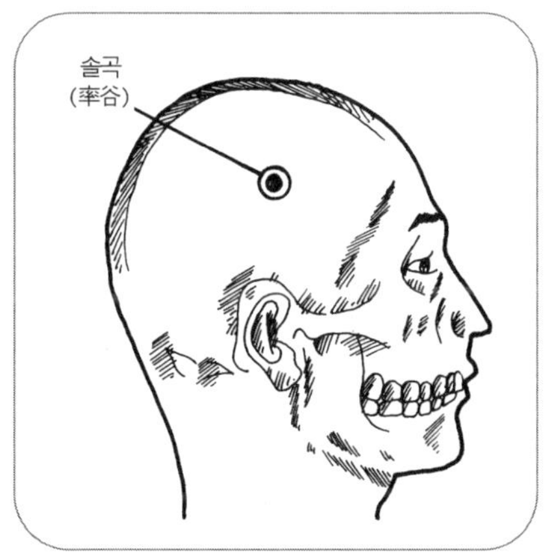

(位 置) 신정과 눈썹 가장 높은 쪽의 높이의 중앙(정중선상)을 지나는 수평선이 귀

의 가장 높은 점을 지나는 수직선과 교차하는 점.

(取穴法) 앉은 자세 또는 옆으로 기운 자세에서 취혈. 앞머리 끝(신정)과 좌우 눈썹의 가장 높은쪽을 연결한 높이의 중점을 정중선상에서 찾는다. 중점으로부터 바깥쪽(측두)에 늘어진 수평선과 귓바퀴 최상단을 지나는 수직선의 교점에 솔곡을 취혈한다.

(主 治) 측두통

9. 천충(天衝)

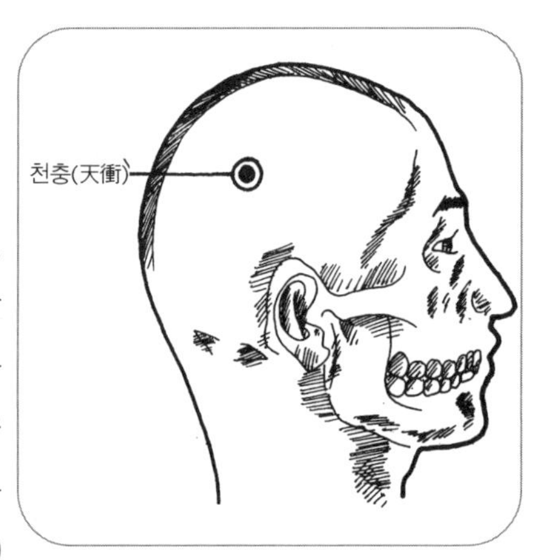

(位 置) 신정과 미모최상연(눈썹 제일 윗쪽)을 연결한 높이와의 중앙을 정중선상에서 찾고, 그 아랫쪽 1㎝에 가점을 정한다. 가점에서 바깥쪽(측두)으로 늘어난 수평선과 이개최후단(귓바퀴 제일 뒷끝)에 있는 이후점에서 윗쪽에 연장했던 수직선과의 교점에 천충을 취혈한다.

(主 治) 편두통, 두통

10. 부백(浮白)

(位 置) 천충과 이후점(귓바퀴 최후단)의 중앙에 있다.

(取穴法) 앉은 자세 또는 옆으로 누운 자세에서 취혈. 앞머리

카락 중앙(신정)과 좌우 눈썹의 최상연을 연결한 눈 높이의 중점을 정중선상에서 찾고 그 밑방위 1㎝에 가점을 정한다. 가점부터 바깥방향에 늘어진 수평선과 이개 최후단의 귀뒤의 점부터 상방에 늘어진 수선과의 교점에 천충을 찾는다. 천충과 이후점과의 중앙에 부백을 취혈한다.

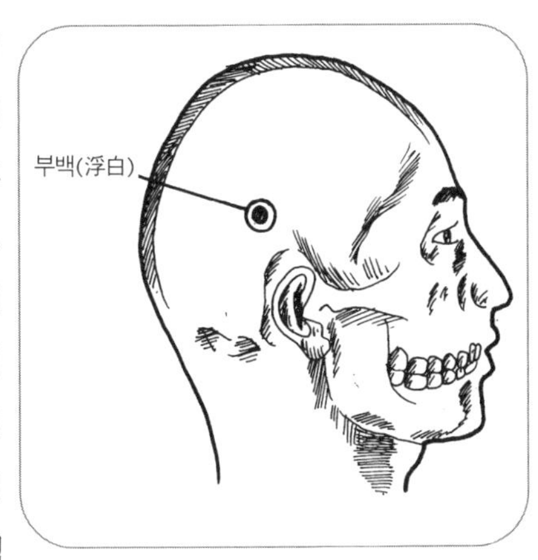

(主 治) 두통, 이명

11. 규음(竅陰)

(位 置) 후두골 상항선의 아랫쪽 높이에서 완골의 바로 위에 있다.

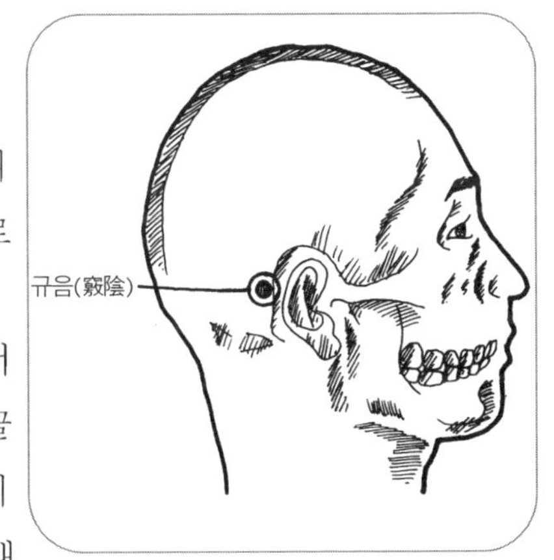

(取穴法) 앉은 자세에서 취혈. 후두부의 밑 부분에 둥글게 돌출한 뼈가 외후두 융기이고, 그 융기로부터 바깥에 막대 모양의 옆으로 누운 뼈 융기가 후두골상항선(참골; 배개뼈)이다. 귓볼의 후방을 찾으면 유양돌기의 하단에 닿는다. 유양돌기의 하단으로부터 뒷쪽을 따라서 후 상방으로 더 찾아가면, 얕게 패인 유돌절흔에 닿는다. 그 유돌절흔의 아랫쪽을 누르면 심부에 찡하고 무겁게

울리는 점에서 완골을 찾는다. 상항선 아랫쪽의 높이에서, 완골의 바로 위에 규음(두규음)을 취혈한다.

《主 治》 두통, 이통, 현훈

12. 완골(完骨)

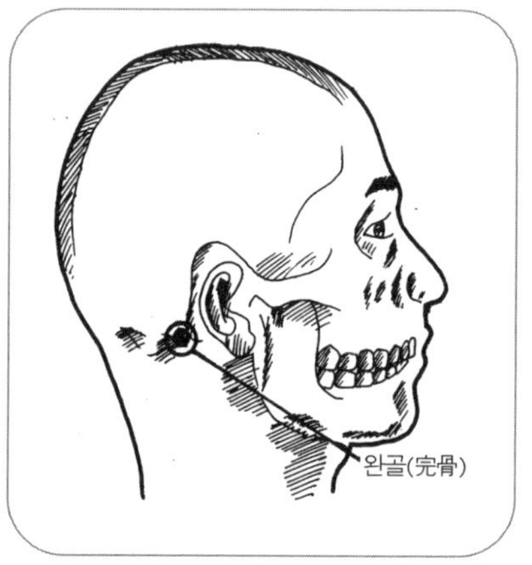

《位 置》 유돌절흔의 밑쪽에 있다.

《取穴法》 앉은 자세에서 취혈. 이수(귓볼) 뒷쪽을 더듬으면 유양돌기의 하단을 느낀다. 그 유돌절흔의 양쪽을 누르면 심부에 찡하고 무겁게 울리는 점에서 완골을 취혈한다.

《主 治》 불면증, 현훈, 편두통, 이명, 뇌출혈시의 사혈, 중이염

13. 본신(本神)

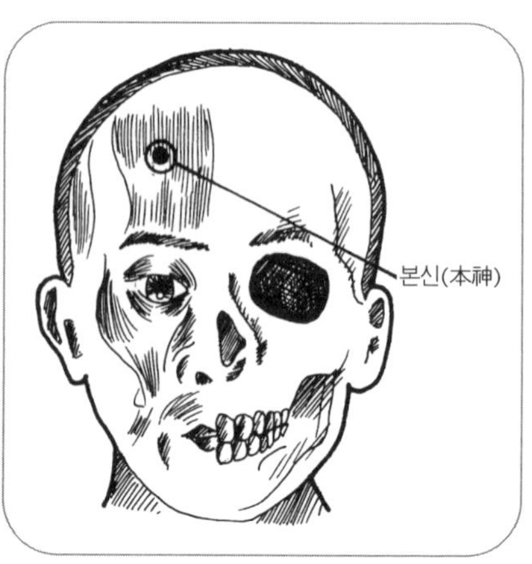

《位 置》 두부의 신정과 두유의 사이에서 두유로부터 1/3 에 있다.

《取穴法》 앉은 자세에서 취혈. 두부 정중선상에서 앞 머리쪽에 신정을 앞머리쪽 외과

의 두유를 찾는다. 신정과 두유 사이에서 두유로부터 1/3 점에 본신을 취혈한다.

《主 治》 두통, 현훈

14. 양백(陽白)

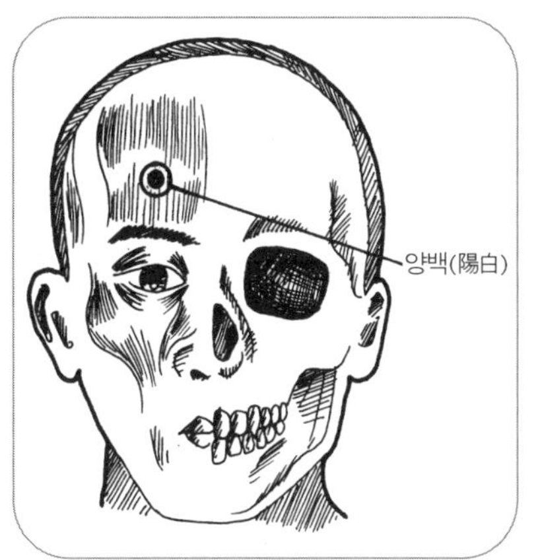

《位 置》 동공의 바로 위에서, 눈썹의 상방 2㎝에 있다.

《取穴法》 앉은 자세에서 전방을 보면서 취혈. 전방을 똑바로 주시할 때 동공을 통과하는 수직선상에서 눈썹 윗쪽으로 2㎝ 윗쪽을 손가락으로 만지면 앞머리가 부풀어 올라오는 것을 느낀다. 그 부풀은 곳 바로 밑에서 양백을 취혈한다.

《主 治》 삼차신경통, 안과질환, 안면신경마비

15. 임읍(臨泣)

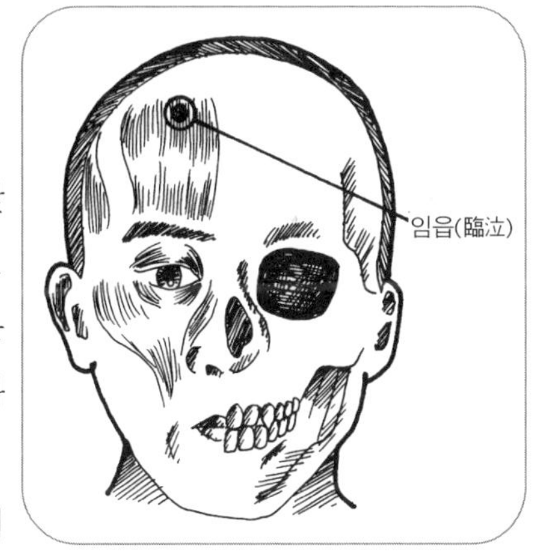

《位 置》 두외선상에서 앞머리가 난 부분으로부터 후방 1㎝에 있다(두외선이라는 것은 두유와 정중선의 중앙을 통과하는 선).

《取穴法》 앉은 자세에서

취혈. 두외선상에서 앞머리가 난 부분으로부터 후방으로 1㎝ 들어가 임읍(두임읍)을 취혈한다.

《主 治》 두통, 현운, 비폐색

16, 목창(目窓)

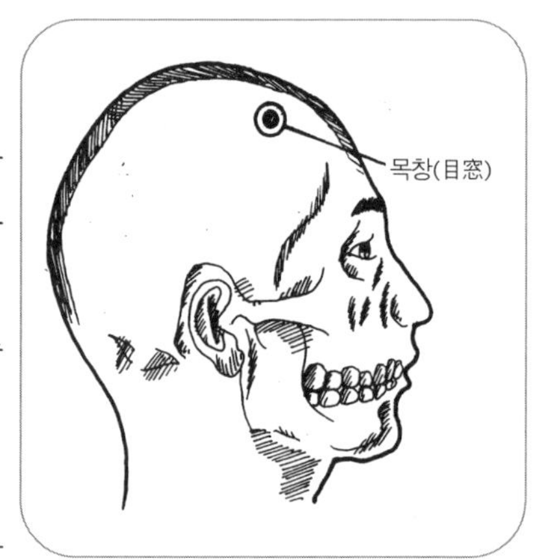

《位 置》 두외선상에서 두임읍과 뇌공의 사이에서 두임읍으로부터 1/5에 있다(두외선이라는 것은 두유의 정중선의 중앙을 지나는 선).

《取穴法》 앉은 자세에서 취혈. 후두부의 정중선상에 손가락을 넣고, 아랫쪽으로 더듬어가면 둥근뼈가 돌출한 외후두 융기를 느낀다. 이 외후두 융기부터의 외방으로 향한 수평선상에 융기한 후두골의 상항직선상과 두외선의 교점에 뇌공을 찾는다. 다음에 두외선상에서 앞머리쪽부터 후방으로 1㎝ 들어간 머리의 가운데 임읍(두임읍)을 찾는다. 두임읍과 뇌공의 사이를 5등분하고 임읍에서 1/5의 점에 목창을 취혈한다.

《主 治》 안통, 유루, 수명(빛공포증), 삼차신경통

17. 정영(正營)

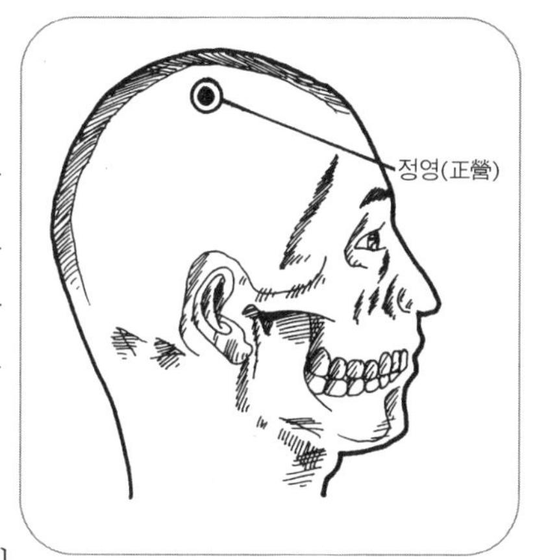

〈位 置〉 두외선상에서 두임읍과 뇌공의 사이에 두 임읍으로부터 2/5 에 있다(두외선이라는 것은 두유와 정중선의 중앙을 통과하는 선).

〈取穴法〉 앉은 자세에서 취혈. 앞머리가 나기 시작하는 지점으로부터 후상방 1㎝의 두외선에 두임읍을 찾는다. 다음에 후두부의 중정선상에 손가락을 넣고 밑으로 더듬어가면, 둥근뼈가 돌출한 외후두 융기를 느낀다. 이 외후두 융기로부터 바깥으로 향해 수평선모양으로 융기한 후두골의 상한선 바로 위와 두외선의 교점에 뇌공을 찾는다. 두 임읍과 뇌공의 사이를 5등분하고, 두 임읍으로부터 2/5 지점에 정영을 취혈한다.

〈主 治〉 편두통, 두통

18. 승령(承靈)

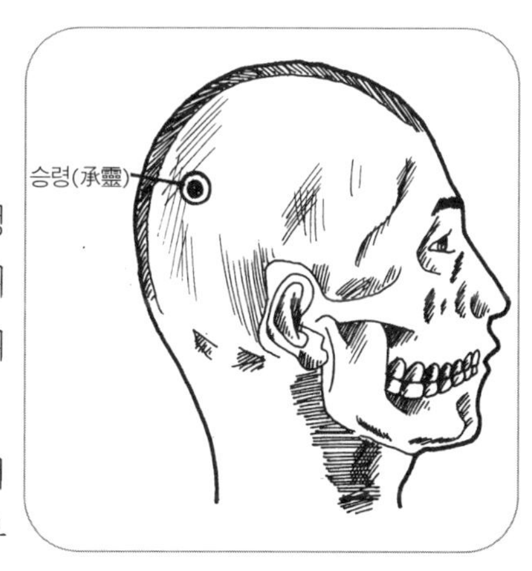

〈位 置〉 두외선상에서 정영과 뇌공의 중앙에 있다.(두외선이라는 것은 두유와 정중선의 중앙을 통과하는 선)

〈取穴法〉 앉은 자세에서 취혈. 두외선상에 앞머리 끝부터 후상방 1㎝에 두임읍을 찾는다. 다음에 후두부의 정중선상에 손가락을 두고, 하방으로 더듬어 찾아가면, 둥근뼈의 돌출한 외후두 융기에 접촉한다. 외후두 융기부터 바깥쪽으로 향해서 수평선상에 융기한 후두골의 상항선 바로 위와 두외선의 교점에 뇌공을 찾는다. 두임읍과 뇌공의 사이를 5 등분해서, 두임읍으로부터 2/5 에 정영을 찾고, 그 정영과 뇌공의 중앙에 승령을 취혈한다.

(主 治) 편두통, 상지통

19. 뇌공(腦空)

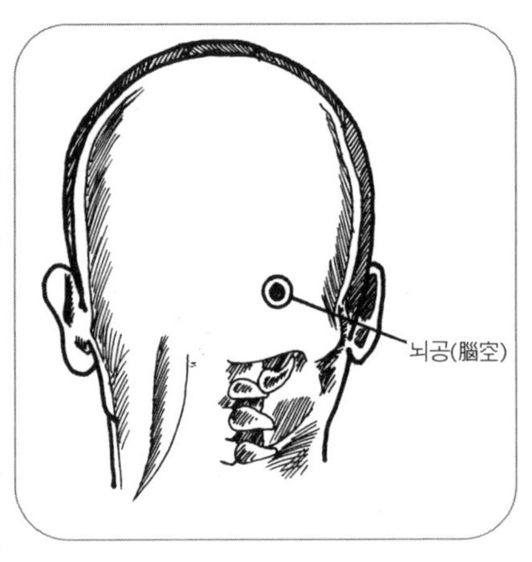

(位 置) 두외선상에서, 상항선 바로 위에 있다(두외선이라는 것은 두유의 정중선의 중앙을 통과하는 선).

(取穴法) 앉은 자세에서 취혈. 후두부 정중선상에 손가락을 대고 밑으로 더듬어가면, 둥근뼈가 돌출한 외후두 융기를 느낀다. 이 외후두 융기로부터 귓쪽으로 평행선상에 튀여나온 후두골 상항선 위와 두외선의 교점에서 뇌공을 취혈한다.

(主 治) 두통, 후두신경통

20. 풍지(風池)

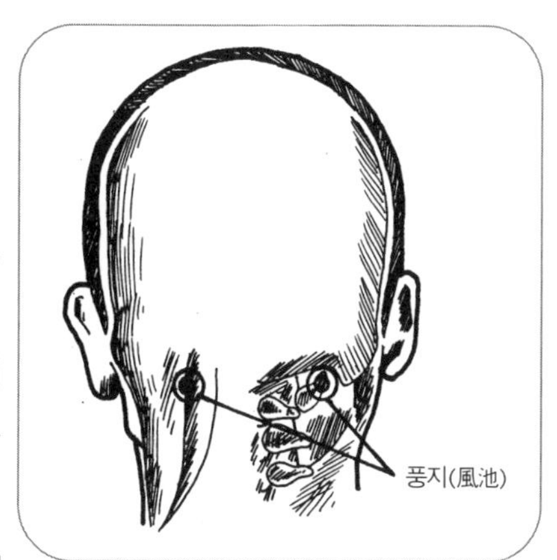

〔位 置〕 풍부와 완골의 사이에서 완골로부터 1/3에 있다.

〔取穴法〕 앉은 자세에서 취혈. 뒷머리 부분의 정중선상에 손가락을 놓고 아래로부터 더듬어가면 둥근뼈가 돌출한 외후두 융기에 닿는다. 이 외후두 융기로부터 손가락 3개를 눕힌 정도의 아래에 양쪽 두반극근에 의해 종모근이 튀어나와 항아후 정중구를 이룬다. 이것을 아래로부터 윗쪽으로 더듬어 후두골 아랫단의 깊이 패인 중앙에서 풍부를 찾는다. 다음에 이수(귓볼)의 뒷쪽을 더듬어서 유양돌기의 아래 끝을 잡고, 그 끝으로부터 언저리를 따라서 뒷쪽 윗방향으로 문질러 얕게 패인 유돌절흔을 느낀다. 이 유돌절흔의 하단에 완골을 찾는다. 풍부와 완골의 사이를 3등분해서 완골로부터 1/3의 지점에서 풍지를 취혈한다.

〔主 治〕 두통, 현훈, 감기, 불면, 시력장애, 항배통

21. 견정(肩井)

〔位 置〕 제7 경추극돌기와 견봉각의 중앙에 있다.

〔取穴法〕 앉은 자세에서 취혈. 목을 앞으로 깊게 숙이면 목의 뒷쪽(목덜미) 밑에 둥글게 돌출한 뼈인, 제7 경추의 극돌기에서 먼저 그 정점을 찾는다. 다음에 견갑골 등쪽의 바깥쪽에 막대기 모양

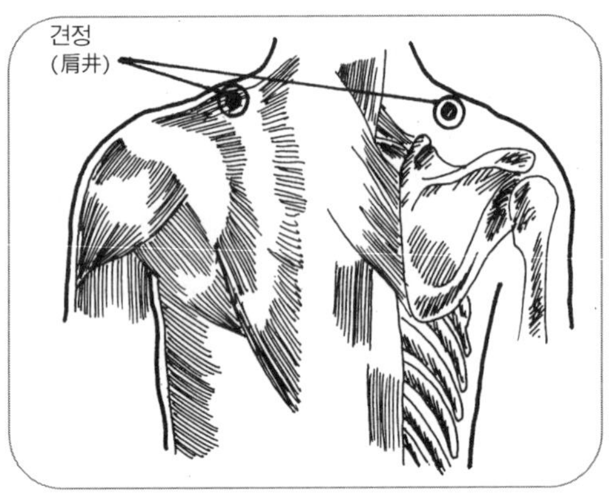

으로 솟아있는 견갑극의 바깥쪽 선단에서 견봉을 찾는다. 제7경추극돌기의 정점과 견봉각의 중앙에서 승모근의 안쪽을 손가락으로 누르면 울림이 목소리로 전해지는 곳에서 견정을 취혈한다.

(主　治) 견배통, 두통, 경견완통, 견관절주위염(오십견), 현훈

22. 연액(淵腋)

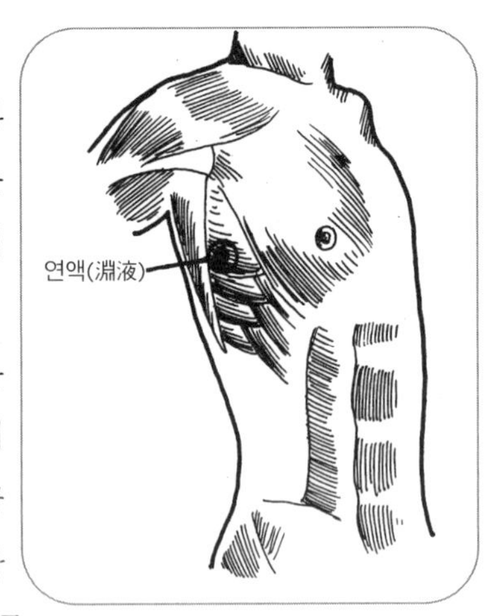

(位　置) 액와선상의 극천과 대포의 중앙에 있다(액와선이라는 것은 겨드랑이 중심을 지나는 수직선).

(取穴法) 누운 자세에서 팔을 바깥쪽으로 올려서 취혈. 겨드랑이 밑의 패인 곳(액와지)의 중심에 극천을 찾고, 제11늑골의 앞끝에 장문을 찾는다. 극천과 장문의 사이를 4등분하고, 극천으로부터 1/4의 높이에서 액와선상에 연액을 취혈한다.

(主　治) 오한발열, 늑간신경통

23. 첩근(輒筋)

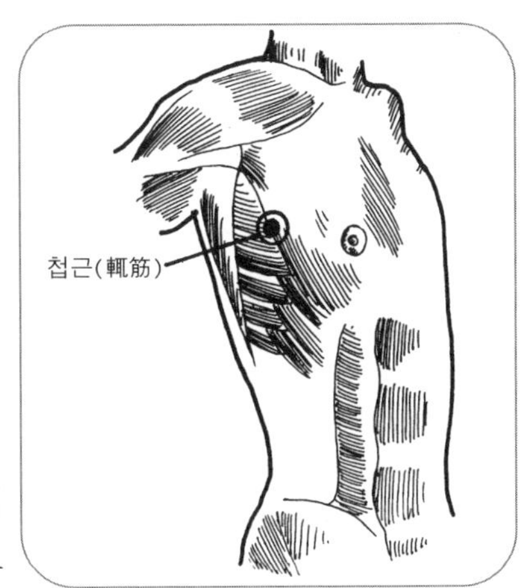

位 置 연액과 천계의 중앙에 있다.

取穴法 누운 자세에서 팔을 바깥쪽으로 올려 취혈. 겨드랑이 밑(겨드랑이의 패인 곳)의 중심(극천)과 제 11 늑골의 끝부분(장문)의 사이를 4 등분하고 극천으로부터 1/4 의 높이에서 액와선(액의 중심을 통하는 수직선) 상에서 연액을 찾는다. 다음에 제 4 늑간의 높이에서 흉외선(오구돌기의 안쪽을 통과하는 수직선) 상에서 천계를 찾는다. 연액과 천계의 중앙에서 첩근을 취혈한다.

主 治 숨쉬기 괴로움, 가슴쓰림

24. 일월(日月)

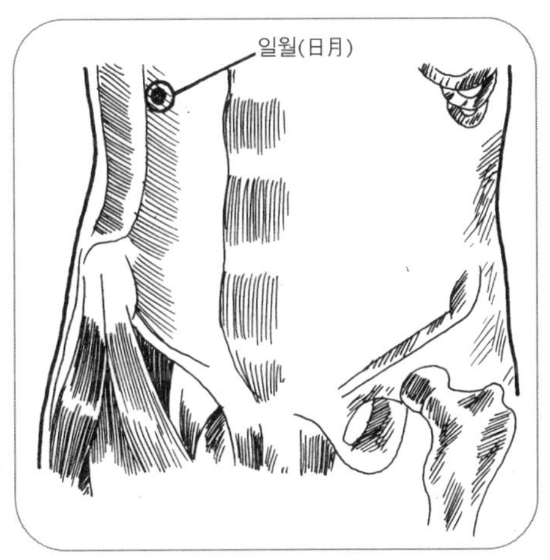

位 置 복외선상에서 기문과 대행의 사이에 기문으로부터 1/4 에 있다(복외선이라는 것은 사타구니선 바깥쪽의 돌출한 뼈 안쪽과 정중선의 사이에서 바깥쪽 1/8 을 지나는 수직선).

〈取穴法〉 누운 자세에서 취혈. 좌우의 제7늑연골 하연에 접하는 정점에서 흉골채 하연을 찾는다. 흉골채 하연과 배꼽 중심의 사이를 4등분해서 위로부터 1/4(거궐)의 높이에서 복외선상에 기문을 찾아 배꼽 중심의 높이에서 대횡을 찾는다. 기문과 대횡의 사이를 4등분해 기문에서 1/4의 지점에 일월을 취혈한다.

〈主 治〉 담낭담도질환, 늑간신경통, 횡경막경련

25. 경문(京門)

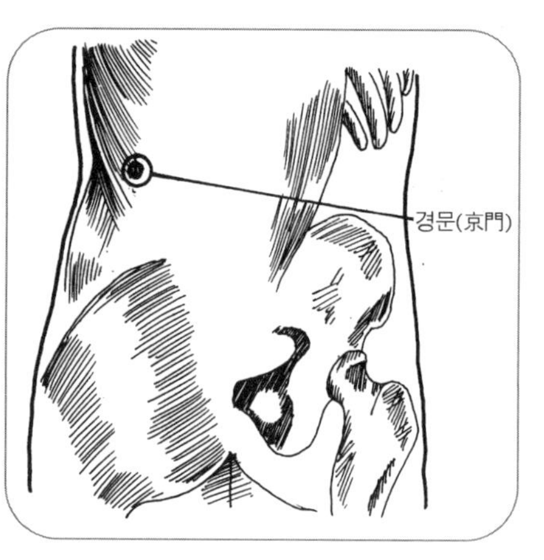

〈位 置〉 제12늑골의 선단에 있다.

〈取穴法〉 엎드린 자세에서 취혈. 허리부분 외측에 손을 대고 밑으로부터 누르며 올라가 제12늑골을 찾고, 그 선단부에서 조금 패인 곳에 경문을 취혈한다.

〈主 治〉 요통, 하리, 늑간신경통, 하복부신경통

26. 대맥(帶脈)

〈位 置〉 장문의 바로 밑에서 신궐(배꼽의 중심)의 높이에 있다.

〈取穴法〉 누운 자세에서 취혈. 배꼽 중심의 높이에서 제11늑골선단에 있는 장문을 지나는 수직선상에서 대맥을 취혈한다.

《主 治》 요복신경통, 대하

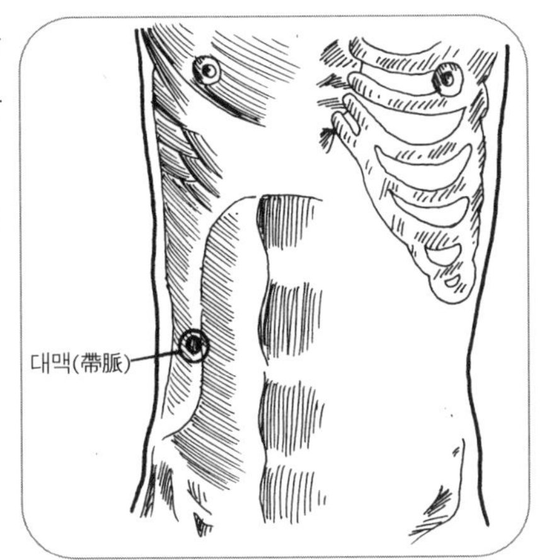

27. 오추(五樞)

《位 置》 장골능 앞쪽에서 상전장골극의 윗쪽 2㎝에 있다.

《取穴法》 누운 자세에서 취혈. 하복부를 앞쪽에서 손가락 안쪽으로 더듬어가면 복부의 바깥쪽에서 골능(장골능)을 느낀다. 장골능의 앞 아래끝을 상진장골극이라고 하고 이 윗쪽 2㎝에서 장골능 앞쪽의 안쪽에 오추를 취혈한다.

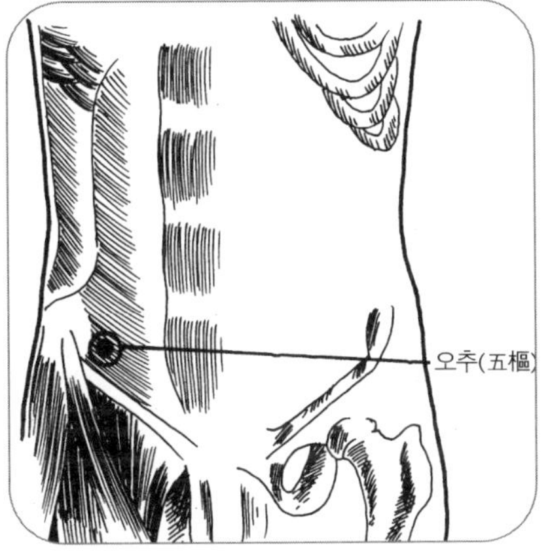

《主 治》 요통, 복통, 서경부통

28. 유도(維道)

《位 置》 장골능 앞쪽에서 상전장골극 윗쪽 1㎝에 있다.

《取穴法》 누운 자세에서 취혈. 하복부 옆으로 손가락으로 찾아가면, 복부측에서 골능(장골능)을 접촉한다. 장골능의 앞 하단을 상전장골극이라고 하고, 그 상방 1㎝에서 장골능 앞쪽의 내측에 유도를 취혈한다.

《主 治》 서경부통, 구기, 식욕부진

29. 거료(巨髎)

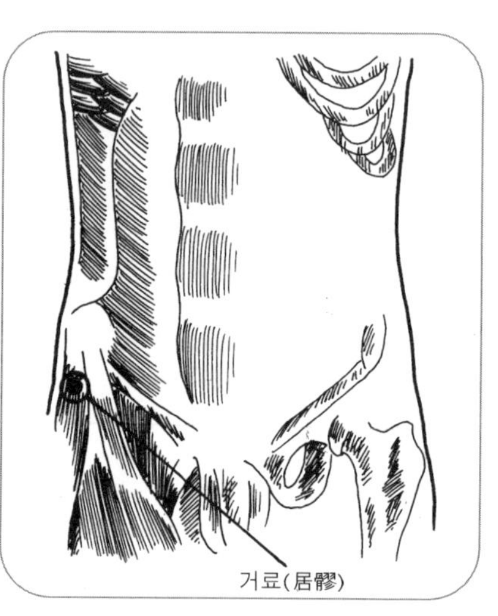
거료(居髎)

《位 置》 상전장골극과 대퇴골대전자의 중앙에 있다.

《取穴法》 누운 자세에서 취혈. 하복부 측방으로 더듬어 가면, 복부 외측에서 공릉(장골능)을 느낀다. 이 장골능의 앞 하단이 상전장골극이다. 다음에 대퇴부를 밑에서 위로 더듬어가면, 고관절의 외방에 돌출한 크고 둥근뼈를 느낀다. 이것이 대퇴골대전자이다. 상전장골극과 대퇴골대전자 윗쪽의 중앙에 거료를 취혈한다.

《主 治》 고관절통, 요통

30. 환조(環跳)

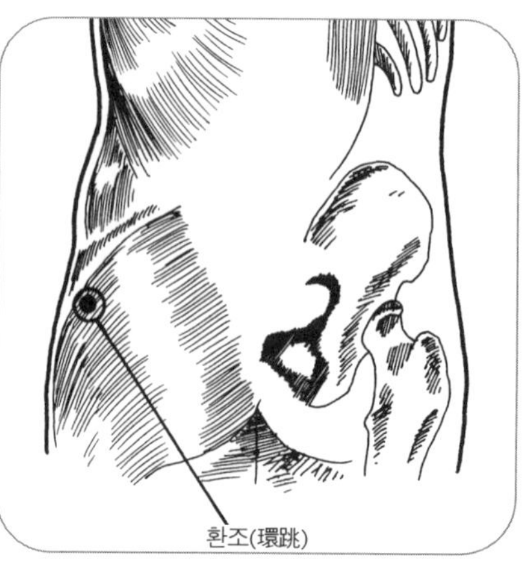
환조(環跳)

《位 置》 대퇴골 대전자의 정점으로부터 상방 2㎝에

있다.

(取穴法) 옆으로 누운 자세에서 취혈. 대퇴측부를 밑에서부터 상방으로 더듬어가면, 고관절의 바깥쪽에 돌출된 기다란, 둥근뼈를 느낀다. 이 대전자의 쌍방으로부터 2㎝ 상방에 환조를 취혈한다.

(主 治) 좌골신경통, 고관절통, 요통

31. 중독(中瀆)

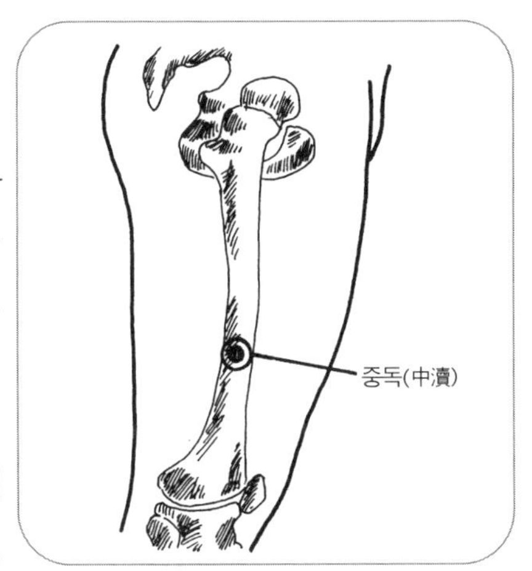

(位 置) 대퇴골대전자의 윗쪽 대퇴골 외측과 아랫쪽(무릎관절열극)과의 사이에서, 하방에서 1/3 의 상방 2㎝에 있다.

(取穴法) 누운 자세에서 취혈. 대퇴골 외측의 상방에 있는 대퇴골대전자를 느껴 그 윗쪽을 찾는다. 다음에 무릎관절 외측중앙선상에서 대퇴골 외측과 아랫쪽의 무릎관절열극을 찾는다. 대퇴골 대전자 윗쪽과 대퇴골 외측 아랫쪽의 사이에서 아래로부터 1/3의 상방 2㎝에 중독을 취혈한다.

(主 治) 요통, 하복통, 측흉통, 외측대퇴피신경의 장애

32. 양관(陽關)

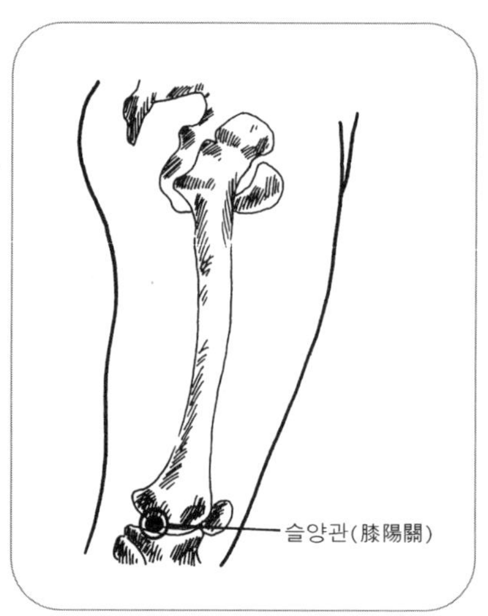

《位 置》 슬관절열극의 높이에 장경인대와 대퇴이두근의 중앙에 있다.

《取穴法》 누운 자세에서 취혈. 대퇴이두근건(힘줄) 비골에 부착해 있기 때문에 확인이 용이하다. 그 힘줄의 약 1㎝ 앞에서 느껴지는 힘줄이 장경인대이다. 이 대퇴이두근건과 장경인대의 중앙에 슬관절 열극의 높이에서 슬양관을 취혈한다. 슬관절 열극은 대퇴골 외측과 경골 외측과의 사이를 깊게 더듬으면 느껴진다.

《主 治》 슬관절통, 좌골신경통, 대퇴외측통

33. 양릉천(陽陵泉)

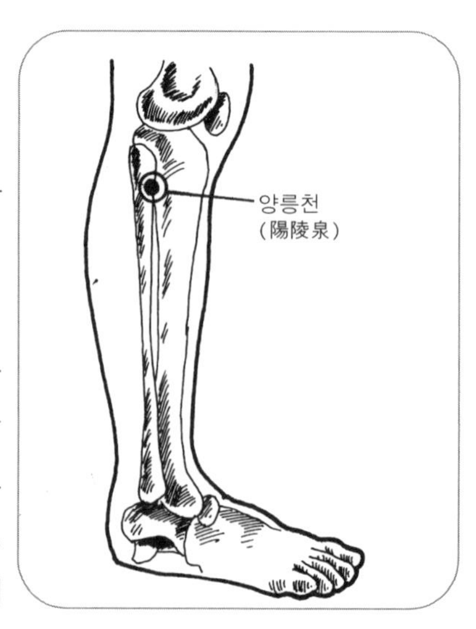

《位 置》 비골두의 앞 아랫쪽에 있다.

《取穴法》 누운 자세에서 취혈. 하퇴의 바깥쪽을 손바닥으로 문지르면서 윗쪽으로 가면 무릎의 관절에 이르기전, 둥글고 작은 2㎝ 크기의 뼈를 느낀다. 이것이 비골두이다. 이 비골두의 앞 아래쪽에서 장비골근이 시작되는 부분의 앞쪽에 패인 곳의 중심에서 양릉천을 취혈한다.

(主 治) 간, 담 계통의 질환(담낭염) 흉협통, 요통, 하지통(슬통), 반신불수

34. 양교(陽交)

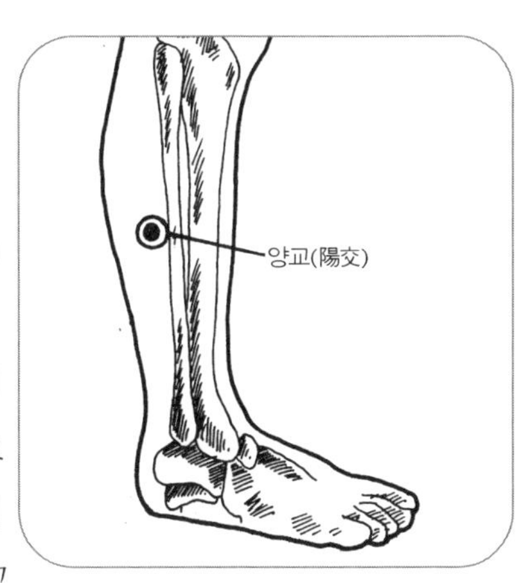

(位 置) 외구의 높이에서 비골의 뒷쪽에 있다.

(取穴法) 누운 자세에서 취혈. 하퇴 바깥쪽을 손끝으로 문지르면서 윗쪽으로 올라가면 무릎관절에 이르기전에 둥글고 적은 2㎝ 크기의 뼈를 느낄 수 있다. 이것이 비골두이다. 비골두 위 끝과 외과 정점중앙(복사뼈) 높이로 비골의 바깥 끝에서 양교를 취혈한다.

(主 治) 비골신경통, 흉만, 비골근 운동장애

35. 외구(外丘)

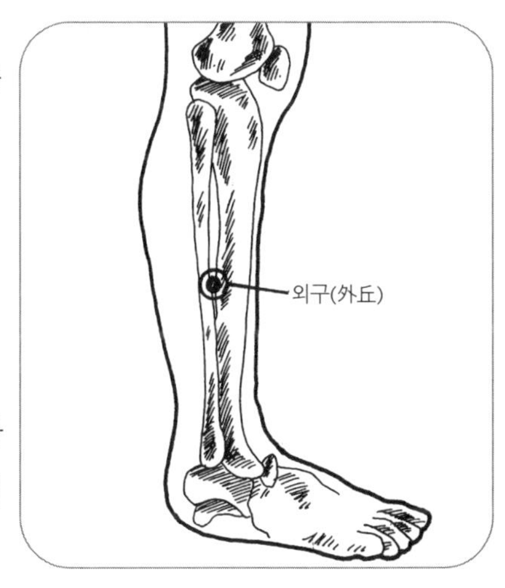

(位 置) 비골두 윗쪽과 외과(바깥복사뼈) 정점 중앙에 있다.

《取穴法》 누운 자세에서 취혈. 하퇴의 외측을 손가락으로 찰과하면서 윗쪽으로 올라가면 무릎의 관절열극에 도달하기 전에 둥글고 조그마한 2㎝ 크기의 뼈를 느끼게 된다. 이것이 비골두에 있다. 비골두 윗쪽과 외과정점의 중앙에 외구를 취혈한다.

《主 治》 좌골신경통, 항강, 측흉통, 편마비, 파킨스씨병

36. 광명(光明)

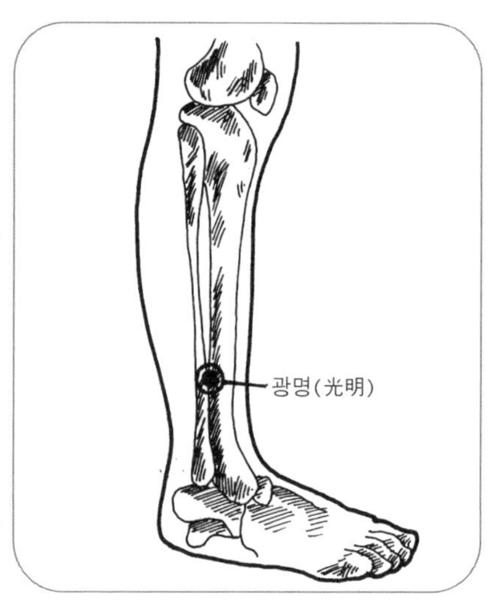

《位 置》 비골두 윗쪽과 바깥 복사뼈 정점(외과정점)의 사이에서 바깥 복사뼈 정점으로부터 1/3 에 있다.

《取穴法》 누운 자세에서 취혈. 하퇴의 외측을 손가락 안쪽으로 비비면서 윗쪽으로 가면 무릎의 관절열극에 이르기 전에 둥글고 작은 2㎝ 정도의 뼈를 느낀다. 이것이 비골두이다. 비골두 상연과 외과정점의 사이를 3 등분하고 외과의 정점에서 1/3 의 지점에 광명을 취혈한다.

《主 治》 안질환, 좌골신경통, 하지운동마비

37. 양보(陽輔)

《位 置》 광명과 현종의 중앙에 있다.

《取穴法》 누운 자세에서 취혈. 하퇴(종아리)의 외측을 손바닥

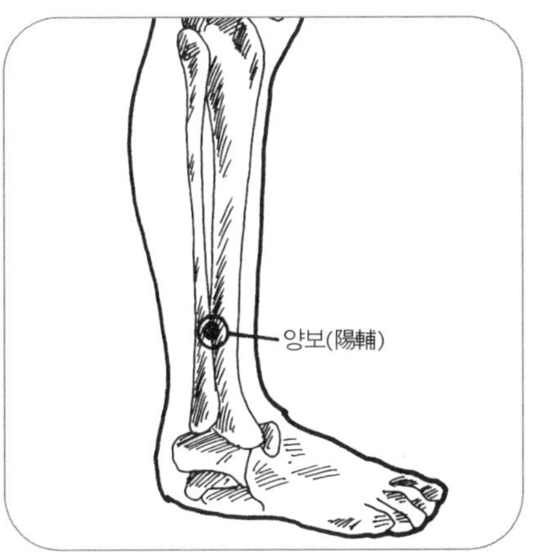

으로 문지르면서 윗쪽으로 가면 무릎의 관절열극에 이르기 전 둥글고 작은 2㎝ 크기의 뼈를 느낀다. 이것이 비골두이다. 비골두 윗쪽과 복사뼈의 사이를 3 등분하고 복사뼈로부터 1/3 의 곳에서 광명을 찾는다. 다시 비골두 윗쪽과 외과정점의 사이를 5 등분하고 외과 정점에서 1/5 의 곳에 현종을 찾는다. 광명과 현종의 중앙에 양보를 취혈한다.

(主 治) 족관절통, 족배통, 두통, 복통, 각기

38. 현종(懸鍾)

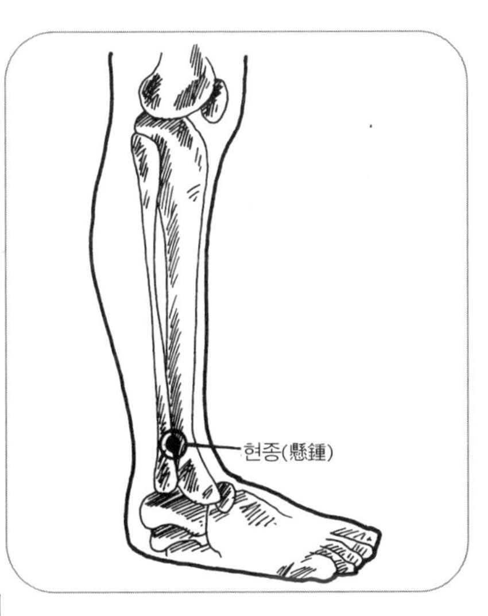

(位 置) 광명과 현종의 중앙에 있다.

(取穴法) 누운 자세에서 취혈. 하퇴(종아리)의 외측을 손바닥으로 문지르면서 윗쪽으로 가면 무릎 관절열극에 이르기전 둥글고 작은 2㎝ 크기의 뼈를 느낀다. 이것이 비골두이다. 비골두 위쪽과 복사뼈의 사이를 3 등분하고, 복사뼈로부터 1/3 의 곳에서 광명을 찾는다. 다시 비골두 윗쪽과 외과정점의 사이를 5 등분하고 외과정점에서 1/5 의 곳에 현

종을 찾는다. 광명과 현종의 중앙에 양보를 취혈한다.

〈主 治〉 족관절통, 족배통, 두통, 복통, 각기

39. 구허(丘墟)

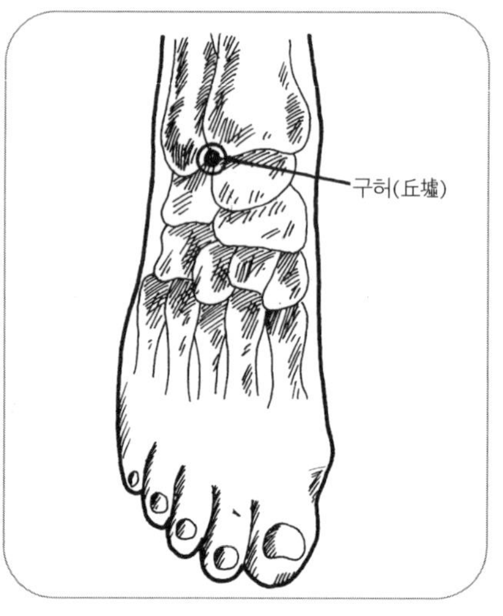

〈位 置〉 발등에서 바깥 복사뼈의 앞 밑에 있다.

〈取穴法〉 누운 자세에서 취혈. 바깥 복사뼈 앞쪽의 수직선과 아랫쪽에 접한 수평선으로 해서 가능한 직각형의 2등분 선상에서, 바깥 복사뼈의 앞 밑쪽에 구허를 취혈한다.

〈主 治〉 족관절통, 관절류마티스, 흉협통, 항근긴장(목근육)

40. 임읍(臨泣)

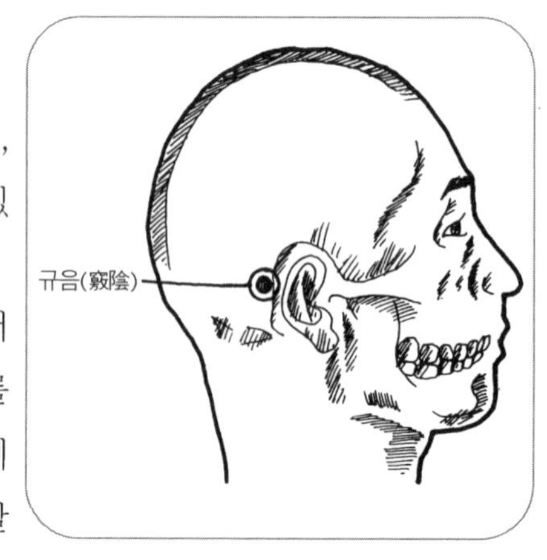

〈位 置〉 발등에서 제 4, 5 중족골저 앞쪽의 사이에 있다.

〈取穴法〉 누운 자세에서 취혈. 제 4, 5 발가락의 사이를 손가락끝으로 다리뼈 부분에 따라서 후 상방에서 가볍게 찰과하면 발가락 등이 높게 된 조금 앞쪽에서 양골의 사이극이 소실하고 손끝이 멈춘다. 이것이 4, 5 째 다리뼈 밑이 좌우로부터 접해있는 관절부에서, 뼈 밑의 전연에 해당된다. 이 양뼈 밑 전연(뼈밑 사이)에 임읍(足臨泣)을 취혈한다.

〈主 治〉 담석증, 족배통, 담경의 통증, 족관절염좌

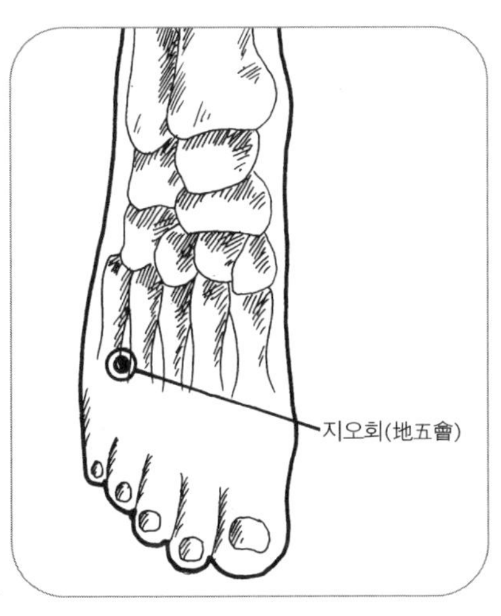

41. 지오회(地五會)

〈位 置〉 발등에서 제4중족골두의 바깥 뒷쪽에 있다.

〈取穴法〉 누운 자세에서 취혈. 발가락을 밑으로 굽히면 발등에 높게 돌출한 뼈가 발가락의 기절골의 골절이다. 4번째 발가락의 기절골저가 접하는 후방의 뼈인 제4중족골의 골두에서 이 골두의 거의 뒷쪽의 작게 된, 골두외측(소지측) 뒷쪽의 패인 곳에서 지오회를 취혈한다.

〈主 治〉 이통, 안통, 족배통

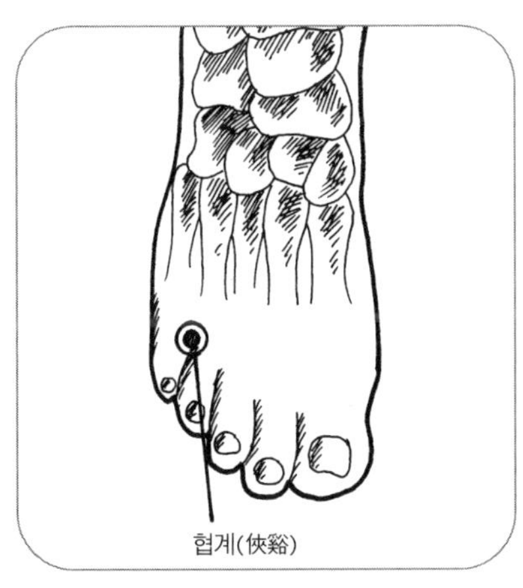

42. 협계(俠谿)

〈位 置〉 발등에서 제4기절골저 바깥 앞쪽에 있다.

〈取穴法〉 누운 자세에서 취

혈. 발가락을 낮게 굽혀서 발등에 높게 융기된 뼈가 발가락의 기절골의 골저에 있다. 제4번째 발가락의 기절골저의 외측(소지측) 앞쪽에 협계를 취혈한다.

(主 治) 눈, 어지러움, 족배수종

43. 규음(竅陰)

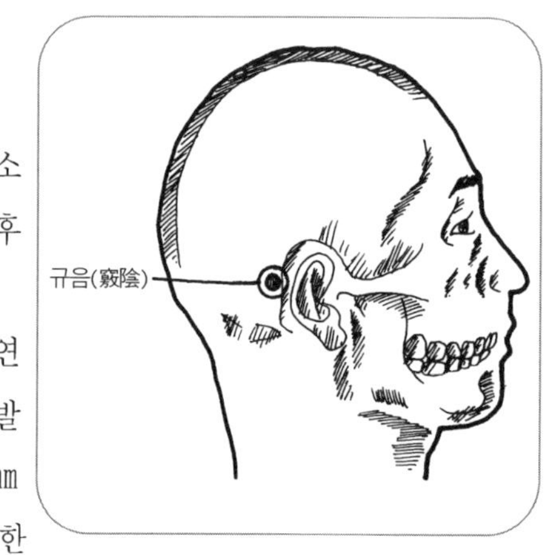

(位 置) 제4발가락 소지측에서 발톱모서리로부터 후방 2㎜에 있다.

(取穴法) 발가락을 자연스럽게 펴서 취혈. 제4번째 발가락 외측 발톱에서 불과 2㎜ 정도 후방에 족규음을 취혈한다.

(主 治) 측두통, 현훈, 족관절의 염좌, 종창

14혈. 좌우 공 28혈

족궐음간경(足厥陰肝經)

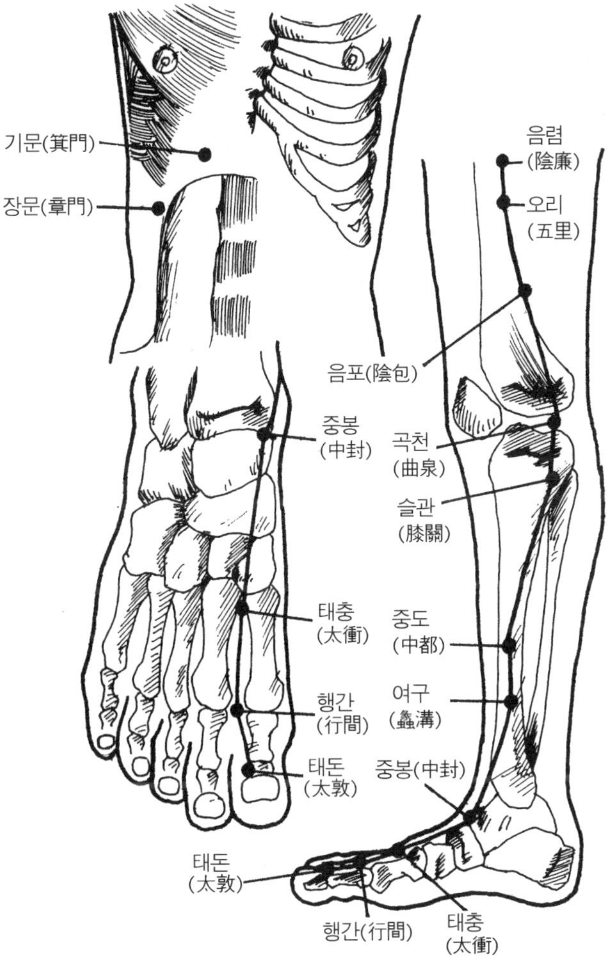

기문(箕門)
장문(章門)
음렴(陰廉)
오리(五里)
음포(陰包)
중봉(中封)
곡천(曲泉)
슬관(膝關)
태충(太衝)
중도(中都)
행간(行間)
여구(蠡溝)
태돈(太敦)
중봉(中封)
태돈(太敦)
행간(行間)
태충(太衝)

1. 태돈(太敦)

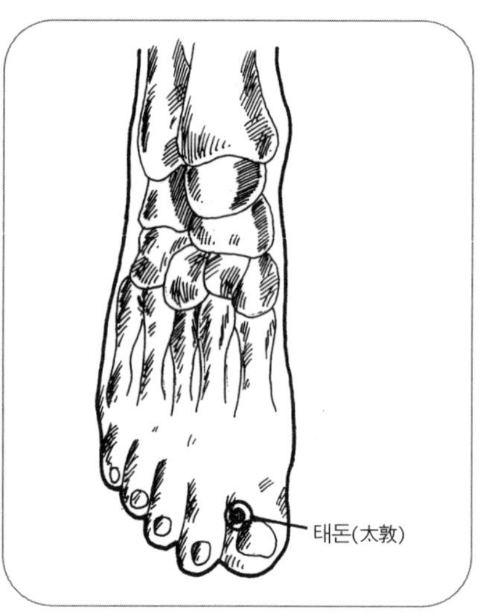

(位 置) 엄지발가락 외측에서, 발톱 모서리로부터 후방 2㎜에 있다.

(取穴法) 발가락을 자연스럽게 펴서 취혈. 엄지발가락의 외측(새끼발가락쪽)에서 발톱 모서리의 2㎜정도 뒤에 태돈을 취혈한다.

(主 治) 구급소생(졸도, 협심통, 간질)

2. 행간(行間)

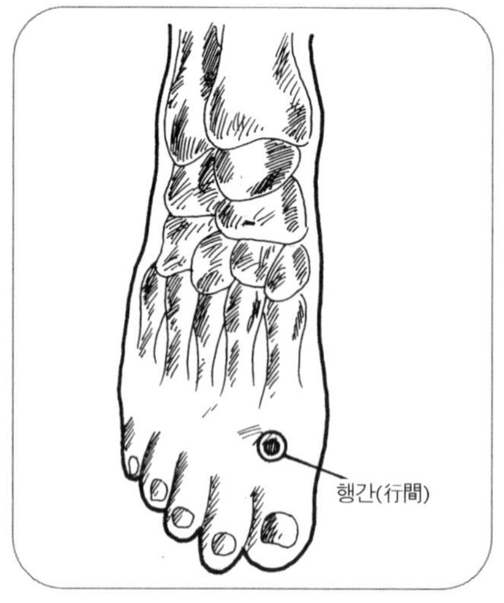

(位 置) 발등의 제1 기절골 밑의 앞 바깥쪽에 있다.

(取穴法) 누운 자세에서 취혈. 발가락을 낮게 굽히면 발등에 높게 융기한 뼈가 발가락의 기절골의 골저이다. 엄지발가락의 기절골 아래의 바깥쪽(새끼발가락쪽) 앞쪽에서 행간을 취혈한다.

3. 태충(太衝)

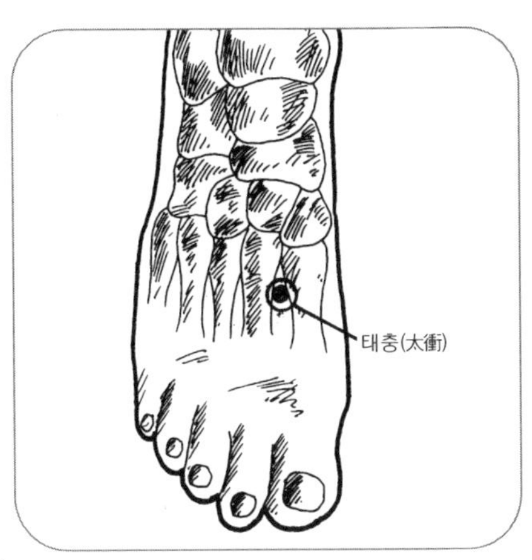

《位 置》 발등의 제1, 2 중족골저 앞쪽의 아래에 있다.

《取穴法》 누운 자세에서 취혈. 제1, 2발가락 사이를 손가락 끝으로 발등을 따라서 발목쪽으로 가볍게 문질러 올라가면 양 뼈의 홈이 없어지는 부위. 여기가 제1, 2중족골저의 좌우에 접해서 붙은 관절 부위이고, 골저의 앞끝에 해당한다. 이 양골저 앞쪽(골저간)에서 태충을 취혈한다.

《主 治》 월경통, 두통, 하지통, 현훈, 간질환, 족저통, 고혈압증

4. 중봉(中封)

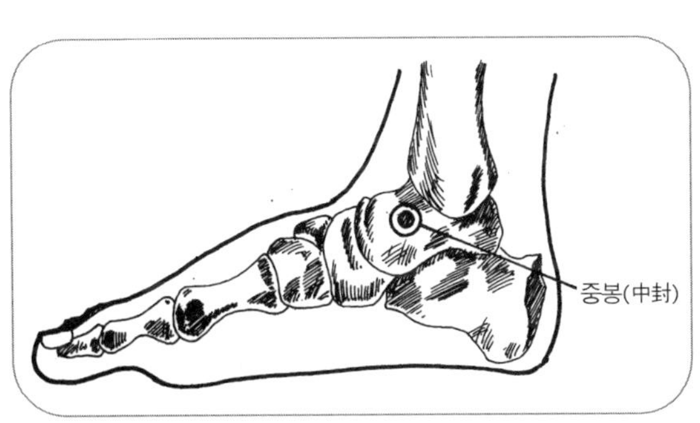

《位 置》 발등에서 안쪽 복사뼈 아랫쪽의 전방 2㎝에 있다.

《取穴法》 누운 자세에서 취혈. 내과 중앙이 아랫쪽에서 2㎝ 전방의 움푹 패인 가운데(기골내 측면의 오목 볼록해 있는 움푹 패인 곳에 닿는다)에서 건강한 몸이라도 조금 압박해서 아픔을 느끼는 부위에서 중봉을 취혈한다.

《主 治》 요통, 족관절통, 위산과다, 신경증

5. 여구(蠡溝)

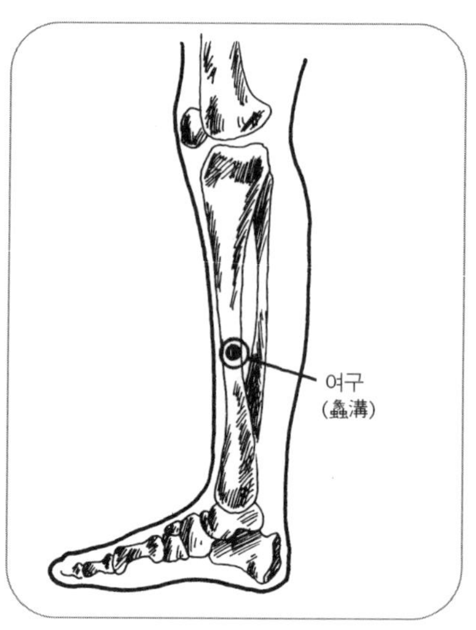

《位 置》 경골내측과 아랫쪽 안 복사뼈 정점의 사이에서 하방으로부터 1/3의 상방 2㎝에 있다.

《取穴法》 누운 자세에서 취혈. 경골 뒷쪽에 엄지를 대고, 다른 손가락으로 하퇴를 끼우는 것처럼 해서 올라가면, 무릎관절 틈 사이에서 약 4㎝ 밑부분에 경골 안쪽이 나팔 상태로 확대되어 있는 곳을 느낀다. 이것이 경골 내측과이다. 경골내측과 하연의 안복사뼈 안쪽 사이를 3등분하고 안복사뼈 정점에서 1/3의 위 2㎝에 여구를 취혈한다.

《主 治》 노폐, 여성 생식기질환(대하, 자궁출혈), 간질

6. 중도(中都)

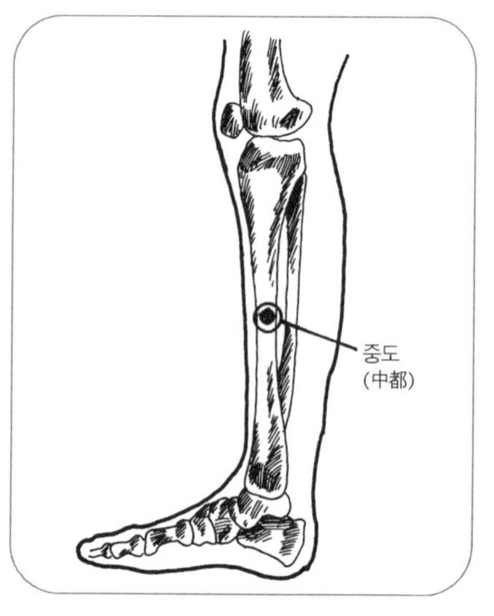

《位 置》 경골내측과 아랫쪽과 안쪽 복사뼈 중심 사이에서 중앙으로부터 상방 1㎝의 높이에서 경골내측면의 중앙에 있다.

《取穴法》 누운 자세에서 취혈. 경골의 뒷쪽에 엄지손가

락을 대고 다른 손가락으로 하퇴(종아리)를 끼우듯이 올리면, 무릎관절 열극으로부터 약 4 cm 아래 지점에서 경골의 안쪽이 나팔모양으로 확대되어 있는 것을 느낀다. 이것이 경골 내측과이다. 경골내측과 아랫쪽과 안쪽 복사뼈 중심 사이에서 중앙으로부터 1 cm 위의 높이에 경골내측면의 중앙에 중도를 취혈한다.

(主 治) 월경불순, 대하, 신경증

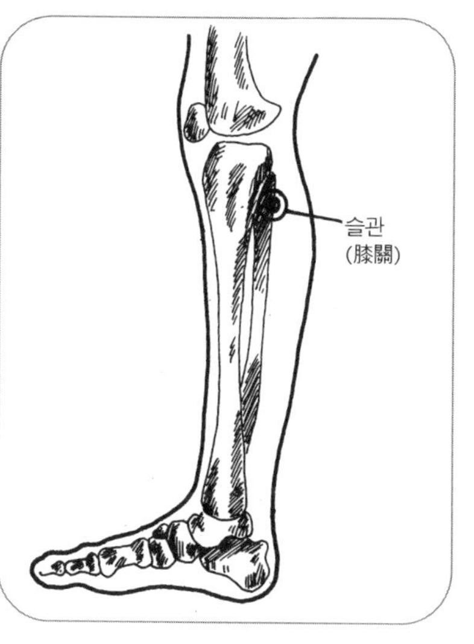

7. 슬관(膝關)

(位 置) 곡천과 안쪽 복사뼈 사이에 곡천으로부터 1.8 cm에 있다.

(取穴法) 누운 자세에서 무릎을 조금 굽혀서 취혈. 경골의 뒷쪽에 엄지손가락을 대고 다른 손가락으로 하퇴를 끼우듯이 해, 위로 올라가면 슬관절에서 약 4 cm 밑의 지점에서 경골의 안쪽이 나팔모양으로 확대되어 있는 것을 느낀다. 이것이 경골내측과이다. 경골내측과를 지나서 약 3 cm 상방과 대퇴골 내측상과의 사이에 관절열극을 느낀다. 관절열극의 제일 안쪽(힘줄 사이)에 곡천을 찾아 곡천과 내과 정점의 사이에서, 곡천에서 1/8 의 높이에 슬관을 취혈한다. 이것은 곡천의 바로 밑에서 경골내측과 하연에 있는 음릉천의 높이에 해당한다.

(主 治) 슬관절통

8. 곡천(曲泉)

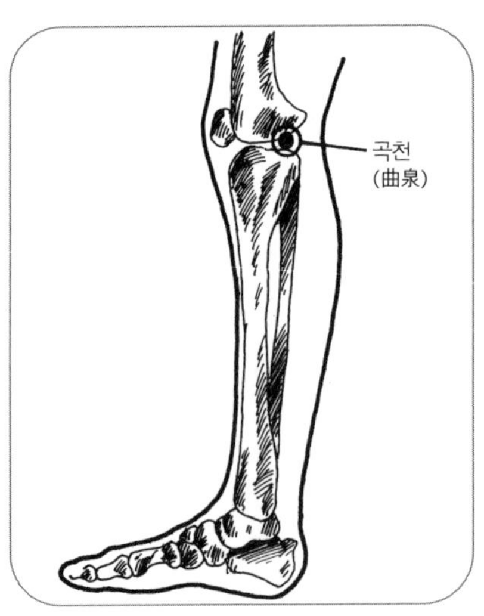

《位 置》 무릎관절을 굽혔을 때 생기는 주름의 안쪽 끝에 있다.

《取穴法》 누운 자세에서 무릎관절을 최대로 굽혀서 취혈. 무릎을 최대로 굽힌 상태에서, 무릎주름의 가장 끝 근처를 찾고, 거기서 느낄 때 패인 곳의 중앙에서 곡천을 취혈한다. 이 부분은 대퇴골 내측과와 경골내측과의 관절열극에 해당한다.

《主 治》 슬의 통증, 뇨의 빈촉(방광염, 전립선염), 하복통, 현기증, 성욕감퇴

9. 음포(陰包)

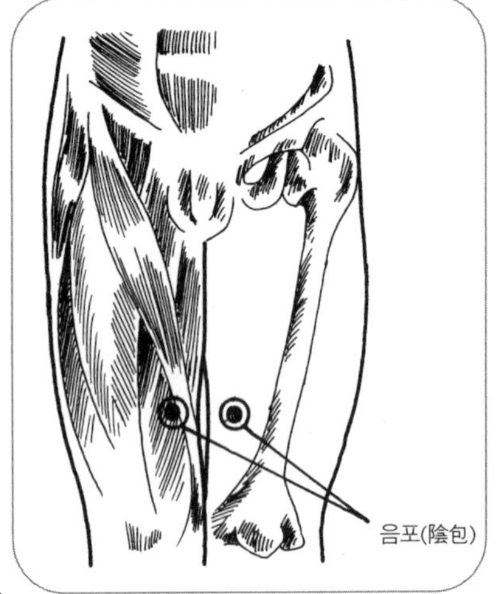

《位 置》 기충과 곡천의 사이에서 곡천으로부터 1/3에 있다.

《取穴法》 누운 자세에서 넙적다리를 밖으로 돌려 취혈. 치골결합(음모 가장자리나 중간의 딱딱한 뼈) 상연의 높이에서 복간선(사타구니선 외측에 돌출한 선의 안쪽과 정중선의 중앙을 지나는 수직선) 위에서 기충을 찾고,

다음에 내측상과의 하방에 있는 무릎관절 열극을 찾는다(무릎을 굽혔다 펴면 알기 쉽다). 그 관절열극의 가장 안쪽에서 곡천을 찾아 기충과 곡천 사이를 3 등분하고 곡천에서 1/3 의 위치에 음포를 취혈한다.

主 治 폐쇄신경통, 슬관절통, 하복통

10. 오리(五里)

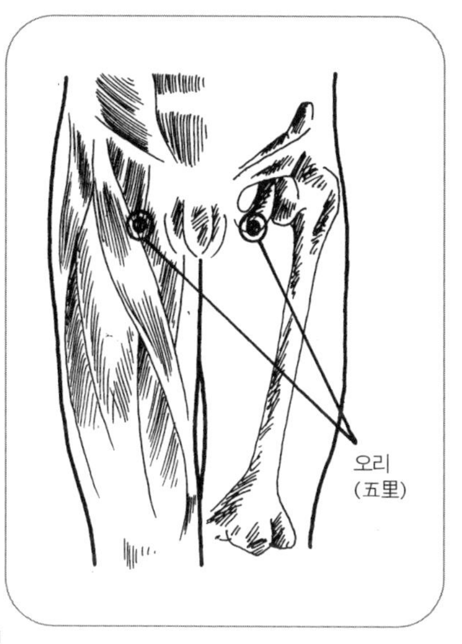

位 置 기충과 곡천의 사이에서 기충으로부터 1/6 에 있다.

取穴法 누운 자리에서 넙적다리를 바깥으로 돌려서 취혈. 치골 결합상연의 높이에서 복간선(상전장골극 안쪽과 정중선 중앙을 지나는 수직선) 상에 기충을 찾는다. 다음에 대퇴골의 내측상과의 하방에 있는 무릎의 관절 열극을 찾는다(무릎을 굽히면 알기 쉽다). 그 관절열극의 최외측에 곡천을 찾는다. 기충과 곡천의 사이를 6 등분하고, 기충으로부터 1/6 의 점에 족오리를 취혈한다.

主 治 대퇴내측통, 안질환(녹내장, 망막염)

11. 음렴(陰廉)

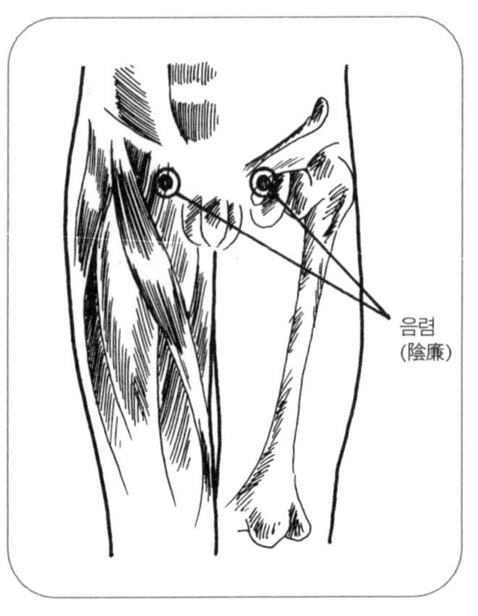

(位 置) 기충과 족오리의 사이에서 족오리로부터 1/3에 있다.

(取穴法) 누운 자세에서 취혈. 치골결합상연(음모가 난 가장자리나 중앙의 딱딱한 뼈)의 높이에서 복간선(사타구니선 외측의 돌출한 뼈 안쪽과 정중선을 지나는 수직선) 위에 기충을 찾는다. 다음에 대퇴골 내측상과의 하방에 있는 무릎의 관절열극을 찾는다. 기충과 곡천의 사이를 6 등분하고, 기충에서 1/6의 점에 족오리를 찾는다. 기충과 족오리 사이를 3 등분하고, 족오리에서 1/3의 점에 음렴을 취혈한다. 이것이 기충에서 약 4 cm에 해당한다.

(主 治) 폐쇄신경통, 요퇴통, 고신경통

12. 급맥(急脈)

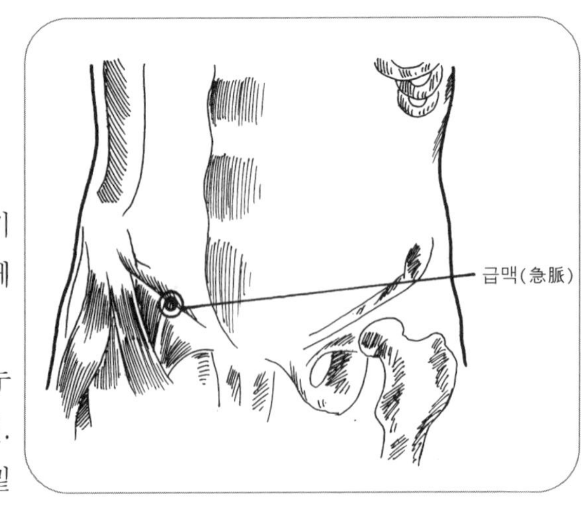

(位 置) 기충의 외측 1 cm에 있다.

(取穴法) 누운 자세에서 취혈. 하복부 정중선 밑

으로 더듬어 내려가면 음모가 난 가장자리나 중앙에 딱딱한 뼈(치골경합상연)을 느낀다. 치골결합상연의 높이에서 복간선(상전장골극의 안쪽과 정중선의 중앙을 지나는 수직선)상에 기충을 찾고 그 외측 1㎝의 점에 급맥을 취혈한다.

〔主 治〕 생식기통증(하복통) 음낭통, 회음통

13. 장문(章門)

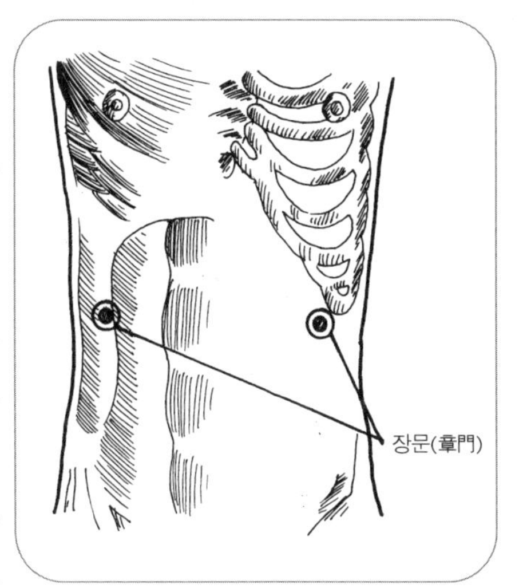

〔位 置〕 제11늑골 끝에 있다.

〔取穴法〕 누운 자세에서 취혈. 늑골궁(제7늑연골 이하의 늑연골에서 구성된 늑골 아래쪽)은 협복에 가까이 붙어 연결되어 큰 커브를 그리는데, 그 늑골에 있어서 연장선과 전액와선과의 교점 근처에 제11늑골의 선단이 있고, 그곳에 장문을 취혈한다.

〔主 治〕 늑간신경통(하복부통), 복수, 위장질환

14. 기문(期門)

〔位 置〕 복외선상에서 거궐의 높이에 있다(복외선이라는 것은 사타구니선 바깥쪽의 돌출한 뼈 안쪽과 정중선의 사이에서 바깥

쪽 1/8 을 지나는 수직선).

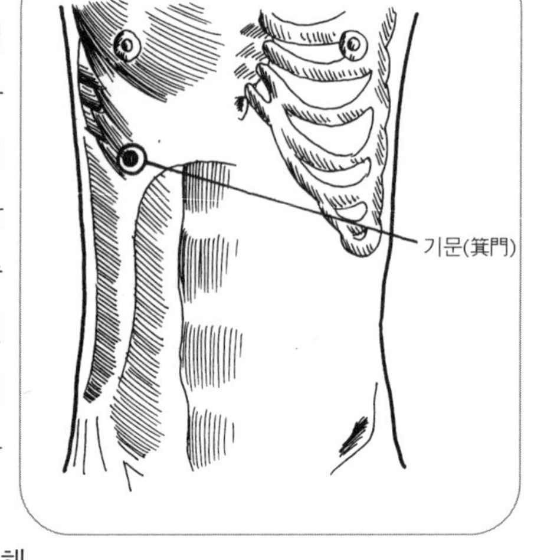

(取穴法) 누운 자세에서 취혈. 좌우의 제7늑연골 아랫쪽의 접하는 정점에 흉골체하연(명치)을 찾고, 흉골체하연과 배꼽 중심의 사이를 4등분하고, 윗쪽으로부터 1/4(거궐)의 높이에서 복외선상에 기문을 취혈한다.

(主 治) 간장질환, 해수발작돈좌(咳嗽發作頓挫), 늑간신경통(肋間神經痛), 흉막염

24 혈

임맥 (任脈)

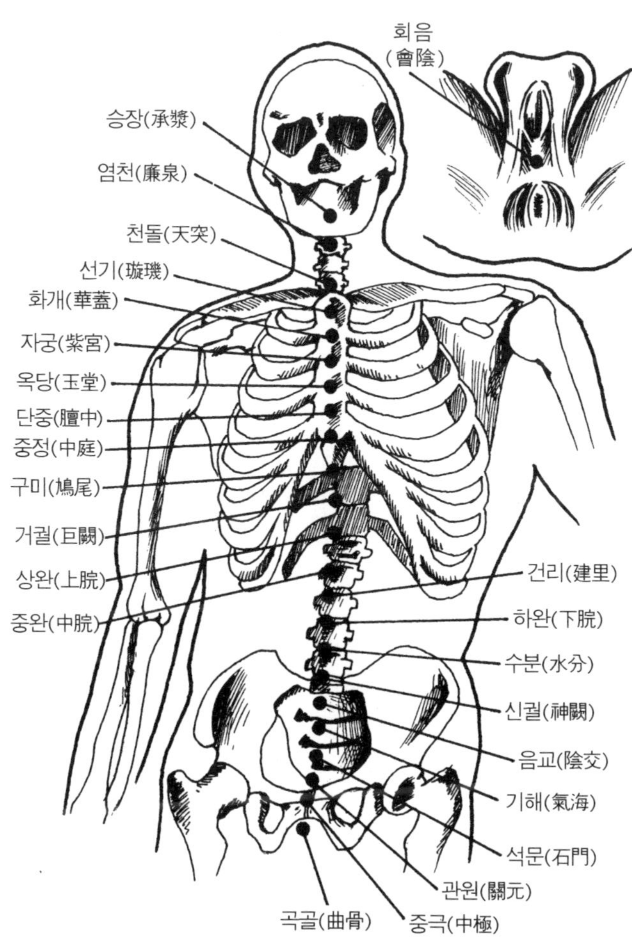
회음
(會陰)
승장(承漿)
염천(廉泉)
천돌(天突)
선기(璇璣)
화개(華蓋)
자궁(紫宮)
옥당(玉堂)
단중(膻中)
중정(中庭)
구미(鳩尾)
거궐(巨闕)
상완(上脘)
중완(中脘)
건리(建里)
하완(下脘)
수분(水分)
신궐(神闕)
음교(陰交)
기해(氣海)
석문(石門)
관원(關元)
곡골(曲骨)
중극(中極)

1. 회음(會陰)

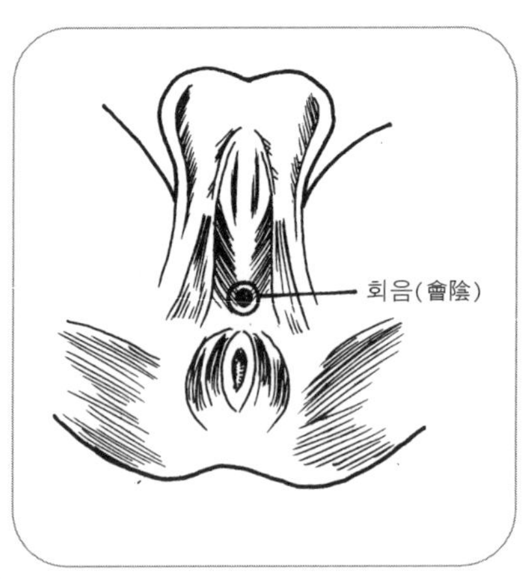

〔位 置〕 회음건 중심의 뒷쪽에 있다.

〔取穴法〕 회음은 양대퇴부에 끼워진 몸줄기(체간)의 하부에서 좌우의 좌골결절의 앞을 통한 관상선에서 전후로 구분된다. 전방을 뇨생식삼각이라고 하고, 후방을 항문삼각이라 한다. 이 경계선의 중앙은 손으로 누르면 딱딱하게 느껴지며 이것을 회음건중심이라 하고, 여성이 남성보다 잘 발달되어 있다. 이 회음건 중심의 뒷쪽에 회음을 취혈한다.

〔主 治〕 치질, 음통(陰痛)

2. 곡골(曲骨)

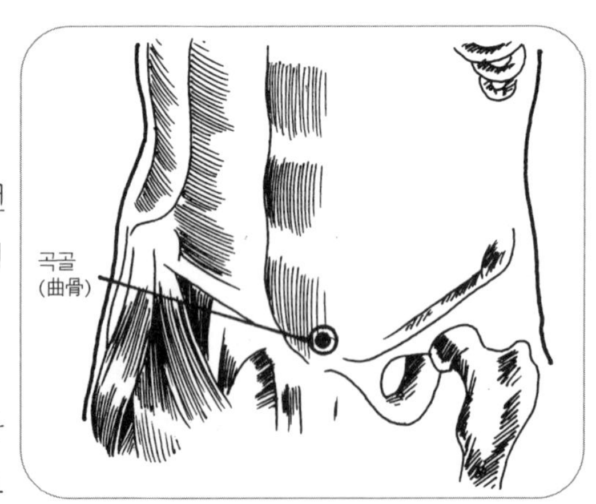

〔位 置〕 정중선상의 치골결합상연에 있다.

〔取穴法〕 누운 자세에서 취혈한다. 하복부 정중선상을 밑으로 더듬어 내려가면 음모가 난, 가장자리나 중앙에 딱딱한 뼈(치골결합상연)에서 곡골을 취혈한다.

〔主 治〕 임질, 요도염, 야뇨증, 방광염

3. 중극(中極)

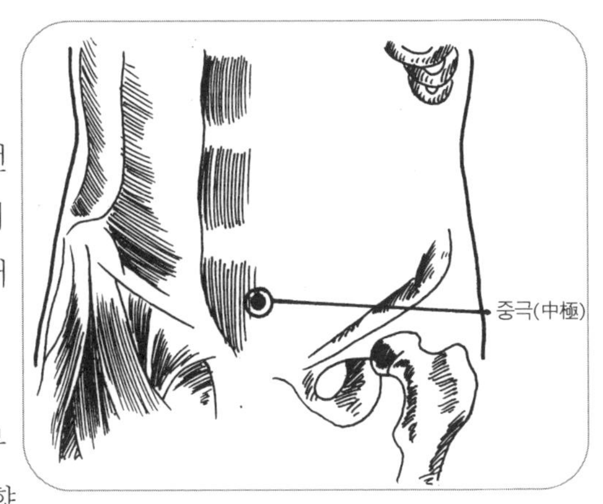

〔位 置〕 정중선상에서 배꼽과 곡골의 사이에 곡골로부터 1/5에 있다.

〔取穴法〕 누운 자세에서 취혈. 하복부 정중선상을 밑으로 향해서 손가락으로 더듬어가면 음모가 난 언저리(사람에 따라서는 음모의 가운데)에 딱딱한 뼈(치골결합상연)를 느낀다. 이 치골결합상연(곡골)과 신궐(배꼽 중심)의 사이를 5등분하고 곡골로부터 1/5되는 부위에 중극을 취혈한다.

〔主 治〕 비뇨, 생식기질환(요도염, 야뇨증, 방광염, 성교불능), 두중

4. 관원(關元)

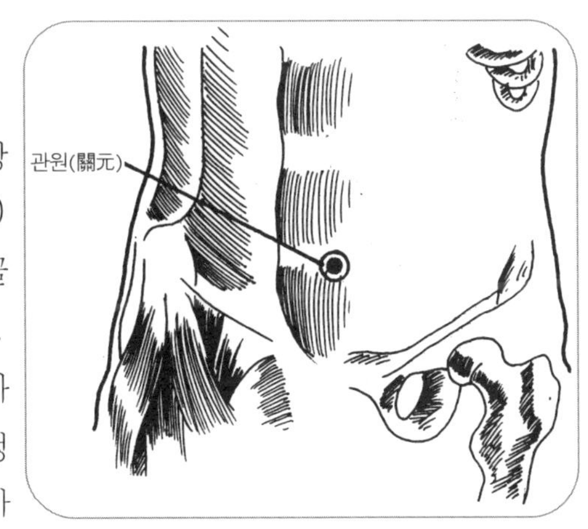

〔位 置〕 정중선상에서, 신궐(배꼽의 중심)과 곡골의 사이에 곡골로부터 2/5 지점에 있다.

〔取穴法〕 누운 자세에서 취혈. 하복부 정중선상을 밑으로 찾아가

면 음모의 가장자리나 중앙의 딱딱한 뼈(치골결합상연)를 느낀다. 이 치골결합상연(곡골)과 배꼽 중심(신궐)의 사이를 5등분하고 곡골로부터 2/5 지점에 관원을 취혈한다. 흔히 배꼽 밑 3마디라고 하는 것은 이 관원을 가리킨다.

(主　治) 장질환(설사, 하복통), 월경통, 빈뇨, 성욕감퇴, 불임증

※ 삼결교(三陰交)

(位　置) 음릉천과 안쪽 복사뼈 사이에서 안쪽 복사뼈의 중심으로부터 1/4 의 하방 1㎝에서, 경골 뒷쪽의 후방 1㎝에 있다.

(取穴法) 누운 자세에서 대퇴(넙적다리)를 밖으로 돌려 취혈. 경골의 뒷쪽에 엄지손가락을 대고 다른 손가락으로 하퇴(종아리)를 끼우는 것처럼 해서 올리면, 무릎 관절열극으로부터 약 4㎝ 아래의 점에서 경골내측이 나팔 상태로 확대되어 있는 것을 느낀다. 이것이 경골내측과이고, 그 뒷쪽 아래에서 음릉천을 찾는다. 음릉천과 안쪽 복사뼈의 중심 사이를 4등분해서, 안쪽 복사뼈 중심으로부터 1/4 하방 1㎝의 높이에서, 경골 뒷쪽의 후방 1㎝에 삼음교를 취혈한다.

(主　治) 남녀 생식기질환(월경통), 위장의 이상 운동.

5. 석문(石門)

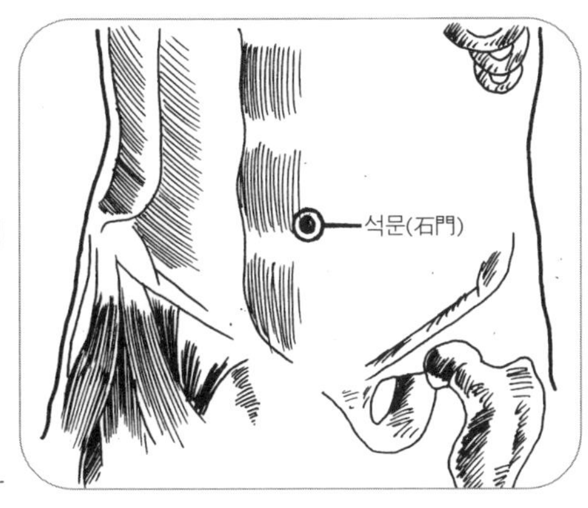

〔位 置〕 정중선상에서 곡골과 신궐의 사이에 신궐로부터 2/5에 있다.

〔取穴法〕 누운 자세에서 취혈. 하복부 정중선상을 밑으로 더듬어 내려가면 음모가 난 가장자리나 중앙에 딱딱한 뼈(치골결합상연)를 느낀다. 이 치골결합상연(곡골)과 배꼽 중심(신궐)의 사이를 5등분하고, 신궐로부터 2/5 지점에 석문을 취혈한다.

〔主 治〕 하복통, 하리

6. 기해(氣海)

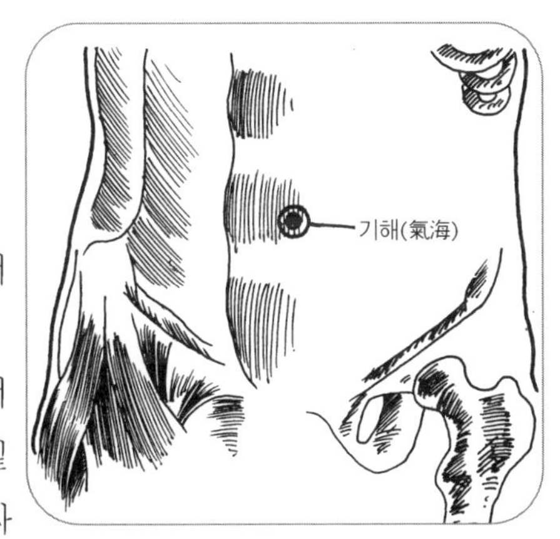

〔位 置〕 정중선상에서 음교와 석문의 중앙에 있다.

〔取穴法〕 누운 자세에서 취혈. 하복부 정중선상을, 밑으로 더듬어가면 음모가 난 자리나 중앙에 딱딱한 뼈(치골결합상연)를 느낀다. 이 치골결합상연(곡골)과 배꼽 중심(신궐)의 사이를 5등분하고, 신궐로부터 1/5에 음교, 2/5에 석문을 찾고, 이 두 혈의 중앙에 기해를 취혈한다.

〔主 治〕 하복통(하리, 월경통), 제통, 남녀 생식기질환

7. 음교(陰交)

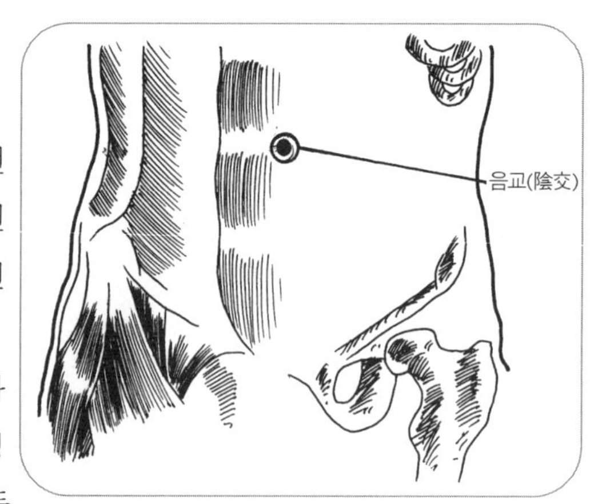

《位 置》 정중선 상에서 배꼽의 중심(신궐)과 곡골의 사이. 신궐로부터 1/5 에 있다.

《取穴法》 누운 자세에서 취혈. 하복부 정중선상을 밑으로 더듬어가면 음모가 난 가장자리나 중앙의 딱딱한 뼈(치골결합상연)를 느낀다. 이 치골결합상연과 배꼽의 사이를 5등분하여 신궐로부터 1/5 의 점에 음교를 취혈한다.

《主 治》 만성하리, 복통, 위염, 방광질환

8. 신궐(神闕)

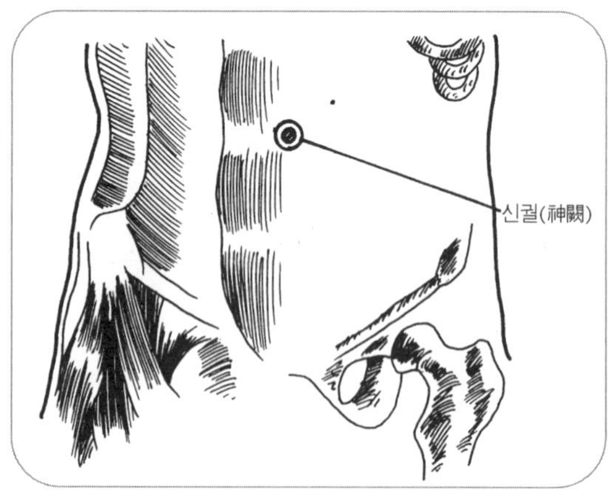

《位 置》 배꼽 중심이다.

《取穴法》 누운 자세에서 취혈. 배꼽의 중심에 있는 신궐을 취혈한다.

《主 治》 하리(따뜻한 뜸) 침은 놓지 않는다.

9. 수분(水分)

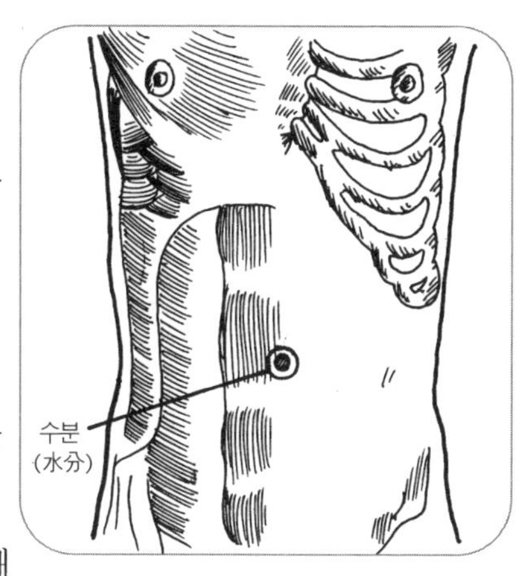

(位 置) 정중선상에서 흉골체하연(명치)과 배꼽의 사이에 신궐로부터 1/8에 있다.

(取穴法) 누운 자세에서 취혈. 좌우의 제7 늑골이 부착한 높이에서 삼각상의 패인 곳의 정점(흉골하각의 정점)에서 흉골채 아랫 부위를 찾는다(손가락으로 누르면 그 하부에 검상돌기가 있고, 흉골체 아랫쪽이 층이 되어 느낀다). 이 흉골의 아랫 부위와 제중심의 사이를 8등분하고 배꼽 중심부터 1/8 되는 부위에 있는 수분을 취혈한다. 또는 흉골체 아랫 부위와 배꼽 중심의 사이를 4등분하고 배꼽 중심부터 1/4 되는 부위에서 하완을 찾는다. 하완의 배꼽중심과의 중앙에 있는 수분을 취혈해도 좋다.

(主 治) 이수효과(하리, 위내정수, 신염, 복수)

10. 하완(下脘)

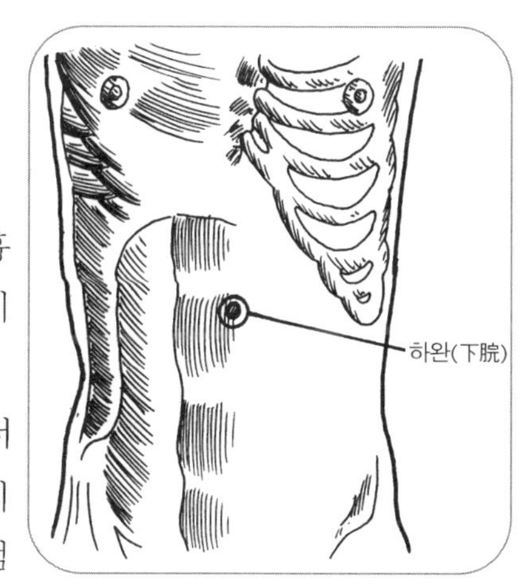

(位 置) 정중선상에서 흉골체하연과 신궐(배꼽)의 사이에 신궐로부터 1/4에 있다.

(取穴法) 누운 자세에서 취혈. 좌우의 제7 늑연골이 위치한 높이로 삼각상태로 패인 정점

(흉골하강의 정점)에서 흉골체하연을 찾는다(손가락으로 누르면 그 하부에 검상돌기가 있고, 흉골체하연이 층이 되어 느껴진다). 이 흉골체하연과 배꼽 중심의 사이를 4 등분하고 배꼽 중심에서 1/4 에 하완을 취혈한다.

(主 治) 소화기질환(위통, 위부팽만, 하리, 구기, 구토)

11. 건리(建里)

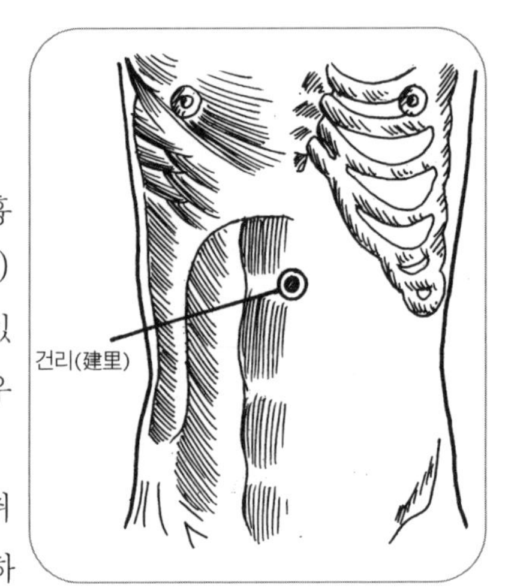

(位 置) 정중선상에서, 흉골의 아랫쪽과 신궐(배꼽 중심)에서, 신궐로부터 3/8 지점에 있다(정중선이라는 것은 몸을 좌우 대칭으로 나누는 선).

(取穴法) 누운 자세에서 취혈. 좌우의 제7 늑연골이 위치하는 높이로 삼각상의 패인 정점(흉골하각의 정점)에서 흉골의 아랫쪽을 찾는다(손가락으로 누르면 그 아래에 검상돌기가 있고, 흉골체하연이 층으로 느껴진다). 이 흉골체하연과 배꼽 중심(신궐)의 사이를 8 등분하고 배꼽 중심에서 3/8 되는 곳에 건리를 취혈한다. 혹은 흉골체하연과 배꼽 중심의 중앙에서 중완을 찾고 중완과 배꼽 중심의 중앙에서 하완을 찾고 중앙과 하완의 중앙에서 건리를 취혈해도 좋다.

(主 治) 위통, 복명

12. 중완(中脘)

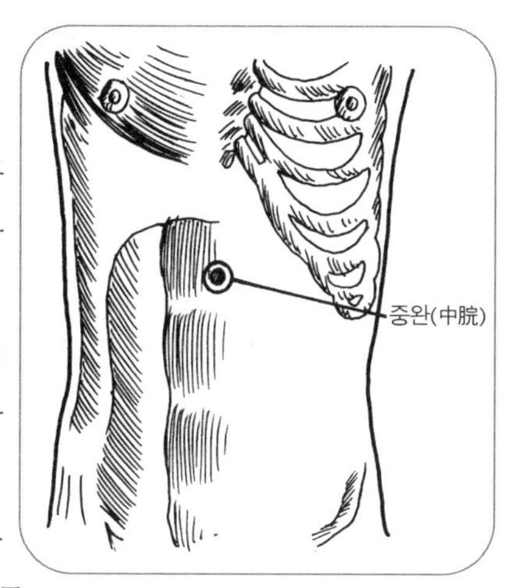

《位 置》 정중선상에서 흉골체하연(명치)과 배꼽의 중앙에 있다.

《取穴法》 누운 자세에서 취혈. 좌우의 제7 늑연골이 부착된 높이로서 삼각의 패인 곳의 정점(흉골밑 끝의 정점)에 흉골체 밑을 찾는다(손가락으로 누르면 그 하부에 검상돌기가 있고, 흉골채 밑부분의 층으로 느낀다). 이 흉골체 밑쪽과 배꼽 중심의 사이에서 그 중앙에 중완을 취혈한다.

《主 治》 위질환(위통), 식욕부진, 임신입덧, 소화기질환, 당뇨병

13. 상완(上脘)

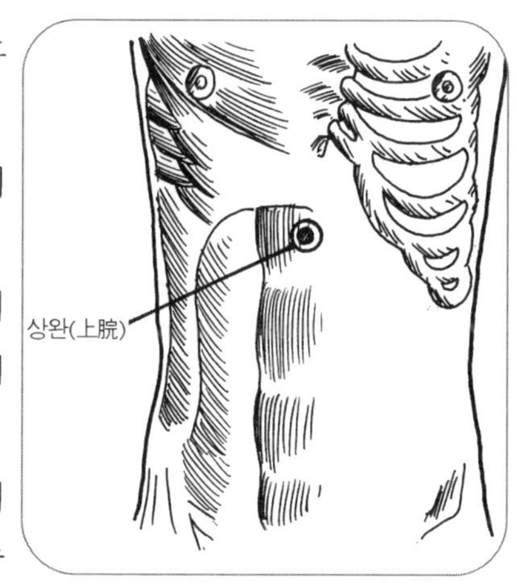

《位 置》 정중선상에서 흉골체하연(명치)과 배꼽의 사이에 흉골체하연으로부터 3/8 에 있다.

《取穴法》 누운 자세에서 취혈. 좌우의 제7 늑연골이 위치하는 높이에서 각 모양의 패인 곳의 정점(흉골하각의 정점)에 흉골체하연을 찾는다. 손으로 누

르면 그 하부에 검상돌기가 있고, 흉골체하연이 단이되어 느껴진다. 이 흉골체하연과 배꼽 중심의 사이를 8 등분해서 흉골채하연으로부터 3/8 지점에 상완을 취혈한다. 혹은 흉골체하연과 배꼽 중심의 중앙에 중완을 찾아, 다음에 흉골체하연과 중완의 중앙에 거궐을 찾는다. 그 중완과 거궐의 중앙에 상완을 취혈해도 좋다.

(主 治) 위통, 구기, 구토, 변비, 하리

14. 거궐(巨厥)

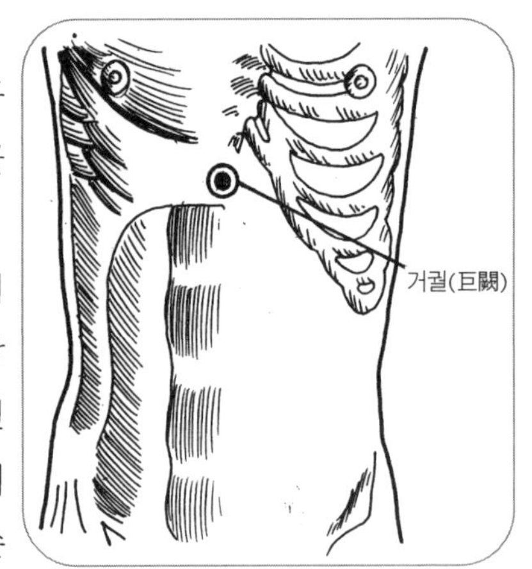

(位 置) 정중선상에서 흉골체하연과 신궐의 사이에 흉골체하연으로부터 1/4 에 있다.

(取穴法) 누운 자세에서 취혈. 좌우의 제7 늑연골이 부착한 높이에서 삼각 모양의 패인 곳의 정점(흉골하강의 정점)에 흉골체하연(명치)을 찾는다(손으로 누르면 그 하부에 검상돌기가 있고, 흉골채하연이 단이되어 느껴진다). 이 흉골체하연과 배꼽 중심(신궐)의 사이를 4 등분하고 흉골체하연으로부터 1/4 지점에 거궐을 취혈한다.

(主 治) 격심한 위통, 심장병, 상지권산불능

15. 구미(鳩尾)

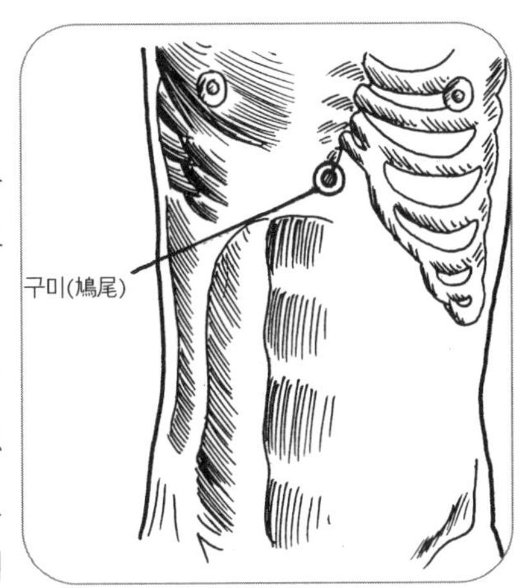

(位 置) 정중선상에서, 흉골체하연과 배꼽의 사이에서, 흉골체하연으로부터 1/8 에 있다.

(取穴法) 누운 자세에서 취혈. 좌우의 제7 늑연골이 붙어있는 높이에서 삼각 모양의 패인 곳의 정점(흉골하각의 정점)에 흉골체하연을 찾는다(손으로 누르면 그 아래에 검상돌기가 있고, 흉골체하연이 단계별로 느껴진다). 이 흉골체하연과 배꼽 중심 사이를 8 등분하고 흉골체하연과 중완의 중앙에 거궐을 찾는다. 그 거궐과 흉골체하연의 중앙이 구미다. 이 취혈에 따르면 검상돌기의 앞면에 해당되는 것이 많다. 그때는 위치를 내려서 돌기의 선단부로 정한다.

(主 治) 구토, 위통, 흉통

16. 중정(中庭)

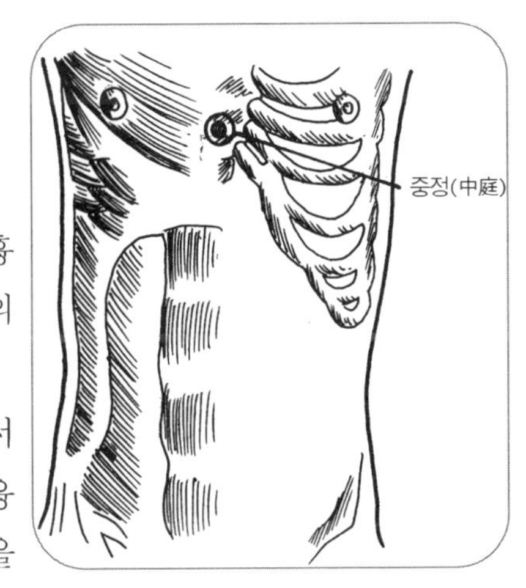

(位 置) 정중선상에서 흉골경절흔상연과 흉골체하연의 밑에서부터 1/9 에 있다.

(取穴法) 누운 자세에서 취혈. 앞 목부위 중앙의 후두융기(목젖)의 바로 아래 손가락을

놓고, 정중선상을 하방으로 더듬어서 좌우의 쇄골 안쪽 끝 사이의 중앙에서 완만하게 들어간 흉골상연(흉골경절흔)을 찾은 다음, 좌우의 제7늑연골하연이 접하는 정점에 흉골체하연(명치)을 찾는다. 정중선상에서, 흉골경절흔상연과 흉골체하연의 사이를 9등분하고 흉골체하연으로부터 1/9 지점에 중정을 취혈한다.

主 治 위산과다, 천식, 구토

17. 단중(膻中)

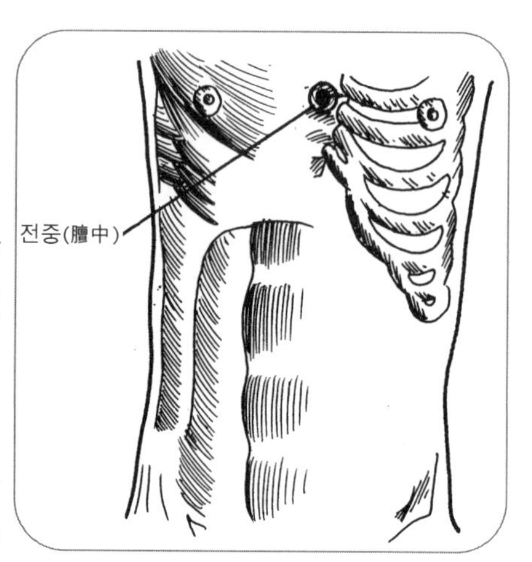

位 置 정중선상에서 흉골경절흔 윗쪽과 중정의 사이에 중정으로부터 1/5에 있다.

取穴法 누운 자세에서 취혈. 앞목 부위 중앙의 후두융기(목젖)의 바로 밑에 손가락을 놓고 정중선상을 바로 밑으로 더듬어 좌우의 쇄골내단 사이의 중앙에서 조금 굽고 오목 패인 흉골 윗쪽(흉골경절흔)을 찾고, 다음으로 좌우의 제7늑연골 밑쪽이 접하는 정점에서 흉골채하연을 찾는다. 정중선상에서 흉골경절흔 윗쪽과 흉골체하연의 사이를 9등분하고 흉골체하연으로부터 1/9 되는 부위에서 중정을 찾고 중정과 흉골경절흔 윗쪽의 사이를 5등분하고 중정으로부터 1/5 되는 부위에서 단중을 취혈한다.

主 治 심장병, 신경증, 우울증, 천명

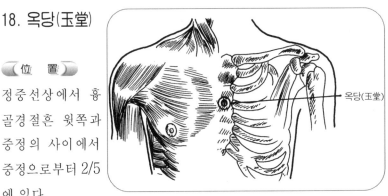

18. 옥당(玉堂)

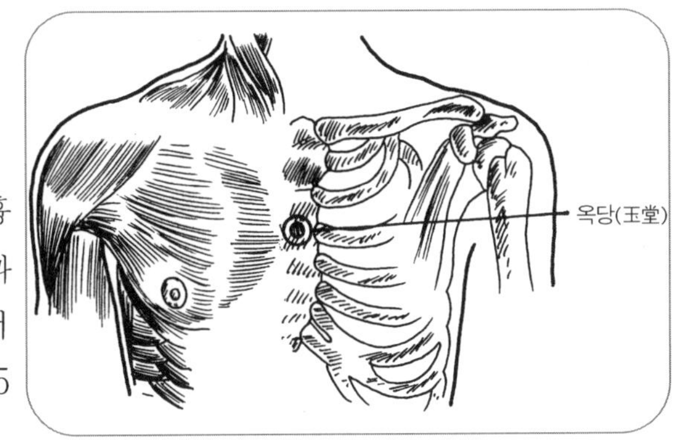

位 置 정중선상에서 흉골경절흔 윗쪽과 중정의 사이에서 중정으로부터 2/5에 있다.

取穴法 누운 자세에서 취혈. 앞 목부위 중앙의 후두융기(목젖)의 바로 아래에 손가락을 놓고, 정중선상을 하방으로 더듬어서 좌우의 쇄골 안쪽 끝 사이의 중앙에서 완만하게 들어간 흉골상연(흉골경절흔)을 찾은 다음, 좌우의 제7늑연골 하연이 접하는 정점에 흉골체하연(명치)을 찾는다. 정중선상에서 흉골경절흔상연의 사이를 9등분하고 흉골체하연으로부터 1/9 지점에 중정을 찾는다. 정중선상에서 흉골경절흔상연의 사이를 5등분하고 중정으로부터 2/5 지점에 옥당을 취혈한다.

主 治 구기, 흉통, 구토

19. 자궁(紫宮)

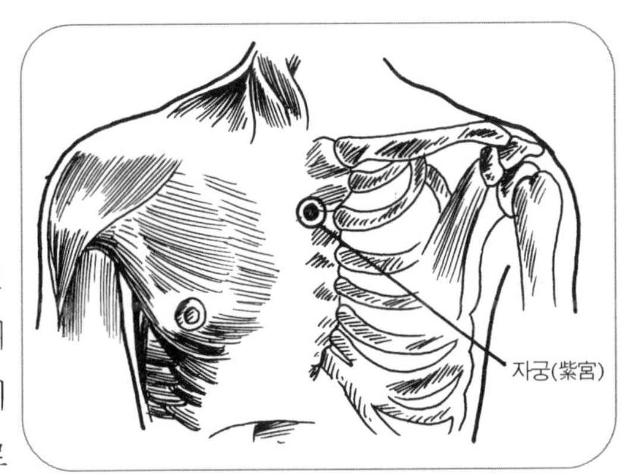

位 置 정중선상에서 흉골경절흔의 윗쪽과 중정의 사이에 흉골경절흔 윗쪽으로부터 2/5 지점에 있다.

【取穴法】 누운 자세에서 취혈. 목부분 앞 중앙의 후두융기 바로 밑에 손가락을 대고 정중선상 밑으로 더듬어서 좌우의 쇄골 안쪽 사이의 중앙에서 곡선으로 오목하게 패인 흉골 윗쪽(흉골경절흔)을 찾고 다음으로 좌우의 제7 늑연골 밑의 접한 정점에서 흉골채하연(명치)을 찾는다. 정중선상에서 흉골경절흔상연과 흉골채하연의 사이를 9 등분해서 흉골채하연에서 1/9 지점에 중정을 찾아 중정과 흉골경절흔상연의 사이를 5 등분해서 흉골경절흔상연에서 2/5 지점에 자궁을 취혈한다.

【主 治】 흉통

20. 화개(華蓋)

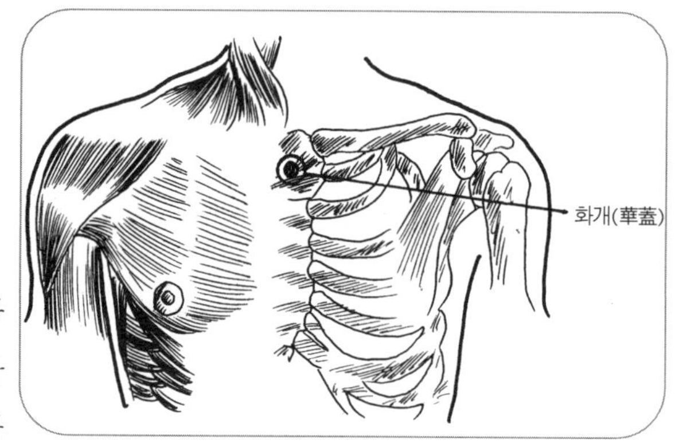

【位 置】 정중선상에서 흉골경절흔 윗쪽과 중정의 사이에 흉골경절흔으로부터 1/5 에 있다.

【取穴法】 누운 자세에서 취혈. 앞 목부분 중앙에 후두융기(갑상연골)의 바로 아래에 손가락을 대고, 정중선 위를 하방으로 더듬어 좌우 쇄골 안끝 사이의 중앙에서 서서히 구부러져 푹 들어간 흉골상연(흉골경절흔)을 찾고, 정중선상에서 흉골경절흔상연과 흉골채하연의 사이를 9 등분하고, 흉골채 하연에서 1/9 지점에 중정을 찾고, 중전과 흉골경절흔상연의 사이를 5 등분하고, 흉골경절흔상연에서 1/5 지점에서 화개를 취혈한다.

【主 治】 해수, 인통

21. 선기(璇璣)

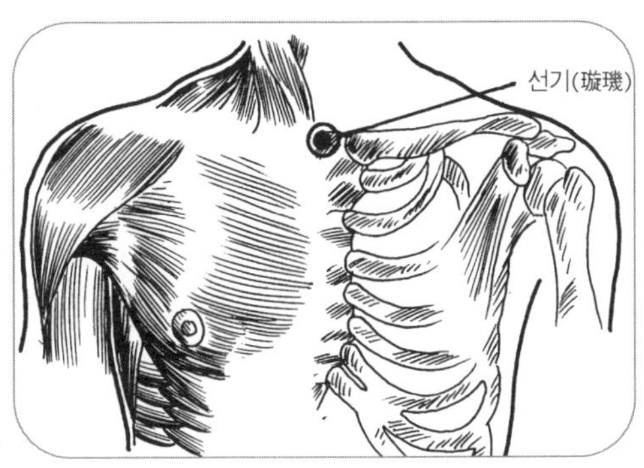

(位 置) 정중선상에서 흉골경절흔 윗쪽과 하개의 사이에서, 흉골경절흔 위쪽으로부터 1/3에 있다(정중선이라는 것은 몸을 좌우대칭으로 나누는 선).

(取穴法) 누운 자세에서 취혈. 전경부 중앙 후두융기(목젖)의 바로 아래 손을 놓고 정중선상을 하방으로 더듬어서 좌우의 쇄골, 안쪽 끝 중앙에서 완만하게 휘여서 들어간 흉골 윗쪽(흉골경절흔)을 찾는다. 다음 좌우의 제7 늑연골 아래쪽이 접하는 정점에서 흉골채 아래로 찾는다. 정중선 위에서 흉골경절흔 윗쪽과 흉골채 아랫쪽의 사이를 9등분하고 흉골 아래로부터 1/9 되는 부위에서 중점을 찾고, 중점과 흉골경절흔 아래의 사이를 5등분하고, 흉골경절흔 아래부터 1/5 되는 부위에서 화개를 찾는다. 더욱 화개와 흉골경절흔 아래 사이를 3등분하고 흉골경절흔 윗쪽으로부터 1/3 되는 부위에서 선기를 취혈한다.

(主 治) 기관지 천식

22. 천돌(天突)

(位 置) 정중선상에서 경와의 중앙에 있다.

(取穴法) 누운 자세에서 취혈. 목 앞부분에 있는 목젖의 바로 밑에 손가락을 놓고, 중앙선상을 밑으로 더듬어가면, 좌우의 쇄골내

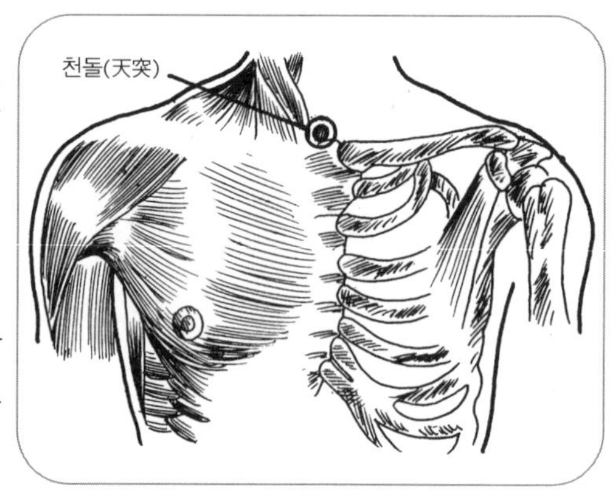

단간 중앙에 굽어 들어간 흉골상연(흉골경절흔)을 느낀다. 흉골경절흔상연의 중앙으로부터 윗쪽에 가장 많이 들어간 경외의 중앙에서 강하게 누르면 찡하고 통증이 주변에 느끼는 점에서 천돌을 취혈한다. 즉, 움푹 파져 들어간 곳을 말한다.

〔主　治〕 해수, 천명, 호흡곤란, 애성(쉰목소리), 갑상성질환

23. 염천(廉泉)

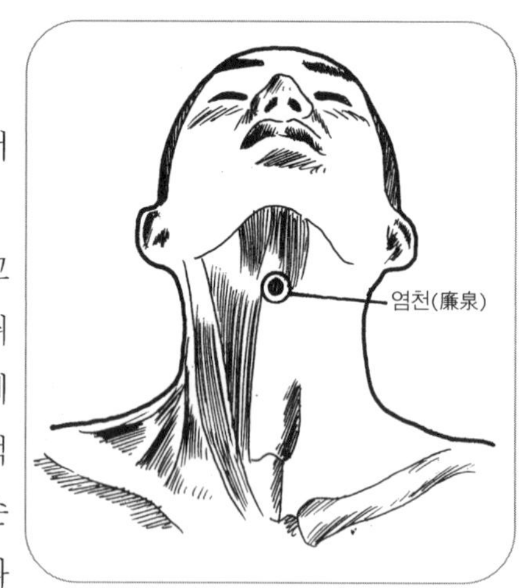

〔位　置〕 정중선상에서 설골의 아랫쪽에 있다.

〔取穴法〕 목을 조금 펴고 고개를 약간 젖힌 상태에서 취혈. 후두융기(목젖)의 정점에서 대략 2㎝ 뒷쪽으로 아래턱의 연부가 곡절하는 주위를 손가락으로 깊게 눌러 찾으면 좌우에 길고 가는 뼈를 느낀다. 이것이 설골이고 연조직으로 쌓여있기 때문에 만지면 부드럽게 느껴진다. 이 쇄골의 윗쪽을 따라 패인 곳의 정중선상에서 염천을 취혈한다.

〔主　治〕 언어장애, 인후통

24. 승장(承漿)

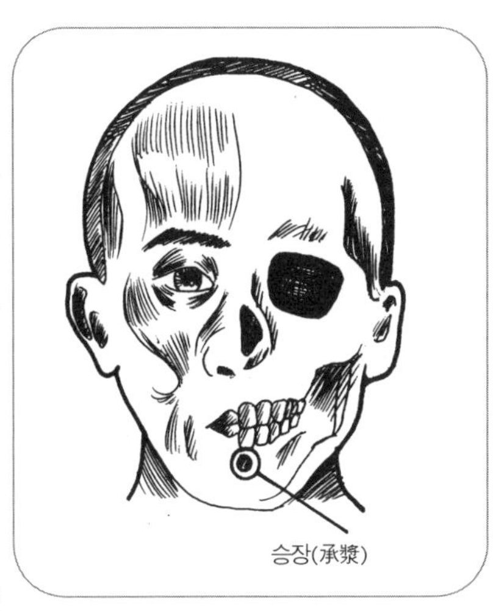

《位 置》 정중선상에서 아랫입술 바로 아래에 있다(정중선이라는 것은 몸을 좌우대칭으로 나눈 선).

《取穴法》 누운 자세에서 취혈. 정중선상에서 아랫입술의 아래쪽 깊이 패인 곳의 중앙에 손가락을 두고, 가장 깊게 패인 곳에 승장을 취혈한다.

《主 治》 안면신경마비, 하지통

28 혈

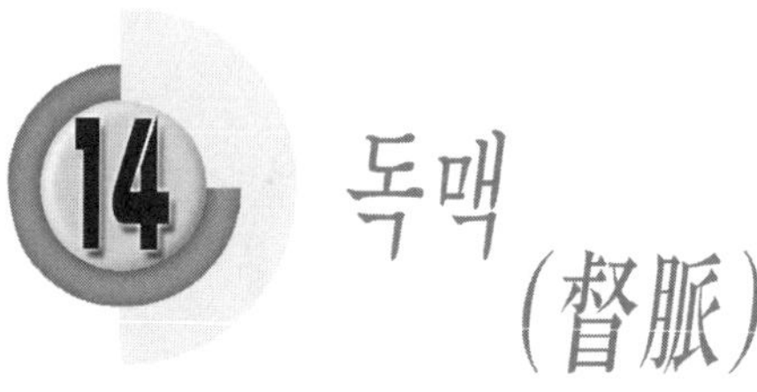

14 독맥 (督脈)

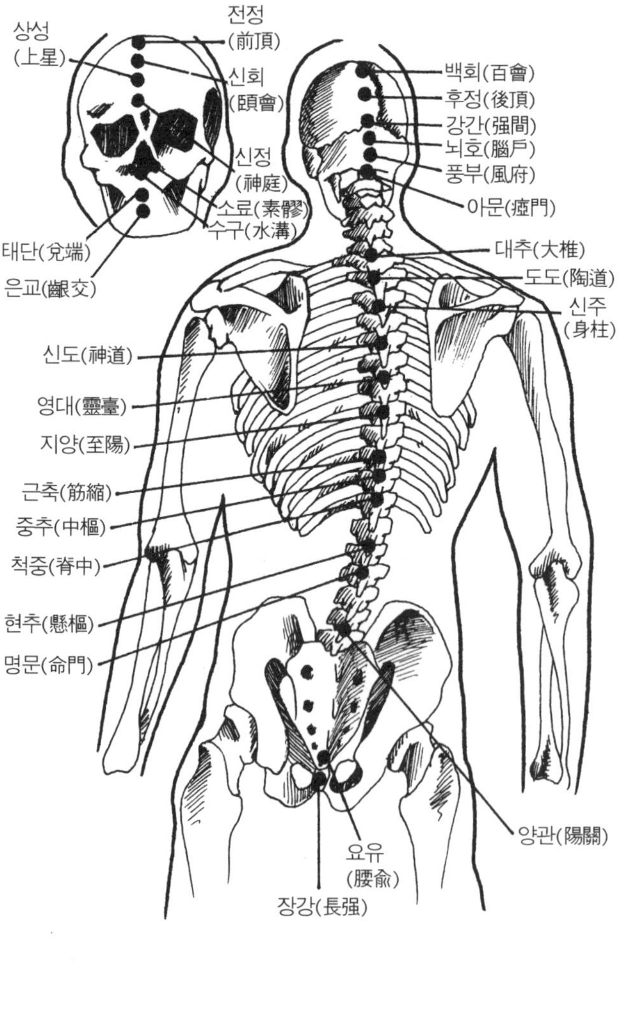

전정(前頂)
상성(上星)
신회(顖會)
신정(神庭)
소료(素髎)
수구(水溝)
태단(兌端)
은교(齦交)
백회(百會)
후정(後頂)
강간(强間)
뇌호(腦戶)
풍부(風府)
아문(瘂門)
대추(大椎)
도도(陶道)
신주(身柱)
신도(神道)
영대(靈臺)
지양(至陽)
근축(筋縮)
중추(中樞)
척중(脊中)
현추(懸樞)
명문(命門)
양관(陽關)
요유(腰兪)
장강(長强)

1. 장강(長强)

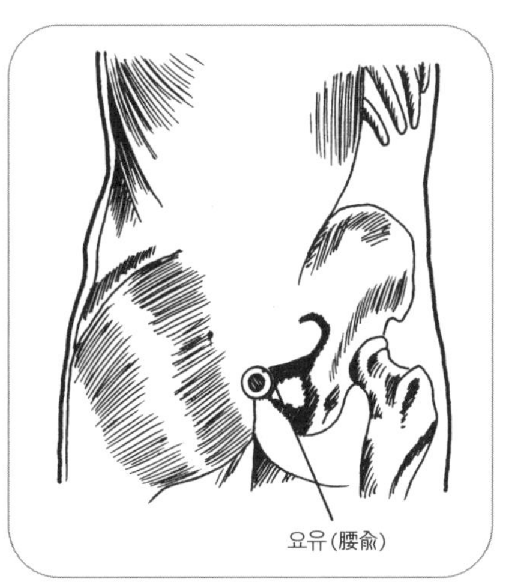

(位　置) 꼬리뼈 앞 끝에 있다.

(取穴法) 엎드린 자세에서 취혈. 손가락으로 꼬리뼈 뒷면을 아래쪽으로 만져가서 꼬리뼈 끝이 들어가는 곳을 손가락으로 누르고, 꼬리뼈의 끝에서 장강을 취혈한다.

(主　治) 치질, 정신병, 회음통, 야뇨증

2. 요유(腰兪)

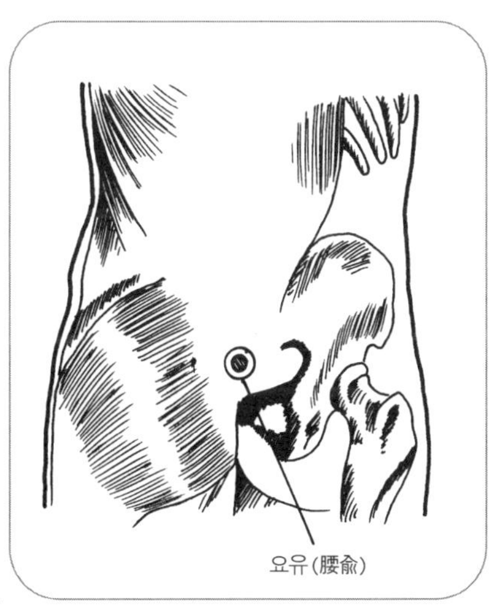

(位　置) 선골각의 중앙에 있다.

(取穴法) 엎드린 자세에서 취혈. 꼬리뼈의 끝쪽에서 윗쪽으로 문지르면 팥 크기 정도의 둥근뼈(선골각)를 느낄 수 있다. 선골각은 좌우로 나누어져 있고 중앙에 새끼손가락 끝이 들어갈 정도의 간격이 있고 그 간격을 약 5㎜ 올라간 곳에 요유를 취혈한다.

(主　治) 요통, 치질, 파킨스씨병

3. 양관(陽關)

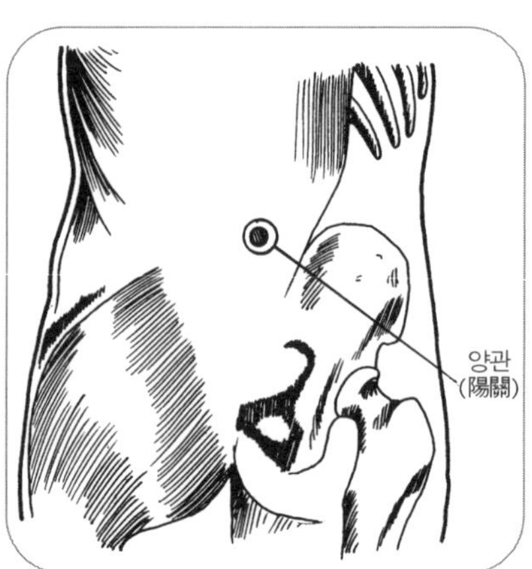

《位　置》 제4, 5요추극돌기 사이에 있다.
《取穴法》 누운 자세에서 취혈. 좌우 전부의 최상연부를 손으로 더듬으면 장골능을 느낄 수 있다. 이 좌우 장골능의 상연을 연결한 선을 야코비선이라 한다. 야코비선은 거의 제4요추곡돌기 위를 통과한다. 그 1추밑에 제5요추극 돌기를 찾아서 제4, 5요추극 돌기의 중앙 패인 곳에 요양관을 추혈한다.
《主　治》 부인과질환(월경부조, 대하), 하지의 질환(무릎통), 요통, 요부냉감

4. 명문(命門)

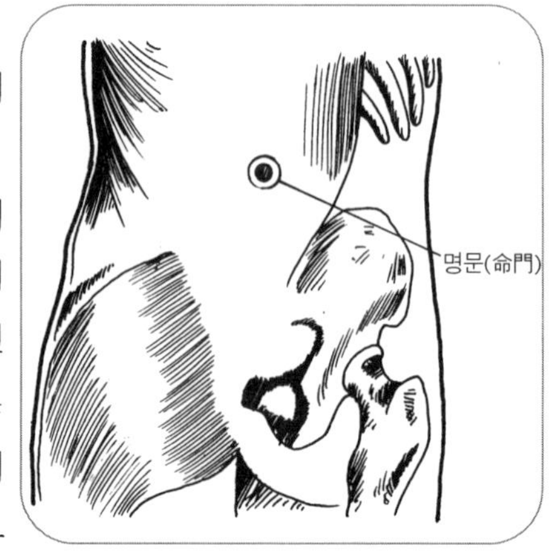

《位　置》 정중선에서 제2, 3요추돌기 사이에 있다.
《取穴法》 엎드린 자세에서 취혈. 좌우의 정골능의 최상연을 연결한 선을 야코비선이라고 한다. 이 선은 대개 4요추극돌기상을 통과한다. 제4요추극돌기로부터 차례로

극돌기를 세어 올라가 제3, 2 요추극돌기의 중앙의 패인 곳에 명문을 취혈한다.

(主 治) 요수질환, 요통, 신질환, 소아병 일절(요뇨증)

5. 현추(懸樞)

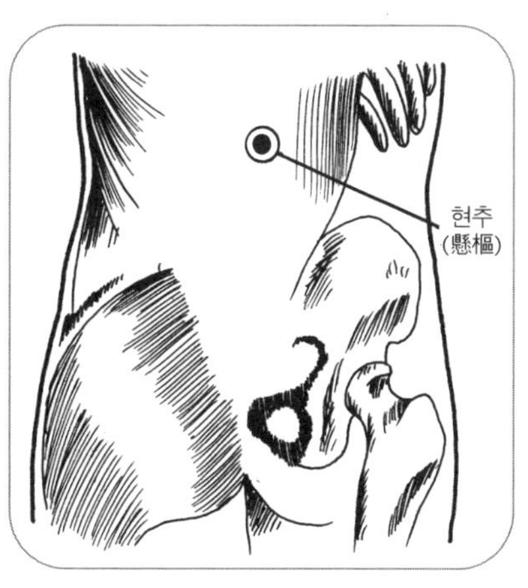

(位 置) 제 1, 2 요추극돌기 사이에 있다.

(取穴法) 엎드린 자세에서 취혈. 좌우 장골릉의 가장 높은 부위를 연결한 선을 야코비선이라고 한다. 이 선은 거의 제 4 요추극돌기 상을 통한다. 요추는 성인의 경우 약 3㎝의 높이를 갖고 있으므로 착오가 없도록 세어(제 1 요추의 위가 제 12 흉추) 제 2, 제 1 요추극돌기 사이의 중앙에 패인곳에 현추를 취혈한다.

(主 治) 요통, 복통, 소화불량

6. 척중(脊中)

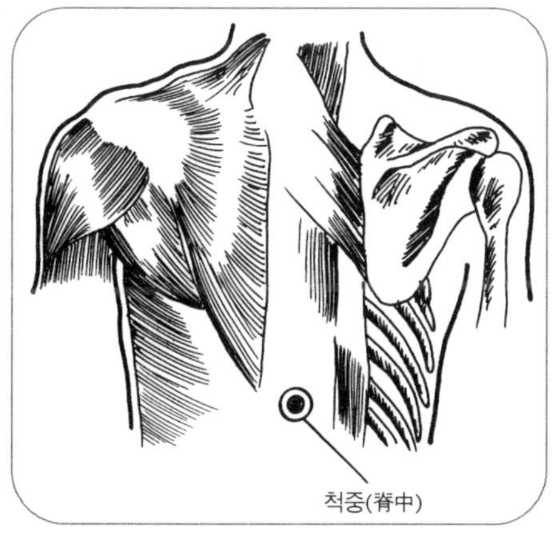

(位 置) 제 11, 12 흉추극돌기 사이에 있다.

(取穴法) 엎드린 자세

에서 취혈. 좌우 장골능의 가장 높은 부위를 연결한 선을 야코비선이라고 한다. 이 선은 거의 제4요추극돌기상을 통과하고 있다. 요추는 성인의 경우 약 3㎝의 높이를 갖고 있으므로 착오가 없도록 세어(제1요추의 위가 제12흉추) 제12, 11흉추극돌기 사이에 척중을 취혈한다.

《主 治》 파킨스씨병, 치질, 복통, 척수질환

7. 중추(中樞)

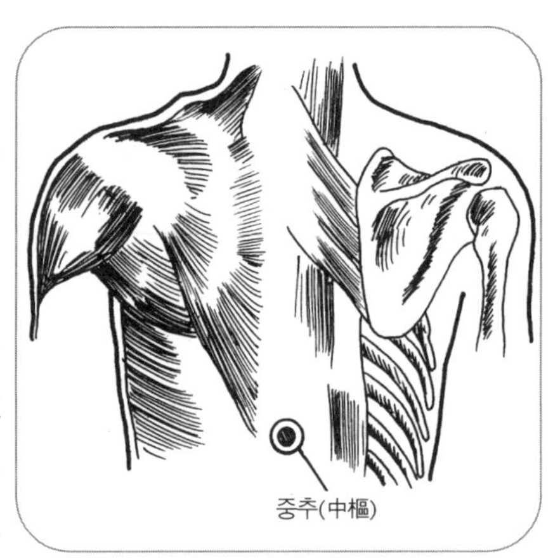

《位 置》 제10, 11흉추극돌기 사이에 있다.

《取穴法》 엎드린 자세에서 취혈. 좌우장골능의 최고부를 잇는 선을 야코비선이라고 하고, 이 선은 거의 제4요추극돌기상을 통과한다. 요추는 성인의 경우 약 3㎝의 높이를 갖고 있기 때문에, 착오 없도록 세어올라가(제1요추의 위가 제12흉추) 제11, 10흉추극돌기의 사이에서 중추를 취혈한다.

《主 治》 요통, 척추통, 파킨스씨병

8. 근축(筋縮)

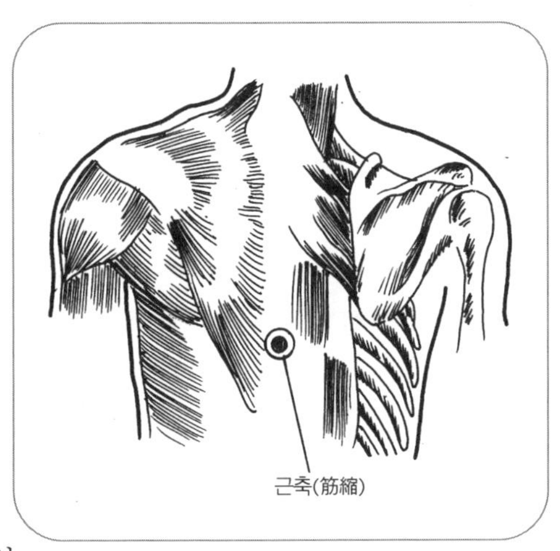

《位 置》 제9, 10 흉추극돌기 사이에 있다.

《取穴法》 엎드린 자세에서 취혈. 좌우장골능의 최고 높은 부위를 연결한 선을 야코비선이라고 부른다. 제4 요추극돌기상을 통과한다. 요추는 성인의 경우 약 3㎝의 높이를 갖고 있기 때문에 착오 없도록 세어 올라가(제1 요추의 위가 제12 흉추) 제10, 11 흉추극돌기 사이에 근축을 취혈한다.

《主 治》 반신불수, 불면증, 파킨스씨병

9. 지양(至陽)

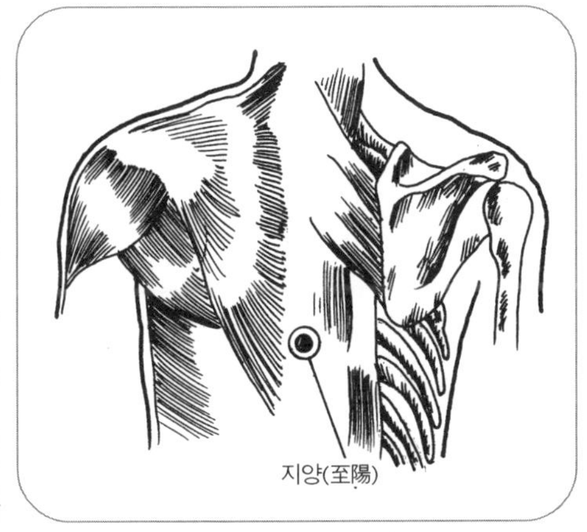

《位 置》 제7,. 8 흉추극돌기 사이에 있다.

《取穴法》 앉은 자세에서 취혈. 목을 앞으로 굽힐때 최상위로 돌출한 극돌기가 제7 경추(융추)극돌기이며, 그 바로 밑이 제1 흉추극돌기이다. 이하 차례로 극돌기를 세어 내려가 제7, 8흉추극돌기 사이의 중앙에 지양을 취혈한다.

《主 治》 위통, 간염, 기관지천식, 흉막염, 늑간신경통

10. 영대(靈臺)

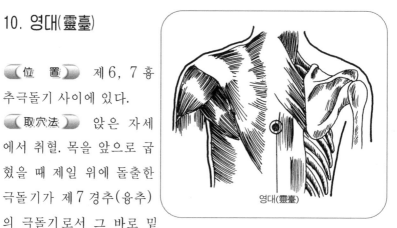

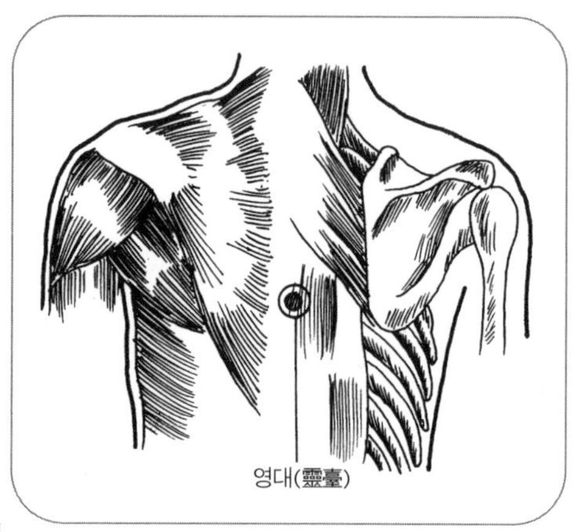

《位 置》 제6, 7흉추극돌기 사이에 있다.

《取穴法》 앉은 자세에서 취혈. 목을 앞으로 굽혔을 때 제일 위에 돌출한 극돌기가 제7경추(융추)의 극돌기로서 그 바로 밑이 제1흉추극돌기이다. 이하 순서대로 극돌기를 세어서 내려가고 제6, 7흉추극돌기 사이의 중앙에서 영대를 취혈한다.

《主 治》 심장질환(심계항진, 협심증), 해수(기관지염, 기관지천식), 흉막염

11. 신도(神道)

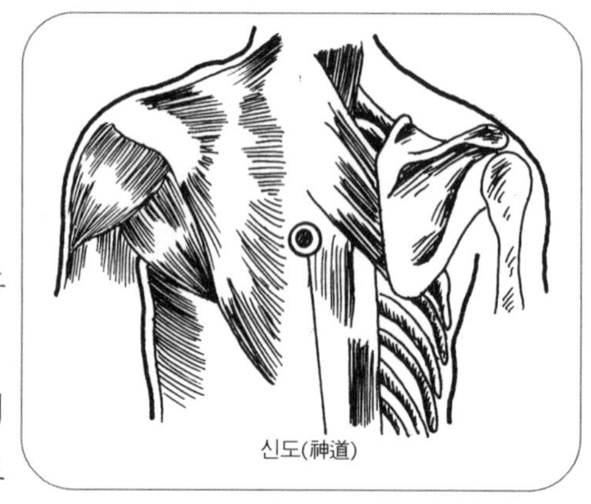

《位 置》 제5, 6흉추극돌기 사이에 있다.

《取穴法》 앉은 자세에서 취혈. 목을 앞으로

숙였을 때, 가장 윗부분에 돌출한 극돌기인 제7 경추(융추)의 극돌기에서 그 바로 아래에 제1 흉추극돌기가 있다. 이하, 순서로 극돌기를 세어 내려가고 제5, 6 흉추극돌기 사이의 중앙에 있는 신도를 취혈한다. 극돌기가 뚜렷이 구별되지 않을 때는 등 가운데를 둥글게 해서 극돌기를 접촉하기 쉽게한 상태에서 극돌기의 수를 센다. 취혈은 등을 앞으로 숙이지 말고 행한다.

主 治 두통, 발열, 해수, 졸중발작

12. 신주(身柱)

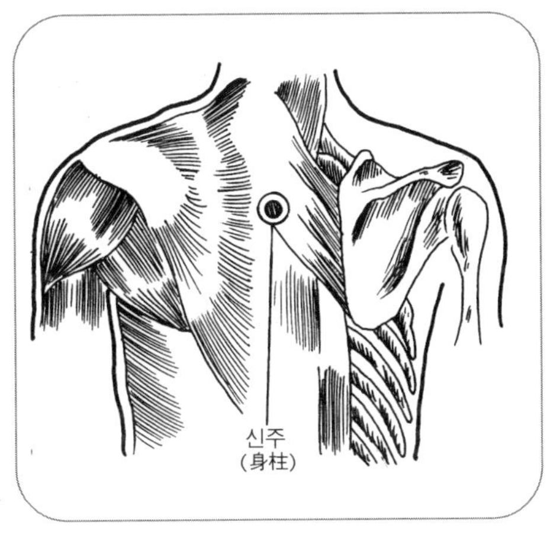

位 置 제3, 4 흉추극돌기 사이에 있다.

取穴法 앉은 자세에서 취혈. 목을 앞으로 숙였을때, 최상위로 돌출한 극돌기가 제7 경추(융추)의 극돌기이고 그 바로 아래가 제1 흉추극돌기이다. 이하 순서로 극돌기를 세어 내려가 제3, 4 흉추극돌기 사이의 중앙에 신주를 취혈한다.

主 治 신경질환, 호흡기질환, 소아병일절, 감기, 두중

13. 도도(陶道)

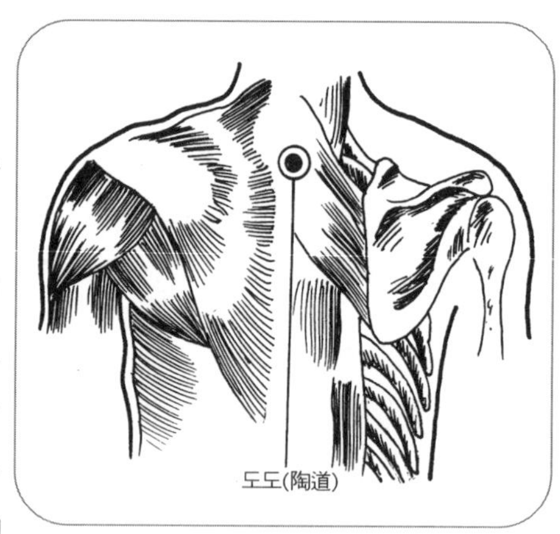

《位 置》 제1, 2흉추극돌기 사이에 있다.

《取穴法》 앉은 자세에서 취혈. 목을 앞으로 굽혔을 때 제일 위로 돌출한 극돌기가 제7경추(융추)극돌기이고 그 바로 아래가 제1흉추극돌기이다. 이 제1흉추극돌기와 다음의 제2흉추극돌기의 사이의 중앙에서 도도를 취혈한다.

《主 治》 두통, 항배통

14. 대추(大椎)

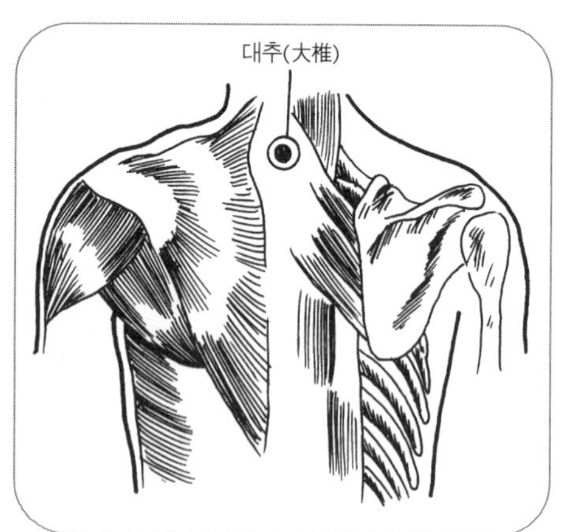

《位 置》 제7경추극돌기와 제1흉추극돌기 사이에 있다.

《取穴法》 앉은 자세에서 취혈. 목을 앞으로 깊이 굽혔을 때 가장 위에 둥글게 돌출된 뼈가 나타난다. 이것이 제7경추(융추)극돌기로서 그 바로 밑의 제1흉추극돌기와의 사이에 패인 곳의 속에서 대추를 취혈한다.

《主 治》 두통, 상기도염(감기, 인통, 발열)

15. 아문(瘂門)

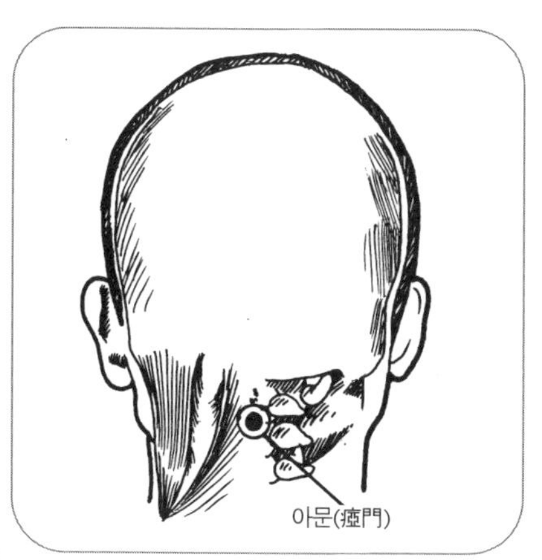

《位 置》 풍부의 하방 2cm에 있다.

《取穴法》 앉은 자세에서 취혈. 흉두부의 정중선상에 손을 놓고 하방으로 찾아가면, 둥근뼈가 돌출한 외후두융기를 느낀다. 이 외후융기로부터 손가락 폭 3개 정도 하방에 양측이 승폭근으로 툭 튀어나온 것에 항와후정중구가 있다(목을 조금 펼 때 잘 나타난다). 이 후정중구에 손끝을 대고 밑에서 위로 찾고, 후두골 하단에서 손가락이 멈추는 깊게 패인 곳 중앙에서 풍부로부터 하방 2cm의 구(패인 곳)의 중심에서 아문을 찾는다.

《主 治》 언어장애, 두통

16. 풍부(風府)

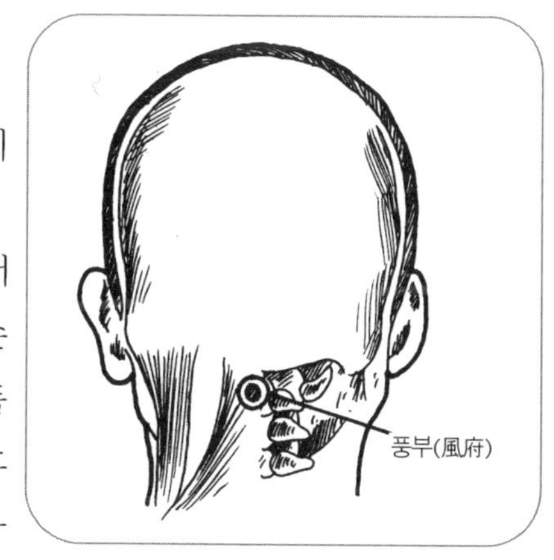

《位 置》 항와의 정중에서 후두골의 아랫쪽에 있다.

《取穴法》 앉은 자세에서 취혈. 뒷머리의 정중선상에 손가락을 놓고, 아랫쪽으로 더듬어가면 둥근뼈가 돌출한 외후두융기에 닿는다. 이 외후두융기로부터 손가락 3개 정도 눕혀 아랫쪽에 양쪽이 두박극근에 의해 중모근이 부풀어 오르고, 그 중앙은 항와후정중구를 이룬다(목을 조금 폈을 때에 자주 나타난다). 이 정중구에 손끝을 대고 아래에서 위로 더듬어 후두골 하단에서 손가락이 멈추는 깊이 패인 중앙에서 풍부를 취혈한다.

〔主 治〕 감기, 비염, 부비강염, 신경질환

17. 뇌호(腦戶)

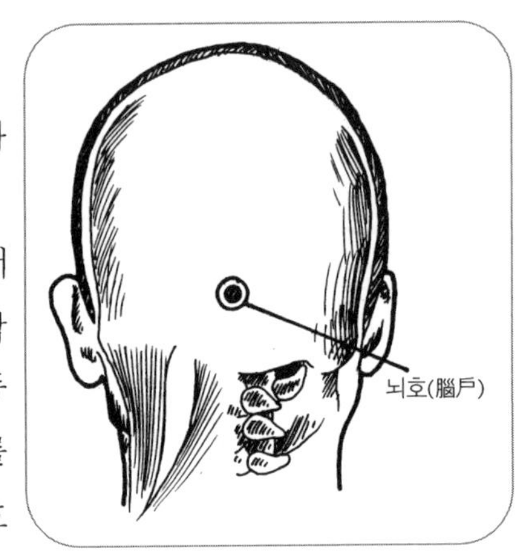

〔位 置〕 외후두융기의 바로 위에 있다.

〔取穴法〕 앉은 자세에서 취혈. 흉두부 정중선상에 손가락을 대고, 밑으로 더듬어가면 둥근뼈가 튀어나온 외후두융기를 느낀다. 외후두융선상에서 뇌호를 취혈한다.

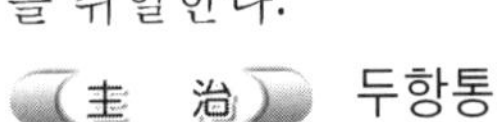

두항통

18. 강간(强間)

〔位 置〕 정중선상에서 백회와 뇌호 사이에 뇌호로부터 1/3 지점에 있다.

〔取穴法〕 앉은 자세에서 취혈. 후두부의 정중선상에 손을 놓

고 하방으로 더듬어가면 둥근 뼈가 돌출한 외후두융기를 느낀다. 이 외후두융기의 바로 위에 뇌호를 찾는다. 다음에 전두부 정중선상의 전발제에 신정을 찾고, 신정과 뇌호의 중앙에 백회를 찾는다. 백회와 뇌호 사이를 3 등분하고 뇌호로부터 1/3 지점에 강간을 취혈한다.

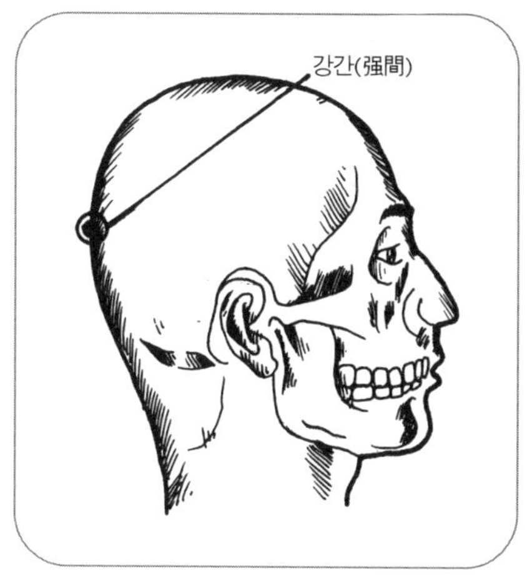

主 治 두통, 불면

19. 후정(後頂)

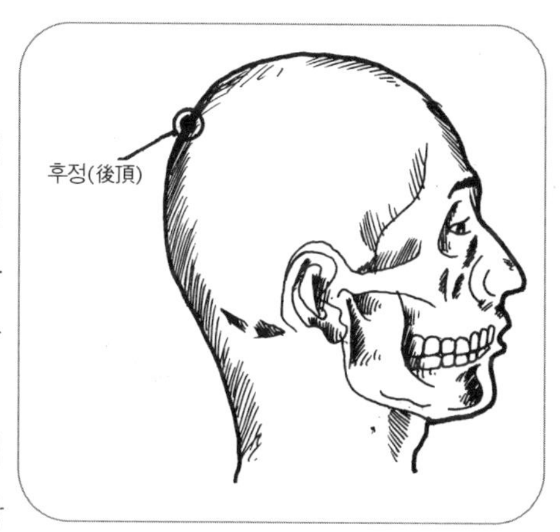

位 置 정중선상에서 백회와 뇌호의 사이에 백회로부터 1/3 지점에 있다(정중선이라는 것은 몸을 좌우 대칭으로 나누는 선).

取穴法 앉은 자세에서 취혈. 후두부의 정중선상에 손가락을 놓고 밑으로 더듬어가면, 둥근뼈가 돌출한 외후두융기를 느낀다. 이 외후두융기 바로 위에 뇌호를 찾는다. 다음에 전두부 정중선상의 앞머리가 나기 시작한 지점에 신정을 찾아, 신정과 뇌호의 중앙에 백회를 찾는다. 백회와 뇌호의 사이를 3 등분하고 백회로부터 1/3 지점에서 후정을 취혈한다.

《主 治》 두통, 현훈, 불면, 항강(項強)

20. 백회(百會)

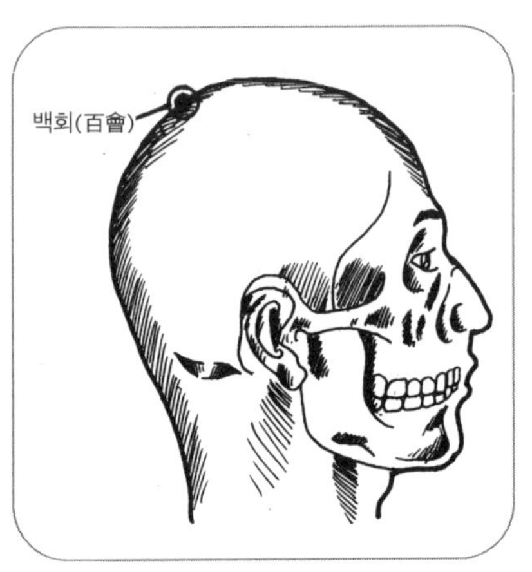

《位 置》 정중선상에서 신정과 뇌호의 중앙에 있다.

《取穴法》 앉은 자세에서 취혈. 후두부의 정중선상에 손가락을 놓고 아랫쪽으로 더듬어 가면 둥근뼈가 돌출한 외후두 융기에 닿는다. 이 외후두 융기(뒷머리가 융기)의 바로 위(뇌호)와 앞머리 정중선상의 앞머리 끝점(신정)과의 중앙에서 백회를 취혈한다.

《主 治》 치질, 탈항, 진정효과(두통, 신경쇠약, 불면증, 고혈압증, 중풍)

21. 전정(前頂)

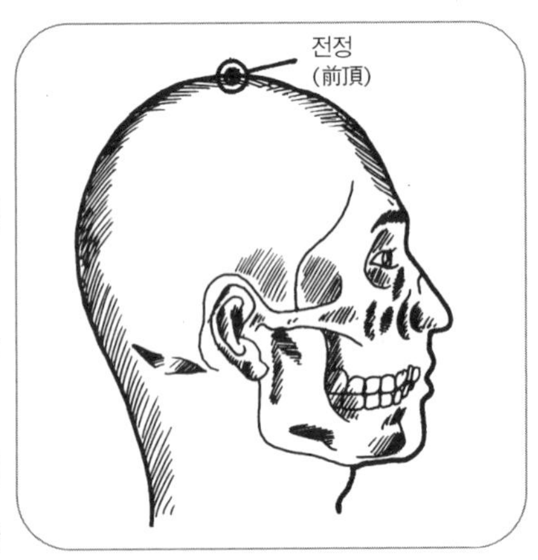

《位 置》 머리의 정중선상에서 신회와 백회의 중앙에 있다(정중선이라는 것은 몸을 좌우 대칭으로 나누는 선).

《取穴法》 앉은 자세에서 취혈. 후두부의 정중선상에 손가락을 넣고 밑으로 더듬어가면, 둥근뼈가 돌출한 외후두 융기를 느낀다. 외후두 융기(뇌호)와 전두부 전중선상의 모발이 나기 시작한 지점(신정)의 중앙에 백회를 찾고 백회와 신정 사이를 5 등분하고, 신정에서 2/5 지점에 신회를 찾는다. 신회와 백회의 중앙에서 전정을 취혈한다.

(主 治) 불면, 두통, 고혈압증, 신경증

22. 신회(顖會)

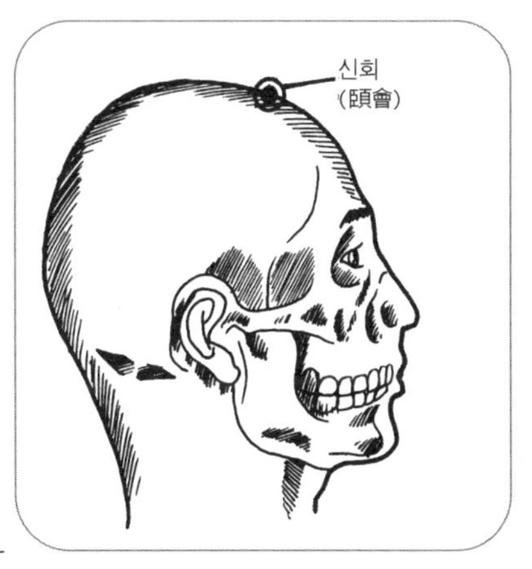

(位 置) 머리의 정중선상에서 신정과 백회의 사이에 신정으로부터 2/5 지점에 있다(정중선이라고 하는 것은 몸을 좌우대칭으로 나누는 선).

(取穴法) 앉은 자세에서 취혈. 흉두부의 정중선상에 손가락을 놓고 밑으로 더듬어가면, 둥근뼈가 돌출한 외후두융기를 느낀다. 이 외후두 융기(뇌호)와 전두부 정중선상의 앞머리 끝점(신정)의 중앙에 백회를 찾는다. 백회와 신정 사이를 5 등분해서 신정으로부터 2/5 지점에 신회를 취혈한다.

(主 治) 비폐색, 두통, 구기(구토), 졸음, 저혈압증

23. 상성(上星)

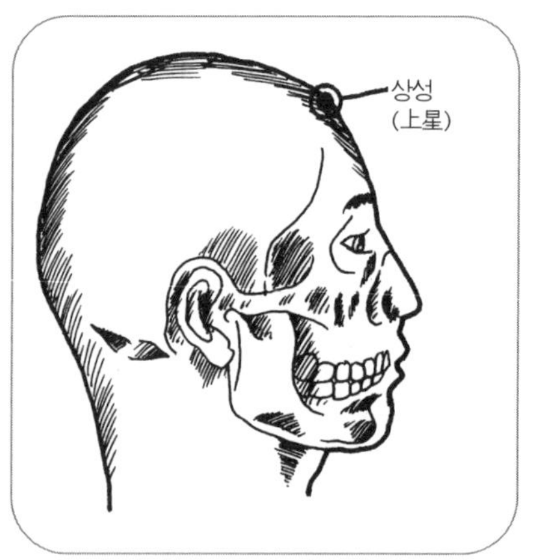

〈位 置〉 두부 정중선상에서 신정과 백회의 사이에 신정으로부터 1/5 지점에 있다.

〈取穴法〉 앉은 자세에서 취혈. 손목의 주름을 코끝에 대고 손가락을 머리 위로 뻗었을 때 중지 끝이 닿는 점

〈主 治〉 부비강염, 비폐색

24. 신정(神庭)

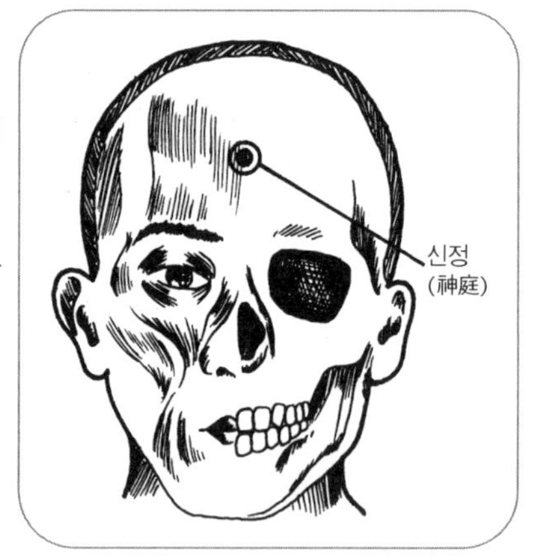

〈位 置〉 머리 정중선상에서 앞머리 끝에 있다(정중선이라는 것은 몸을 좌우대칭으로 나누는 선).

〈取穴法〉 앉은 자세에서 취혈. 두부 정중선상의 앞머리 끝에 신정을 취혈한다.

〈主 治〉 비폐, 구기(嘔氣)

25. 소료(素髎)

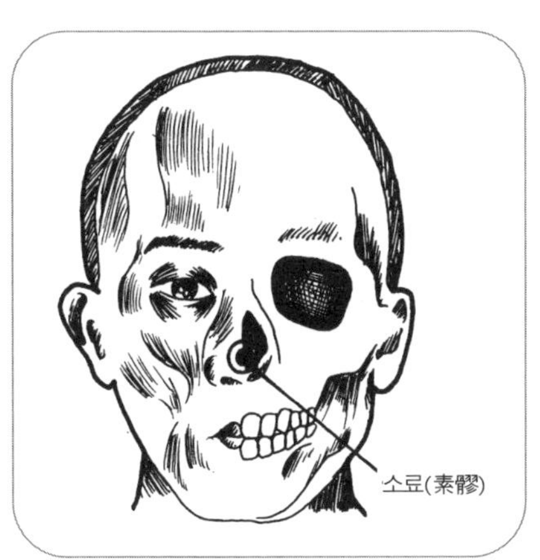

(位　置) 코끝의 정점에 있다.

(取穴法) 앉은 자세 또는 누운 자세에서 취혈. 코끝의 최선단에서 있으며 가늘고 길게 패인 곳의 가운데에서 가장 높은 위치에 취혈한다.

(主　治) 비질환

26. 수구(水溝)

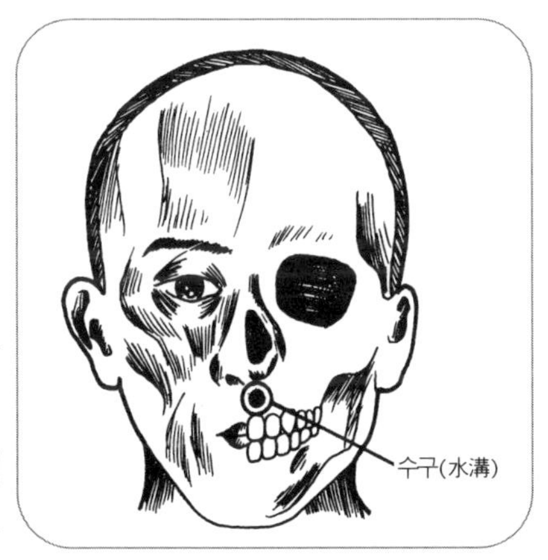

(位　置) 코끝을 정점에서 바로 밑으로 내려와 입술 위 중앙지점에 위치해 있다.

(取穴法) 엎드린 자세 또는 앉은 자세에서 취혈. 정중선상에서 비중격 아랫 부위부터 입술의 윗 부위까지의 피부구(인중)를 3등분하고 비중격 아랫 부위로부터 1/3 되는 부위에 있는 수구를 취혈한다.

(主　治) 요통, 인사불성(위급사항), 안면신경마비

27. 태단(兌端)

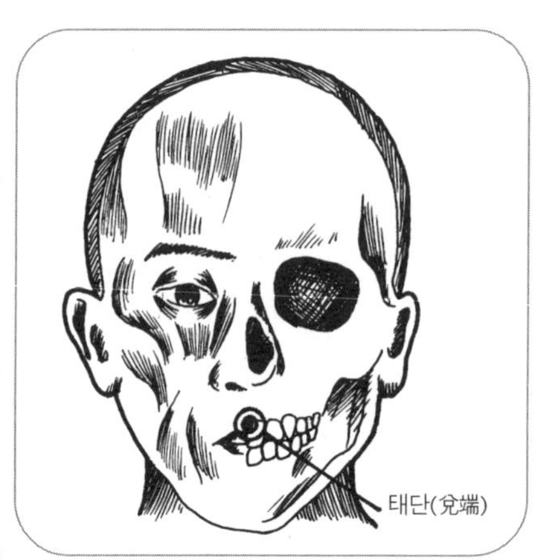

《位 置》 윗입술의 중앙에서 피부와의 경계에 있다.

《取穴法》 누운 자세 또는 앉은 자세에서 취혈. 정중선상에서 비중격으로부터 윗입술 가장자리까지의 피부 홈을 인중이라고도 하고, 인중의 최선단(윗입술 가장자리의 중앙)에 가볍게 융기한 입술 융기가 있다. 이 중심에 태단을 취혈한다.

《主 治》 치통, 비폐

28, 은교(齦交)

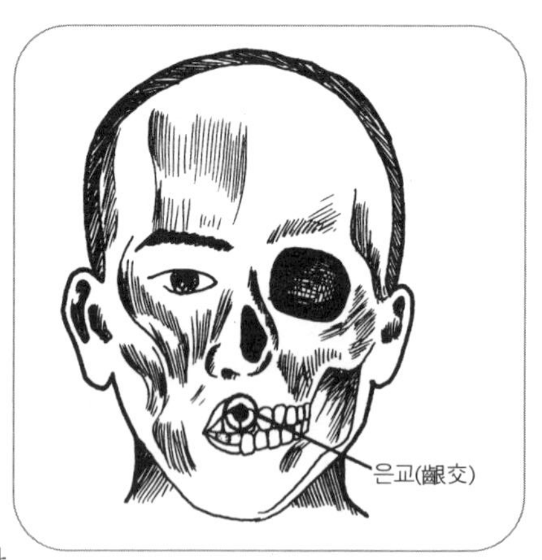

《位 置》 상순소대(윗 입술 소인대)의 치육부착부에 있다.

《取穴法》 누운 자세 또는 앉은 자세에서 취혈. 윗입술을 상방으로 들어 올리면 좌우 제1절 치간의 치은(치육)의 상단에 조그맣고 길고 가는 점막상의 줄기(상순소대)가 있다. 상순소대의 치육부착부에 은교를 취혈한다.

《主 治》 치조농루, 비폐(코막힘)

제 4 부

임·상·치·료

상용혈(常用穴) 42개를 기억하라

침(針)을 공부하기 위해서는 어차피 365혈이 있는 혈위(穴位)를 암기해야 한다. 그러나 이 혈위를 한꺼번에 암기한다는 것은 쉬운 일이 아니다. 또 침구치료(鍼灸治療)에 있어서도 이 혈위 전부를 사용하는 것이 아니다. 우선 자주 사용하는 몇몇 혈부터 암기를 하고 이것이 숙달되면 점차 다른 혈도 외워 365혈 전부를 암기하는 것이 좋다.

우리는 자주 사용하는 혈들을 지칭해서 상용혈이라 한다.

그러나 시술자에 따라 그 혈위가 더 많고 혹은 적을 수도 있겠으나 여기서는 필자의 생각으로 우선 42개 혈위를 상용혈로 제시하여 이 부위를 기억하고자 하였다.

1. 백회(百會)

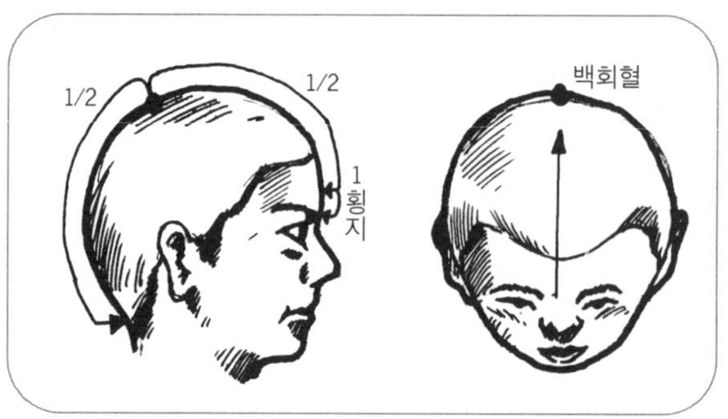

〔位 置〕 머리의 정상에 있다. 양 눈썹의 중심(眉間)에서 위로 1 횡지(인지 하나의 너비)의 위치에서 그대로 머리 뒷쪽의 머리 털이 돋아난 곳까지를 연결하는 선의 가운데 1/2 에 있다.

〔取穴法〕 앞쪽을 향하거나 뒷쪽을 향하여 피부와 평행으로 횡자(橫刺)

〔主 治〕 두통, 현훈

2. 상성(上星)

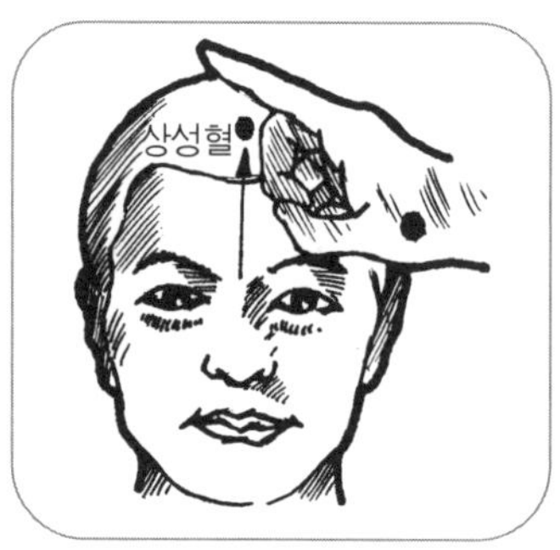

〔位 置〕 의자에 정좌 시키거나 모로 눕게 한다. 미간의 중심에서 위로 향하여 머리털이 난 끝부분에서 일중지동심촌(一中指同心寸) 위가 경혈이다.

〔取穴法〕 머리의 정상을 향하여 피부와 평행으로 횡자(橫刺) 2~3 분

〔主 治〕 두통

3. 인당(印堂)

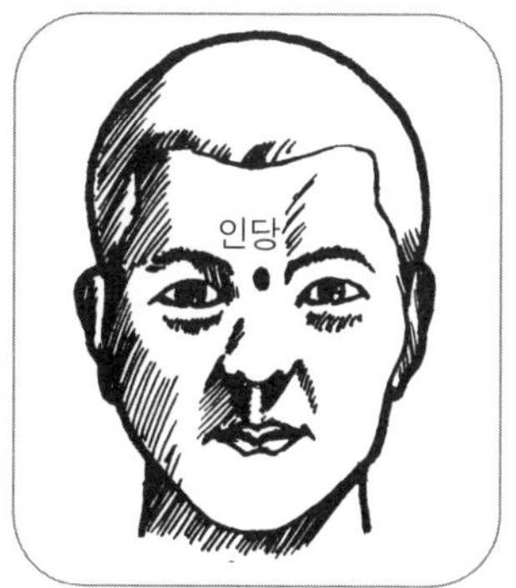

《位 置》 의자에 정좌시킨다. 이 경혈은 미간의 중심에 있다.

《取穴法》 위에서 아래로 피부에 평횡으로 횡자 3~5분

《主 治》 두통

4. 지창(地倉)

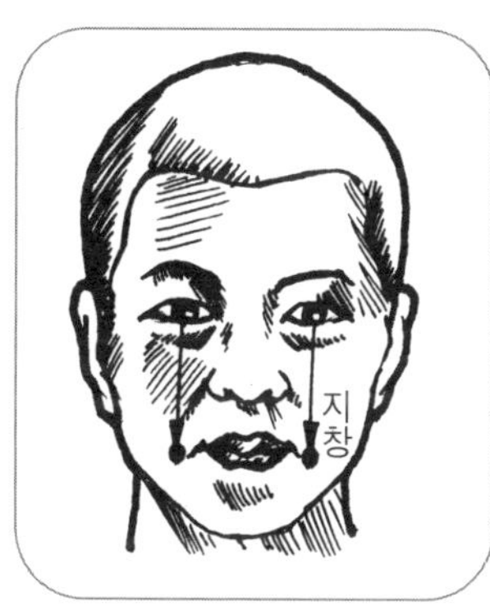

《位 置》 머리를 위로 들게하여 의자에 기대던지 아니면 위로 보고 눕게 한다. 환자의 양쪽 눈을 앞으로 정시(正視)케 하고, 검은 자위의 중심에서 바로 아래의 입의 양끝 연장선과 교차하는 두 군데가 이 경혈이다.

《取穴法》 입끝, 외칙으로 향하여 횡자 3~5분

《主 治》 중풍

5. 인중(人中)

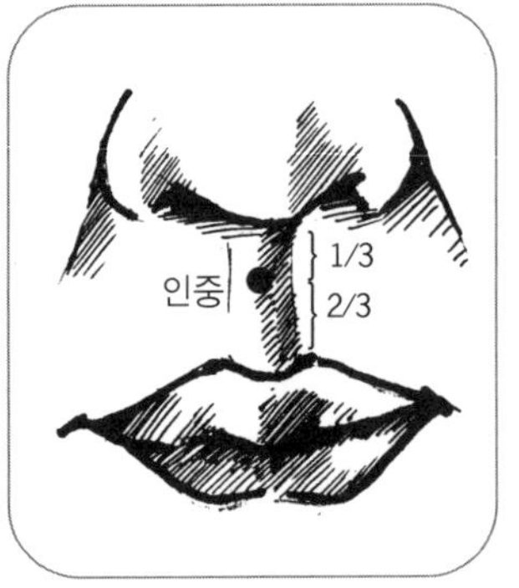

《位 置》 의자에 정좌시켜 머리를 위로 들게 하여 기대게 하거나 또는 위로 보고 눕게 한다. 코와 입술 사이의 중앙에 작은 홈이 있다. 인중구의 1/3 의 위치에 있다.

《取穴法》 아래에서 위로 향하여 자침

《主 治》 돌연 졸도의 구급

6. 태양(太陽)

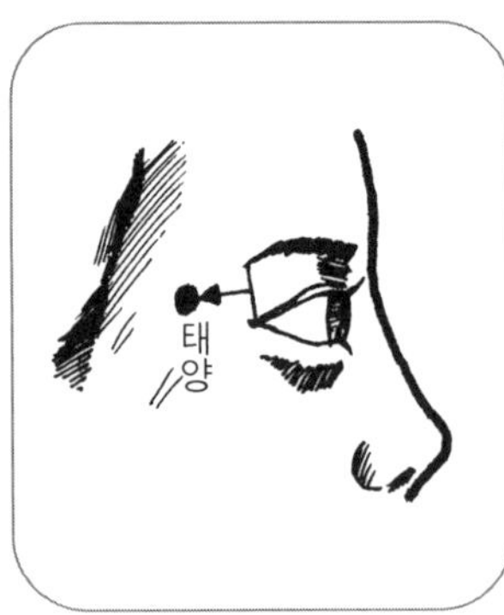

《位 置》 의자에 정좌시켜 머리를 위로 들게하여 기대게 하거나 또는 모로 옆으로 눕게 한다. 눈썹의 끝과 눈꼬리 끝의 중간에서 뒤로 1 횡지(인지 한 개의 위치에 있는 오목한 곳이 경혈이다.

《取穴法》 직자 3~5 분. 또는 삼능침으로 점자(點刺 ; 재빨리 가볍게 찌르고 곧 침을 뽑는다) 하여 약간 피를 낸다.

《主 治》 급성전염눈병(결막염), 두통, 현훈, 중풍

7. 영향(迎香)

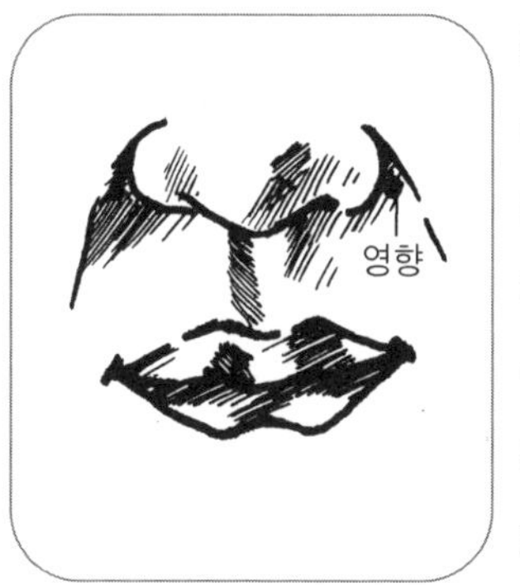

《位 置》 콧방울의 양측 아래로 향하여 좌우 한 개씩의 홈이 있다. 비순구(鼻脣口)라고 한다. 이 홈의 윗부분과 콧방울의 가장 튀어나온 부분과의 중앙점이 이 경혈점이다.

《取穴法》 아래에서 위로 향하여 사자(斜刺)

《主 治》 코막힘, 중풍

8. 하관(下關)

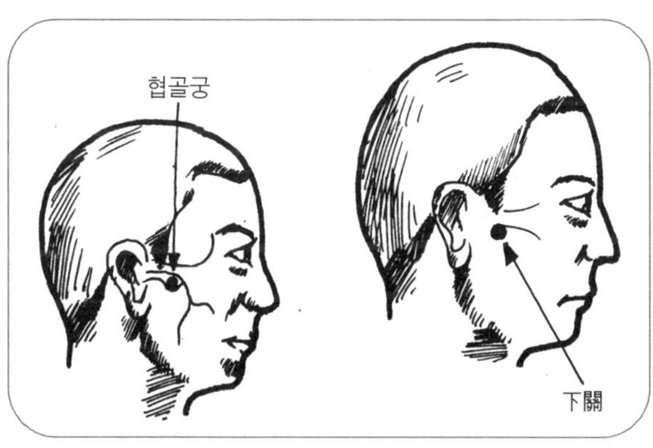

《位 置》 의자에 정좌 시키고, 입을 다물게 한다. 귀 앞쪽의 협골궁(頰骨弓) 아래의 오목한 곳 안의 경혈이다(이 자리는 입을 벌리면 오목한 곳이 나온다).

《取穴法》 직자로 3분

《主 治》 치통, 중풍

9. 협거(頰車)

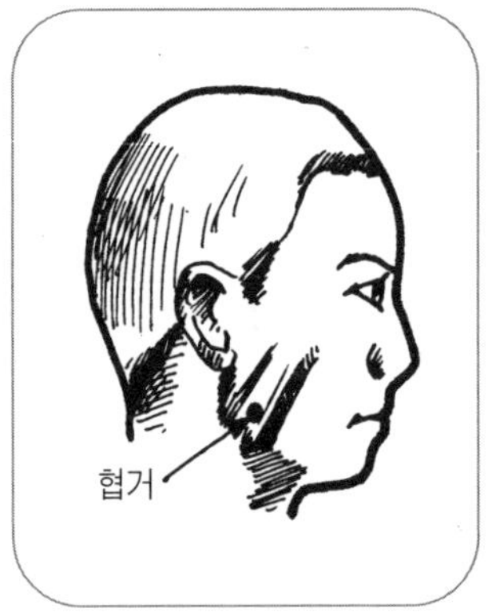

《位 置》 의자에 정좌시킨다. 턱뼈에서 비스듬히 입가로 향하여 대략 1 횡지의 위치에 이를 야무지게 물었을 때, 한 덩어리의 근육이 튀어 나온 곳이다. 이 근육 위를 손가락으로 누르면 오목한 곳이 있어서 산통을 느끼는 위치가 경혈이다. 침을 찔렀을 때는 이를 악물어서는 안된다.

《取穴法》 입가로 향하여 횡자. 2~3 분

《主 治》 치통, 중풍

10. 풍지(風地)

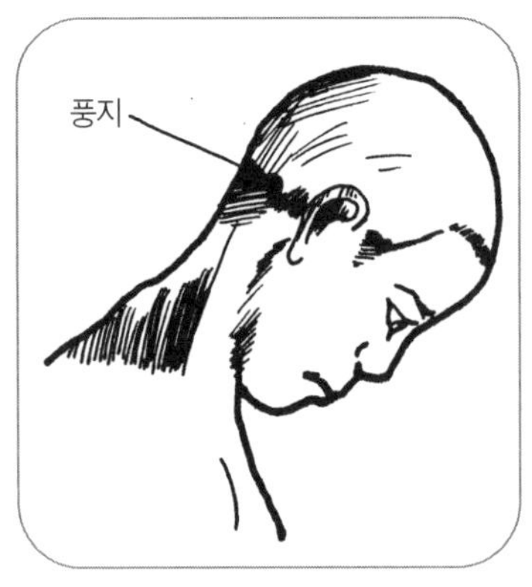

《位 置》 의자에 정좌시키고 머리를 숙이게 한다. 목 부분에 굵은 근이 있는데(사방근) 이 굵은 근의 양측 오목한 곳의 안에 이 경혈이 있다.

《取穴法》 오른쪽의 풍지에 침을 놓을 때는 침 끝을 왼쪽 눈 방향으로 향하여 찌르며, 왼쪽 풍지에 놓을 때는 오른쪽 눈의 방향으로 향하여 찌른다.

《主 治》 감기, 두통, 현운

11. 견정(肩井)

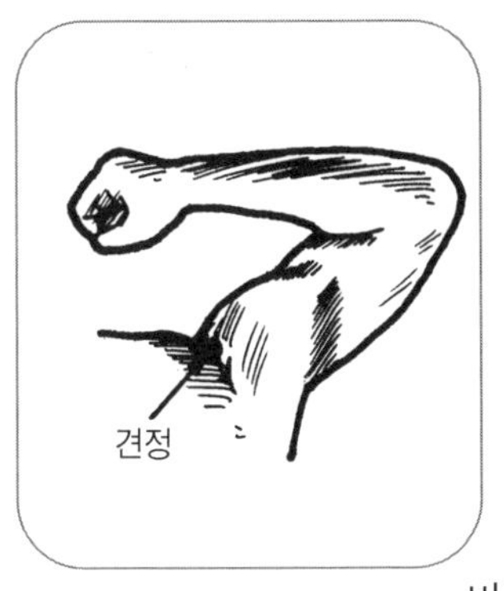

《位 置》 팔을 평평하게 들면, 경관절 위에 두 개의 오목한 곳이 생긴다. 그 오목한 곳의 흉측(胸側)의 패인 곳에 경혈이 있다. 침을 놓을 때는 팔을 아래로 늘여 뜨린다.

《取穴法》 직자(直刺)로 1분~1촌

《主 治》 어깨통, 반신불수, 소아마비

12. 대추(大椎)

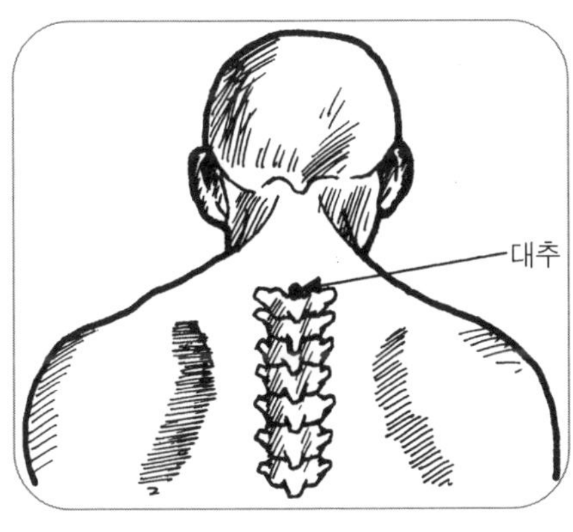

《位 置》 정좌시켜 머리를 숙이게 한다. 목 후부의 중심을 아래로 향하여 문지르고, 튀어나온 척추골(제7추) 아래의 오목한 곳이 경혈이다.

《取穴法》 직자로 5~8분

《主 治》 감기, 말라리아, 발열, 소아마비, 잠을 잘 자지못해 생긴 통증

13. 명문(命門)

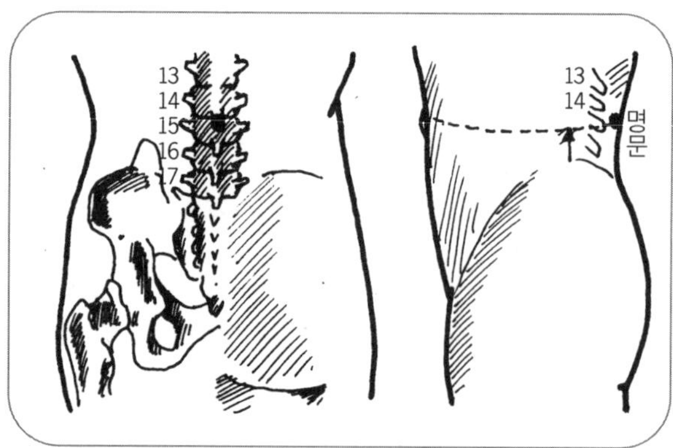

(位 置) 바로 앉게 하던가 아니면 엎드리게 한다. 두 개의 고골(일명 해골)의 제일 높은 자리를 선으로 연결하여 제4 요추이다. 이 경혈은 14 추 아래의 패인 곳에 있다(보통 배꼽 바로 뒤에 해당).

(取穴法) 직자로 3~5 분

(主 治) 요통, 소아마비

14. 신유(腎兪)

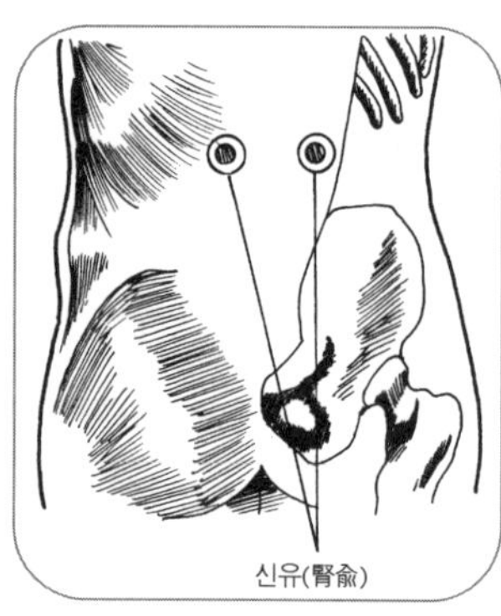

(位 置) 정좌로 앉거나 엎드리게 한다. 두 개의 고골의 제일 높은 곳을 선으로 연결하여 척추와 교차하는 척골이 16 추이며, 그곳에서 위로 향하여 2 횡지의 위치에 경혈이 있다.

(取穴法) 위에서 아래로 향하여 사자로 5~8 분

(主 治) 소아마비, 요통

15. 중완(中脘)

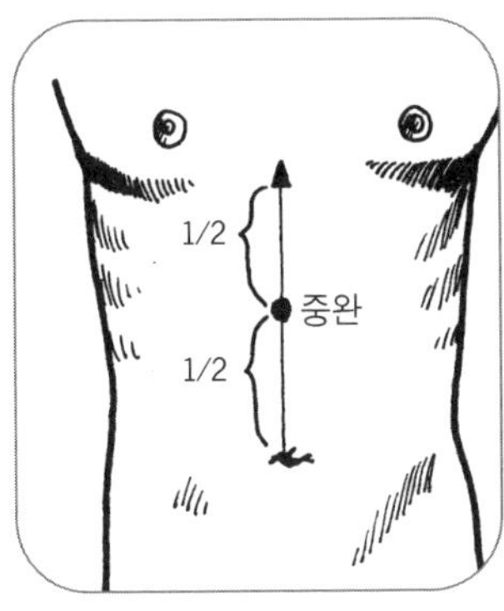

位　置　가슴 윗쪽에서 배꼽 중심까지의 1/2 위치에 있다.

取穴法　직자로 6분~1촌

主　治　설사, 위통, 구토

16. 재중(脐中)

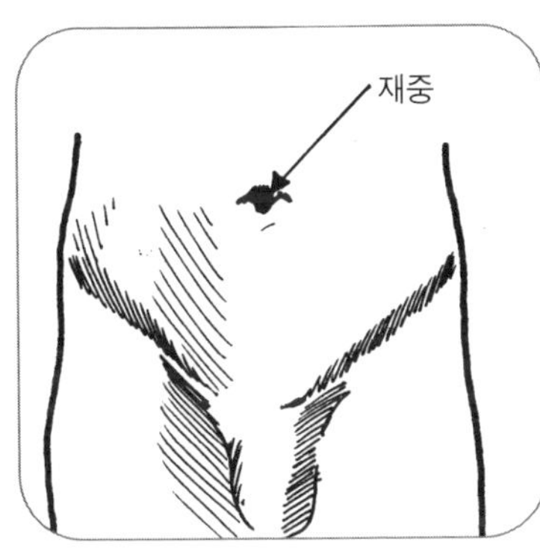

位　置　모로 눕는다. 이 경혈은 배꼽의 중심에 있다.

取穴法　이 혈은 침시술을 금한다.

主　治　설사, 돌연 졸도

17. 천추(天樞)

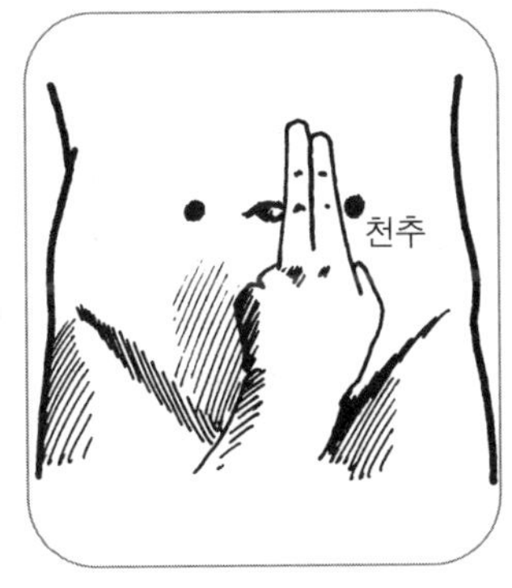

位　置　모로 눕게 한다. 배꼽의 양측 좌우 2횡지의 위치에 있다.

取穴法　직자로 5분~1촌

主　治　적리, 설사, 위통, 월경통

18. 관원(關元)

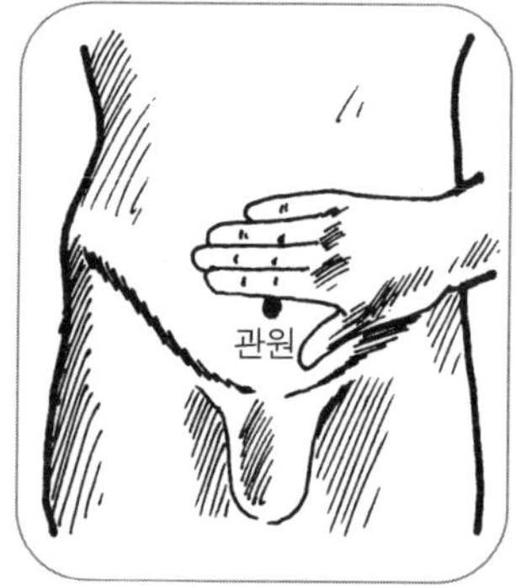

〔位　置〕 모로 눕혀 찾는다. 배꼽의 중심에서 바로 아래로 4 횡지(손가락 4 개의 너비)의 위치가 이 경혈이다. 경혈을 찾는 또다른 방법은 배꼽 중심에서 치골 끝까지를 5 등분하여 배꼽에서 아래로 3 등분한 자리가 이 경혈이다.

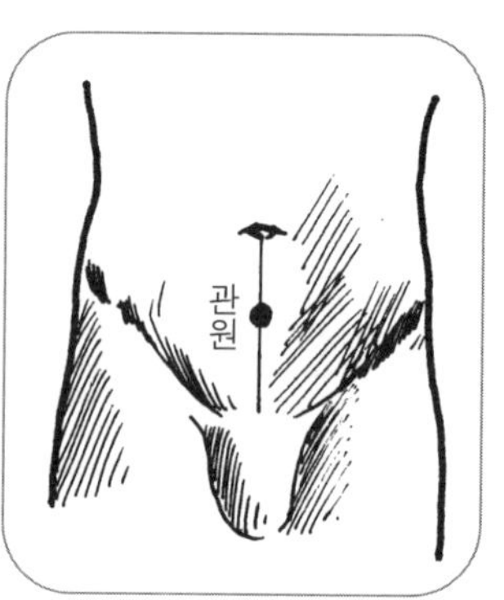

〔取穴法〕 직자 8 분~1 촌. 임산부에게는 금한다.

〔主　治〕 적리, 복통, 소변불통, 야뇨증, 월경통, 졸도

19. 척택(尺澤)

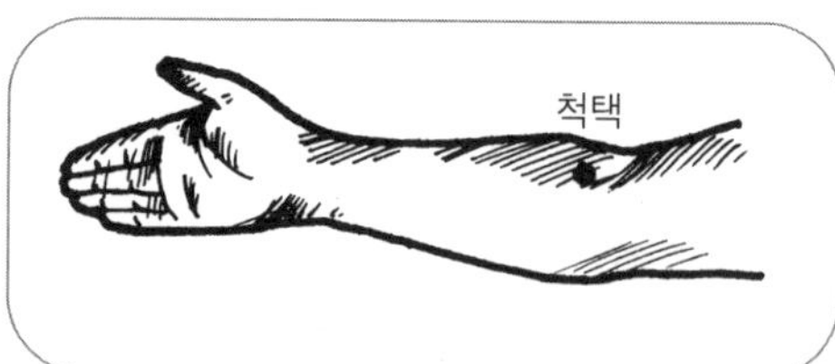

〔位　置〕 똑바로 의자에 앉아 손바닥을 위로 향하여 팔꿈치를 약간 굽힌다. 팔꿈치의 내측 굽혀지는 모서리의 중앙을 더듬으면 굵은 한 줄기의 근이 있다. 이 굵은 근의 엄지손가락 쪽이 경혈의 자리이다.

〔取穴法〕 직자로 3~5 분

〔主　治〕 기침

20. 곡지(曲池)

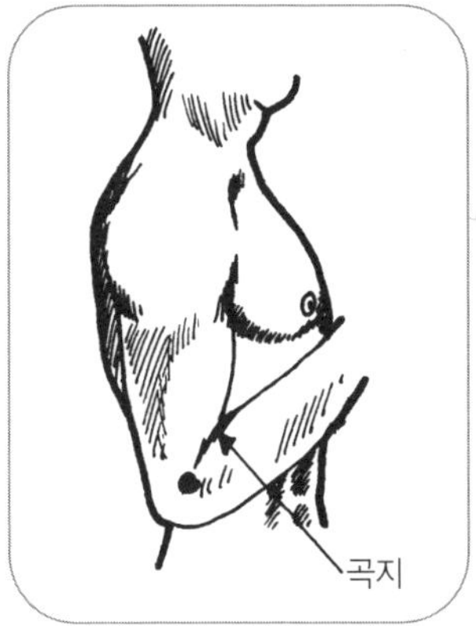

《位 置》 바르게 앉아 팔꿈치를 굽힌다. 팔꿈치 안쪽 횡문의 선단과 발꿈치의 바깥쪽에 돌출한 뼈 중간에 이 경혈이 있다.

《取穴法》 직자로 8분~1촌 2분

《主 治》 발열, 팔의 통증, 팔꿈치 관절의 근이 틀어진다. 반신불수, 소아마비

21. 간사(間使)

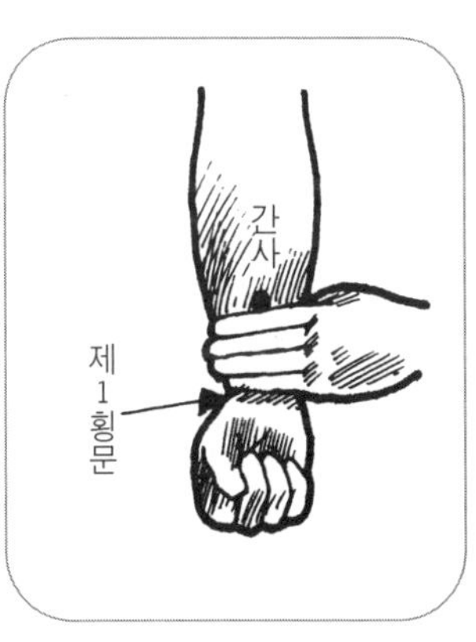

《位 置》 의자에 바로 앉아 손바닥을 위로 향하여 손을 쥔다. 손을 쥐었을 때, 손목에 생기는 횡문에 댄 손가락 쪽으로부터 첫손가락째의 중앙에서 뒤로 향하여 4횡지의 위치에 두 줄의 근이 있는데 그 근의 중앙이 경혈이다.

《取穴法》 직자 5~8분

《主 治》 말라리아

22. 내관(內關)

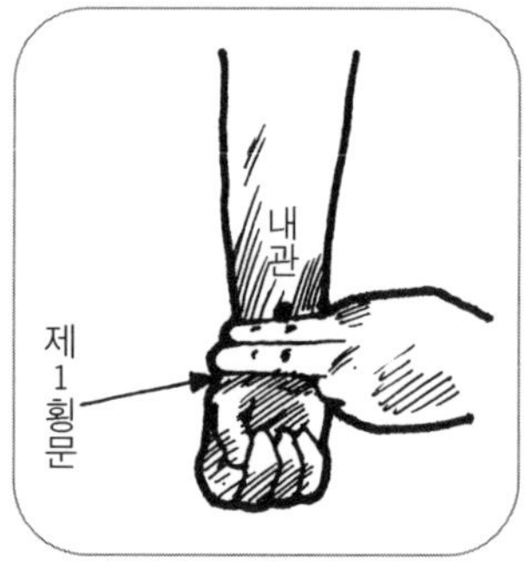

(位 置) 자리에 앉아 손바닥을 위로 향하여 손을 쥔다. 손을 쥐었을 때 손목에 생기는 횡문으로서 손가락 쪽에서 첫번째 손가락의 중앙에서 뒤로 향하여 2 횡지 반의 위치에 두 줄의 근의 중앙이 경혈이다.

(取穴法) 직자로 5~8 분

(主 治) 위통, 구토

23. 열결(列缺)

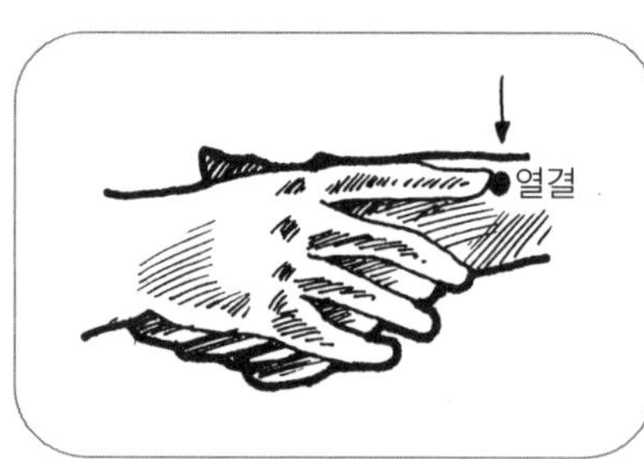

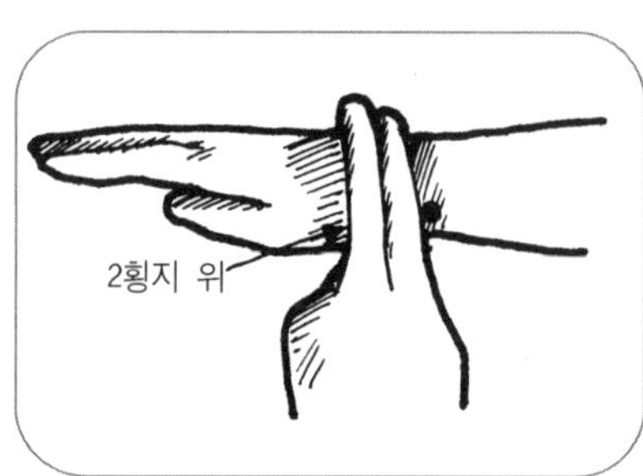

(位 置) 바른 자세로 앉아, 엄지손가락 쪽을 위로 한다. 환자의 좌우 양손의 엄지와 인지를 교차하여, 한 쪽의 인지가 누르는 다른 손목(후칙의 높은 뼈 가운데), 인지의 끝이 닿은 위치에 있는 오목한 곳이 경혈이다. 또 하나의 찾아내는 방법은, 엄지손가락 후칙 손목 관절의 패인 뼈와 가운데의 2 횡지의 위치에 조그맣게 패인 곳이 경혈이다.

(取穴法) 팔꿈치 굽은 방

향으로 향하여 횡자 2~3분

(主 治) 두통

24. 합곡(合谷)

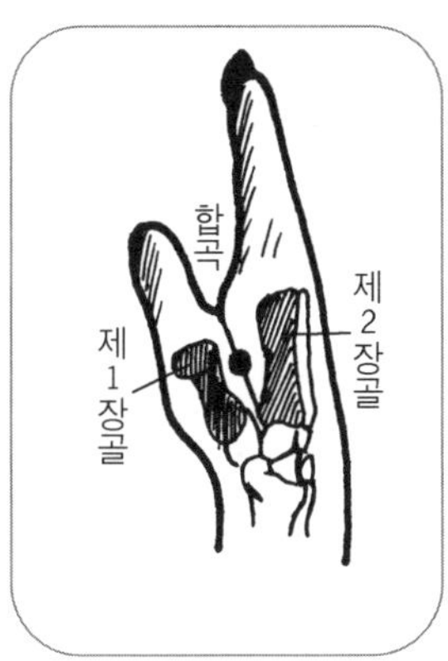

(位 置) 의자에 정좌, 엄지손가락 쪽을 정한다. 엄지와 인지를 벌려 그 손가락 고간(股間)과 양차골(兩叉骨; 제1장골과 제2장골이 접하는 곳)의 2분의 1의 위치에 있는 경혈이다.

(取穴法) 직자 3~7분. 침을 찌를 때는 혈관을 피하는 것을 중점으로 한다. 또 임산부에게는 이 경혈에 놓아서는 안된다.

(主 治) 감기, 복통, 두통, 중풍, 팔의 동통, 유행성급성 안질환, 치통, 월경통, 팔관절의 근이 틀어짐, 반신불수, 소아마비

25. 후계(後溪)

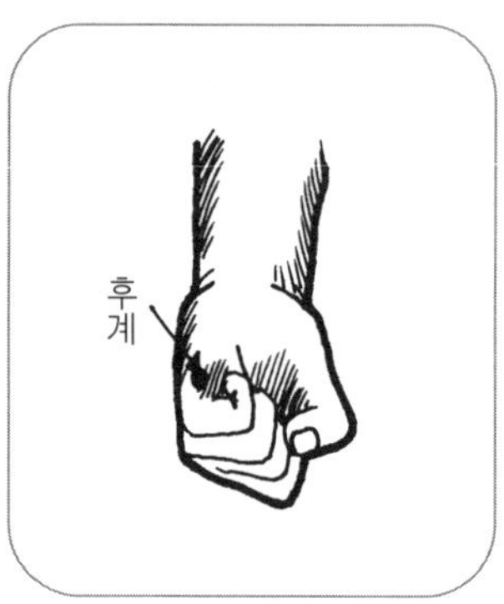

《位 置》 의자에 바로 앉아 손을 쥔다. 새끼손가락의 외측에 손바닥에서 이어져 있는 깊은 주름살의 끝에 이 경혈이 있다.

《取穴法》 5~8분

《主 治》 말라리아, 잠을 못자서 생긴 동통

26. 소상(少商)

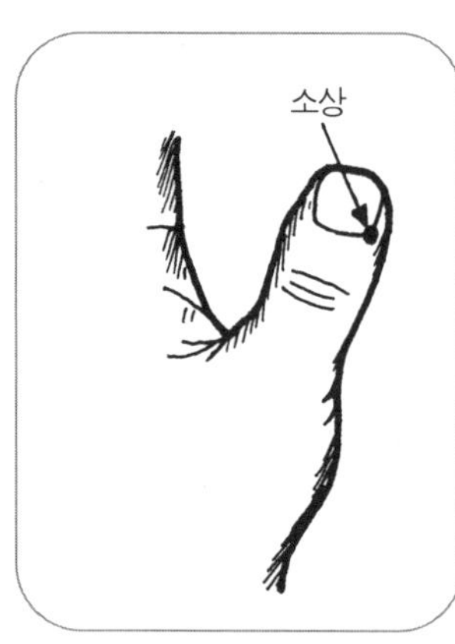

《位 置》 의자에 앉아 엄지를 쭉 바르게 편다. 엄지의 안쪽 손톱뿌리의 모서리에 있는 깊은 주름살의 끝에 이 경혈이 있다.

《取穴法》 침끝을 약간 위로하여 찌른다(1분). 일반적으로는 삼능침으로 점자하여 피를 약간 낸다.

《主 治》 인후통

27. 사봉(四縫)

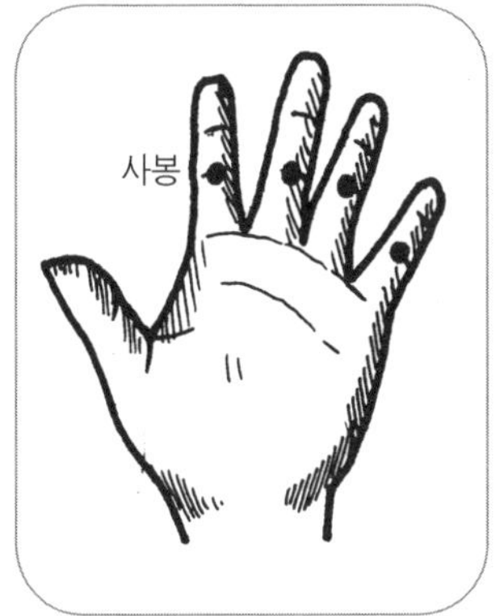

《位 置》 침혈에는 없는 혈이다. 그러나 많이 이용된다. 의자에 앉아 손바닥을 위로 향해 손가락을 편다. 이 경혈은 인지, 중지, 약지, 새끼손가락의 손바닥쪽의 제1, 2 관절의 횡문의 중심에 있다.

《取穴法》 호침으로 가볍게 찔러 황백색의 물을 뺀다. 또는 찔러서 약간 피를 뺀다.

《主 治》 소아 감질

28. 십선혈(十宣穴)

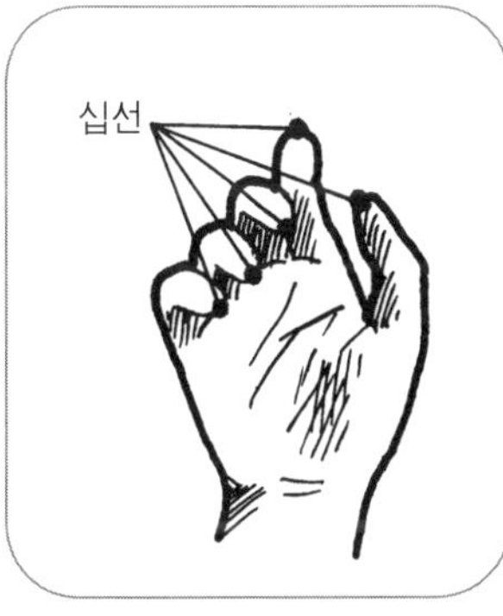

《位 置》 좌우 열손가락의 맨 끝열 곳. 이 경혈은 손가락 끝의 중앙으로 손톱에서 쌀 한 알의 가로 너비 정도로 떨어진 위치에 있다.

《取穴法》 호침이나 삼능침으로 가볍게 점자하여 피를 뺀다.

《主 治》 발열, 돌연 졸도

29. 환도(環跳)

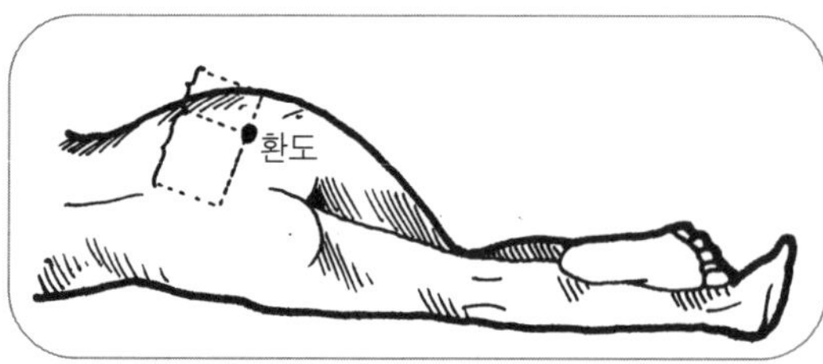

《位 置》 누운 자세에서 모로 눕히고, 윗쪽에 엉덩이 가장 높이 뛰어나온 지점에서 미골 위까지를 직선으로 연결하여 3등분하고 대전자에 가까운 1/3의 위치가 경혈이다.

《取穴法》 직자로 1~2촌

《主 治》 허리나 넙적다리 동통, 반신불수, 소아마비

30. 슬안(膝眼)

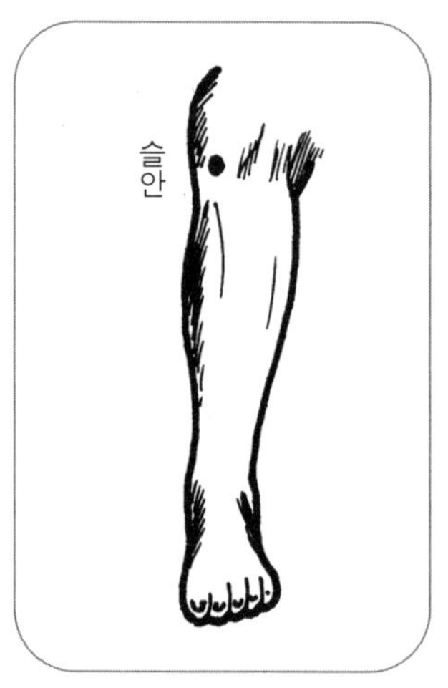

《位 置》 의자에 바로 앉아 무릎을 굽힌다. 경혈은 무릎팍(무릎의 정상) 및 좌우 두 군데의 패인 곳 안에 있다(일명이 경혈을 호안이라고도 함).

《取穴法》 안으로 향하여 약간 사자 4~6분

《主 治》 넓적다리나 무릎의 동통, 소아마비

31. 족삼리(足三里)

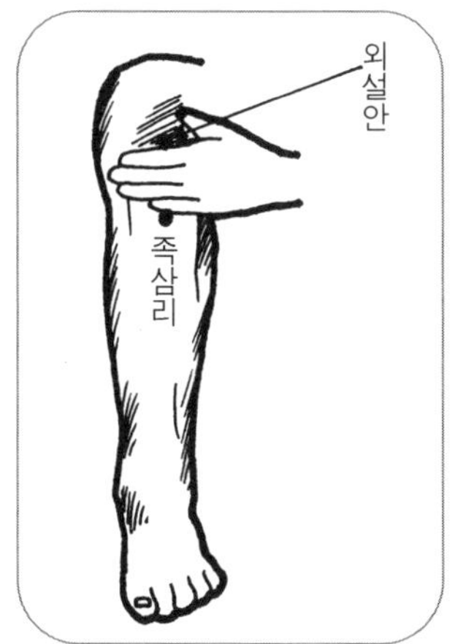

(位 置) 의자에 정좌로 앉히고 무릎을 굽힌다. 혹은 옆으로 누워 무릎을 굽힌다. 무릎팍 밑의 두 군데 오목한 곳(외설안)의 가운데에서 바로 아래의 4 횡지가 되는 점에서 다시 1 횡지 바깥쪽으로 떨어진 위치가 이 경혈이다. 또다른 방법은 경골(종아리) 앞쪽을 가운데에서 더듬어 가면 무릎팍 밑에 있는 돋아나온 뼈의 하연에서 외칙으로 1 횡지(인지 한 개의 너비) 떨어진 곳이 경혈이다. 가장 많이 이용되는 경혈의 하나이다.

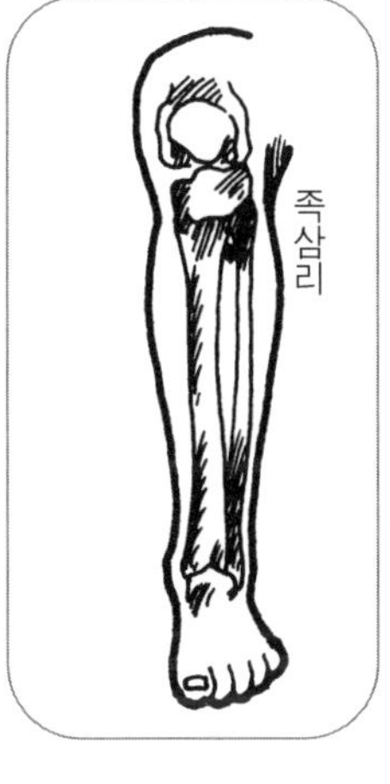

(取穴法) 직자 8 분~1 촌 2 분

(主 治) 현훈, 적리, 설사, 구토, 위, 복통, 소아마비, 소아감기

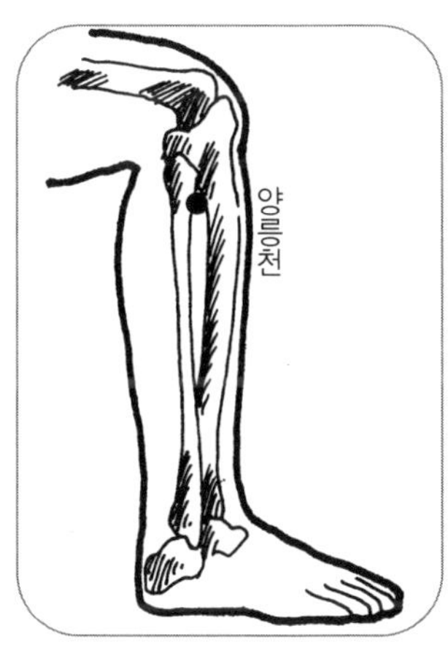

32. 양릉천(陽陵泉)

(位 置) 의자에 정좌하여 무릎을 굽히거나, 옆으로 누워 무릎을 굽힌다. 무릎관절의 외측에 작고 둥근 뼈가 돌출하여 있다. 이 뼈에서 약간의 종아리 쪽으로 치우친 아랫쪽의 오목한 곳이 경혈

이다.

取穴法 직자로 8 분~1 촌

主 治 넓적다리나 무릎의 동통, 반신불수, 소아마비

33. 위중(委中)

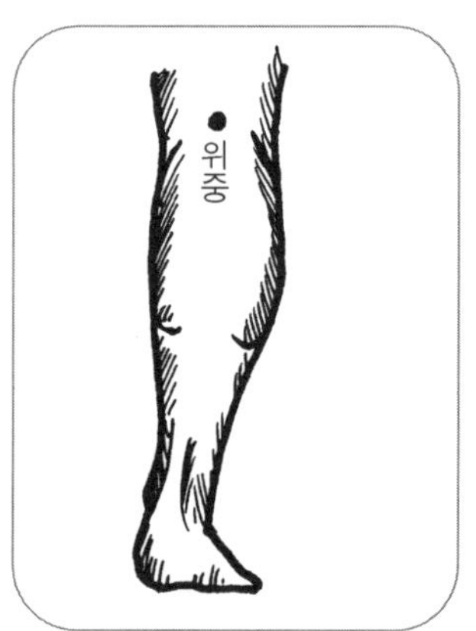

位 置 엎드리게 한다. 이 경혈은 무릎 뒷쪽이며, 굽히고 펼 때 생기는 횡문의 중앙에 있다.

取穴法 직자로 7 분~1 촌. 혹은 삼능침으로 정맥을 점자하여 피를 낸다.

主 治 요통

34. 승산(承山)

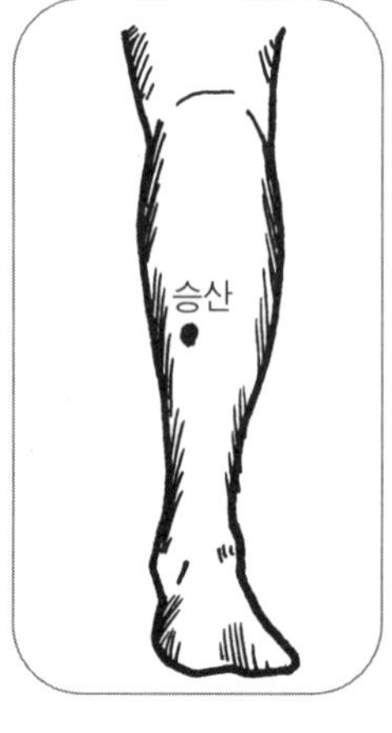

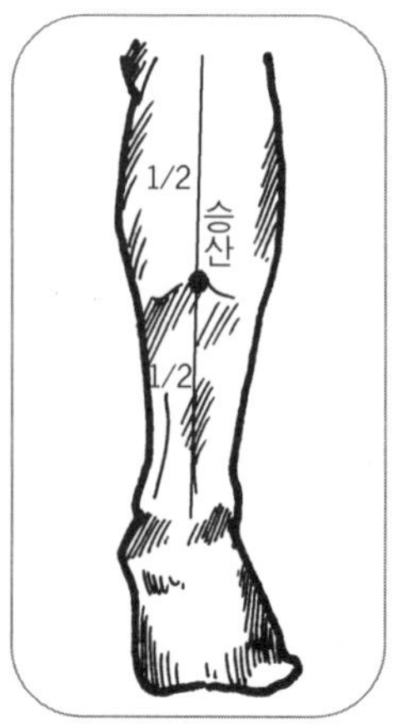

位 置 엎드린 자세에서 취혈. 환자를 단단하게 엎어지게 하고 발가락 끝을 바닥에 붙여서 힘을 주고난 후에 디디게 하면 종아리의 근육에 人자 모양이

생긴다. 이 人자의 갈라진 곳이 경혈이다. 또 하나 찾아내는 법은, 무릎 뒷쪽의 굽히고 펴는 횡문의 중앙(委中)에서 아래로 선을 그어 외측 복사뼈의 끝(연) 위치가 이 경혈이다.

(取穴法) 발목 뒷부분 중앙과 위중의 중앙 부위에서 2cm 밑에 있다.

(主 治) 치질, 좌골신경통, 복경련

35. 현종(懸鍾)

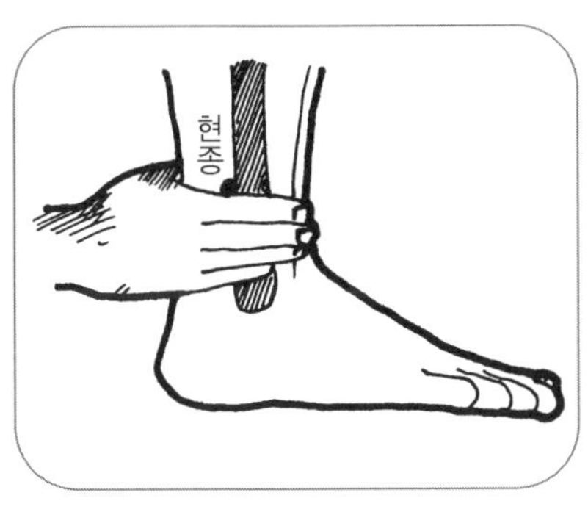

(位 置) 의자에정좌. 무릎을 굽혀서 발을 늘어 뜨리거나 또는 옆으로 눕는다. 외칙 복사뼈의 상단에서 위로 4 횡지의 위치이며, 굵은 뼈(배골)의 후칙 끝(연) 위치가 이 경혈이다.

(取穴法) 직자로 3~5 분

(主 治) 넓적다리, 무릎다리의 동통, 반신불수, 소아마비

36. 삼음교(三陰交)

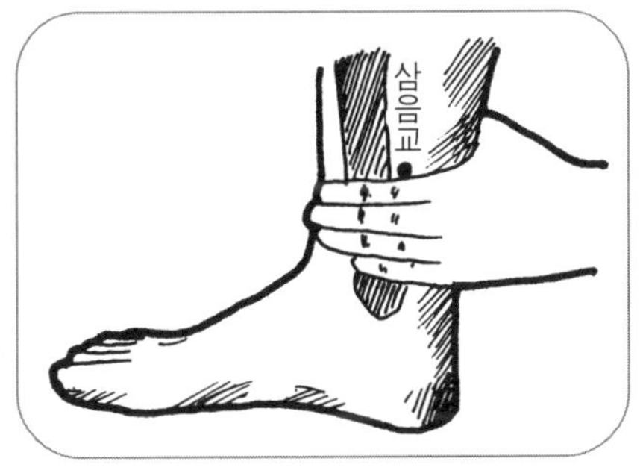

(位 置) 무릎을 굽히고, 발을 늘어 뜨리거나 옆으로 눕는다. 내측 복사뼈의 상단에서 위로 4 횡지의 위치이

며, 굵은 뼈(경골)의 후칙 끝(선)이 이 경혈이다.

《取穴法》 직자로 5~8 분. 임부에게는 이 경혈에 침을 놓으면 안된다.

《主 治》 월경통, 야뇨증, 소변불통, 복통

37. 곤륜(崑崙)

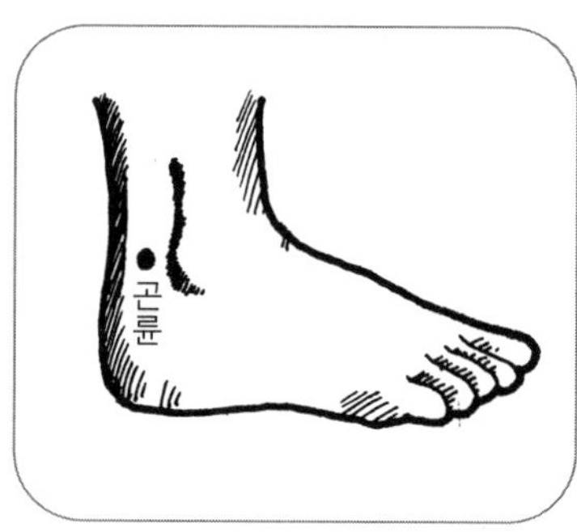

《位 置》 환자는 옆으로 눕는다. 바깥쪽 복사뼈 끝과 뒷꿈치의 아키레스건과의 중간이 경혈이다.

《取穴法》 안쪽 복사뼈 끝을 향하여 사자로 5 분. 임부에게는 자침을 금한다.

《主 治》 두통, 발목의 염좌

38. 해계(解溪)

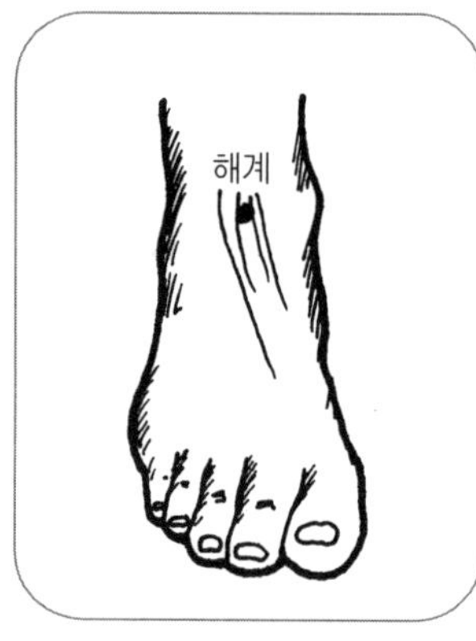

《位 置》 옆으로 누워 취혈한다. 이 경혈은 발목 안쪽(앞쪽)에, 발등에서 종아리로 통하고 있는 굵은 두 줄의 근 중간의 오목한 곳에 있다.

《取穴法》 뒷꿈치 방향으로 향하여 직자로 3~5 분

《主 治》 발목이 삔 경우, 두통, 소아

마비, 발목 무기력

39. 조해(照海)

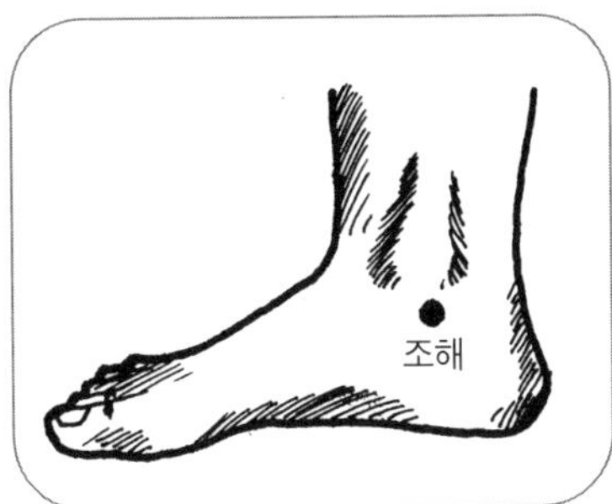

〈位 置〉 옆으로 눕는다. 안쪽 복사뼈 끝, 바로 아래에서 안쪽 복사뼈의 뼈가 있는 오목한 곳에 경혈이 있다.

〈取穴法〉 직자로 3~5 분

〈主 治〉 인후통, 족저내

40. 태충(太衝)

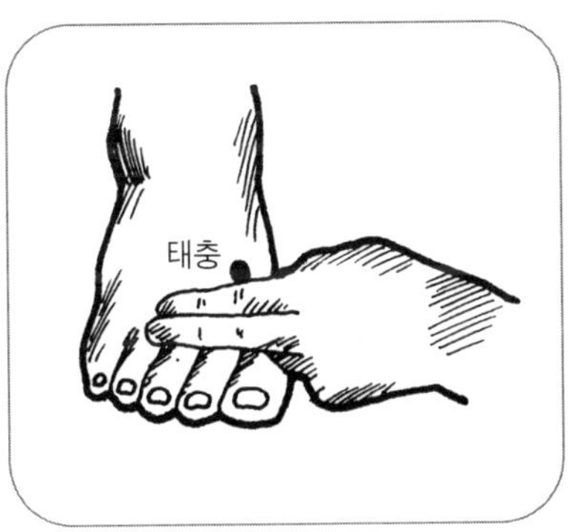

〈位 置〉 옆으로 눕는다. 엄지발가락과 둘째발가락의 사이에서 똑바로 위 2 횡지의 위치가 이 경혈이다.

〈取穴法〉 직자 5 분

〈主 治〉 두통, 현훈, 급성 유행성 안질환, 인후통, 구급

41. 내정(內庭)

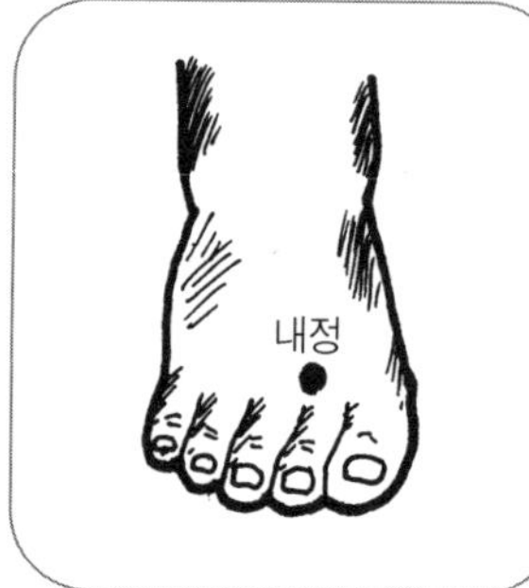

《位　置》 자리에 옆으로 눕는다. 둘째발가락과 셋째발가락 고간의 가운데에서 약 반지(半指 : 인지 한 개의 반) 뒷쪽에 이 경혈이 있다.

《取穴法》 직자로 3~5 분

《主　治》 치통, 복통

42. 아시(阿是)

《位　置》 병이 있는 곳을 손으로 누르면 아픈 부위의 통증과 위치를 찾을 수 있다. 예를 들어, 요통이나 허리의 척추 양쪽에 가장 아픈 곳이 있다. 이 아픈 위치가 바로 아시혈이다. 시혈(是穴)이라고도 하는데 일정한 경혈을 두고 하는 말이 아니라 통증이 느껴지는 자리를 아시혈이라 한다.

《取穴法》 호침으로 얕게 찌른다.

《主　治》 모든 통증에 해당된다.

혈에는 단혈(單穴)과 쌍혈(雙穴)이 있다

인체의 경혈은 임독맥의 혈들처럼 단혈(單穴)인 것도 있지만, 좌우 한 개씩 있는 것도 있다. 이것을 쌍혈이라 부른다.

예를 들면, 지창혈(地倉穴)은 입가 좌우에 한 개씩 합하여 두 개가 있다. 즉 입가 양쪽에 있다는 말이다. 그런데 인체 중심선상에 있는 경혈은 한 개 밖에 없어서 단혈(單穴)이라 한다. 예를 들면, 백회혈(百會穴)하면 머리의 정상에 있는 것은 누구나 알 것이고 이것이 단혈이다. 이와 마찬가지로 인당혈(印堂穴)하면 눈섭과 눈섭 사이에 있는데 이것 역시 단혈이다.

이처럼 경혈에는 단혈, 혹은 쌍혈이 있음을 명심해 두기 바란다.

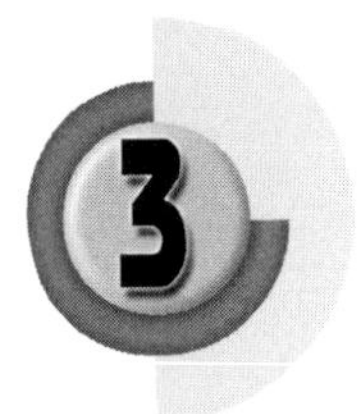

침(針)과 구(灸)로 치료

일단 침구의 365혈을 완전하게 암기하면 경혈(經穴)을 알게 될 것이다. 그런 후 인체의 해부학과 골격학을 배우면 된다. 해부학이나 골격 혹은 신경학을 배우면, 여기는 무슨 부위 저기는 무슨 골격과 신경이 있다는 사실을 알게 되고 점차 침구에 대해 자신감을 갖게 된다.

인체 어느 부위에 폐, 심장, 위, 간장과 담낭, 취장, 신장이 있는가는 초등학교 때 배운 인체 해부도를 생각하면 그 위치를 가늠할 수 있고, 혈의 위치를 찾는데 수월해 질 것이다.

처음 시술하는 시술자로서는 행여 부작용이 있을까 두려움도 생기겠지만 사실 침(針)이나 구(灸)는 경혈에 자극이나 뜸을 뜨는 것이므로 별로 부작용이 없다. 다만 금기혈에만 놓지 않으면 되고, 임산부에 대해 각별히 조심하면 된다.

초심자는 무엇보다 대담해야 침을 빨리 익힐 수 있다. 가능하면 임상적으로 많이 시술해 보고 자신감을 갖어야 한다. 물론 부작용이란 항상 따라다니기 마련이다. 그러나 보다 많은 경험을 하다보면 자신이 생겨 대담해 질 수 있다.

이 점을 늘 명심하고 침착하고 담대한 마음을 갖고 많은 임상에 접해야 할 것이다.

임상의 실제경험(實際經驗)

1. 감기
2. 두통(頭痛)
3. 현훈(眩暈)
4. 말라리아
5. 적리(赤痢), 이질(痢疾)
6. 설사(泄瀉)
7. 구토(嘔吐)
8. 위통(胃痛)
9. 복통(腹痛)
10. 안면신경마비(顔面神經痲痺 : 口眼喎斜)
11. 반신불수(半身不隨 : 中風)
12. 관절통(關節痛)
13. 소변불통(小便不通)
14. 요통(腰痛)
15. 인후통(咽喉痛)
16. 치통(齒痛)
17. 월경통(月經痛)
18. 소아감질(小兒疳疾)
19. 야뇨증(夜尿症)
20. 소아마비
21. 염좌(念挫)
22. 잠을 잘 못자서 생긴 동통
23. 구급조치
24. 급성전염성 눈병(結膜炎)

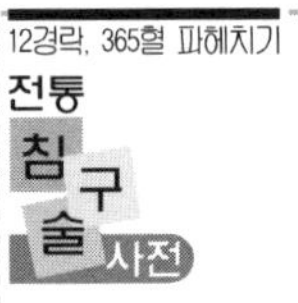

1. 감기(感)

감기는 1년 내내 누구에게나 볼 수 있는 병이다. 특히 기온차가 심한 환절기에 많이 발생한다. 이는 우리의 신체가 기후의 영향으로 추워지거나 아니면 더워졌을 때, 신체가 냉해지기 때문이다.

감기에 걸리게 되면 전신의 상태가 나쁘게 되어 한기와 발열을 일으키게 된다. 그래서 두통, 혹은 코막힘, 콧물, 재채기, 인후통과 같은 증세를 동반하게 된다.

이러한 증상이 나타났을 때 침이나 구로 적절하게 대처하여 임상치료를 하면 된다.

▶치료법

우선 한기가 있고 열만 나는 두통을 동반한 감기에 대해 알아보도록 한다. 우선 호침으로 대추(大椎), 풍지(風池), 합곡(合谷)의 세 혈을 찌르고 각기 10~15분간 유침하도록 한다.

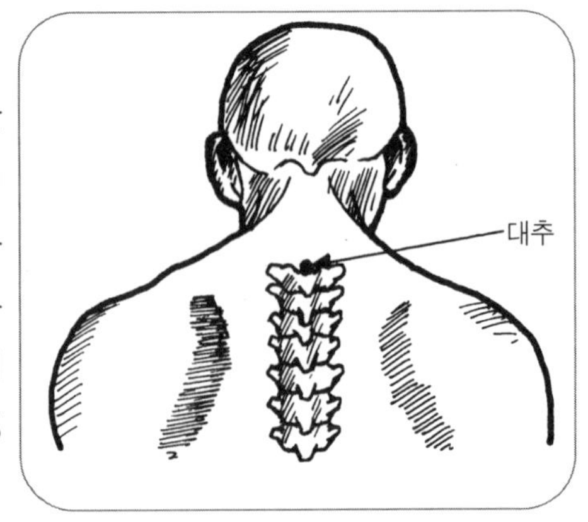

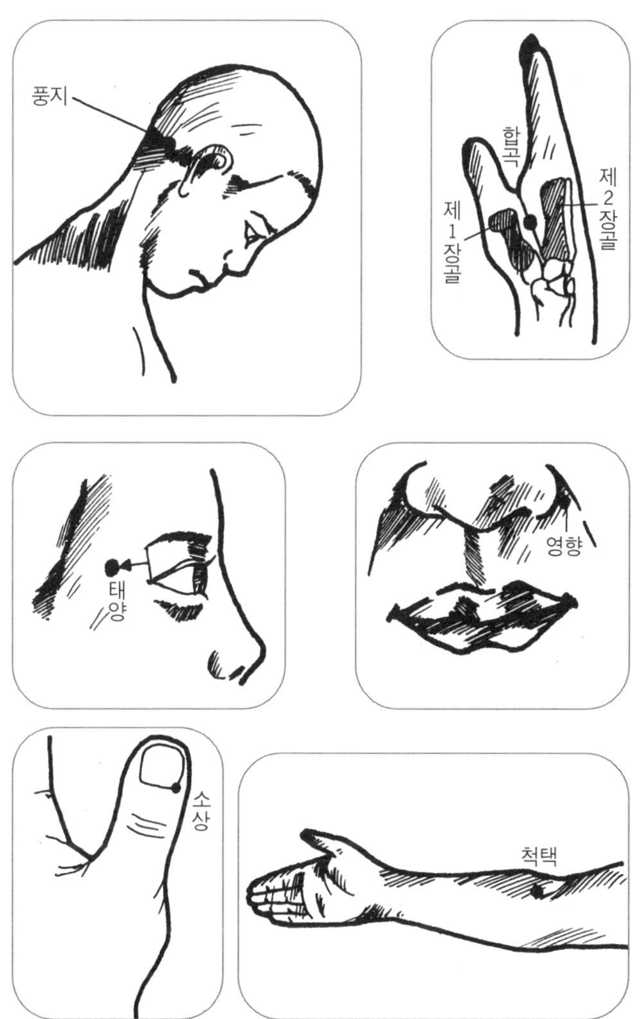

두통까지 겸하는 경우는 다시 태양(太陽)을 찌르고, 코가 막힐 때는 영향(迎香)을, 기침이 나올 때는 척택(尺澤)을 더 찌르게 된다. 이상의 각 경혈에 10 내지 15 분 유침하게 된다.

목구멍이 아플 때는 삼각(三角) 능침으로 가볍게 소상(少商)을 점자하여 피를 약간 낸다. 이 때 더운물을 약간 마시면 발한을 도와

빨리 효과를 볼 수가 있다. 그 이외에도

· 중부 — 감기, 기침에 유효.

· 중완 — 위를 튼튼하게 하고 식욕을 증진시킨다.

· 공최 — 기침에 좋다.

· 태연 — 기침에 좋다.

· 관원 — 장의 활동을 도우고 체력을 증강시킨다.

· 내정 — 감기에 좋다.

· 풍부 — 감기에 좋다.

· 풍지 — 감기에 좋다.

· 대저 — 발열이 있을 때 유효

· 풍문 — 감기에 좋다.

· 폐유 — 감기와 기침에 좋다.

· 의희 — 이미 발열하고 있을 때 이용된다.

· 열손가락의 지두(손끝) — 자침하여 한두 방울의 피를 빼면 해열이 된다.

▶예방법

일상 손바닥으로 자신의 풍지(風池)혈을 3~60회 가량 마찰을 하면 효과가 있다. 감기는 바람이므로 결혈중 "풍(風)"자가 들어 있는 곳을 마찰하면 감기에 예방이 된다. 치료 역시 마찬가지라 할 수 있다.

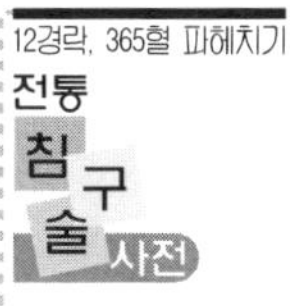

2. 두통(頭痛)

일반적으로 머리가 아픈 것을 말한다. 머리가 아픈데도 열이 있으면서 아플 수도 있고 열이 없는데도 아플 수가 있다. 그뿐만 아니라 한쪽 머리가 아프다고 하여 편두통을 호소하는 이도 있다. 두통을 일으키는 원인은 대단히 많다. 흔히 감기가 들어도 머리가 아파 두통을 느낄 수가 있다. 혹은 몸의 부조(不調)나 만성질환을 앓고 있는 등 모두가 두통을 일으키는 원인중의 하나이다. 우선 아픈 곳을 구별하여 간단한 시술법으로 임상에 임하도록 한다.

▶치료법

앞머리가 아픈 경우 — 태양, 합곡, 아시혈 등에 우선 침을 놓는다. 혹은 상성, 인당, 해계 등에 놓는다.

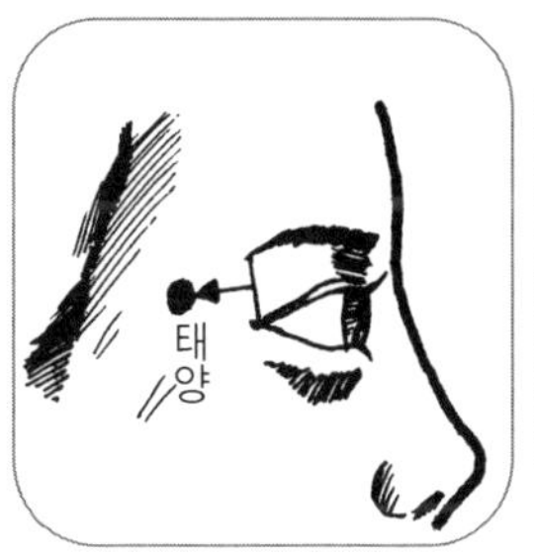

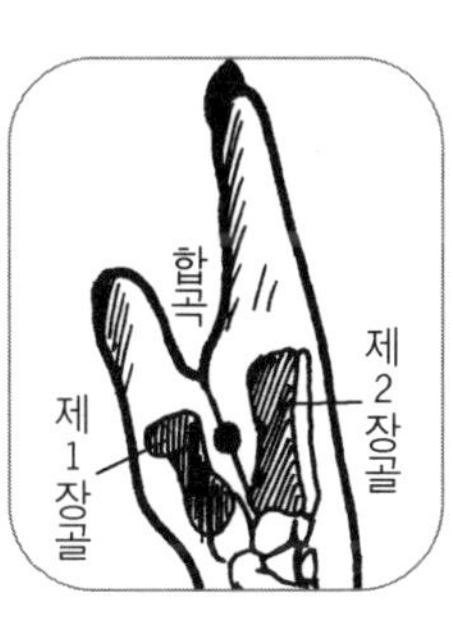

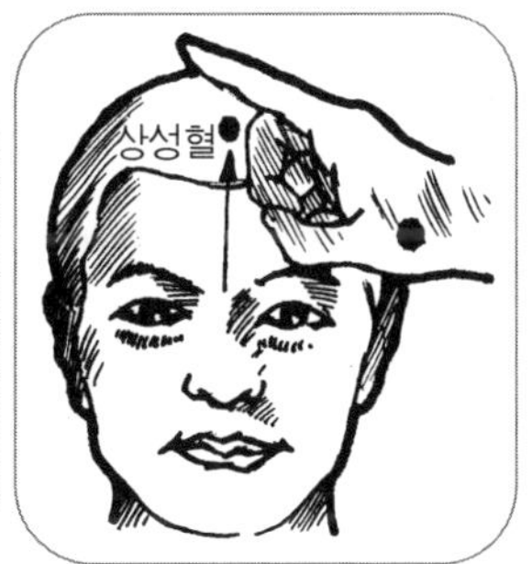

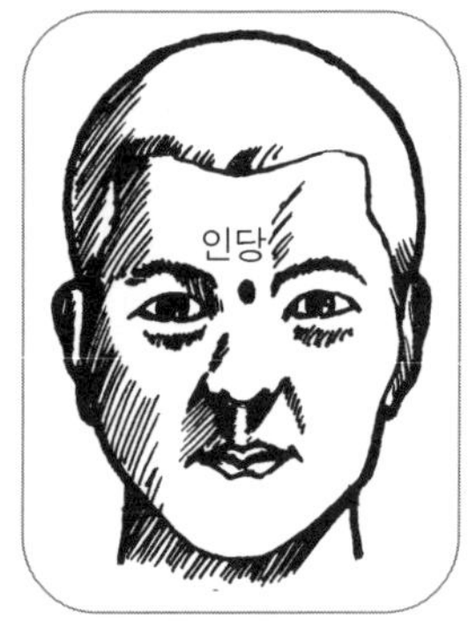

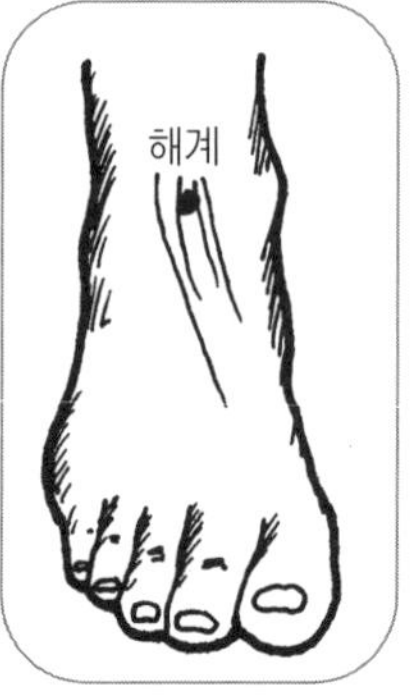

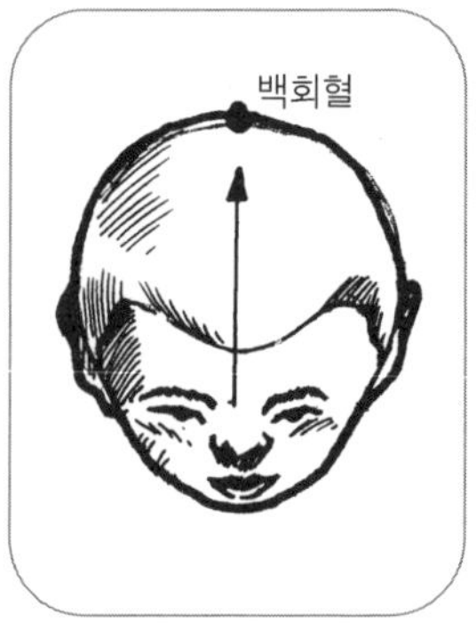

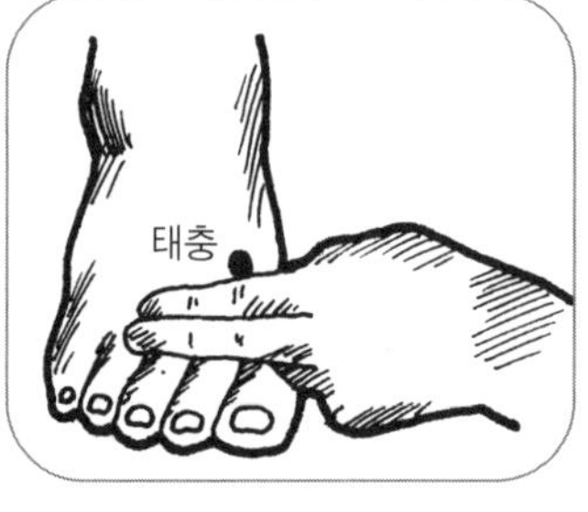

머리의 정천(頂天)이 아픈 경우 — 백회, 태충을 시술한다.

편두통 — 태양, 합곡, 중시를 시술하고 열결혈을 첨가할 수도 있다.

이상 각 혈은 모두 10~15분간 유침한다. 기타로 이용되는 혈은,

· 백회 — 머리 전반에 듣는 혈이다.

· 현리 — 관자놀이, 전두부의 두통.

· 족삼리 — 전두부의 두통, 상기로 인한 뇌속의 충혈을 없앤다.

· 천주 — 후두부, 두정부, 전액부, 미간 등의 동통에 효과가 있다. 그뿐만 아니라 후경부가 굳고 뻐근한 것도 제거가 된다.

· 견경 — 어깨가 뻐근하고 굳으면 이 견경을 추가한다.

· 합곡 — 두부를 비롯하여 안면 전반의 동통에 잘 듣는다.

· 도도 — 두통이 격심한 경우 이 혈에 강한 자극을 준다. 뜸을 떠도 좋다고 할 수가 있다.

이상의 각 혈은 모두 10~15분간 유침을 한다.

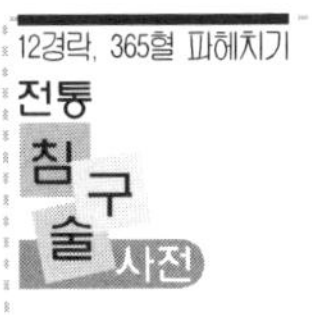

3. 현훈(眩暈)

현기증을 의미한다. 그런데 이 어지러움도 두통에서 오는 어지러움이 있는가하면 단순히 빈혈같은 어지러움도 있다. 여기서는 두 가지 다 합하는 것을 의미한다.

▶치료법

우선 이 현훈에는 백회, 태양, 풍지, 족삼리, 태충인 다섯 혈에 시침을 하고 동시에 족삼리에 시침이나 강한 뜸을 뜬다.

후두부가 아픈 경우 — 풍지, 곤륜의 두 곳을 시술하고 열결혈을 더한다. 시침은 역시 10~15분간 유침을 한다. 그 외

· 계맥 — 시침을 하면 심부나 신경적으로 연결된 자리가 알칼리

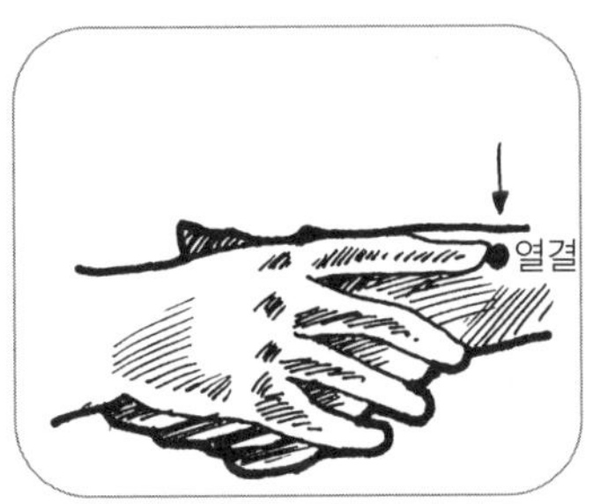

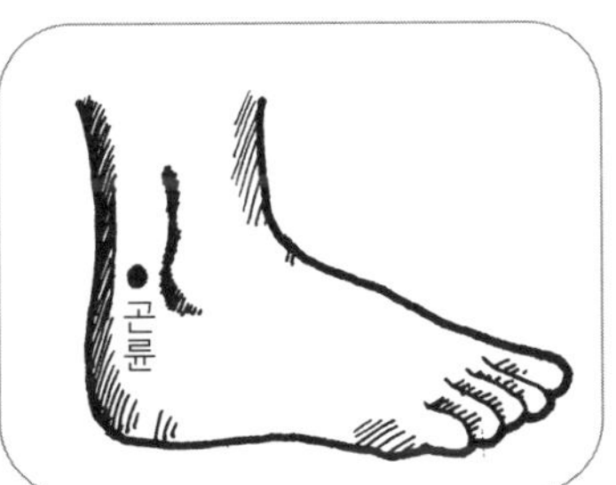

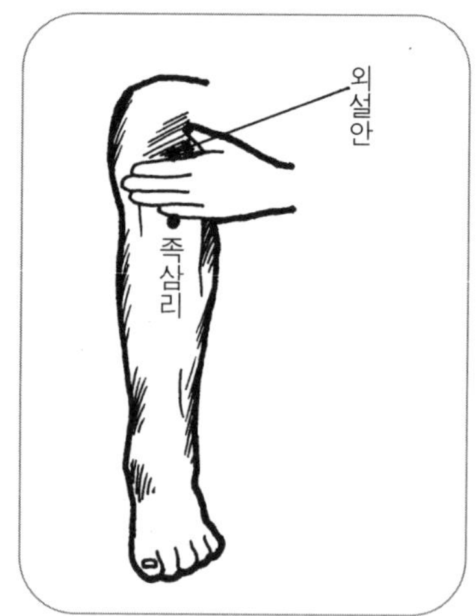

성의 변화 조짐이 있어서 어지러움이 사라진다.

· 예풍 — 어지럼증 전반에 효과가 있다.

· 옥침, 담유, 간유, 위유 등에 시침이나 뜸을 뜬다.

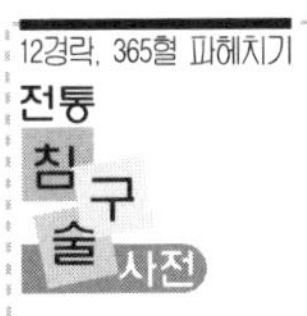

4. 말라리아

말라리아는 흔히 모기에 의한 매개로 하루거리라는 병명으로 앓게 된다. 고열이 심한데 온 전신이 떨리고 추위같이 느껴져 이불을 들쳐 쓰기도 한다.

80년대 이후 사라졌다가 근래에 와서 전방 근처에서 확산되는 열병이다. 여름 후반의 초가을에 주로 많이 시작하는 데 일종의 전염병이다.

이 증세로는 두통, 메스꺼움, 구토, 전신산통을 일으켜 2~3시간 지나면 온 몸에서 많은 땀이 흐르고 열이 식기 시작한다. 열이 내린 후는 피로감을 느낀다. 발작은 매일 일정한 시간에 일어나며, 하루에 한 번 일어날 수도 있고, 2~3회 반복 일어나는 수도 있다.

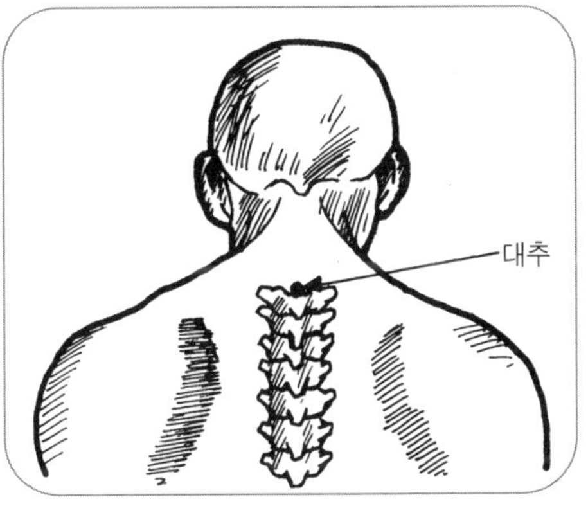

▶치료법

대추, 후계 두 곳에 시침을 하고 다시 간사(間使)를 가한다.

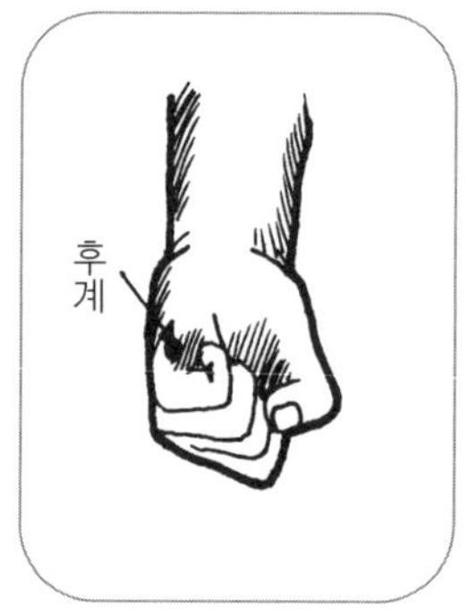

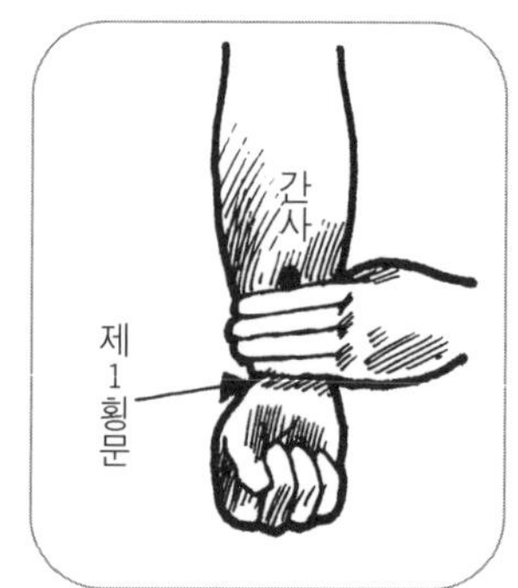

가장 효험이 빠른 것은 말라리아의 발작이 일어나기 1시간 가량 전에 침을 놓는 일이다. 이때 유의할 점은 약간 강하게 넣어 비틀고, 환자의 산통, 저림, 팽창을 느낄 때까지 자극을 주는 일이다. 그렇게 경혈에 유침을 해놓고 평소 발작을 시작하는 그 시간을 맞는다. 보통 30분 이상, 혹은 1시간 전후로 하여 발작의 시간이 지나고나서 침을 뽑는다. 발작중에는 혀 끝이 적자색이 되어 열이 매우 높을 때는 호침으로 십선혈을 얕게 찌르고 약간 피를 짜내면 해열이 더욱 빨리 된다.

▶예방법

모기의 발생을 없애고 되도록 모기에게 물리지 않도록 예방하는 것이 가장 좋은 방법이라 할 수 있다.

5. 적리(赤痢) 또는 이질(痢疾)

세균성 질병인 이질이나 적리는 주로 여름과 가을에 많이 볼 수 있는 일종의 전염병이다. 여름철 상한 음식을 먹다 보면 이것이 위나 장에 균이 붙어서 말하자면 염증을 일으키게 된다. 설사와 곁들여 곱똥이 나오는 것을 이질이라고 하며 이것이 더 심해지면 배가 아프고 피가 나오는데 이것을 적리라 한다.

열이 없을 수도 있지만 적리라고 하면 장에 염증을 일으키고 있는 것이므로 피가 나오고 열이 있다. 감염이 되면 아랫배가 아프고 하루에도 몇 번씩 설사를 하면서 변의 고통을 겪게 된다. 간신히 나온 붉은 것도 있으며, 흰 것도 있다. 마치 물고기의 내장같은 농집을 갖는 것이 대부분이다.

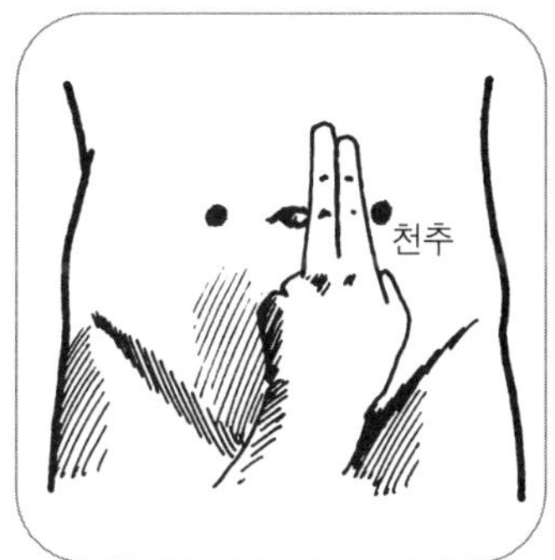

▶**치료법**

천추, 관원, 족삼리 이 세 군데에 침을 놓고 20분간 유침을 한다. 때로는 천추와 관원에 뜸을 뜨면 그 효과가 더 빠르다. 발열이 있을 때는 다시 대추, 곡지를 시술하여 열을 내리게 한다.

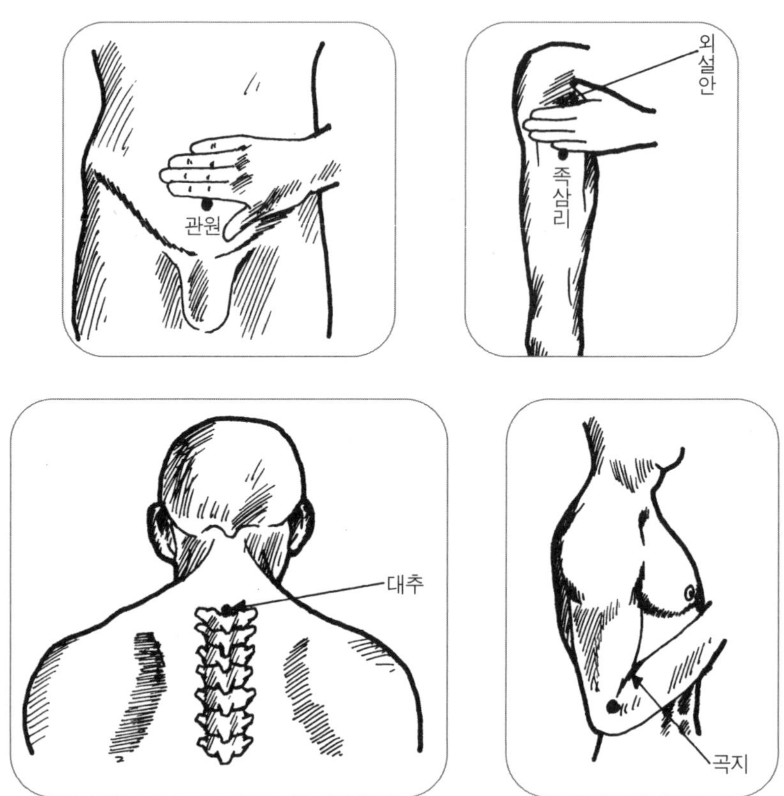

여름과 가을철에 주로 음식이 쉬고 상하기 쉬운데 가능한 이와 같은 음식은 먹지 않도록 한다. 소량의 마늘을 먹으면 예방이 된다.

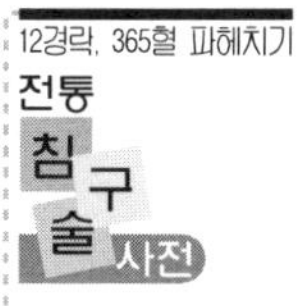

6. 설사(泄瀉)

설사는 불결한 음식을 먹거나, 혹은 더운 것을 먹은 뒤, 곧 찬 것을 먹는다든지, 날 것을 차게 하여 너무 많이 먹거나 배를 차게 하였을 때 일어난다.

치료법

중완, 천추, 족삼리의 이 3군데를 찌르고 각각 20분 유침한다. 복통이 심할 때는 천추에 쑥뜸을 10분간 뜬다. 그외

· 중외 — 소화를 좋게 한다.

· 하완 — 장, 하복의 임파액 순환에 관계

· 수분 — 대장의 수분을 흡수시킨다.

· 천추 — 대장의 컨디션을 좋게 한다.

· 대황 — 열이 있을 때만 사용

· 관원 — 소장의 컨디션을 좋게 한다.

· 어제 — 혈관이 푸르게 나왔을 때만 사용한다.

· 양구 — 장의 유동을 늦춘다.

· 족삼리 — 복부 전반에 활력을 준다.

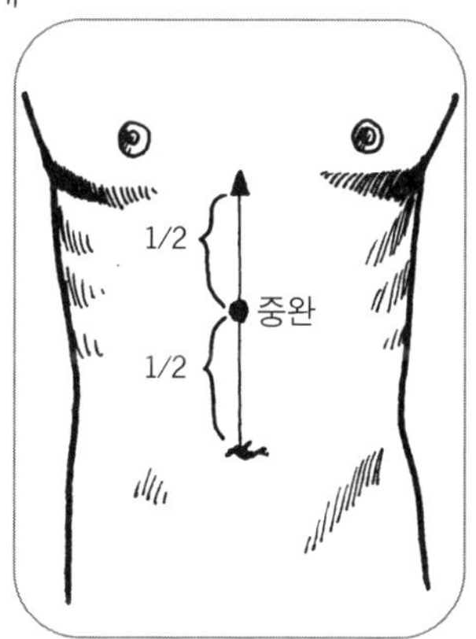

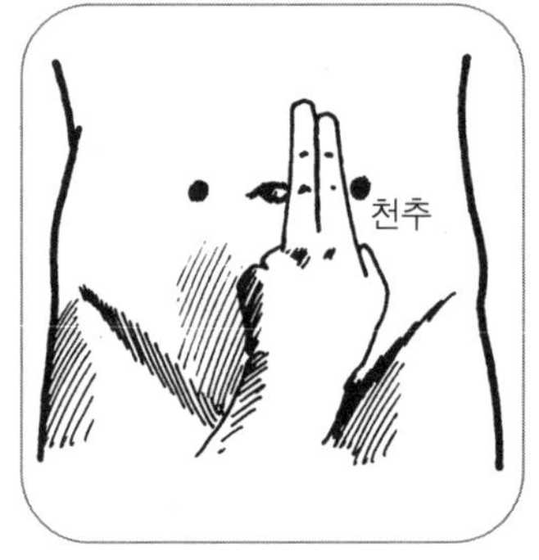

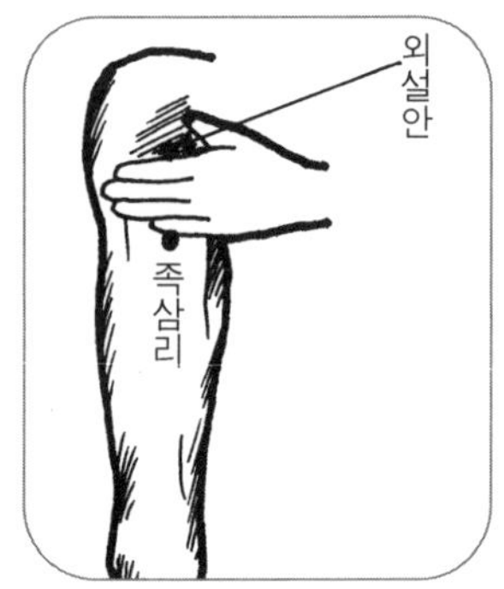

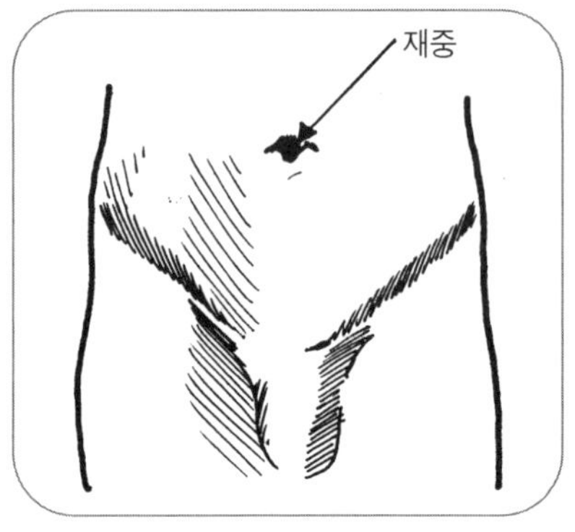

· 대추 — 신경을 정상화시킨다.

· 신유 — 장을 활발하게 하여 수분을 신장에서 배출시킨다.

· 대장유 — 대장을 정상화한다.

· 온유 — 열이 있을 때만 사용이 된다.

이상의 경혈을 이용하면 정신적 컨트롤을 이루게 할 뿐만 아니라 장의 활동을 정상화시켜 하리를 멎게 한다.

▶예방법

제중에 50분 정도, 쑥뜸을 평상시에도 뜬다. 음식물의 위생에 각별히 주의해야 한다. 잘 때는 배를 차지 않게 하기 위해 배를 반드시 덮거나 복띠를 하는 것이 좋다.

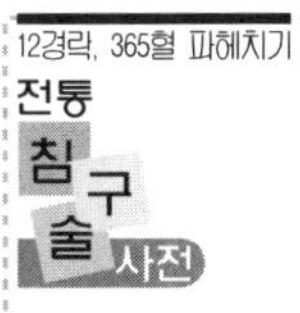

7. 구토(嘔吐)

대개 구토할 때는 위의 상태가 좋지 않아 먼저 메슥메슥한 증세가 나타나다가 나중에는 먹은 것을 토해내게 된다.

수많은 병이 구토를 해서 병변을 나타낸다. 예를 들면, 소화불량, 위장의 병, 더위를 먹었을 때, 유행성 뇌수막염 등 여러 병이 구토 증세를 나타나기도 한다.

▶치료법

내관, 중완, 족삼리의 세 곳을 찌르고 각각 20분간 유침을 한다. 음식물을 토한뒤 열이 나서 입이 마를 때는 곡지, 대추 등의 혈을 추가 시술한다. 만약 수족이 냉을 느끼고, 입이 마르지 않을 때는 관원에 뜸을 뜨는 것도 좋은 방편이다. 그 외에도

· 간사, 족삼리, 중완

· 내관, 비유, 위유

· 장문, 하완, 족삼리, 풍지, 태충

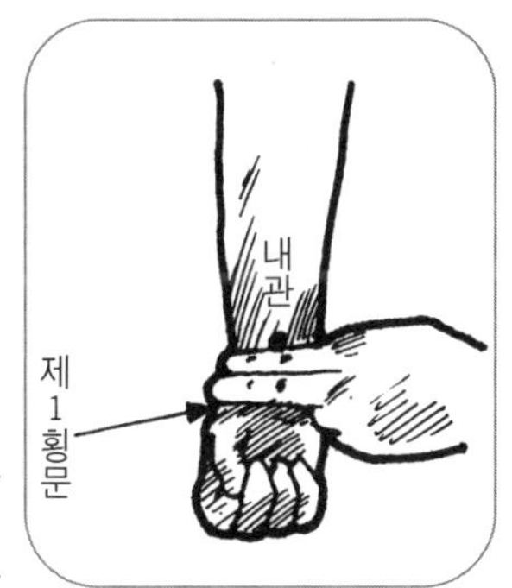

등등에 시술을 해도 좋다. 이러한 구토를 한방에서는 실열이 있어서 구토가 난다고

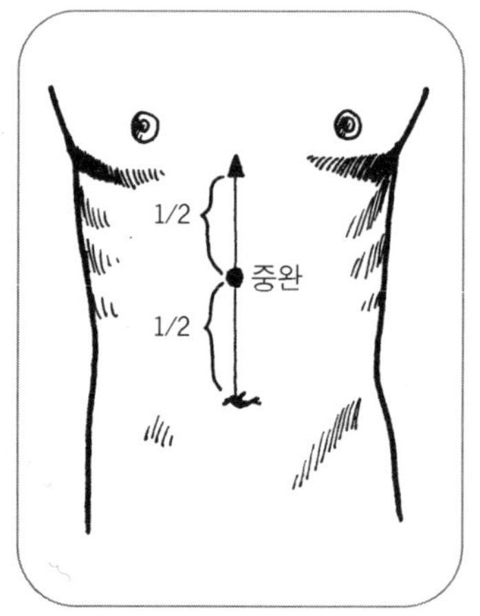

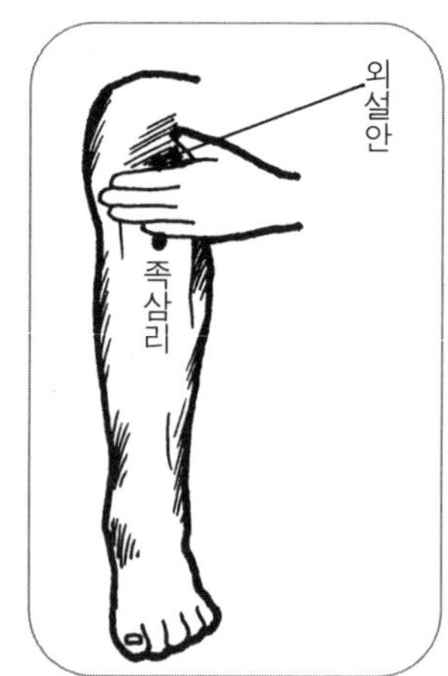

보고, 허한 때문에 구토가 있고, 건구(乾嘔) 때문에 구토가 온다고 본다.

· **실열(實熱)의 구토** — 위에 열이 있으므로 화기가 치솟아 오르기 때문에 위기가 하강하지 못하기 때문에 구토로서 나타나는 것이다. 혹은 간기(肝氣)가 노격하여 간이 커지고 간담의 풍열이 위로 솟구치기 때문에 이런 증세를 나타낸다. 토해내는 물질은 시거나 아니면 쓴 냄새가 풍기는 일이 있는데 이것은 담산과 담즙 때문에 생기는 것이다. 열로 인하여 분비가 과다하게 이루어져서 위로 넘쳐나와 구토가 생긴다.

· **냉한(冷寒) 구토** — 구토가 허한에 속하는 것은 비위의 장이 부진한 탓으로 제 기능을 발휘하지 못하기 때문이다. 냉한 습(濕)의 탁사(濁邪)가 위에 체류되었다가 위로 솟구치는데 이럴 때는 사지가 차가운 것을 느낄 수가 있다.

· **건구(乾嘔)** — 건구는 위의 병에 속한다. 비위가 제 기능을 하지 못하고 기기가 불균형을 이루기 때문에 나타난다. 구역질을 반복하지만 아무것도 나타나는 것은 없다.

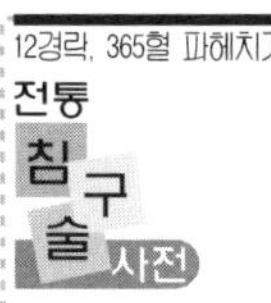

8. 위통(胃痛)

위통(胃痛)의 원인은 여러 가지 많다. 대부분 위가 약하기 때문에 일어난다. 이것을 식불적당(食不適當)이 원인이다. 주로 계절적으로는 봄 겨울에 일어나기가 쉽다. 태반이 식후나 아니면 공복일 때 아프고 배가 켕기는 증상이 나타난다. 트림이 나타나든지 아니면 산액을 토하는 등의 증상이 생겨나기 마련이다. 중완, 천추, 족삼리 등의 세 곳을 시술하고 내관을 가하기도 한다. 10~30분 유침해 둔다. 5분마다 침을 비틀고 통증이 끝나면 곧 침을 뽑는다. 일반적으로 위가 아픈 곳을 손으로 누르면 통증이 다시 발작하는 수가 없지 않다. 어느 때나 식사를 조심하고 지나친 공복, 혹은 과식, 찬 것을 먹는 것 등은 피해야만 한다.

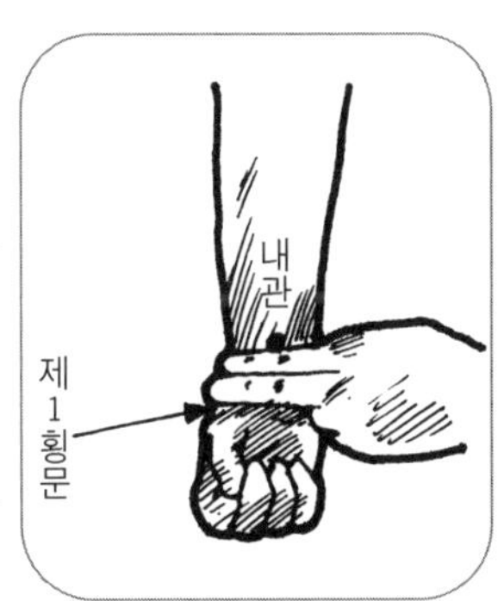

▶치료법

· 백회 — 위궤양에 쓴다. 위궤양은 스트레스에서 오는 경우가 많다.

· 상완, 중완, 양문, 하완 혈은 중요하다.

· 천추, 관원 — 위나 장부 위에 있으므로 시술이 불가피하다.

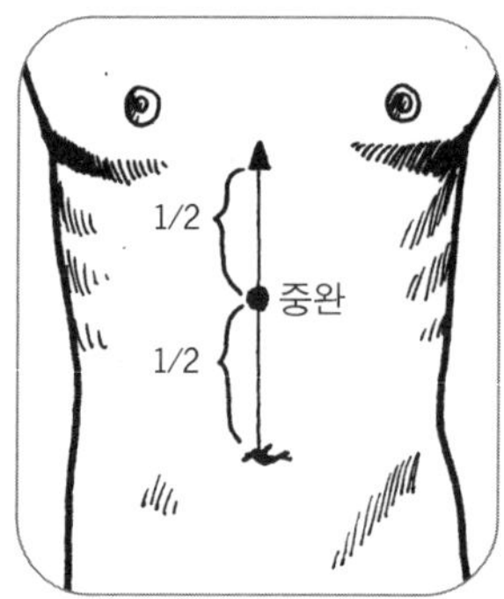

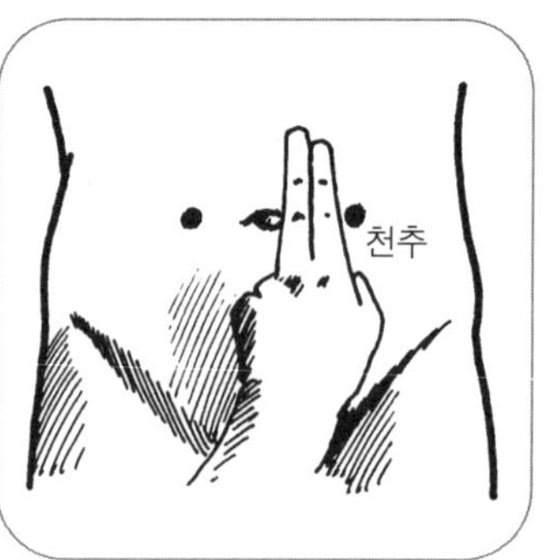

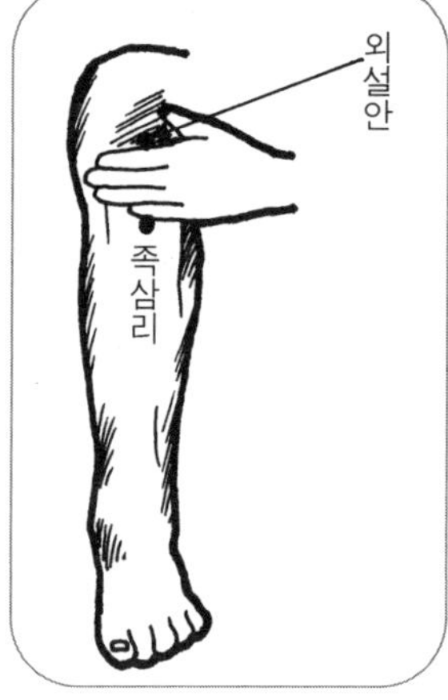

·간유, 비유, 신유 — 이들 혈도 중요하다. 특히 비유가 중요하다.

▶**예방법**

상완, 중완, 하완, 양문, 비유의 5개 경혈에 자극을 가하면 자율신경이 조절되어 궤양이 낳게 된다.

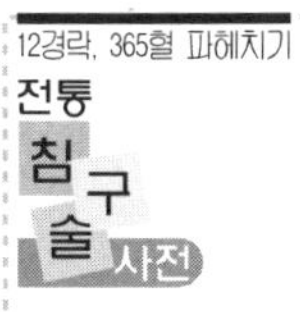

9. 복통(腹痛)

복통의 원인도 여러 가지 있으나 설사, 적리, 회충의 해, 위장병 등이 있을 때 복통을 느끼게 된다.

▶치료법

통증이 배꼽 주위에 있을 때는 관원, 삼음교의 2개소를 시술하고 10~20분 유침한다. 손으로 아픈 배꼽 밑을 누르면 기분이 시원하고 좋다. 통증이 다소 사라지고 기분이 좋아지면 천추, 관원 두 혈을 다시 시침하고, 통증이 배꼽 하부 우측에 있을 때에는 천추 밑 족삼리, 합곡 그리고 내정의 세 곳을 찔러 30~60분 유침한다.

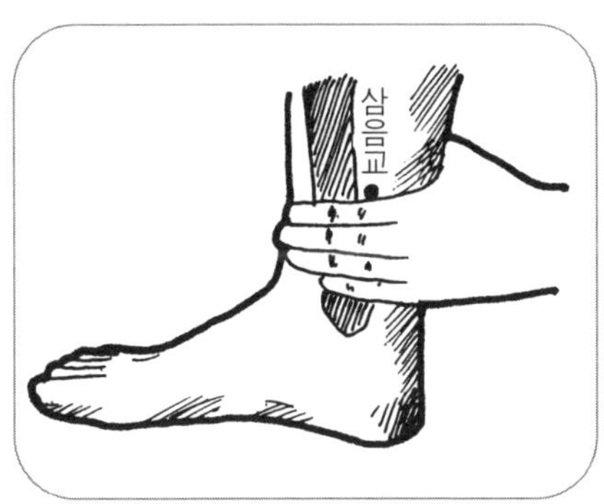

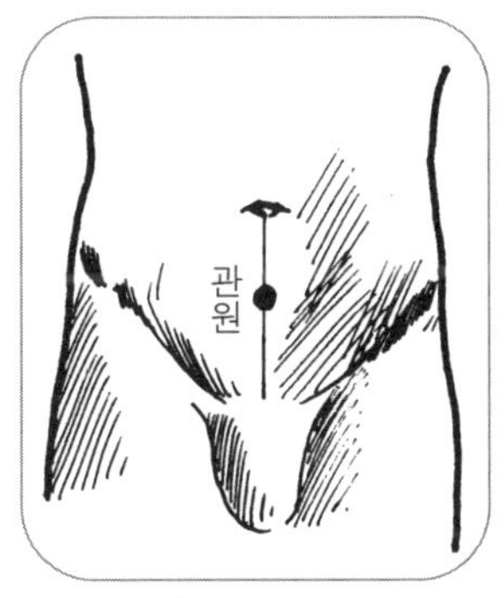

10. 안면신경마비 (顏面神經痲痺)

이 병은 흔히 입이 돌아간 병을 말하게 되는데 입뿐만 아니라 얼굴의 안면이 마비 상태로 감각을 잃게 된다. 이는 땀을 많이 흘린후 바람을 쏘여 차게 냉해졌을 때 갑자기 일어나는 경우가 많다. 주된 증상은 구강이 좌향, 또는 우향으로 비스듬히 한쪽으로 향하여 눈이 감겨지지 않고, 입 역시 비뚤어져 침이 흘러내리게 된다.

▶치료법

지창, 협차, 합곡, 태양의 네 군데를 찌르고 또 하관, 영향혈의 두 곳을 가한다. 입과 눈이 오른쪽으로 삐뚤어진 것은 좌측 지창, 협거,

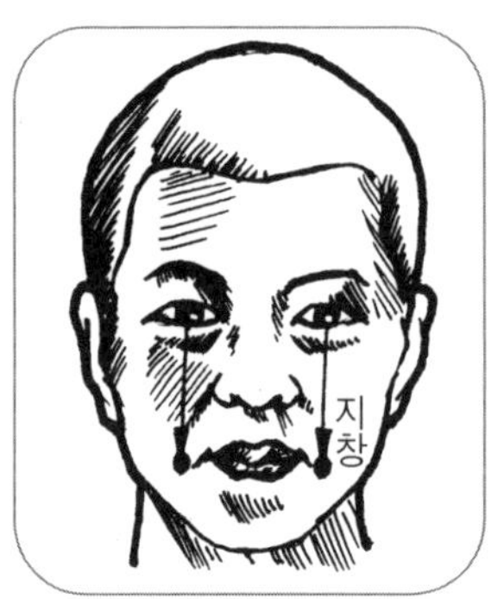

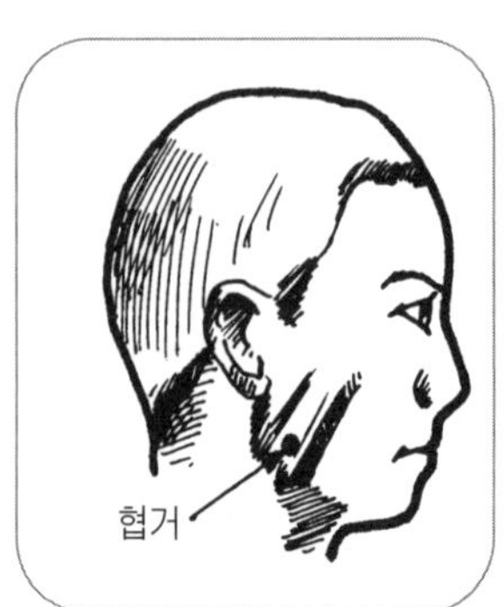

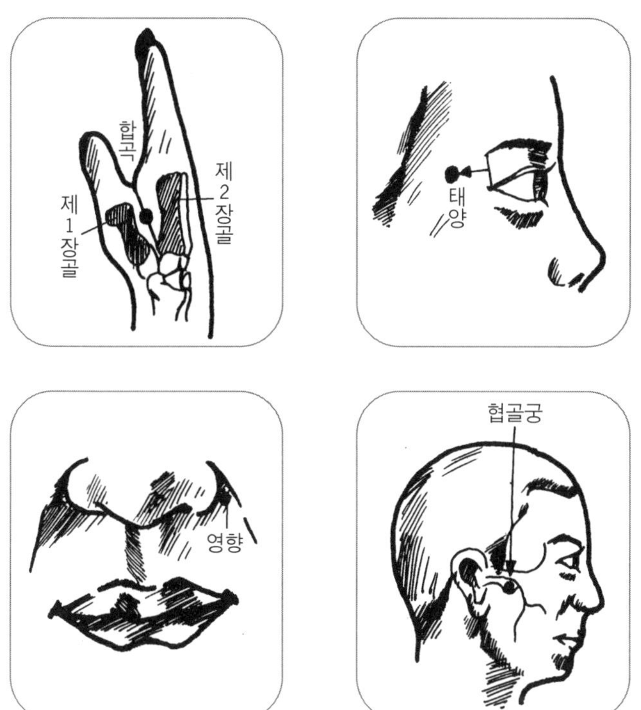

하관, 영향의 오른쪽 합곡 등 경혈에 시술한다. 반대로 입과 눈이 왼쪽으로 삐뚤어진 것은 오른쪽의 지창, 협거, 하관, 영향과 좌측의 합곡을 찌른다. 이상 경혈은 각각 20분간 유침한다.

· 입, 눈, 코가 일그러진 것 — 협거, 인중, 지창, 찬죽, 합곡

· 입, 눈, 코가 왼쪽으로 일그러진 것 — 지창, 협거에 유침하고 하관, 태양, 양백에 침을 가한다.

12경락, 365혈 파헤치기
전통 침구술 사전

11. 반신불수 (半身不隨 : 中風)

아무래도 침의 매력은 현대의학에서 좀처럼 고치기 어렵다는 반신불수(중풍)를 침이나 뜸으로 고친다고 하는 것이 매력이 아닐 수 없다. 현대의학은 이 중풍을 고혈압에 의한 뇌일혈이나 뇌졸중증의 후유증으로 보고 있다. 그러나 그 후유증의 마비를 단순한 현대 임상적 물리요법으로 치유한다는 것은 어려운 일이다. 그러므로 현대의들은 솔직히 한의사 영역인 침으로 다루어 보라고 권하다. 이것만 보아도 중풍에 있어서는 침이 매력이 아닐 수가 없다. 현대의학으로도 어려운 이 반신불수를 침이나 뜸으로 완전히 퇴치할 수만 있다고 하면 의학의 성과가 아닐까 싶다. 앞으로 현재의 치료요법을 기간으로 삼아 시술자들은 앞으로 더욱 연구하여 이 중풍을 침으로 낫게 해야만 할 것이다. 어느 병이나 일단 병이 들면 쉽게 치유될 수 있는가하면 이와는 반대로 오랜 기간 치료에 임해야 할 때도 있다. 또 환자의 연령이나 건강상태 등도 고려되는 것이므로 되도록 젊은 환자는 열심히 꾸준하게 치료를 한다라고 하면 이 반신불수의 치료도 치유가 가능하다. 이 점을 고려하여 시술자는 더

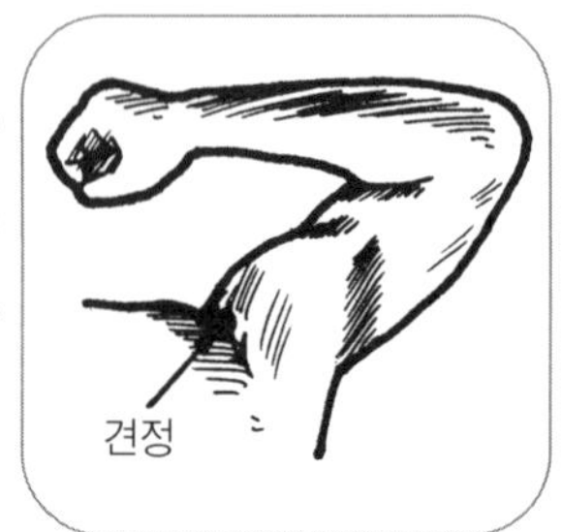

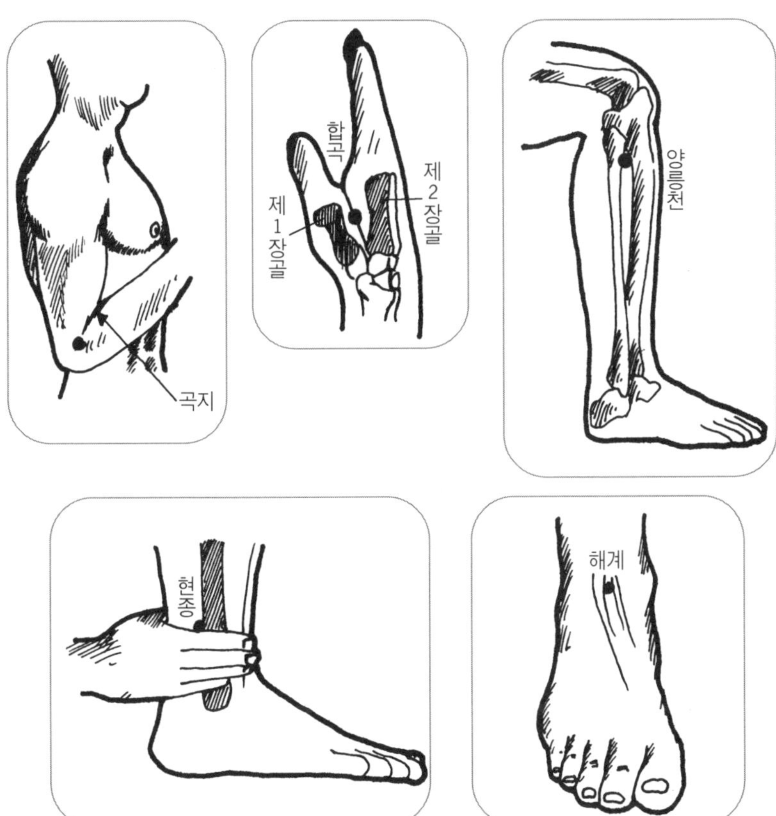

욱더 깊이 연구하여 연령이나 건강상태에 관계 없이 치료가 가능하도록 가일층 노력해야만 할 것이다.

▶**치료법**

우반신마비인 경우 우측의 견우, 곡지, 합곡, 양능천, 현종의 이 5개혈에 시술하고 또는 환도도 시술한다. 반대로 좌반신인 경우, 이와 같이 왼쪽의 다섯 군데 혈을 찌르고 환도를 더한다. 즉 마비된 곳을 시술하는 것이 아니라 그 반대인 건강 부위에 시침하는 것이다.

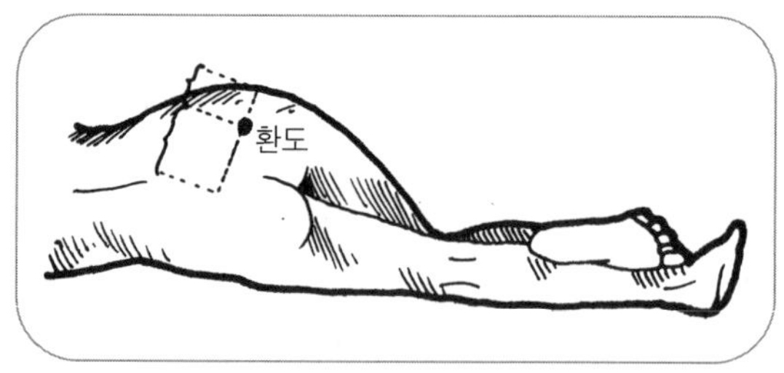

발목이 무력할 때는 다시 해계를 더하기도 한다. 각 경혈의 시술치료는 30분간으로 한다. 뜸을 뜨면 더욱 좋다고 할 수 있다.

· **뇌출혈로 구급시** — 위중(피를 낸다), 척택(피를 낸다), 십선혈(피를 낸다), 수구(피를 낸다), 용천(피를 낸다), 풍지에 시침

· **반신불수** — 견정, 합곡, 곡지, 견우, 환도, 양능천, 풍시, 절골에 시침

· **인사불성** — 중충, 수구, 백회, 태돈(모두 찔러서 약간의 피를 내도록 한다)

· **사람을 알아보지 못할 때** — 수구, 백회에 침, 장문에 구

※ **불치의 경우** — 무릇 음이 허하고, 양이 왕성하거나 겉보기에는 건강하게 보이나 속으로는 허약한 이는 중풍에 걸리기가 쉽다. 만약 이와 같은 사람이 일상의 기거가 편치 않거나 두통, 혹은 현훈, 오심구토같은 것이 가끔 있거나 간혹 수전증이 있거나 입맛이 쓰고 혀가 마르거나 변비가 생기고, 오줌색이 붉거나 사지가 마목하게 되었을 때는 중풍의 징조임을 의심해 볼 필요가 있다. 미리미리 예방하는 것이 현명하다고 할 수 있겠다.

12. 관절통(關節痛)

관절염은 슬관절염과 관절염 류마치스의 두 종류로 나눌 수가 있다. 이 관절염은 바람에 쏘이어 차거워지거나 더운 몸에 찬물을 덮어쓰는 등 자극을 받으면 관절통을 일으키기 쉽다. 주된 증상은 손과 발의 관절과 근육이 쿡쿡 쑤시며(사람에 따라서는 따끔따끔하게 아프다) 때로는 관절이 붓는다. 아픈 자리도 한 곳에 고정될 수가 있으나 여기저기 옮길 수도 있다.

▶치료법

상지(上肢), 하지(下肢)로 나누어서 침과 구로 치료하게 된다. 상지의 관절이 통증을 느낄 때는 곡지, 합곡 이 두 군데를 찌르고, 또 견우를 가한다. 하지의 관절통에는 양능천, 현종에 시술하고, 다시 환도와 슬안, 승산의 세 군데를 더 가한다. 이

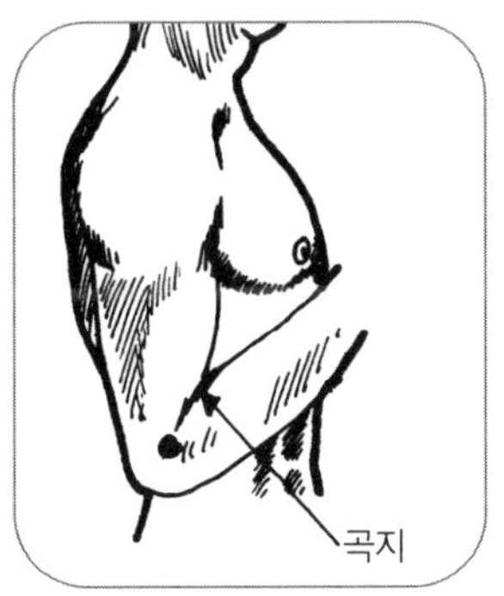

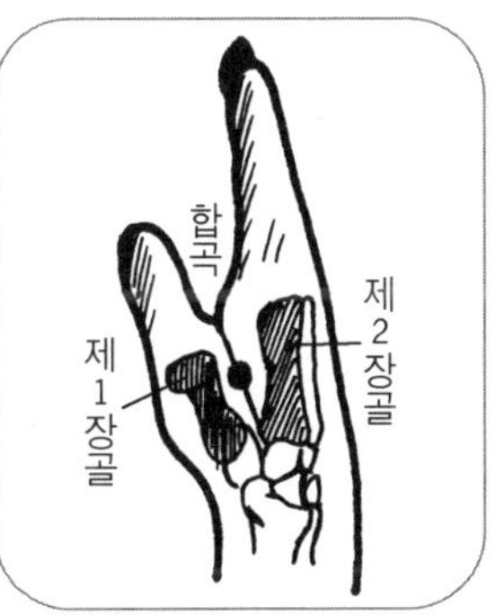

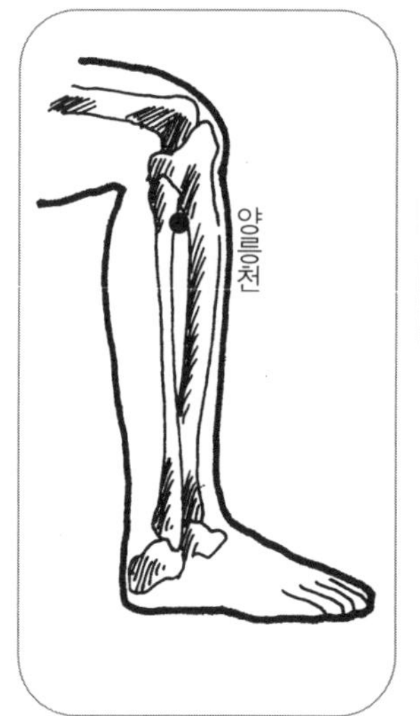

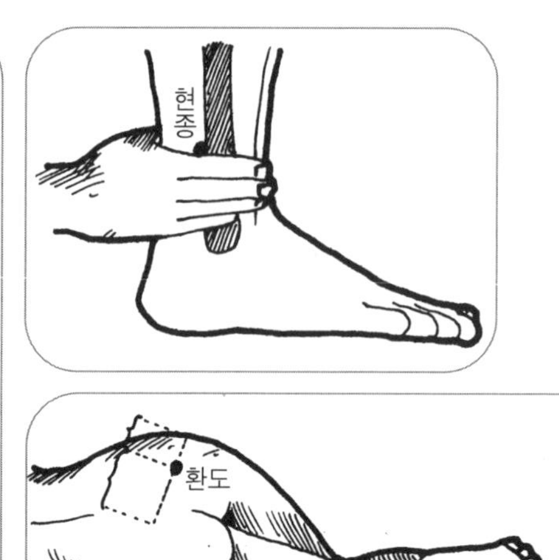

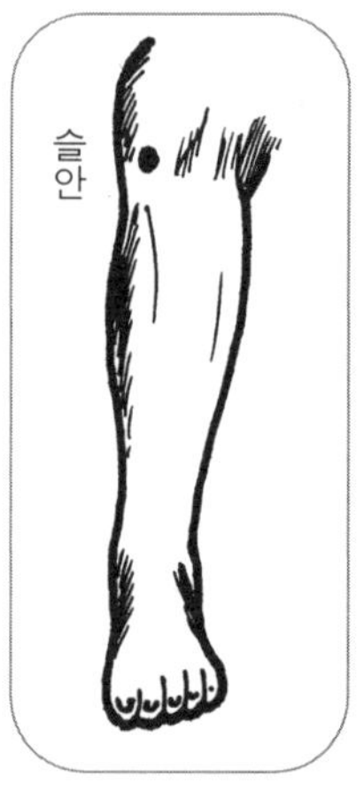

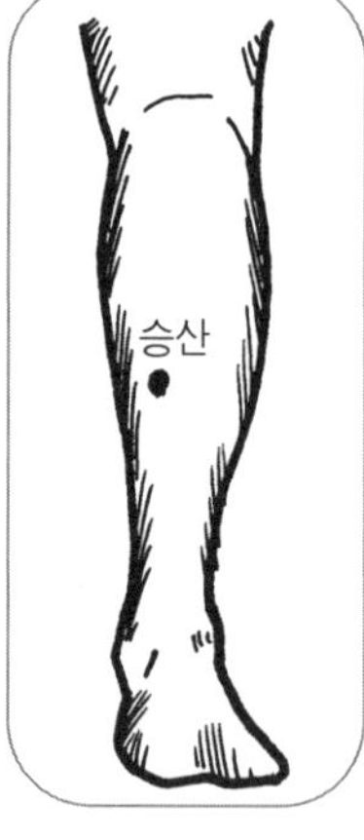

상 8개의 경혈에 침을 놓고 15~20분간 유침한다. 아픈 관절을 따뜻하게 해 주었을 때 기분이 좋고 상쾌할 때는 침을 놓은 뒤에 조구를 각 경혈에 5분간 뜨면 좋겠다. 이 8개처의 경혈 시술 이외에도 아시혈을 이용하면 더욱 좋다고 할 수가 있다.

· 인영 — 부교감신경에 작용한다.

· 관원 — 소장의 묘혈, 소장은 관절통과 관련이 깊다.

· 족삼리 — 구 10장, 수액호르몬이 분비된다.

· 합곡 — 피부 알레르기가 제거된다.

· 간유 — 간장을 튼튼하게 한다.

· 신유 — 부신의 기능을 강화한다.

13. 소변불통(小便不通)

흔히 폐증(閉症)이라 하기도 한다. 폐증이란 닫혔다라는 뜻이다. 대개는 다른 병에 의하여 일어난다. 넘어져 상처를 입었을 때, 큰 수술을 하고 난 이후에도 왕왕 이런 증세가 온다. 이 요폐(尿閉) 즉, 소변불통 때문에 아랫배가 켕기어 견딜수가 없게 되면 자연 통증이 오기 마련이다.

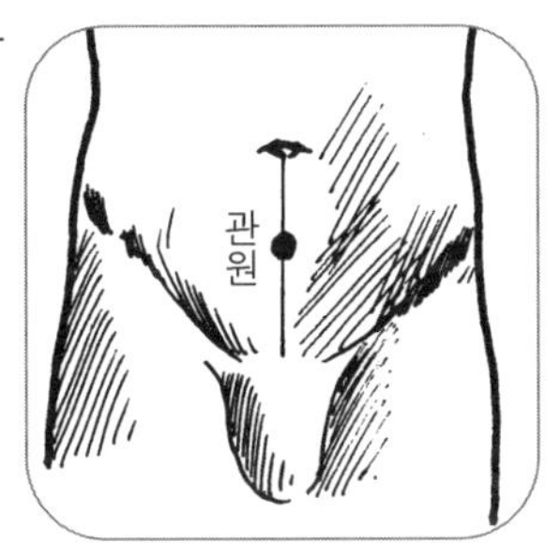

▶치료법

관원, 삼음교의 두 군데를 시술하고 10~15분 유침했다가 뺀다.

· 백회 — 두통에 좋다(오줌이 차면 두통이 오는 수가 있다).

· 상원, 중원, 양문, 하원, 관원 — 위중에 좋다.

· 천주 — 후두통과 빼근한데 좋다.

· 간유 — 각종 해독작용을 높인다.

· 비유 — 위를 활성화한다.

· 신유 — 각종 해독과 이뇨를 빨리 배출.

· 축빈 — 이뇨를 신장으로부터 빨리 배출을 시킨다. 해독작용이 강하다.

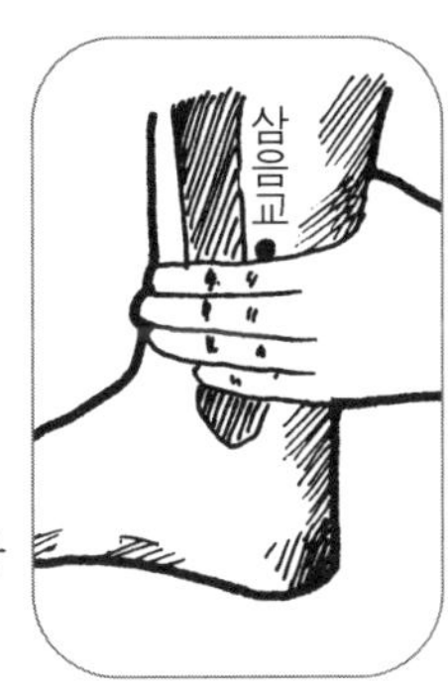

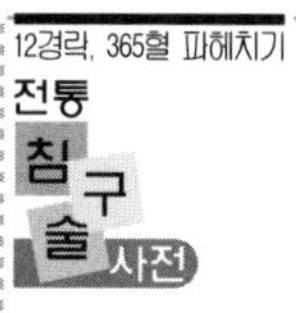

14. 요통(腰痛)

흔히 디스크라 한다. 무거운 물건을 들다가 허리에 무리를 가하는 바람에 삐걱한 것이 요통이 되기도 하고, 찬바람이나 추위, 습기 등의 연유로 생기기도 한다. 문제는 허리를 비틀거나 오랫동안 바른자세로 앉아 있지 않아도 원인이 된다. 허리인 요부가 아프고 심하면 한쪽 다리가 저리고 아프게 된다.

▶치료법

신유를 찌르고 다시 명문, 위중의 두 군데를 더하여 각각 10~20

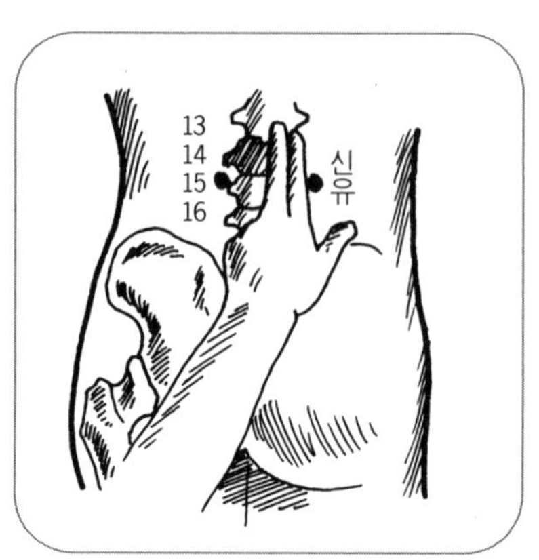

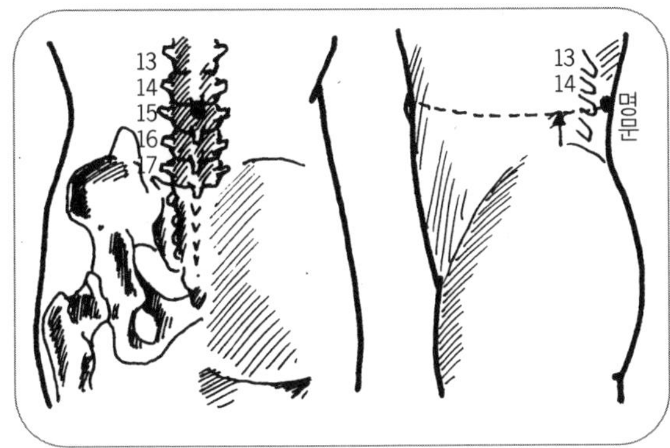

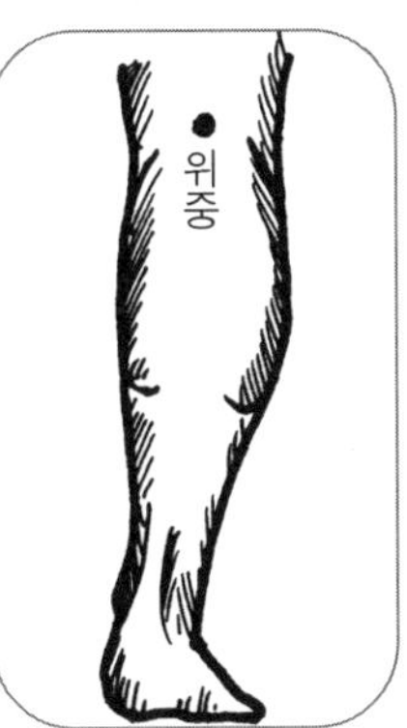

분간 유침을 한다. 요통이 심해서 침을 놓아도 별 효과를 얻지 못하면 뜸을 뜨는 것도 좋은 방법이다. 또 하시혈을 찌른후 다시 신유에 유침하여 15~20분 경과하면 효과를 볼 수 있다.

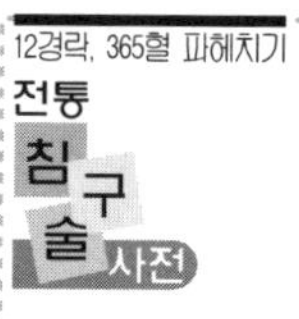

15. 인후통(咽喉痛)

감기가 들어 열이 날 때 소위 말하는 목감기라고 하는 인후통을 앓게 된다. 환자를 햇볕쪽으로 향하게 한 이후 "아!"하고 입을 벌리게 하고 소리를 내게 해보면 목구멍의 깊은 안쪽 양쪽 모서리의 편도선이 돌출해 있거나 부어 있기가 쉽다. 열이 없을 때도 있으나 때로는 심한 고열을 동반할 때도 있다.

소상

▶**치료법**

삼각(능)침으로 가볍게 소상을 찔러 약간의 피를 낸다. 다음으로는 호침으로 합곡과 조해를 유침하되 10~15 분간 유침한다. 또 소상을 얕게 찌르고 합곡, 태충의 3개 혈에 유침해도 된다.

· 인영, 수돌, 합곡, 기사, 천돌, 운문

· 합곡, 풍지, 천지

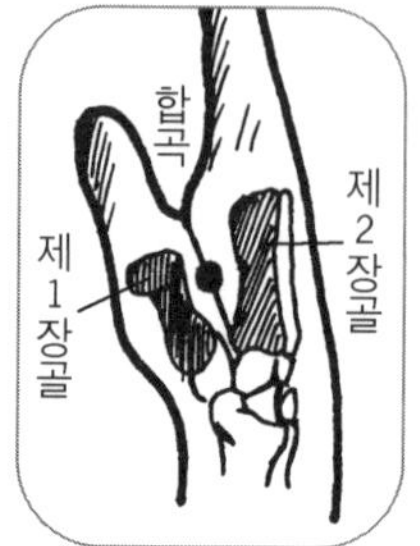

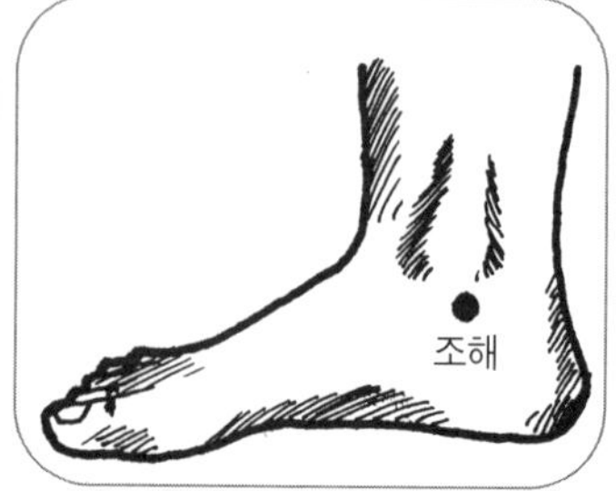

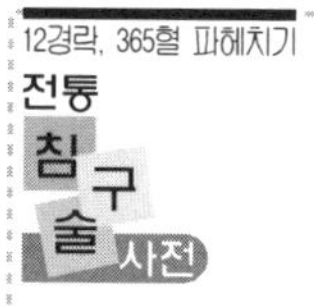

16. 치통(齒痛)

치아가 아픈 것을 의미한다. 치통에 있어서도 그 원인은 여러 가지이다. 충치가 파먹다 신경을 건드리게 되면 통증을 느낀다. 치주염을 앓아도 이가 아프다. 또 치주염을 앓으면서 고열이 생기면서 통증을 느낄 때도 있다.

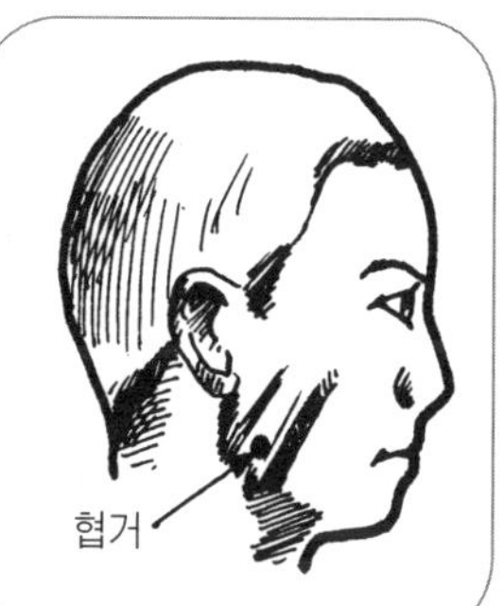

▶치료법

협거와 합곡에 시침한다. 윗니가 아플

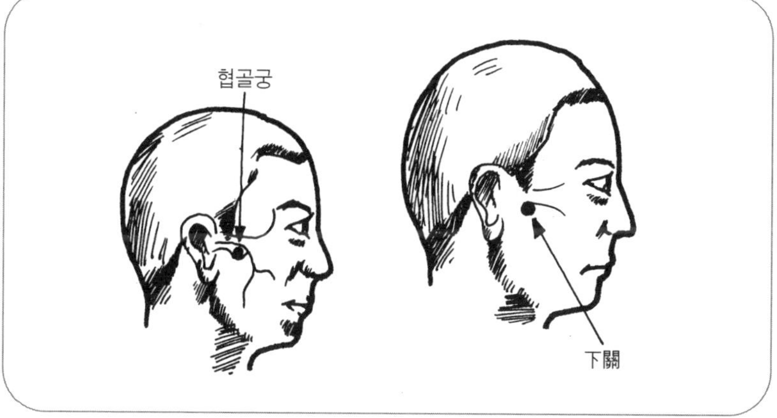

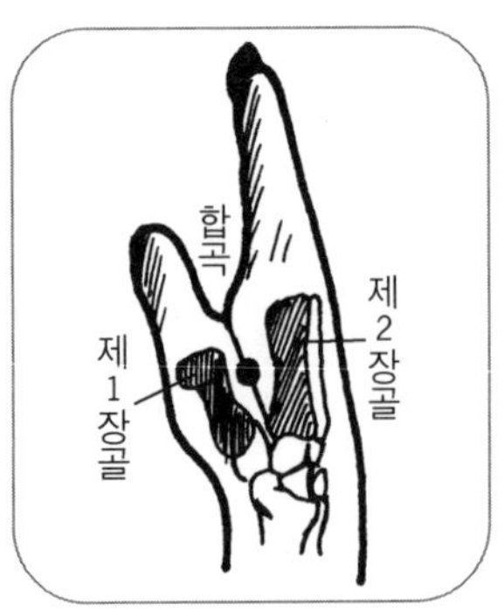

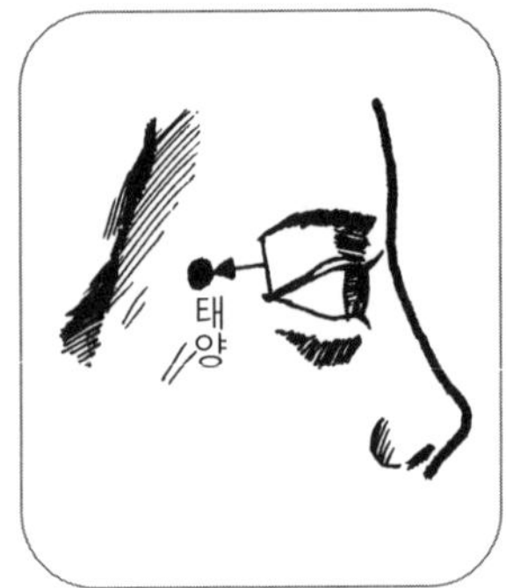

때는 하관, 내정 두 군데를를 시침하고, 아랫니가 아플 때는 협거, 합곡 두 곳을 찌른다. 치통과 두통이 함께 발병했을 때는 태양을 가하면 된다.

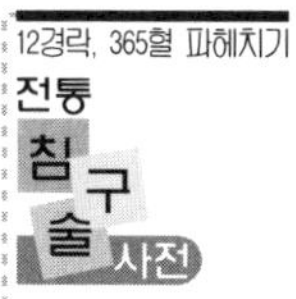

17. 월경통(月經痛)

자궁의 발육부전으로 인하여 월경통을 겪는 경우가 많다. 그뿐만 아니라 난소 이상이나 자궁내막염을 앓고 있을 때도 이 월경통을 앓게 된다.

▶치료법

합곡, 관원, 천추, 삼음교 등에 시침하고 15~20분간 유침한다. 또 복통이 무거울 때는 관원에 가한다. 여기에 뜸를 떠도 효과가 있다. 15~20분간 유침을 한다. 치료기간이 좋은 때는 월경이 시작하기 3~4일전이면 효과가 더욱 크다.

· 기해 — 호르몬 분비작용를 촉진한다.
· 관원 — 자궁발육을 좋게 한다.
· 기혈 — 난소호르몬을 분비시킴.
· 중극 — 자궁이나 방광에 좋다.
· 혈해 — 생식기 혈액순환을 좋게 한다.
· 삼초유 — 임파 흐름을 좋게 한다.
· 신유 — 생식기의 자율신경 조정
· 삼음교 — 생식기 발육이 좋아짐.

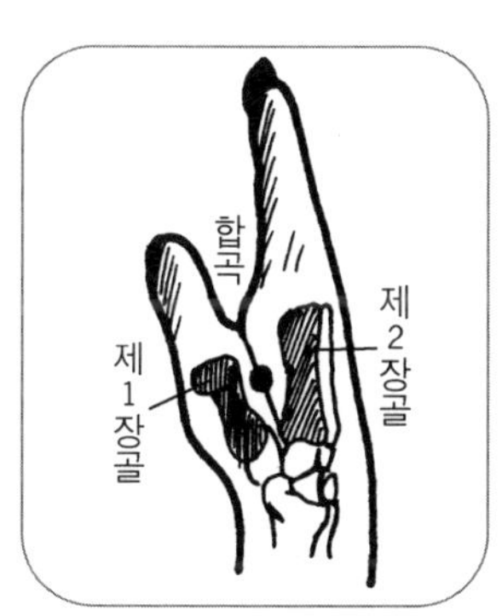

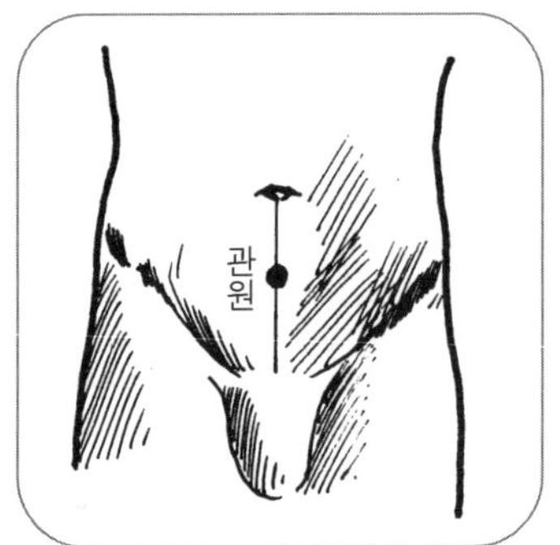
관원

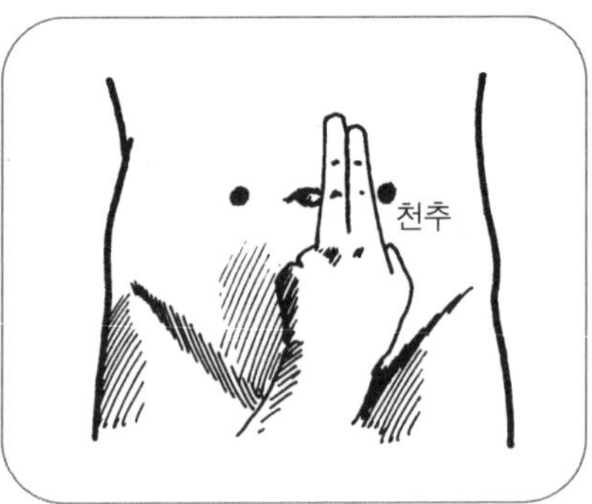
천추

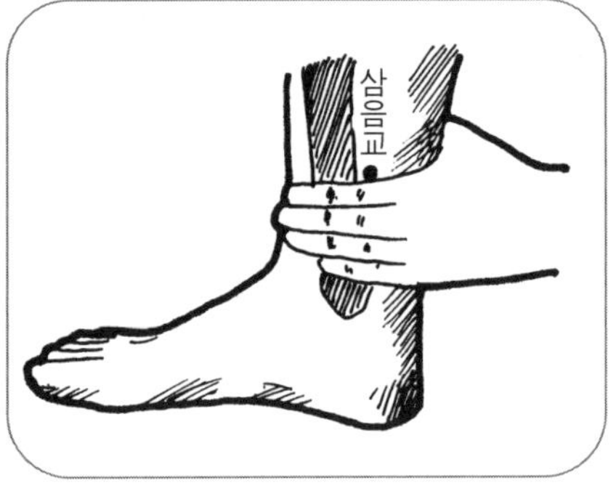
삼음교

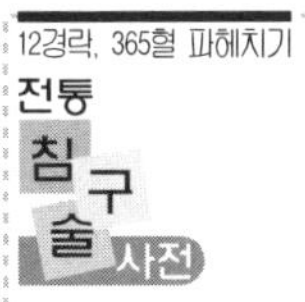

18. 소아감질(小兒疳疾)

어린아이가 몸이 여위어서 약하고 배만 불룩하게 튀어나오고 단단하다. 심한 것은 배꼽이 돋아나고, 피부가 거칠어지며 머리털도 오그라들며 머리가 빠진다. 식욕이 없고, 오후에 곧잘 열이 나며, 눈물이 나지 않고 헛울음도 운다. 안색이 검어지며 몸은 점점 수척해 간다.

▶치료법

삼각침으로 가볍게 4봉을 점자하여 노랑색의 물이나 하얀물을 짜낸다. 다시 호침으로 족삼리를 시술한다. 등 주무르기를 하면 더욱 효과가 있다.

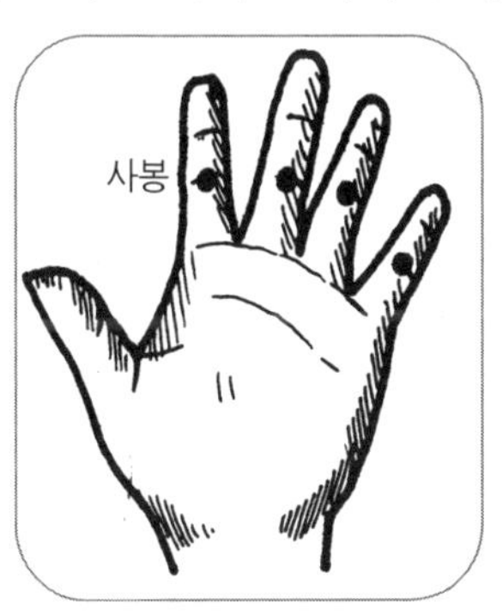

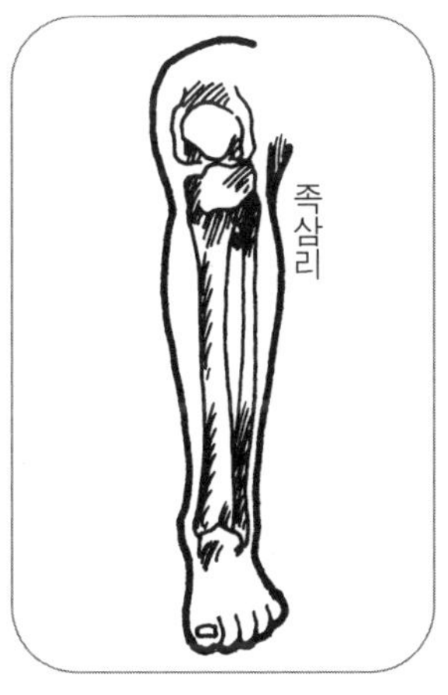

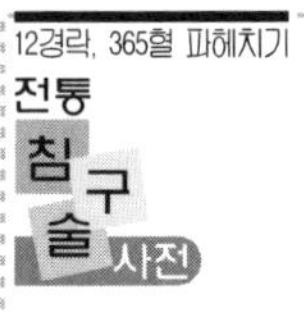

19. 야뇨증(夜尿症)

아이들이 밤에 잠자리에서 이불에 지도를 그린다라는 말을 왕왕 한다. 즉 오줌을 싼다라는 뜻이다. 흔히 15세 미만의 한참 곤하게 뛰어다니는 아이들에게 자주 있는 일이다. 가벼운 것은 하룻밤에 한 번, 심한 것은 하룻밤에도 여러 차례 싼다. 4세 미만의 어린아이는 야뇨증이 비정상이라 할 수 없고 정상이라 할 수 있다.

▶치료법

관원, 삼음교의 두 곳에 20분간 유침한다. 심한 경우는 관원에 뜸을 떠주면 좋은 효과를 얻게 된다.

· 관원, 기해, 신유에 시침

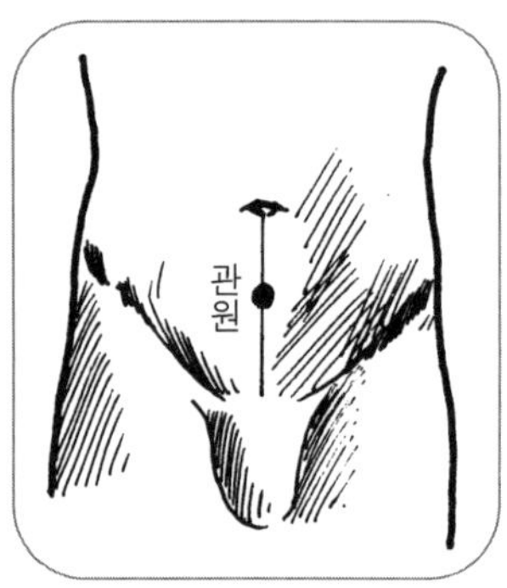

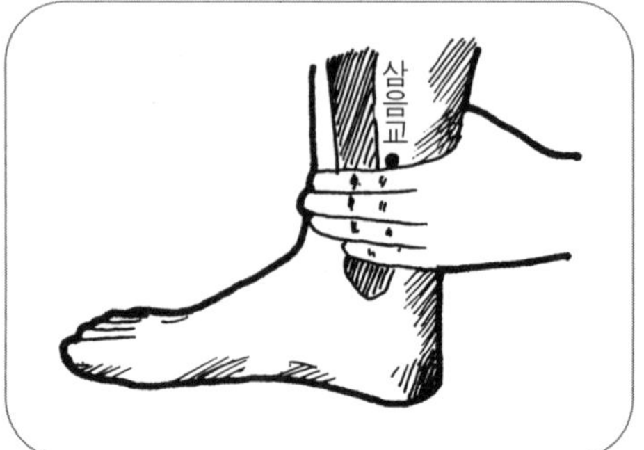

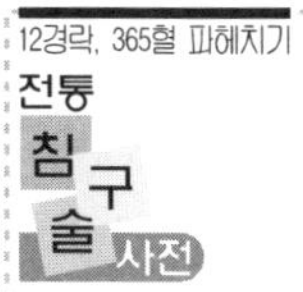

20. 소아마비(小兒痲痺)

이 병은 특수한 여과성 병독으로 인해서 일어나게 되는 뇌척수부의 감염증에서 일어난다. 일반적으로 1~5살의 소아에게 걸린다. 어떤 종류의 고열병 뒤에 보이는 후유증세라 할 수 있다. 고열이 거쳐지나간 후 상반신, 팔, 다리 등이 무력하게 되어 굽힐수도 펼수도 없으므로 움직이기가 곤란하며, 오랜 시일이 지나면 근육이 위축되어 심한 것은 골격도 변형이 된다.

▶치료법

상지와 하지를 나누어 침을 놓는다. 상지가 마비된 것은 견정, 곡

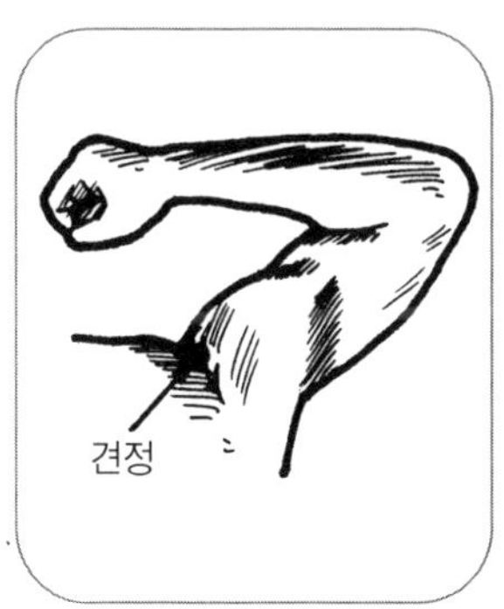

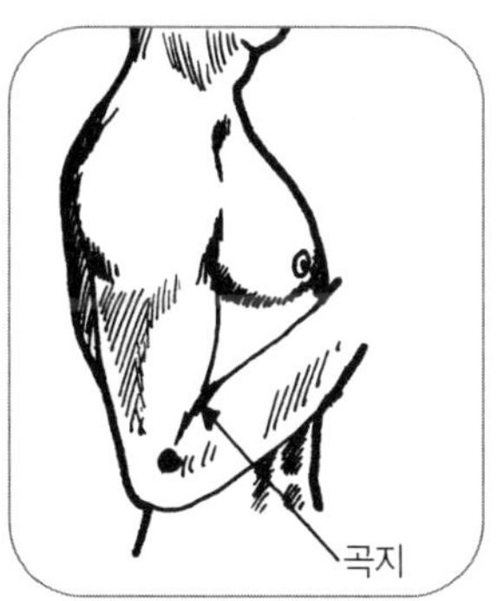

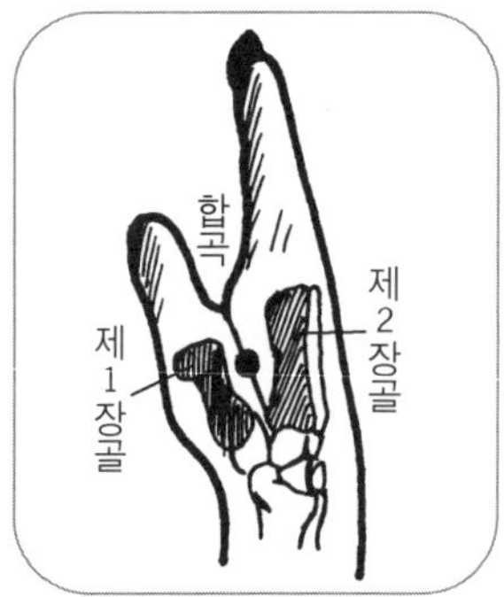

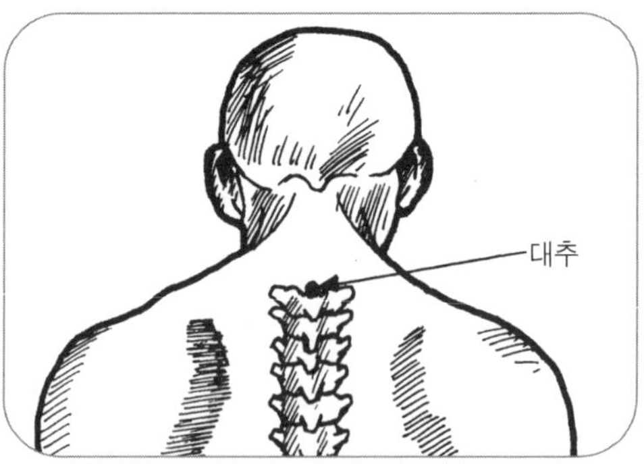

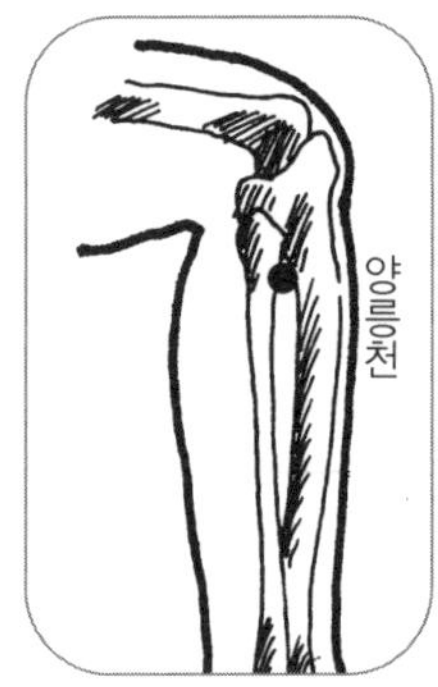

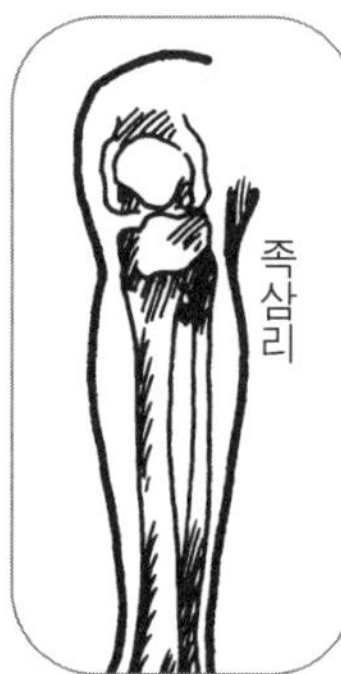

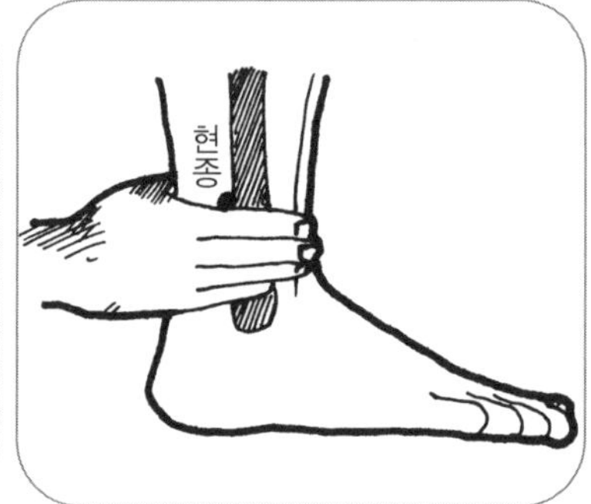

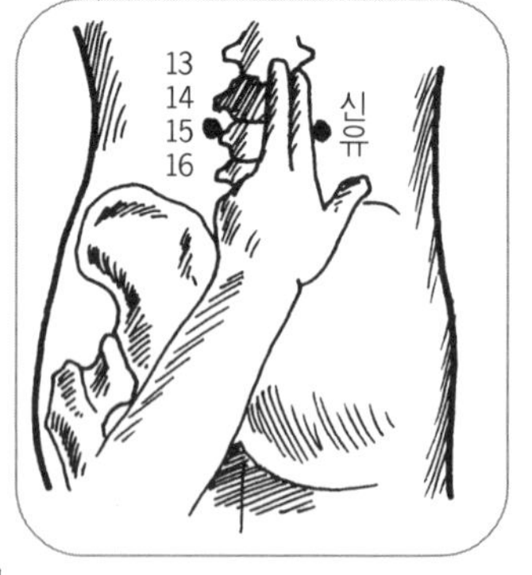

지, 합곡, 대추의 네 군데에 시침한다. 하지가 마비한 것은 양능천, 족삼리, 현종, 신유의 네 군데에 또는 환도, 설안, 명문, 해계의 네 군데를 더하여 침을 놓는다. 발밑 내측은 조해혈을 더하여 찌른다. 이상의 각 경혈에 침을 놓은 뒤 어느 것이나 15~20분 유치한다.

만일 소아가 울면서 설치면 침을 찌른후 가볍게 몇 번 비틀고나서 곧 침을 뽑는다.

· 백회, 대추, 곡지, 환도, 절골, 양능천에 시침

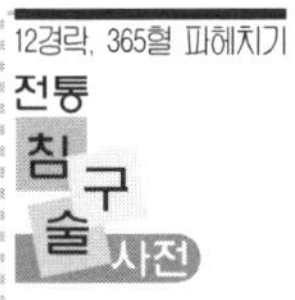

21. 염좌(念挫)

염좌는 노동이나 운동중 힘을 주어 물건 등을 들거나 옮길 때 손과 발의 근육이 비틀어지거나 인대가 늘어난 것을 말한다. 부위의 염좌한 자리는 발갛게 되고 청자색으로 부어서 아프게 된다.

▶치료법

팔 관절의 경우 — 합곡과 아시혈에 침을 놓는다.

팔꿈치 관절의 경우 — 곡지와 아시혈에 침을 놓는다.

복사뼈 관절의 경우 — 곤륜과 아시혈에 침을 놓고 해계를 더한다.

각각의 경혈에 10~20분간 유침한다. 어깨와 무릎의 염좌일 경우에는 관절통의 경혈을 참고로 한다.

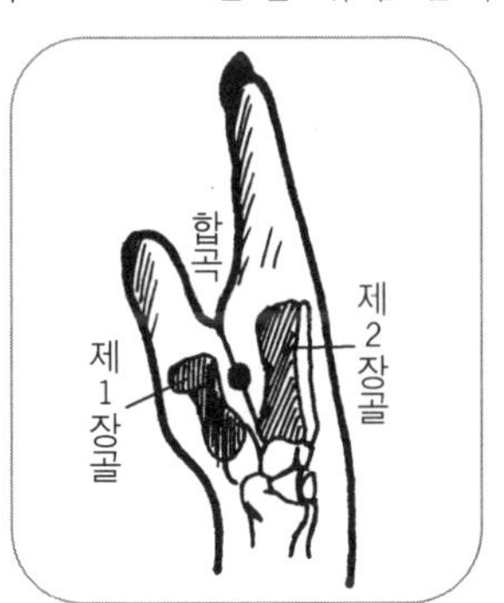

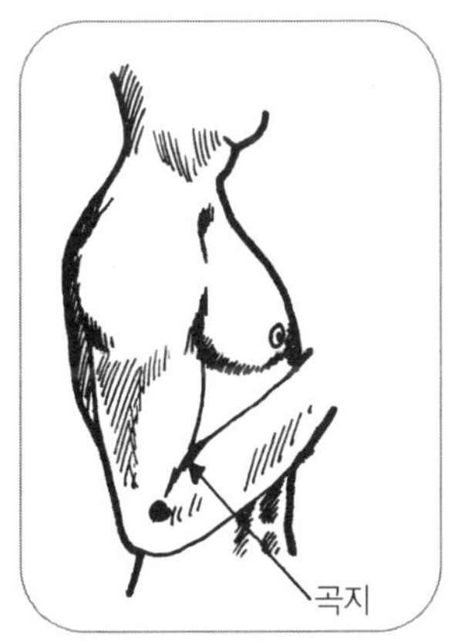

12경락, 365혈 파헤치기
전통 침구술 사전

22. 잠을 잘못 자서 생긴 통증

잠을 자다보면 베개가 너무 높거나 너무 딱딱하거나 혹은 냉하거나 하면 잠을 잘못 자서 병을 얻게 된다.

증상은 목줄기가 굳게 무거워지고 좌우로 목을 돌리는데도 아파서 움직이지 못함을 호소한다.

▶치료법

대추, 후계, 현종, 아시의 4개 경혈에 침을 놓고 각각 20분간 유침하여 2~3분 간격으로 침을 비튼다.

냉이 원인일 때는 아시에 5~10분 뜸을 뜬다. 때에 따라서는 후계에 침을 놓아도 효과가 있다.

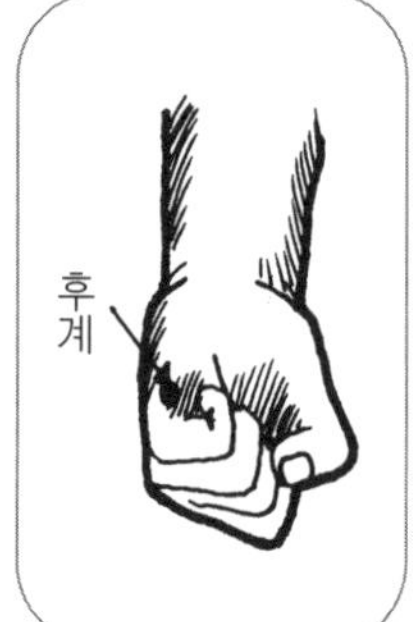

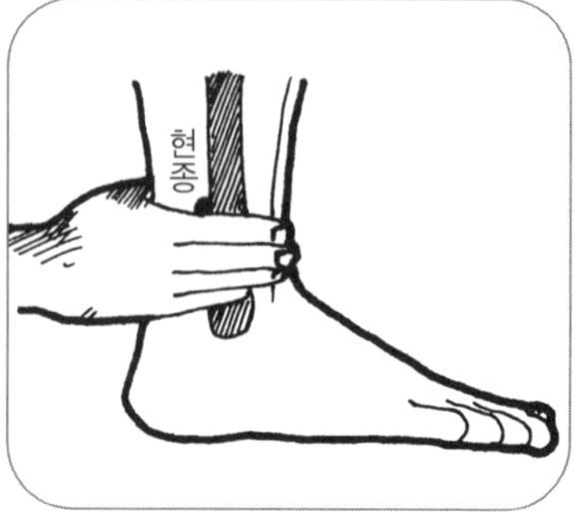

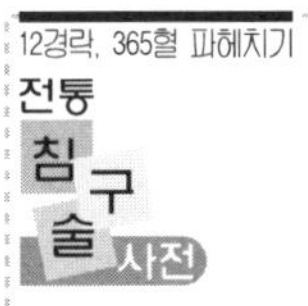

23. 구급조치

구급의 원인은 대단히 넓다. 그러나 여기서 말하는 구급 증세는 여름에 더위를 먹었을 때, 급한 걸음을 걸어 몹시 숨이 치달았을 때, 갑자기 졸도하여 안색이 붉게(혹은 파랗게) 되어 열이 나고 손발이 차가워지며 치아를 악무는 상태가 된 것을 가리킨다.

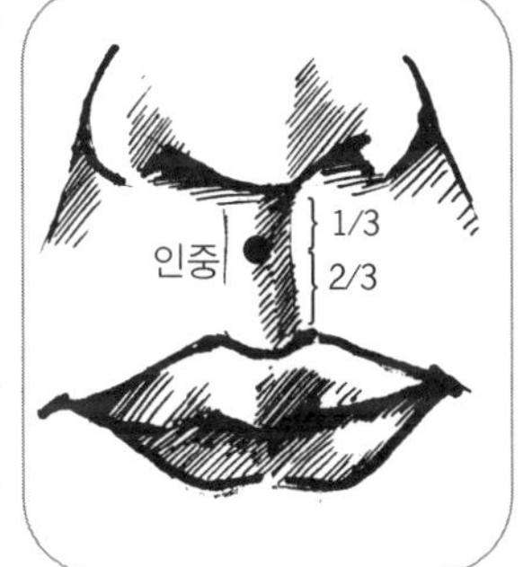

▶치료법

인중, 합곡의 두 곳에 침을 놓고, 또는 태충을 더하고 10~20 분간 유침을 한다.

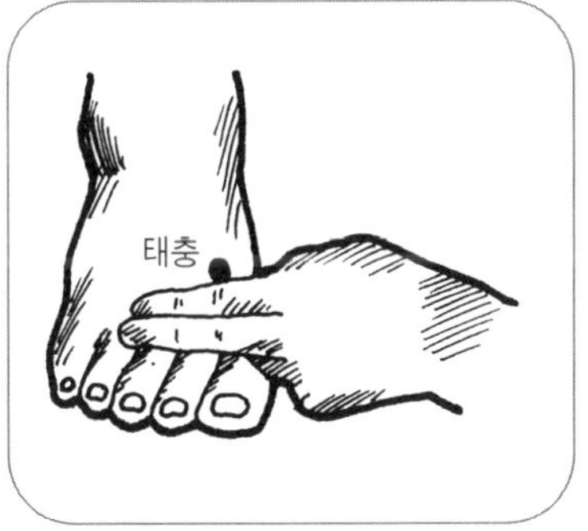

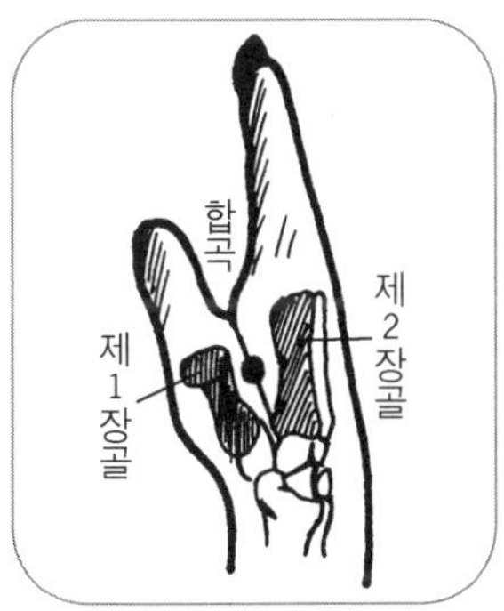

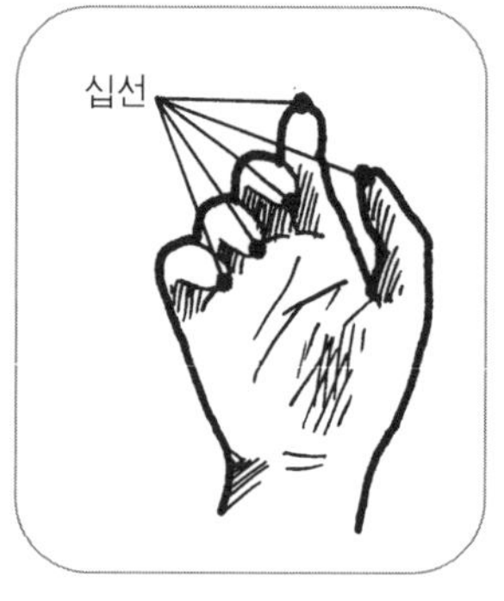

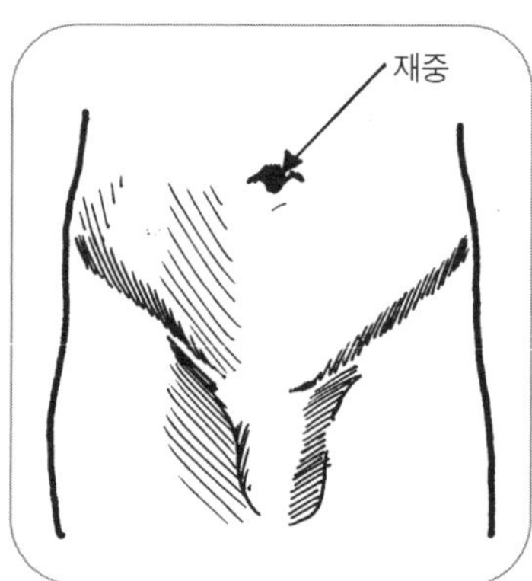

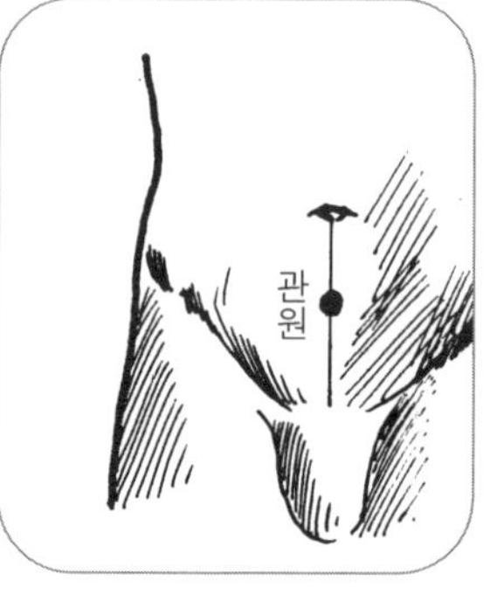

2~3분마다 침을 비튼다.

열이 났을 때는 다시 삼각침으로 십선혈을 얇게 찔러 피를 약간 낸다.

환자의 얼굴이 파랗게 되어 수족이 싸늘하고, 끊임없이 식은땀이 날 때는 먼저 제중, 관원의 두 곳에 5~10분간 뜸을 뜨고 그 뒤에 인중에 침을 놓아 10분간 유침한다.

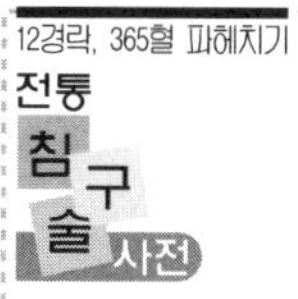

24. 결막염(結膜炎)

눈이 발갛게 부어서 아프고, 빛이 눈부시고, 눈꼽이 많이 끼며 눈물이 나온다.

▶치료법

삼각침으로 태양을 점자하여 약간 피를 짜내고 그 뒤에 호침으로 합곡을 찌른다. 또는 태충을 가하여 경혈에 10~15 분간 유침한다.

▶예방법

손으로 눈을 문질러서는 안된다. 자극성 있는 음식은 피한다.

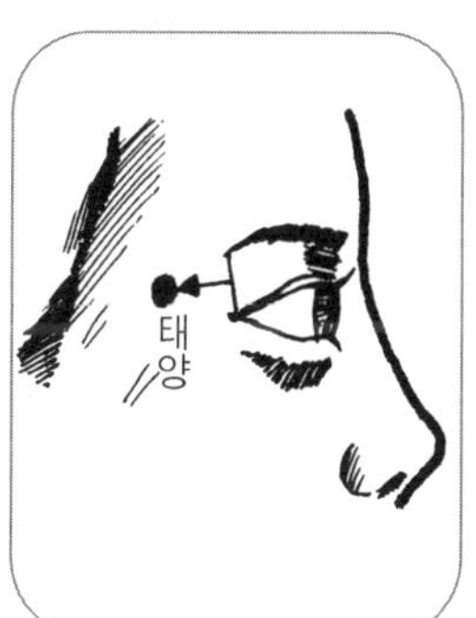

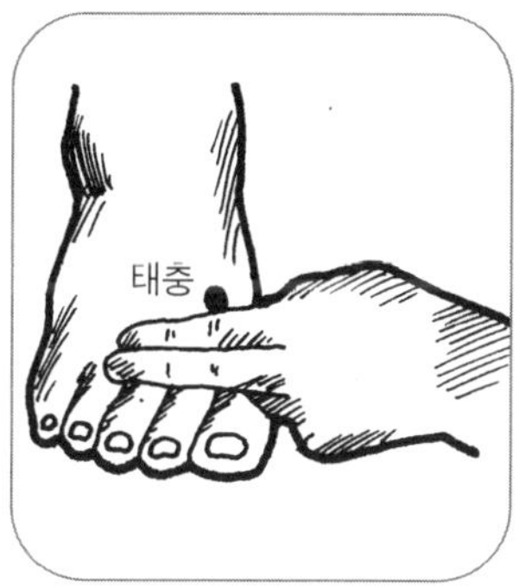

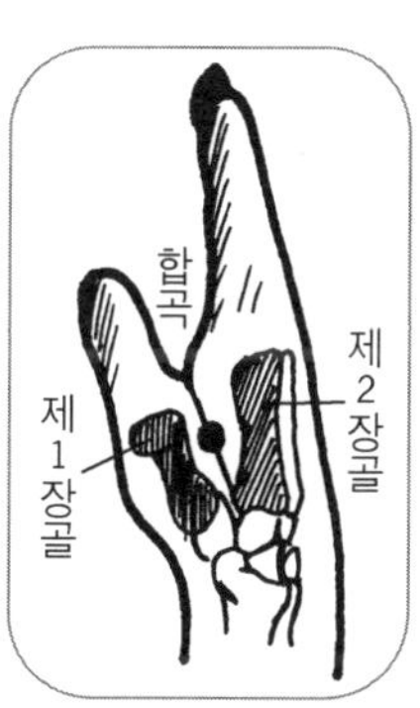

제 5 부

다·른·침·술·요·법

수지침(手指鍼)

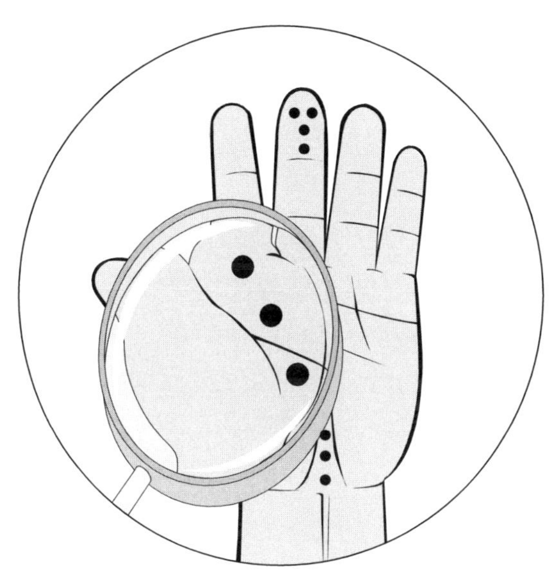

1. 수지침이란 무엇인가?

침이란 중국의 의서 황제내경의 한의학서에 의하여 침과 뜸이 병행되어 왔다. 동양의학에선 일침이구삼약(一鍼二灸三藥)이란 말이 있을 정도로 침을 최고로 꼽았다. 그 다음이 구(뜸)이고, 세 번째가 한약이라는 말이다.

이번 단락에서 다루고자 하는 수지침은, 국내 유태우(柳泰佑) 박사가 최초로 보급하기 시작을 해서 이제는 수지침하면 누구나 한번씩 관심을 가져보지 않은 사람이 없을 정도로 널리 알려져 있다.

수지침 역시 5장6부의 경혈맥을 이용한 치료법의 하나로써 보통 일반적인 침구학과 다를바가 없다. 다만 일반 침은 인체를 자연의 소우주로 생각하여 몸의 일부인 기혈의 유통을 원활이 치료한다고 하는데 있으나 수지침은 두 손을 소우주로 보고 치료를 한다라고 하는 차이점이 있을뿐이다. 결국 손에 국한된 치료라고 하여 '수지침'이라 부르고 있다.

그러므로 침치의 원리에서는 일반침과 다를바 없다고 할 수 있다. 옛날 우리네 어머니들은 가장 보편적으로 신체구조에 이상이 생겨났을 때 손가락이나 손바닥을 마찰시켜 구급을 면했던 것이 수지침의 시초가 된 것이다.

그 예로 어린 아기가 열이 있거나 경기를 하면 흔히 어머니들은 십선혈(十宣穴)을 따 주셔서 위급함을 면해 주셨다. 또 소화가 안되고 속이 거북할 때도 체(滯)했다고 하시면서 엄지손가락 일부에 실을 감고 마디 윗부분을 따셨는데, 이렇게 따서 검붉은 피를 뽑아내고 나면 거북했던 위의 증세가 깨끗하게 사라지곤 했다.

이러한 손쉬운 방법에 착안하여 유태우 박사는 손이 침치의 원인이 되는 것이 아닐까 하는 생각으로 연구를 하였다고 한다.

학교시절 누구나 연필이나 볼펜으로 장난을 많이 하는데 그중 하나가 뾰쪽한 연필심이나 아니면 볼펜심 끝으로 손의 여기저기를 찔러보거나 눌러보았을 것이다. 이런 것들이 구급병에 효과가 있음을 알게된 유박사는 연구를 거듭하여 수지침이라는 학문을 재창하게 된 것이다. 그러므로 수지침 역시 손을 신체의 기본으로 하고 그 혈에 자극을 하면 낳는다고 하는 것이 기본 학설이다.

고려수지침요법의 상응도를 보면 손의 내면과 외면을 인체로 형상화시켰다. 손바닥 안쪽의 3지(중간손가락 끝)를 사람의 얼굴로 하고, 약지와 4지는 각기 왼손과 오른손으로 하며, 엄지와 새끼손가락은 양쪽다리로 정하고 있다. 또 얼굴인 머리부분을 비장(脾臟), 왼손은 심, 오른손은 폐, 오른발은 자궁과 신에 해당시키고, 왼발은 간으로 명명하였을 뿐만 아니라 손등 역시 3지의 중심 직선을 인체의 척추로 생각하며, 엄지는 발로서 간에 해당시켰다. 새끼손가락은 물론 신장이나 여성에 있어서 자궁에 해당시켰다.

또한 신체의 해당 부위라 할 손에 일일이 부호를 붙여 그 부위를 인체의 대응 부위로 생각하였고, 그곳을 자극하여 효과를 나타내게 한 것이 바로 수지침인 것이다. 그러므로 먼저 수지침을 익히자면 손바닥 앞면과 뒷면에 있는 부위를 알아야 하고 그 부호를 익혀야만 한다.

수지침상응도

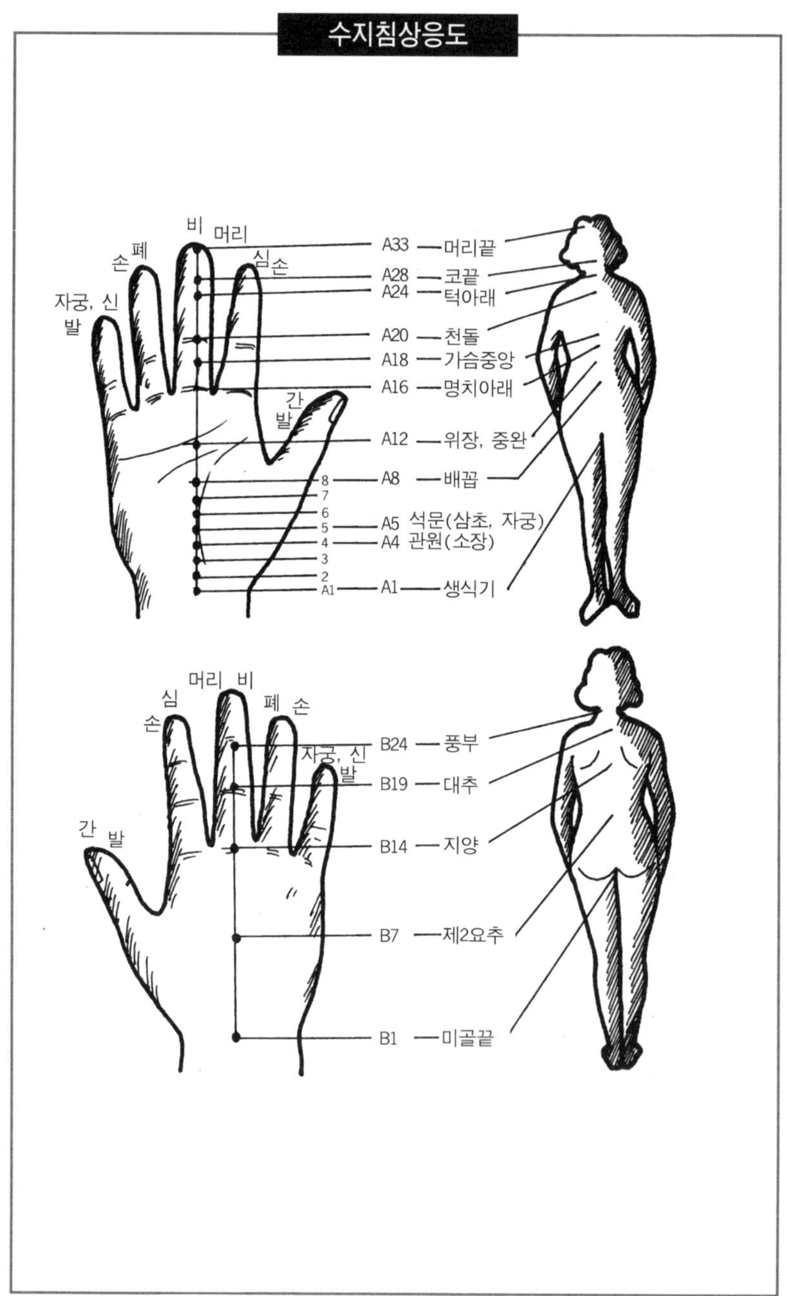
비 머리
손 폐
심 손
자궁, 신
발
간
발
A33 —머리끝
A28 —코끝
A24 —턱아래
A20 —천돌
A18 —가슴중앙
A16 —명치아래
A12 —위장, 중완
A8 —배꼽
A5 석문(삼초, 자궁)
A4 관원(소장)
A1 —생식기
8
7
6
5
4
3
2
A1
머리 비
심
손
폐 손
자궁, 신
발
간 발
B24 —풍부
B19 —대추
B14 —지양
B7 —제2요추
B1 —미골끝

신체의 좌우 상응도

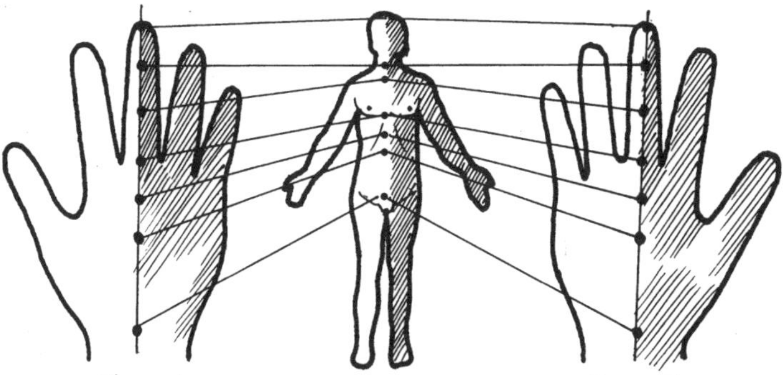

B′ A
좌수
B A′
우수

▨ 좌측 상응도 : A · A′
□ 우측 상응도 : B · B′

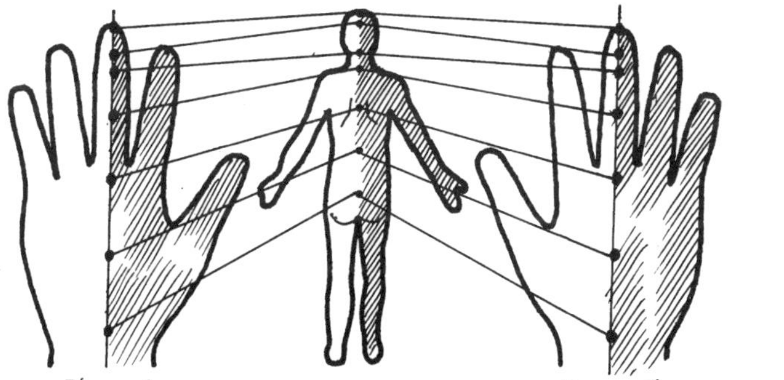

B′ A
좌수
B A′
우수

▨ 우측 상응도 : A · A′
□ 좌측 상응도 : B · B′

수지침 수장혈도

A : 임기맥	B : 독기맥	C : 폐기맥	D : 대장기맥
E : 위장기맥	F : 비장기맥	G : 심장기맥	H : 소장기맥
I : 방광기맥	J : 신장기맥	K : 심포기맥	L : 삼초기맥
M : 담기맥	N : 간기맥		

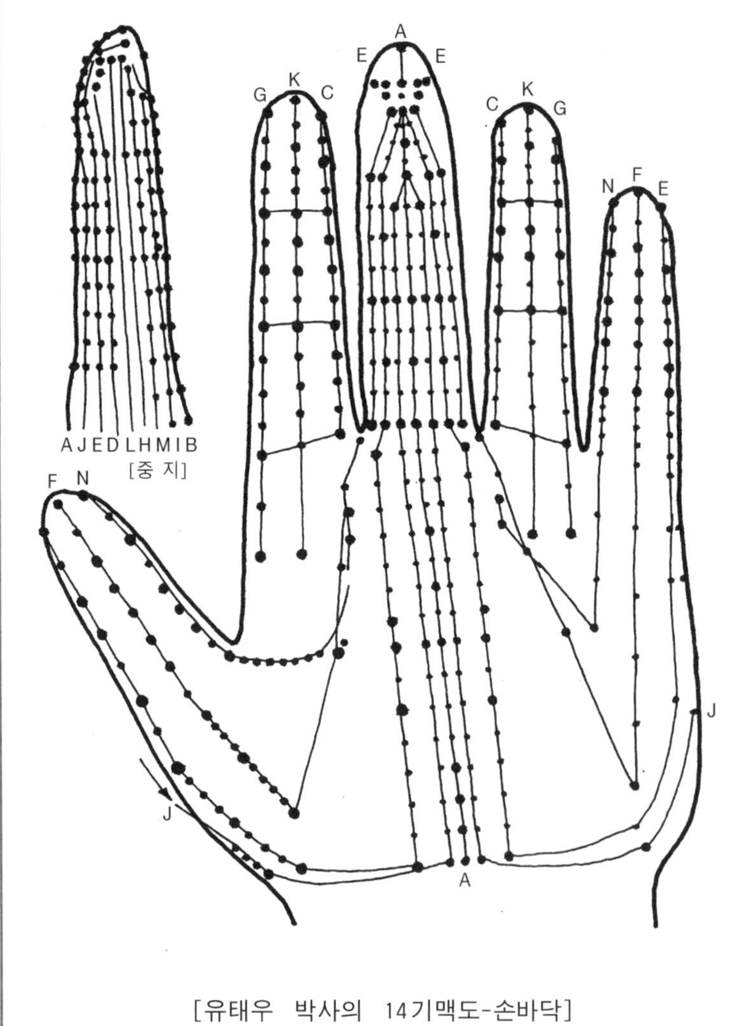

[유태우 박사의 14기맥도-손바닥]

수지침 수배혈도

A : 임기맥　B : 독기맥　C : 폐기맥　D : 대장기맥
E : 위장기맥　F : 비장기맥　G : 심장기맥　H : 소장기맥
I : 방광기맥　J : 신장기맥　K : 심포기맥　L : 삼초기맥
M : 담기맥　N : 간기맥

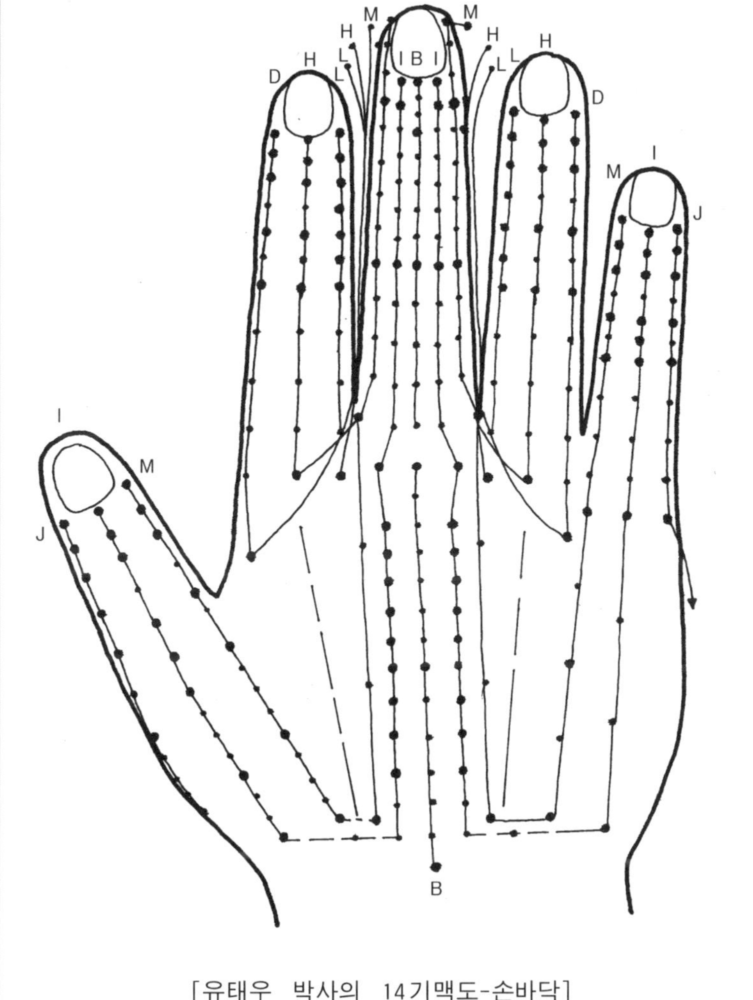

[유태우 박사의 14기맥도-손바닥]

12경락, 365혈 파헤치기
전통 침구술 사전

2. 손은 인체의 축소판이다

손은 인체의 축소판이라 할 수 있다. 손바닥에 있는 365개의 치료점을 인체의 혈로 보고 인체의 질병을 치료하는 것이다.

가령 어느날 다음과 같은 일을 겪었다고 하자.

> 한밤중에 잠을 자는데 갑자기 오른쪽 귀 뒷쪽에 강렬한 통증이 와서 아파 견딜 수 없게 되었다. 손가락에는 오장이 직결되어 있으므로 얼굴은 손바닥 3지요 오른쪽 뒤가 통증이 있으므로 손 뒷등의 맨끝 오른손 마디 아래 부위를 만져 보았더니 그곳이 심하게 통증을 느끼게 되었다. 그래서 여기에 침으로 자극을 주었더니 그 통증이 씻은듯이 사라졌다.

수지침은 이런 관념적 상응도로 생각하고 그 부위에 대하여 자극을 주는 것이다. 침구학에서도 배운바 있겠으나 인체의 각종 질병은 여러 가지 요인에 따라 질병이 발생되기 이전에 그 근본은 기혈의 허실과 장부의 주관하에서 병변이 생기게 된다고 본다.

감기, 체한 것, 발목을 삔 것, 요통이나 신경통, 중풍, 당뇨병 모두 장부와 경락, 또는 기맥의 허실을 벗어날 수 없다고 본다. 그러므로 질병의 진찰은 장부의 허실, 좌우 허실을 먼저 아는 것 부터가 중요하다고 본다.

상응요법(相應療法)

상응요법이란 두말할 것 없이 수지침에 있어서 질병과 상응되는 지점을 두고 하는 말이다. 그러므로 이 상응점을 찾는 것이 가장 소중하고, 이 점을 찾았으면 상응점에 자극을 주는 것은 두말할 나위가 없을 것이다.

그러므로 상응부위를 잘 알고 상응점을 쉽게 찾을 수 있도록 숙달하도록 해야만 한다.

자입방법

수지침에서의 자입방법은 일반 침치 방법과 별반 다르게 없겠으나 어느 지점에 자입을 시키느냐에 따라서 그 반응은 현저하게 나타나게 된다.

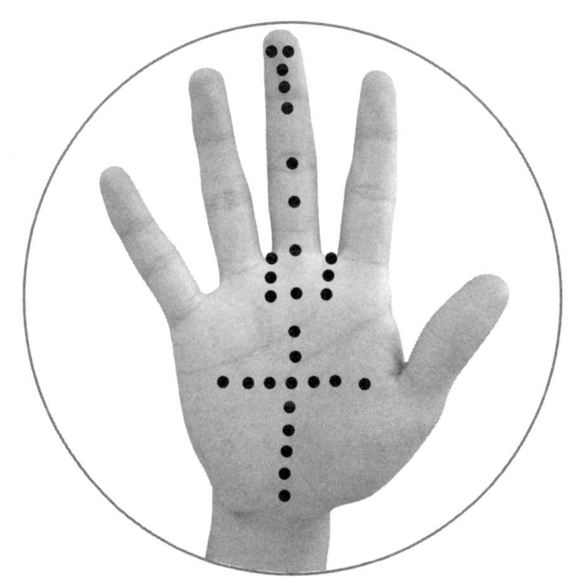

여기서 잠시 상응점에 대해 언급하고 지나가도록 하자.

상응점은 일종의 **체벽반사점**(體壁反射點)을 두고 말하는 것이다. 체벽반사란 구심로와 원심로에 있어서 자율신경계로 구성되어 나타난다. 현재까지 내장(內臟) 계통이 체벽반사계로 나타나 있는 것으로 알려지고 있다. 그 구체적 표시는 다음과 같다.

신경계는 부교감신경과, 교감신경이 있다.

부교감신경에는 미주신경과 삼차신경, 안면신경 등이 있다.

① **미주신경** : 혀의 위치가 변화를 이룬다. 목구멍에 이물감, 기침, 구토, 위분비, 침분비를 주관한다.

② **삼차신경** : 안면이 붉어지고, 포진이 생긴다. 충치 등도 이에 속한다.

③ **안면신경** : 안면근육이 위축, 비 카다르 같은 증세를 보인다.

교감신경은 동공확대, 딸국질, 청령혈에서 소부혈까지의 근군(筋群)이 긴장 또는 위축, 혹은 피부반사증 등이 나타난다.

원심로의 반사계는 지금까지 설명한 바와 같다고 할 수 있으나 구심로의 반사계는 교감신경과 부교감신경의 2중 지배에 의해 나타난다. 이것을 구심성신경, 이중지배법칙이라 한다. 교감신경계와 부교감신경이 구심로를 같이 하여 중추에 전달하고 이 원심로를 통하여 효과기관에 전달하게 된다.

상응점

앞에서 언급한 바와 같이 내장 병변이 교감신경과 부교감신경이 같이 반사증상을 나타나게 된다. 예를 들면, 폐 병변은 체벽에 나타나는 현재의 증후는 내장에서 원인이 발생되어 체벽반사로 나타난다고 하는 것이다. 이런 체벽의 반사점이 신체 부위에만 나타나는 것이 아니고, 상응점에 자극을 주어도 이상 계통에 충격을 주어 치료할 수 있는 방법, 이것이 수지침인 것이다.

이렇게 해서 나타나는 부위를 상응점이라 하고, 이 상응점에 자극을 주어서 이상 계통에 충격을 주어 치료하는 것이다. 이와 같은 체벽반사가 어떤 경로를 거쳐 수지상응부(手指相應部)에 나타나는지는 설명이 다소 부족하겠으나 여하간 상응점에 나타나는 것은 확실하다고 할 수 있다.

이와 같은 상응점이 나타나는 상태는 여러 가지가 있다.

가장 많이 있는 것은 '압통점'이고, 그 다음은 '긴장대', '응결점', '전자반응'과 '색택반응'이다. 이러한 상응점을 찾는 것은 위에서도 잠시 설명한 바가 있지만, 이 압통점은 피부 부위를 손가락이나 아니면 기구를 갖고 눌렀을 경우에 다른 곳보다 자극이 예민하게 나타나는 통증을 느끼게 된다.

물론 누구나 아픈 지점을 꼭 누르게 되면 아픔을 느끼지 않을 사람이 있겠는가라고 반문할 지 모르겠으나, 여기서 말하는 아픈 곳은 가장 예민하게 아픈 곳을 두고 말하는 것이다.

상응점을 찾기 위한 도구

일정하게 예리한 통점 지점인 압통점을 찾기 위해서는 기구가 필요하다.

이 기구란, 끝이 지나치게 뾰쪽하면 압통자리를 정확하게 찾을 수가 없다. 이 뾰쪽함에 눌려서 올바른 내부 압통점을 찾지 못하고 단순히 뾰쪽한 자극 때문에 그 아픔만 더 느낄 수 있기 때문이다.

주위에서 쉽게 구할 수 있는 기구로는 흔히 쓰고 있는 프러스펜의 뚜껑이 가장 적절하다고 할 수 있다. 이 뚜껑의 끝은 둥굴게 뾰쪽하며 이것은 프라스틱이기 때문에 피부에 닿는 촉감적 느낌이 다소 부드럽기 때문이다.

상응점에 이것을 갖다대고 일정한 압력으로 눌러보면 어느 한 곳에 극히 예민한 지점을 발견할 수 있을 것이다. 만약 이 압통이 한번에 나타나지 않을 경우에는 2~3회 반복을 해서 상응점을 찾으면 된다.

그러나 손등의 경우, 특히 독기맥에서 상응점을 찾으려고 할 때는 볼펜 등을 갖고 살살 밀다보면 역시 가장 예민한 압통점을 찾을 수 있다. 이때 역시 너무 빨리 밀어서는 안된다. 천천히 반복을 하다보면 정확한 상응점을 찾게 될 것이다. 이 방법 말고도 깍지를 껴서 상응점을 찾는 방법도 있다.

만약 반응점이 넓을 경우 다침(多針)을, 반응점이 좁을 경우 1~2개만 자입을 하면 된다.

압통점

압통점은 대체로 손등과 손가락에 제일 많이 나타난다. 바닥은 손등에 비해서 귀육이 다소 뚜껍기 때문에 약간 둔하다.

긴장대(緊張帶)

긴장대란 살갗이 긴장된 위치를 두고 하는 말이다. 근육을 만져보면 부드러운 곳이 있는가 하면, 튼튼하고도, 빳빳하며, 미끄러운 촉감, 무엇이 굳어있는 듯한 느낌을 받을 수 있는데 이것이 긴장대이다.

이러한 긴장대는 근육을 따라서 넓게 나타난다. 그러니 이것은 직접 손으로 만져 보지 않고는 발견하기가 어렵다. 이 긴장대는 손등보다는 손바닥에 잘 나타나며, 누구나 쉽게 발견할 수 있다.

손바닥을 살살 만져보면 병이 없는 부분은 부드러우나, 병이 있는 부위는 그 부위가 굳어 있다는 느낌을 받게 된다. 이것을 쉽게 설명하면, 노동을 많이 해서 못이 박혔다는 것도 긴장에 해당된다. 이것처럼 질병이 악화됨에 따라 더더욱 긴장대가 굳어진다고 할 수 있다.

손바닥의 굳살은 주로 골프, 철봉, 테니스, 탁구 등 운동에 의해서 생기기도 하며, 공사장에서 삽 등을 가지고 일하는 사람들도 많이 나타난다. 즉, 다시 말하면 손바닥이 심하게 마찰되면서 생긴다.

여하간 인위적이든 아니면 자연적이든 이런 상태가 나나타는 것은 모두 긴장대에서는 병으로 판단을 한다.

응결점(凝結點)

긴장대 다음은 응결점(凝結點)이라는 것이 있다.

이 응결점은 주로 손가락에서 많이 나타난다. 이것은 딱딱해서 근육이 뭉친 것, 연골이 굳어진 것 같기도 하고 또 견골과 같이 딱딱하기도 한데, 대체로 관절 부근에 많이 나타나는 것이 일반적이다. 이것이 나타나면 실제 인체부에서 병이 발생하기 마련이다. 손가락에 못이 생긴 것도 여기에 해당이 된다.

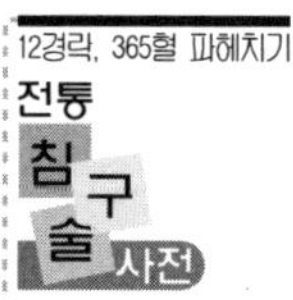

3. 봉(鋒) 자극법과 종류

1, 서암봉(瑞岩鋒)

침은 피부를 뚫는 것이기 때문에 따끔하게 아픈 것이 사실이다. 그래서 어린 아이들에게는 치료가 쉽지가 않다. 또 몸이 허약한 사람에게도 계속 침의 자극을 주는 것은 곤란한 경우가 많다.

환자뿐만 아니라 건강한 사람도 계속 침을 맞기란 그리 쉽지가 않다. 그래서 고통을 주지 않고 침과 같은 효과를 얻을 수 있는 것이 개발되었는데 이것이 서암봉이다.

서암봉의 종류는 무색과 유색이 있다.

서암봉은 끝은 뾰족해도 피부는 뚫지 않으면서 압박 자극을 주고, 반창고를 붙여서 자극이 오래가도록 하는 효과를 나타내게 한다. 따라서 이 서암봉은 이온효과와 아울러 압박의 자극, 압침의 효과를 동시에 볼 수 있는 간편하고도 효과가 좋은 자극법이다.

아프지 않고 사용하기도 쉬워 누구나 쉽게 활용할 수 있고, 자석처럼 쇼크현상도 없다. 통증이 심한 사람은 무색 서암봉을 이용하는 것이 좋고 몸이 허약한 환자는 유색 서암봉을 사용하는 것이 좋다.

사용할 때는 봉을 붙이기 전에 피부를 깨끗이 해야만 하고, 몸에 직접 붙일 때는 너무 오래 두면 피부 가려움증이 생길 염려도 있으므로 유의할 필요가 있다.

서암봉의 종류에는 치료점이나 반응점이 좁을 때 사용하는 돌기가 1 개 있는 1 호, 돌기 2 개가 있는 2 호, 돌기가 6 개 있는 6 호 서암봉이 있다.

2 호 서암봉은 치료점이나 반응점이 조금 넓을 때, 6 호 서암봉은 넓을 때 사용을 한다.

2. T봉

T 봉은 끝이 뾰쪽하지 않아 피부를 뚫지 않고 반창고로 압박자극을 주는 것으로 안전하고 통증이 없는 새로운 자극법이다. 침과 서암봉의 중간 자극기구로 사용하며 효과는 매우 우수하다.

3. 수지전자빔

수지전자빔 치료란 피부에 전기자극을 주어서 독소를 제거하게 만든 것이다. 전자빔에서 나오는 전기자극은 인체에 전혀 해가 없으므로 초보자라도 기본 이론만 배우면 누구나 쉽게 이용할 수 있다.

피부로부터 약 2~3mm 정도 이상의 간격을 두고 10~25 초의 시간 동안 전기 자극을 준다. 효과가 빠른 것이 장점이다. 진찰에서 치료까지 모두 시술하는데 1 분이면 끝나게 된다.

4. 이온지압봉, 이온발지압판, 서암반지

이온지압봉, 이온발지압판, 서암반지 등도 시중에서 많이 유행하고 있는 기구들이다. 휴대가 편하고 언제 어디서나 가벼운 운동을 지속적으로 할 수 있다.

이온지압봉은 운동을 비롯, 아픈 부위를 자유자재로 지압할 수 있어서 혈액순환이나 피로 회복에 활력을 준다. 5~10분간 손바닥, 손가락을 일일이 지압이나, 밀어서 맛사지를 하면 손이 제일 먼저 부드러워지고, 기혈의 소통이 잘 이루어지게 된다.

이온발지압판은 주로 목욕탕 같은 곳에 장치해 두는 것을 볼 수 있는데 발에 자극을 주어 머리 위로 상충했던 혈액을 내리는 역할을 한다. 이온발지압판은 긴장, 스트레스, 두통을 풀어주는데 좋은 효과가 있다. 이온발지압판을 효과적으로 사용하기 위해서는 먼저 이온발지압판 밑에 수건, 담요 등을 놓고 밟으면 골반에 닿는 충격을 최소화 할 수 있다. 낮에는 빛을 쐬게 한다.

서암반지는 여러 수지침 기구로 치료하면서 평소에도 치료의 효과를 지속적으로 유지시킬 수 있어 좋다. 맞지 않는 손가락에 끼면 효과가 없을뿐만 아니라 가슴이 답답해지는 증세도 있으므로 증상에 따라 사용하도록 해야만 한다.

4. 대증요법

대증요법이란 누구나 쉽게 병의 증상에 따라 유효하다고 생각되거나, 아니면 효과가 있는 것으로 알려진 혈을 처방하는 방법이다. 이 대증요법을 잘하기 위해서는 변증 방법에 능숙해야만 하고, 또 요혈을 광범하게 잘 알아야만 한다.

구토증(嘔吐症)의 예를 들어보자. 증상은 침의 학설적면에 있어서는 비(脾), 위(胃)에 속하는 질병임은 누구나 다 아는 사실이다. 그러므로 이때는 비와 위의 허실에 관계 없이 비위질환을 제거시켜주면 되는 것으로 이를 처방에 연결시키는 것이다.

이 구토증을 처방하면

A8, A12, A16, A18, K9, F4, F19, B24, B19에 자입하면 된다.

이와 같이 병을 치유하려면 각각의 증상이 어느 장부에 속한 병인가를 알아야 한다. 또한 장부의 허실에 관한 침구의학의 병리, 생리를 터득하여야 할 것이다.

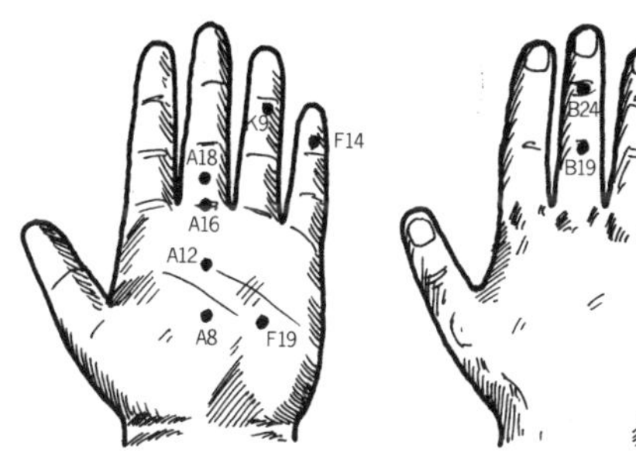

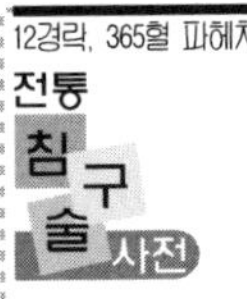
12경락, 365혈 파헤치기
전통
침
구
술
사전

5. 임상요법(臨床療法)

1. 모든 두통을 치료한다.

두통이 있다는 것은 인체 어느 곳엔가 질병이 있다는 신호이다. 이런 온갖 질병의 징후가 되는 두통은 치료하기가 매우 어렵다.

이때 수지요법을 이용하면 간단히 두통을 치료할 수 있다. 또한 계속 치료할 경우에는 질병을 근본적으로 완치시킬 수는 없어도 만성두통을 말끔하게 해소할 수가 있다.

우선 머리가 아프면 머리에 해당되는 중지(中指)를 본다. 중지 끝마디에서부터 손톱 위, 아래가 모두 머리 부분과 얼굴에 해당이 되기 때문이다. 중지를 치료하기 전에 자신의 머리 어느 부분이 아픈

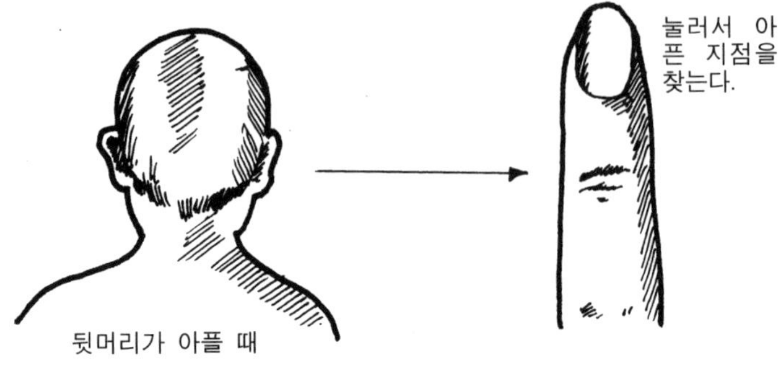
눌러서 아픈 지점을 찾는다.
뒷머리가 아플 때

가를 확인할 필요가 있다. 앞 머리의 두통인가 아니면 정수리의 두통인가 혹은 후두통인가를 확인해야 한다

편두통의 경우 아픈 위치를 확인한 후 해당 부위라 할 상응부위에 정확하게 표시를 하고, 사이펜이나 아니면 볼펜 끝으로 해당 상응부위를 연습적으로 꾹꾹 눌러본다. 여러 차례 힘을 주어 눌러주면 다른 곳보다 아픈 지점이 나타날 것이다. 이 상응점에 침을 놓거나 아니면 자극을 주면 웬만한 두통의 통증은 사라진다. 즉 상응점이 침자리가 되는 것이다.

2. 코피를 흘릴 때

어린아이들의 성장과정에서 습관적으로 코피를 흘리는 경우가 많아서 부모님들은 당황하기 쉽다. 또한 혈압 이상으로 코피가 날 수 있다.

이때는 중지의 끝 마디를 고무줄로 묶어주면 잠시 후에 손끝이 새파랗게 변한다. 이때 고무줄을 느슨하게 풀어 주었다가 잠시 후 다

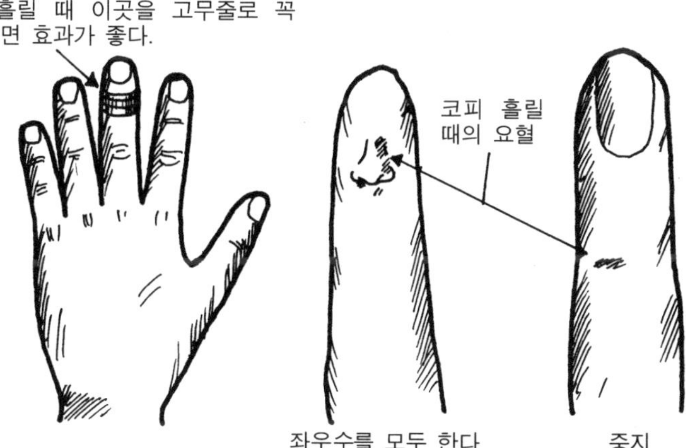
코피 흘릴 때 이곳을 고무줄로 꼭
묶어주면 효과가 좋다.
코피 흘릴
때의 요혈
좌우수를 모두 한다
중지

시 묶어주고, 몇회 반복하면 코피는 멎는다. 이렇게 멈추어진 코피는 여간해선 재발하지 않는다. 재발이 되면 다시 고무줄로 치료하면 된다.

3. 눈이 피로할 때

책을 많이 보거나, 컴퓨터를 장시간 다루다보면 눈이 자연 피로해지기 쉽다.

눈이 침침하고, 충혈이 되고, 눈꼽이 끼고, 다래끼가 나고, 눈물이 나오지 않거나 아니면 반대로 눈물을 흘리게 되는 경우가 많다. 이때 손의 눈 부위에 상응한 곳을 이쑤시개(끝이 너무 뾰족하므로 약간 무디게 자름)로 꼭꼭 누르면 예민하게 아픈 지점이 나타난다. 이곳을 옷핀으로 꼭 찔러서 피를 한방울 내면 눈이 맑아지고 시원 해진다. 또한 귀이개로 약 10분 정도 꼭꼭 눌러 주어도 눈병이 낫는다.

4. 코 감기에 걸렸을 때

피로하여 감기 기운이 있으면 콧물을 흘리고 코가 막히게 된다. 이때는 중지에서 코 부위를 찾아 상응점에 자극을 준다. 즉 코 부위에서부터 손톱 아래까지 모두 자극을 준다. 이것은 알레르기 비염에도 효과를 볼 수 있으며 축농증에 걸렸을 경우에는 장기간 치료를 하면 효과가 크다.

5. 뒷목이 아프고 굳어 있을 때

오래 앉아 있거나 운전을 오래하고, 혹은 잠을 잘못 자고 나면 뒷

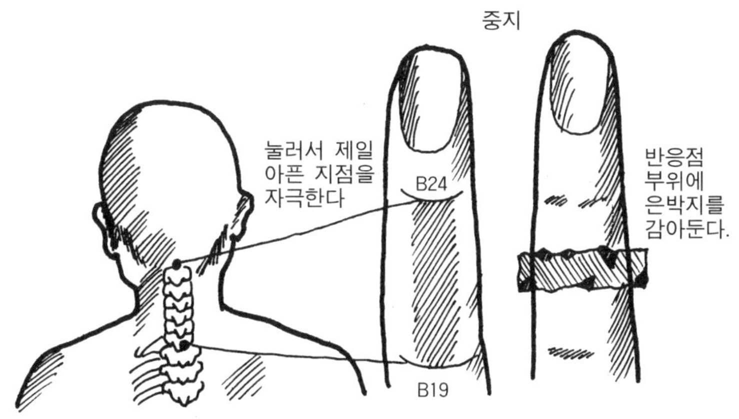

목이 땡기고 아파서 움직이기가 매우 곤란하다. 특히 목을 갑자기 움직였을 경우에는 뒷목을 삐는 경우도 있다.

신경과민과 두통, 불면증, 신경쇠약, 심장쇠약 등이 있는 여성의 뒷 목줄기를 눌러보면 대개 통증을 호소하고, 눈으로 볼 때도 튀어나와 경추가 삐뚫어진 경우가 많다. 이것은 약물 요법으로는 치료하기가 어렵다. 그렇다고 함부로 목의 경추교정을 하면 더 악화될 우려가 있다.

이때는 중지 손 등쪽의 목 부분을 찾아 깍지를 껴서 꾹꾹 눌러 보거나 아니면 볼펜을 가지고 굴리면 매우 아픈 지점이 몇 군데 나타난다. 그 중에서 제일 아픈 지점을 중심으로 압박자극을 약 5~10분 정도 계속한다. 그런 다음에 은박지를 4겹 정도 말아서 그곳을 묶어주면 웬만한 목의 통증은 해소가 된다. 심한 것은 여러번 반복적 치료를 하면 효과를 본다. 양쪽 모두 아프면 양쪽을 다하고 한쪽만 아프면 한쪽만 한다.

6. 기침 가래(주로 담배를 많이 피웠을 때)

폐암환자가 점점 늘어난다는 의학적 통계발표가 있었다. 폐암이 많아지는 이유는 여러 가지 공해 및 흡연, 석면중독, 나쁜 공기, 심장병도 그중 하나의 원인이다.

기침이 자주 나오고, 가래가 많이 나오고, 목이 답답할 때 간단하게 처치하는 방법은 다음과 같다.

그림의 목 부위에서 A20(목구멍의 상응부위)을 찾아본다. 이곳이 바로 목구멍에 해당되는 상응부위이다. 이곳은 상응점을 찾지않고 그냥 자극을 주어도 된다. 또한 서암침이나 서암봉으로 약 10~20분간 자극을 주거나 은박지로 이곳을 묶어 주어도 효과가 있다. 밤마다 기침을 하는 경우에는 잠을 잘 때 이곳을 묶어두고 자면 효과가 나타난다. 신기롭다고 할 수가 있다.

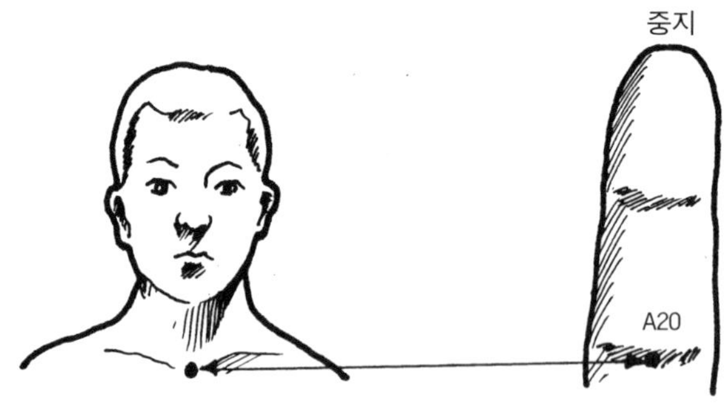

7. 명치 끝이 답답하고 아플 때

음식을 먹고 체하거나 아니면 속이 답답하거나 심장병이 있을 경우에는 명치 아래가 빼근하고 아픈 통증이 있을 때가 있다. 이때 명치 아래를 눌러보면 아파서 손을 댈 수가 없다.

이때 손바닥쪽의 중지 첫째 관절마디 중간을 지긋이 눌러보면 예민하게 아픈 지점이 발견된다. 이곳을 손톱으로 누르거나 비벼 주던지 아니면 서암봉을 붙여주면 잠시 후에는 가슴의 통증이 풀어지게 된다. 양쪽을 모두 해도 좋다. 또는 이쑤시개를 적당한 크기로 잘라서 가운데 손가락으로 압박자극을 해 주어도 효과가 있다.

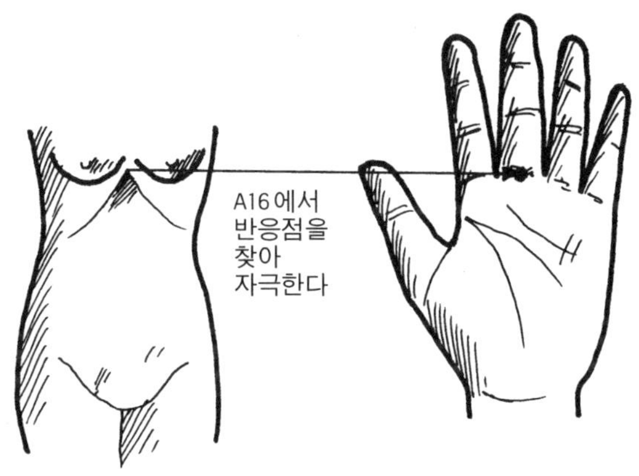

8. 소화가 안될 때

음식을 먹고 소화불량이나 아니면 평소 위가 좋지 않은 사람이 있다. 위장을 눌러서 몹시 아플 때는 약을 먹으면 그 증상은 해소가 되나 압통점은 해소가 완전하게 되지 않는다.

이때 중완(中脘)에 침자리를 정하고 긴 침을 1~2번 찌르면 효과

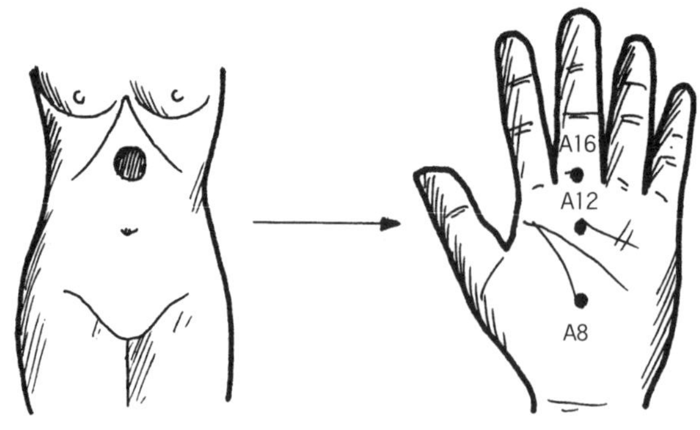

가 있으나 매우 위험하므로 복부에는 함부로 깊이 침을 놓아서는 않 된다.

그러나 손바닥 A12 부근에는 아무 부작용이 없으니 안심하고 처방을 해도 좋다. 소화가 안되며 헛배가 부를 때는 다음의 방법을 사용하면 좋다.

우선 성냥개비나 이쑤시개를 약 3~4cm 정도 잘라서 A16 과 A12 에 대고서 꼭 누르고 약 10~20 분 정도 있으면 속이 편해지고 소화도 잘 된다. 만성 위장병인 경우에 좋고 차멀미, 배멀미에도 좋다.

또는 서암봉을 A8, 12, 16 에 붙여놓고 약 10~20 분 있으면 소화가 잘 된다. 만성 위장에 꾸준히 계속하면 반듯이 좋은 효과가 있다.

9. 간장에 고통을 느낄 때

우리나라의 경우, 간장질환이 세계 최고의 발병률을 나타내고 있다. 국민의 약 10%가 만성 B형간염 바이러스 보유자라고 하지만 아직 특효약은 없다

수지침의 경우에는 간질환을 완치시킬 수는 없어도 이 간장 부위에 느끼는 고통 증상을 해소하는 데는 매우 큰 도움이 되고 있다.

평상시 간장 부위에 지긋이 압박을 가해 보아서 아무런 고통이 없을 경우에는 해당이 안되나 신경을 많이 쓰고, 과음, 과로, 잠을 자지 못하고 약을 남용하였을 경우에는 평상시에도 오른쪽 옆구리 부위가 뻐근하고 불쾌한 고통을 호소하는 경향이 있다.

이때 수지요법에서 간장에 해당되는 N14, N18 부위를 꼭 눌러보면 과민한 통증이 나타남을 알 수 있다. 이곳을 꼭 눌러서 제일 아픈 지점을 표시하고 여러 가지의 자극을 준다.

이를테면 손끝으로 지압을 하거나 서암봉을 붙여주고 약 20~30분 정도 지난 후에 간장 부위를 압진하여 보면 웬만한 고통은 해소되는 것을 발견할 수 있다. 그리고 자각증상도 어느 정도 없어지는

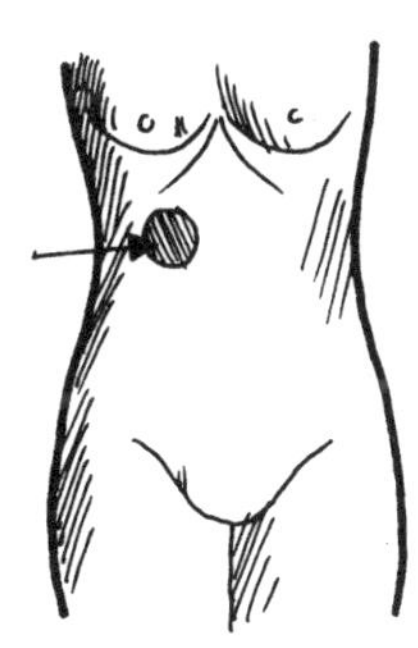
N18 간장에
고통을 느낄
때

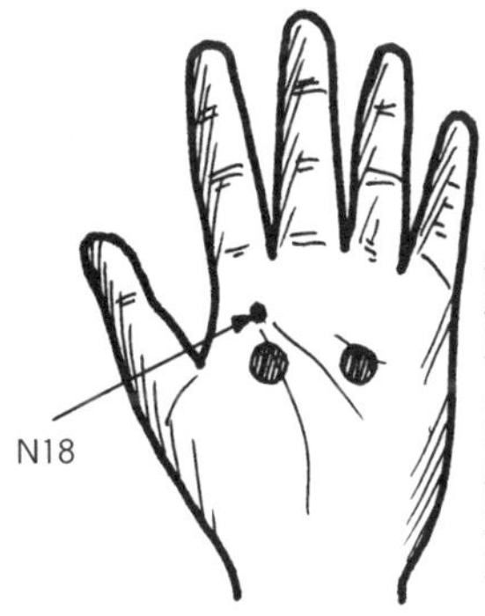
N18
눌러서 아픈
곳에 자극을
주면 고통해
소에 도움이
된다. 단 중
증에는 효과
가 없는 경우
도 있다.

것을 알 수 있다. 한번으로 족할 때도 있으나 간질환은 대부분 만성 질환이므로 오랜기간 반복해서 자극을 주면 간장 부위의 고통 해소에 큰 도움을 준다.

10. 알콜중독, 약물중독 해소에 도움

우리나라 사람의 알콜 섭취량은 세계에서 단연 선두라는 말을 들 정도로 많다. 그렇기 때문에 알콜성중독성 간염까지 많아 세계적인 간염 나라라는 불명예를 갖고 있을 정도다.

술을 많이 먹거나 약을 많이 먹었을 때에 다음과 같은 치료를 하면 해독에 매우 효과가 좋다.

자침요법은 외부적인 자극이기 때문에 간에 직접적인 영향은 없으므로 안심하고 치료해도 좋다. 우선 술을 잔뜩 마신 후에는 집에 돌아와서 양손 모두 A1, 4, 6, 8, 12, 16, N18, I14 지점에서 서암봉을 붙이고 잠을 잔다. 자고난 다음날 전 같이 어지럽고 취한 기운이 남아 있겠으나 수지침 요법을 이용하면 모든 증상은 90% 이상 해소되어 몸이 상쾌해진다.

술을 이기지 못하는 사람의 경우 이곳에 서암봉을 붙이고 술을 마시면 탈진되는 경우가 적고, 술에 취했을 때도 이곳에 자극을 주면

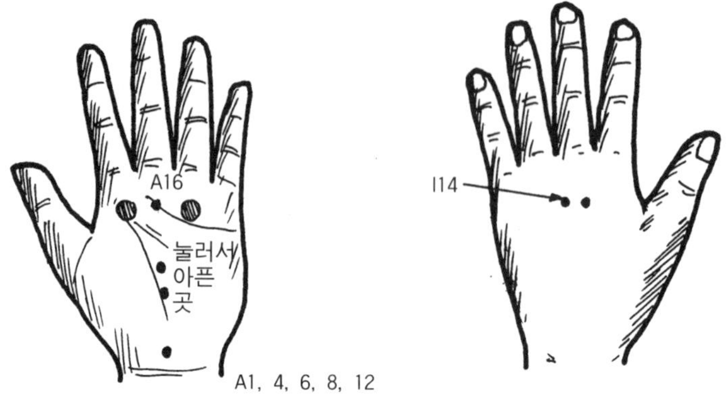

술에서 쉽게 깰 수 있다.

술을 많이 마셔 배탈나고 설사를 할 때는 서암뜸으로 따뜻하게 떠주면 설사, 구역질, 어지러움 등이 그 즉석에서 거의 해소가 된다. 술병에 특히 좋다고 할 수 있다.

11. 여성들의 하복통

여성들은 생리불순과 자궁 질병 때문에 고생을 많이 한다. 질환의 종류도 대단히 많아서 자궁질환 없는 여성이 없을 정도라고 하니 놀

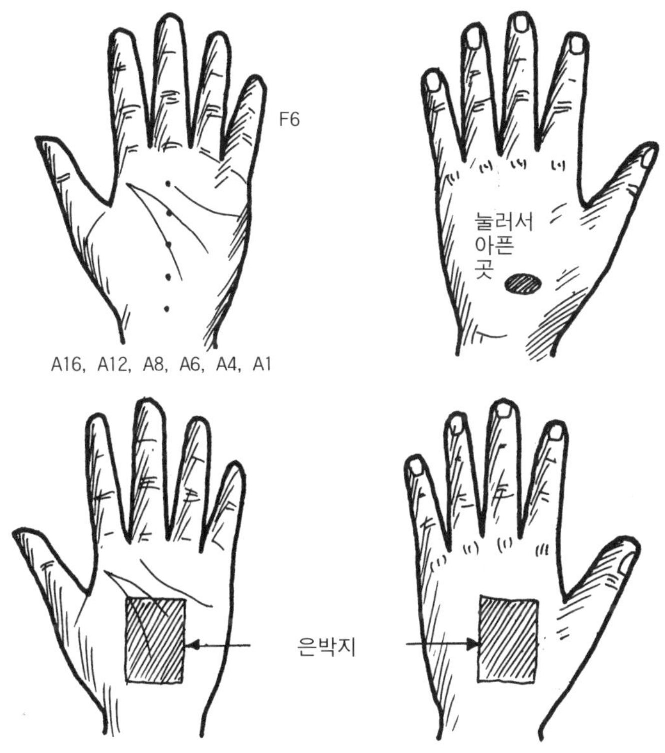

라지 않을 수 없다.

아마도 자궁수술, 낙태, 피임기구, 저항력의 감퇴, 성병, 악성 세균 등의 감염 때문으로 볼 수 있으나 쉽게 해소되는 질병은 아니다.

이와 같은 질병으로 말미암아 고통을 느낄 때나 자궁이 튼튼하지 못하다고 느낄 경우에는 다음의 처방을 이용하면 된다. 물론 이 수지침 요법만으로 완치는 어렵겠지만 꾸준하게 노력한다면 자궁 질환에 놀라울 정도의 효과가 있을 것이다.

A1, 4, 6, 8, 12, 16, F6 의 지점과 손등의 허리 부분을 눌러서 제일 아픈 지점에 자극을 주는 방법이다.

우선 아랫배가 아플 때 서암봉을 약 10~20 분 정도 붙여주면 고통증상이 해소된다. 주로 오른손을 하는데 양손을 다 하는 것이 좋다. 서암뜸으로 따뜻한 열자극을 줘도 효과가 있다. 만성적인 병일 경우 은박지를 가로 2cm, 세로 5~6cm 로 잘라서 손바닥의 아랫부분과 손등의 허리부분에 반창고로 붙이고 잠을 자면 하복부가 매우 편해진다. 만성적인 병은 장기치료를 요하므로 약 5~10 일간 꾸준히하면 효과가 있다. 평시에는 손바닥 아랫 부분과 손등의 아픈 지점을 자주 눌러준다.

12. 변비와 설사를 다스리는 방법

변비와 설사를 치료하려면 먼저 병이 생기는 원인을 알아야 한다. 변비는 위장 속에 열이 뭉쳐있기 때문에 나타나는 것이다. 이때는 식사나 음료수를 마실 때 항상 차가운 것만 계속 먹으면 변비는 즉시 풀어진다. 너무 찬 것을 많이 먹으면 설사가 생길 수 있다.

예를 들면, 변비에는 생맥주를 마시는 것이 좋다. 이와는 반대로 설사는 속이 냉하기 때문이다. 이때는 따뜻한 음식이나 음료수를 먹으면 설사는 곧 멈춘다. 이렇게 해도 설사나 변비가 풀리지 않으면 다음과 같은 처방을 이용한다.

A8 주위 상하 좌우 약 1cm 간격으로 치료점을 정하고 서암봉을 약 10~20분씩 매일 붙여준다. 저녁에 잠을 잘 때는 이곳에 은박지를 오려서 반창고를 붙이고 잠을 잔다. 그리고 손등에도 눌러서 제일 아픈 지점에 은박지를 붙인다. 또는 서암뜸으로 따뜻하게 뜸을 뜨는 것도 좋다. 이렇게 지속적으로 몇일 치료하면 대소변은 저절로 조절된다.

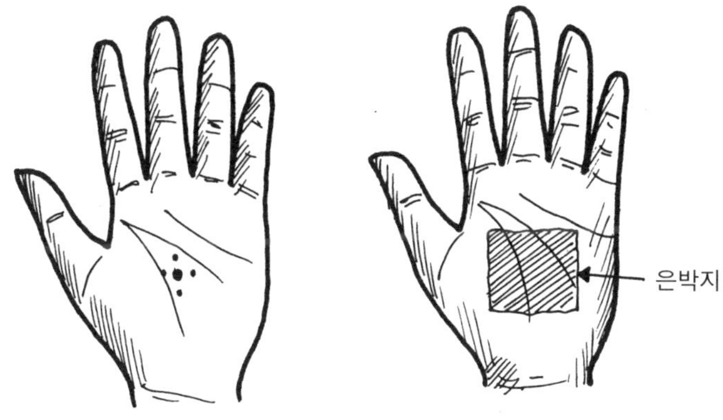

13. 요통 치료방법

원래 사람의 원조는 네 발(4족)이 달린 짐승의 모습이었다고 한다. 그러나 인간이 진화 발달하여 두 다리로 딛고 일어서서 걷게 되고 현재의 모습과 같이 되었다고 한다.

이렇게 일어서서 걷다보니 상체의 무게가 골반에 쏠리게 되고 허리를 많이 사용하게 되었다. 이런 원인으로 인하여 허리에 무리가 가게 되었다.

사람들은 허리에 무리를 느끼게 되니 요통을 호소하게 되고 요통 환자가 많아지게 되었다.

설상가상으로 골반 내장의 자궁과 장, 그리고 노쇠현상과 무리한 작업, 노동, 급격한 운동으로 인해 요통은 더 심해졌다. 그러나 요통은 그리 쉽게 치료되지가 않는다.

이러한 요통의 가장 큰 원인은 원기부족이 제일 많고, 여성의 경우는 자궁질환에 그 원인이 가장 많다고 본다.

대개 젊은 사람들에게는 요추추간판 탈출증이라는 디스크가 많

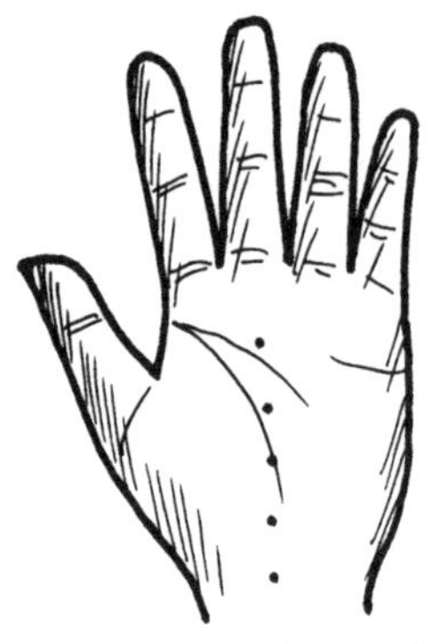
A16, A12, A8, A6, A4, A1

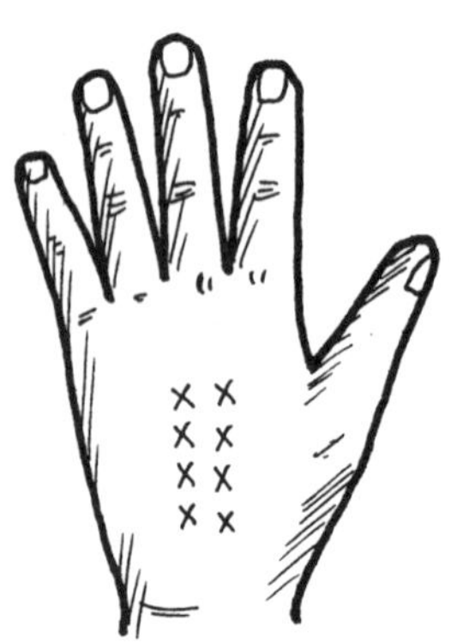
눌러서 아픈 곳

이 발생하고, 여자의 경우에도 임신, 출산, 자궁질환 등으로 인하여 요통을 많이 앓게 된다.

허리병을 치료하려면 먼저 원기를 보호하는 것이 필요하다. 이 원기를 보호하기 위한 수지침 요법에서는 뜸이 가장 좋다고 할 수 있다.

또한 서암뜸으로 온열 자극을 주면 효과가 있고 여기에 덧붙여 서암뜸을 뜨면 원기가 왕성해져서 자연 허리에 힘이 생긴다. 여자의 원기를 왕성하게 하기 위한 서암뜸 처방은 A1, 4, 6, 8, 12, 16에 아침 저녁으로 여러 장을 날마다 뜨면 좋다.

손등의 반응점을 찾아 요통을 다스리는 방법도 있다. 손등은 사람으로 말하면 허리에 해당하는 지점이므로, 요통이 있는 경우 손가락으로 꼭꼭 눌러보면 요통 반응점이 생겨난다. 이 반응점이 곧 치료점이기 때문에 반드시 압통 반응점을 찾아야만 좋은 효과를 얻을 수 있다. 이곳을 꼭꼭 주므르는 지압을 약 10~20분 정도 해 주어도 좋고, 아니면 서암봉을 붙여 두거나 은박지를 길이 5cm, 가로 3cm 정도로 자른 다음에 반창고로 고정 시키고 있으면 잠시후에 요통이 해소가 된다. 다소 병의 경중에 따라 다를 수 있겠으나 가벼운 경우 1~2회로 치료가 되는 경우가 있다. 여성의 생리통이 심할 경우에도 이곳에 자극을 주면 효과를 볼 수 있다.

14. 남성들의 원기를 왕성하게 하는 방법

스트레스나 신경을 많이 쓰는 현대의 남성들에게 있어서는 원기가 약해져 정력이 떨어지는 사례가 많다. 이렇게 약해진 원기를 회복하는데는 2가지 방법이 있다.

① 은박지로 길다랗게 골무를 만들어 중지를 모두 씌우고 저녁에

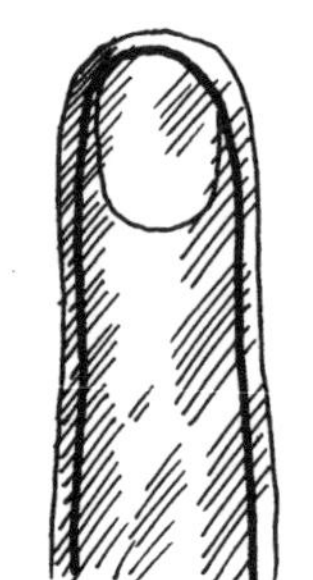

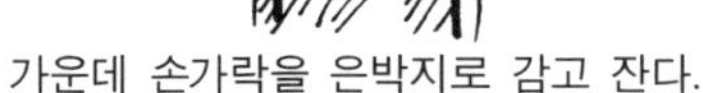
가운데 손가락을 은박지로 감고 잔다.

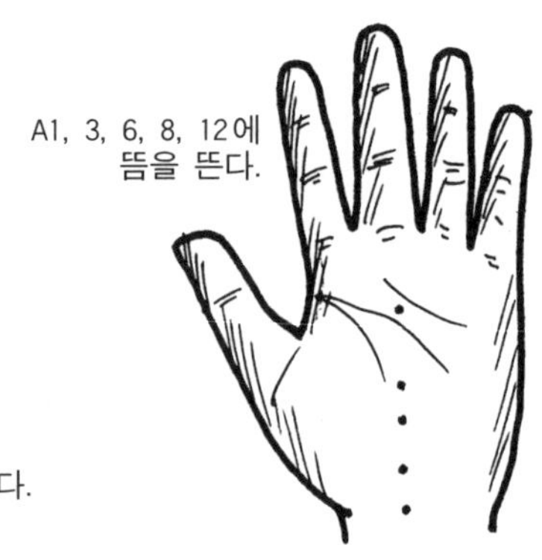
A1, 3, 6, 8, 12에
뜸을 뜬다.

잠을 잔다.

② A1, 3, 6, 8, 12 지점에 서암뜸으로 온열 자극을 준다. A1, 3, 6, 8, 12와 손등을 눌러서 제일 아픈 지점에 서암뜸을 떠 준다. 이렇게 치료를 하면 아침 일찍 원기왕성하게 상쾌한 기분으로 기상할 수 있다. 몸이 가벼우면 피로가 오지 않고 기분이 상쾌하다.

15. 불면증으로 고생할 때

불면증은 원인도 여러 가지이며 형태도 여러 가지이다.

신경과민에 의해 잠을 이루지를 못하는 경우에는 은박지로 골무를 만들어서 중지를 감싸고 잠을 자면 숙면을 충분히 취할 수 있다. 그래도 효과가 나타나지 않으면 중지를 약 10~20분 정도 충분하게 비벼준 다음에 은박지 골무를 끼고 잠을 자면 수면을 깊이 이룰 수가 있다.

16. 발목을 삐었을 때

우리는 발목을 종종 삐는 경우가 많다. 발을 헛딛어 그럴수도 있고 계단에 넘어지거나 아니면 운동을 하다가 다칠 수도 있다. 이때 응급처치 방법을 잘 모르면 큰 고통을 받게되고 평생 고생을 하는 경우가 적지 않다.

예를 들면, 좌측 발목을 삐었을 경우 제 5 지의 새끼마디가 발목에 해당이 된다. 이곳을 앞뒤로 깍지 껴서 자극을 주거나 아니면 연필로 쥐고 압박 자극을 주면 효과가 있다. 서암봉을 붙이거나 은박지를 3~4 겹 말아서 그곳을 묶어도 좋다. 그러면 잠시후 자신도 모르는 사이에 고통이 사라지고 없어진다.

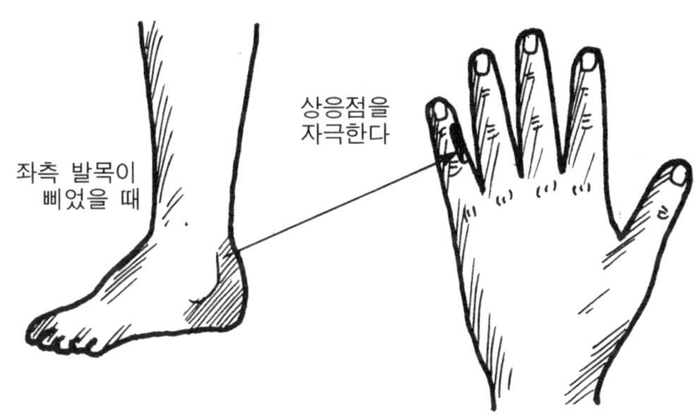

17. 손목을 삐었을 때

손목이 삔 것은 손을 자주 사용해야 하기 때문에 더욱 치료가 되지 않고 오래간다. 이때의 응급처치로 수지침의 손목 상응 부위가 어디인가를 먼저 알아두는 것이 좋다.

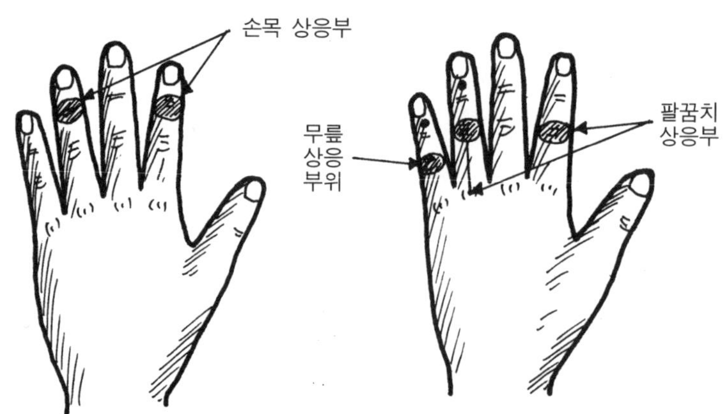

오른손을 삐었을 경우 오른손 우측의 제4지 끝마디가 손목에 해당이 된다. 이 끝마디를 꼭꼭 눌러보면 제일 아픈 지점이 나타나는데 이곳에 자극을 주면 효과가 있다.

18. 팔꿈치나 무릎이 아플 때

팔꿈치나 무릎이 아픈 경우에는 손의 상응부위에서 상응점을 찾은 다음 자극을 계속 주는데 이때 잘 치료가 되지 않으면 I38, H2를 찾아서 서암봉을 붙여서 함께 치료를 하면 좋다.

19. 손가락이 아플 때

손가락이 아플 때는 직접 그 자리를 눌러서 그 곳에 서암봉을 붙여 주면 효과가 좋다.

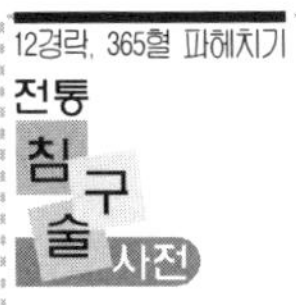

6. 다이어트

침이나 수지침 요법으로도 비만 치료에 탁월한 효과를 볼 수 있다.

1993년 서울 힐튼호텔에서 제1회 서암뜸 학술대회가 열렸을 때 필자도 이 자리에 참석한 바가 있었다. 이때 B라는 여성 수지침 학술위원이 비만치료에 대한 논문을 발표했었다.

그 발표에 따르면 과체중인 사람 80명을 대상으로 식이요법과 함께 서암뜸을 병행해서 시술을 한 결과 이 비만환자들이 놀라운 효과를 보았다고 한다. 대부분 2~3개월 안에 10~20kg까지 체중을 감량했고 이중 100kg 이상인 사람 2명은 2개월 동안에 20~30kg 감량하였다고 한다.

이렇게 수지침 요법만으로 탁월한 효과가 나타났다고 하는 것은 체내의 혈액순환과 근육활동을 도와 신진대사가 활발하게 움직이게 한 결과였다.

특히 비만은 원인에 따라 서암뜸을 뜨는 부위를 달리 해야만 효과를 크게 거둘 수 있는데 이는 모든 신진대사를 활발하게 하기 위한 결과 때문이다.

식욕과잉인 사람은 식욕을 억제할 수 있도록 손바닥과 제5지 끝

마디에 서암뜸을 뜨면 그 효과가 놀라울 정도로 나타난다. 뿐만 아니라 운동 부족인 사람은 다른 곳보다도 신체중 배가 가장 많이 튀어 나오게 되는데 이때는 손바닥 가운데 부위에 서암뜸, 서암봉으로 다스리면 효과가 나타난다. 배, 다리 등 부위에 따라서 다이어트를 원하는 경우에는 그 상응 부위에 집중적으로 자극을 주면 좋은 효과를 얻을 수 있다.

자극방법은 서암뜸, 서암봉을 함께 사용을 하면 더욱 그 효과가 크게 나타난다. 그러므로 먼저 비만의 원인과 부위에 따라 그 상응부위에 서암뜸을 여러 장 떠 주어야만 한다. 물론 많이 뜰수록 효과는 빨리 나타난다. 또한 평소에도 이 서암봉을 붙이고 2~3개월 지나면 효과를 완연하게 볼 수 있다. 이때 중요한 것은 수지침 요법과 함께 반드시 식이요법을 병행해야만 목적을 달성할 수 있다는 것이다.

수지침 요법은 부작용도 없을 뿐만 아니라 체중 감소 이후에도 이 수지침 요법을 계속 해준다면 요요현상 없는 다이어트를 성공할 수 있다.

1. 갑상선 이상에 의한 비만

기본 자극 상응점인 A1, 4, 6, 8, 12에 상응 부위 A20, 24를 추가하면 좋은 효과를 기대할 수 있다.

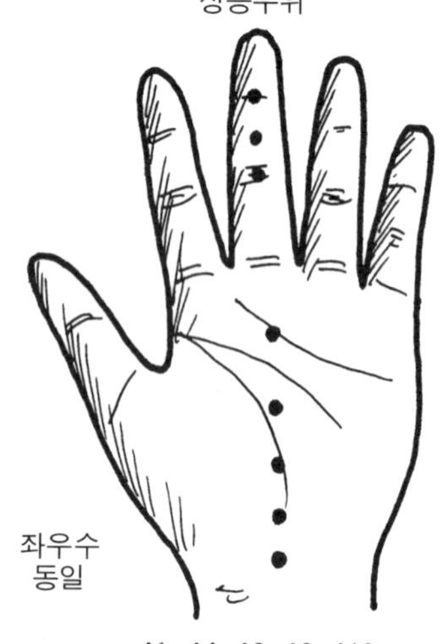

2. 스트레스에 의한 비만

우선 안정을 취하는 것이 중요하다. 그뒤 기본 상응점에 추가하여 A33, B24, F19 를 자극하면 효과를 볼 수 있다.

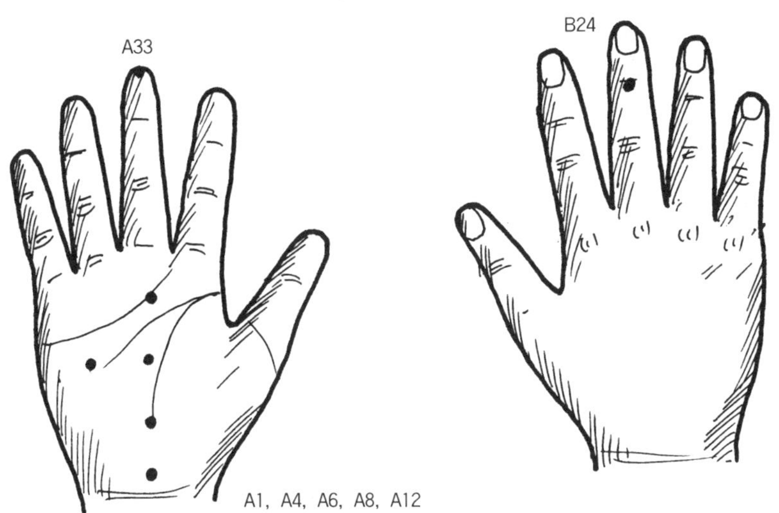

3. 복부 부위의 비만

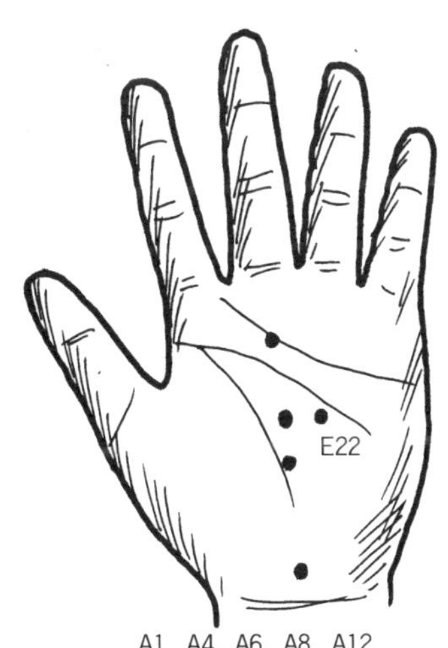

복부 비만은 운동부족에서 오는 것이 대부분이다. 다른 부위는 문제가 없으나 유독 배만 튀어 나왔다고 하면 기본 상응점과 A8 을 기준으로 아랫배, 윗배의 상응 부위를 가로로 자극하면 된다.

서암뜸을 계속 뜨면 2~3 개

월 후에는 배가 쑥 들어갈 정도로 현저하게 줄어든 것을 확인할 수 있다. 변비로 인해서 체중 증가가 있을 경우에는 E22 를 추가해서 서암뜸을 뜨면 비만과 변비를 치료할 수 있다. 특히 배설을 하기 위해서는 아침 식전에 뜸을 뜨는 것이 좋다.

4. 하체 부위의 비만

하체 부위의 비만과 종아리의 근육경직은 각선미에 신경을 쓰는 날씬한 여성들에게 있어서 큰 고민중의 하나이다. 이때는 방광 기맥의 상응부와 기본 상응점을 자극하면 된다.

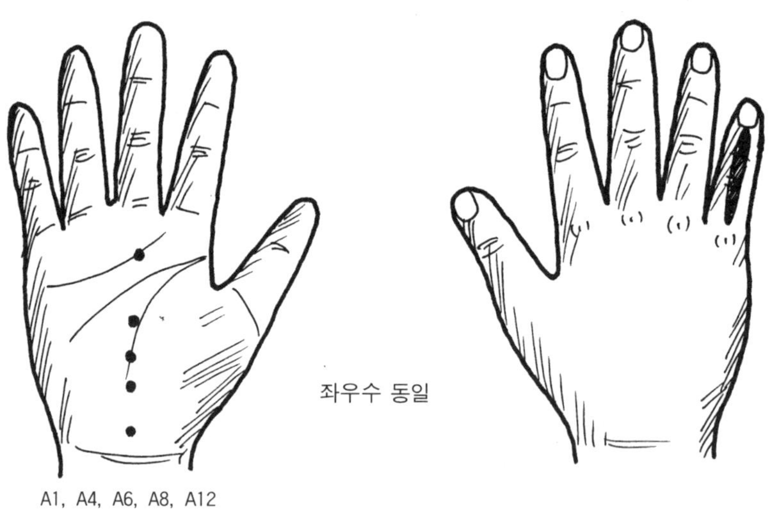

5. 비만으로 생리가 불규칙할 때

기본 상응점에 F6 를 추가하면 체중감소는 물론 생리도 자연스럽

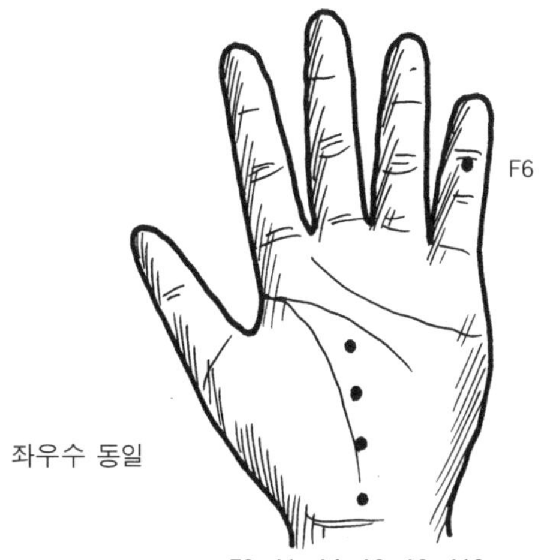

게 돌아온다.

6. 임신중독증 후유증 및 출산후 비만

기본 상응점과 신장의 모혈인 J23, 신기맥인 J7 을 추가한다.

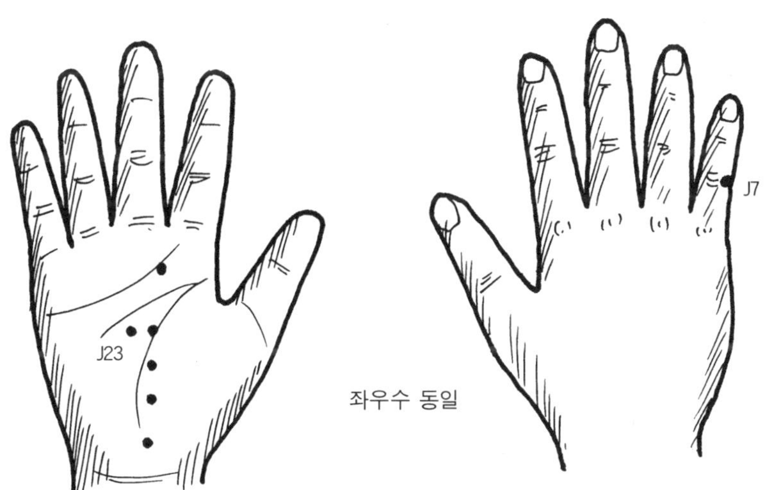

7. 고운 피부로 만들어주는 미용법

얼굴에 기미나 여드름이 있다는 것은 여성들에겐 치명적인 상처이다. 여성의 아름다움은 곱고 깨끗한 얼굴에 있기 때문이다.

화장이 잘 받지 않을 때, 늘 고운 피부를 유지하고 싶을 때 아름다운 피부를 위해 수지침 요법의 간단한 자극으로도 큰 효과를 얻을 수 있다.

항상 고운 피부를 유지하기 위해서는 우선 위장을 잘 다스리는 것이 기본적인 치료 방법이다. 소화가 잘 된다고 하는 것은 한마디로 피부가 고와지는 것이기 때문이다. 탄력있고 건강한 피부를 위한 수지침 요법은 얼굴의 상응부위(중지의 셋째 마디)에 전체적으로 서암뜸이나 서암봉으로 자극을 한다. 특히 잠잘 때 2호나 6호 서암봉을 3개 정도 붙이고 자면 더욱 큰 효과를 볼 수 있다.

하루만 이렇게 치료를 해도 뚜렸하게 효과를 볼 수 있으며 3~6일 정도 지나게 되면 확연하게 피부가 부드러워지고 고와지는 것은 물론 혈색도 좋아진다. 결국 피부는 중지의 셋째 마디를 얼마나 열심히 꾸준히 자극을 하느냐에 달려 있다.

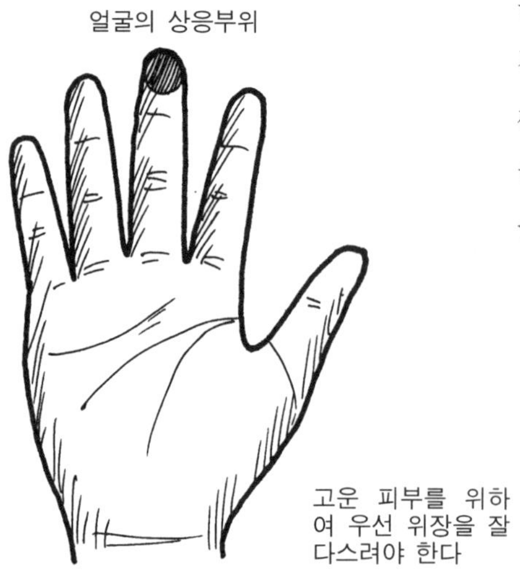
얼굴의 상응부위
고운 피부를 위하여 우선 위장을 잘 다스려야 한다

2 뜸(灸)

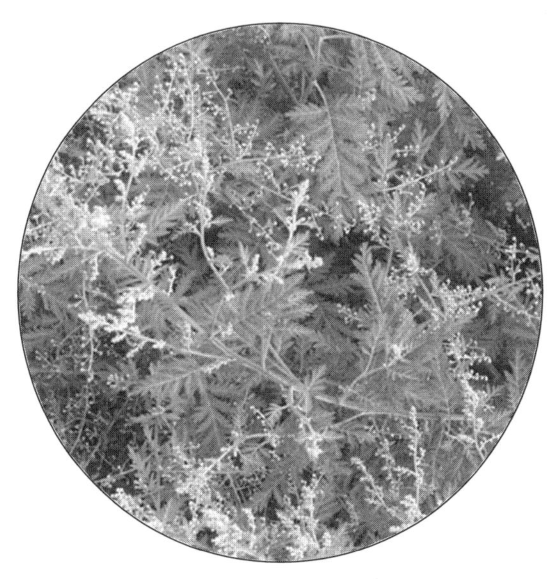

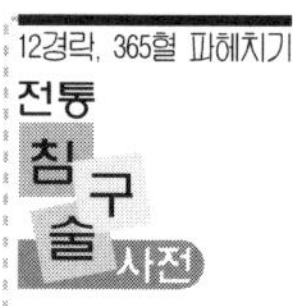

1. 뜸이란?

1. 뜸이란 무엇인가?

경혈 부위에 쑥을 태워 체표에 온열을 가함으로써 자극을 생체에 미치게 하는 것이다. 즉 질병의 예방은 물론 보건 혹은 치료에 널리 응용하는 시술을 뜸, 혹은 구법(灸法)이라고 한다. 이러한 뜸법은 침법과 더불어 오랜 세월 동안 쌍두마차의 바퀴처럼 뜸과 침은 함께 해 왔다.

뜸의 치료 원리는 경혈 혹은 환부에 일정한 방식을 이용하여 체표로부터 온열적 자극을 생체에 미치게 하여 강하게 작통을 준다. 이러한 작통은 생체 반응을 일으켜 경락을 통해 양(陽)을 회복하게 하고 신체의 변조를 바로 잡아줌으로써 질병을 퇴치할 수 있는 것이다.

2. 쑥은 왜 약이 되는가?

쑥하면 모를 사람이 별반 없을 것이다. 뜸을 뜨기 위해서는 반드시 쑥이 필요하다. 쑥은 한마디로 우리 산야에 자생을 하는 국화과 식물의 일종이다. 다년생 풀로 잎의 뒷면에 뿌연 털이 돋아있고, 특유한 향기와 더불어 녹색을 띄고 있다. 대개 영양분이 많아 봄에 일찍 돋아나는 쑥을 캐서 쑥국이나 쑥떡을 만들어 먹는다. 원래 이 쑥은 선인초(仙人草)라고 할 정도로 인체에 유익한 성분을 많이 함유하고 있다.

의학적으로 보면, 해열제, 구충제, 이뇨와 지혈 등의 여러 가지 효과가 있어서 내복약으로도 사용되며, 말려서 불을 붙이면 따뜻하고 상쾌한 열감을 주기 때문에 뜸 시술의 원료로 사용되고 있다.

뜸을 뜨기 위한 약초로 체취하는 계절은 주로 음력 5월 중순에서 하지(夏至) 이전에 체취하는 것이 가장 좋다. 채취 후에는 응달에서 건조시키고 그 다음에 줄거리를 제거하면 된다. 이렇게 말린 잎을 오랜 시간 절구에 넣어 빻고 체로 치면 나중에는 하얀 털만 남게 된다. 만약 파란 것이 남아 있으면 몇번이고 반복을 해야 한다.

털 모양의 물질은 쑥잎의 뒷면에 잔뜩 돋아난 유모인데, 이것을 세밀하게 검사를 하면 모용(毛茸)과 선모(腺毛)라는 두 가지 성분으로 되어 있다. 이중 선모가 많이 함유되어 있는 것이 뜨겁지 않고 좋은 뜸쑥이라 할 수 있다. 이 선모에는 선체 속에 들어 있는 휘발성 기름이 스며 있다. 이 휘발성 기름은 티네올 50% 외에 델펜, 알콜 등을 함유하고 있다. 여기서 티네올은 구충(驅蟲) 작용이 있고 델펜은 독특한 쑥의 향기가 나오고 있다.

3. 뜸의 비밀

뜸은 쑥을 살갗 위에 직접놓고 태워 약 60~70도의 가벼운 화상으로 경혈을 자극함으로써 신체 내부에 발생하는 특수한 물질을 작용케 한다. 뜸은 주로 3년 이상 묵은 쑥으로 떠야만 한다. 그러나 뜸이 쑥의 효과인 것만은 결코 아니다. 이렇게 3년 이상 묵은 쑥으로 뜨는 이유는 뜸에 가장 적당한 열도를 내는 물질이 3년 이상 묵은 쑥에만 있기 때문이다. 또 뜸은 뜨거워야 효과가 있는 것으로 알고 병을 빨리 고치려는 마음에 뜨거움을 참으며 크게 자주 많이 뜨는 사람도 있는데 그것은 잘못된 생각이다. 적당한 크기, 적당한 열도라야 더 효과가 있는 것이다. 쌀 반알 혹은 쌀알 크기 정도가 좋다.

뜸의 장점

① 다른 의료수단으로 고치지 못하는 고질병인 만성질환을 경혈에 뜸을 놓아 고칠 수 있다.
② 경혈 자리만 알면 전문가가 아니라도 누구나 쉽게 뜸을 뜰 수 있어서 병원에 가지 않아도 편리하다.
③ 부작용이 없다고 하는 것이 장점이다. 설사 크게 떠서 고름이 나오더라도 그리 쉽게 덧나는 일은 없다.

뜸의 약점

① 뜸을 하는 동안은 딱지가 생긴다. 그러나 나중에 뜸을 그만 두면 거의 보이지 않을 정도로 없어진다.
② 기간을 오래 해야만 한다. "灸"는 오래 "久" 아래 불 "火"로 만들어진 글자이다. 불(뜸)을 오래 하면 좋다라고 하는 뜻이다. 오래 뜸을 뜨면 피곤한줄 모르고 만성질환도 고칠 수 있다.

4. 쑥은 천하의 영초(靈草)

쑥은 우리 나라 뿐만 아니라 세계적으로 오래 전부터 식용 및 약용으로 쓰여졌으며 특히 동양의학에서는 약물뿐 아니라 여러 가지 질병 치료를 위해 자극요법으로 사용해 왔다. 뜸쑥으로 사용하는 애

엽(艾葉)은 국화과에 속한 다년초본인 쑥(약쑥, 산쑥, 사재발쑥)의 잎이다.

학명은 Artemisa vulgaris L, varindica maxim 이고 빙대(氷臺), 의초(醫草), 황초(黃草), 애호(艾蒿)라고도 한다. 전국 각지의 들에서 자생하는데 특히 우리 나라의 것은 경기 강화산이 유명하다. 잎이 1~2회 우상(羽狀)으로 분열되어 장타원 형을 이루고 잎사귀의 표면은 녹색이며, 이면인 뒤는 흰털이 돋아있다. 옛날부터 쑥은 천지의 양(陽)을 품(稟)하고 생(生)하였는데 맵고, 맛은 쓰며 음중에도 양에 속한다.

인진쑥

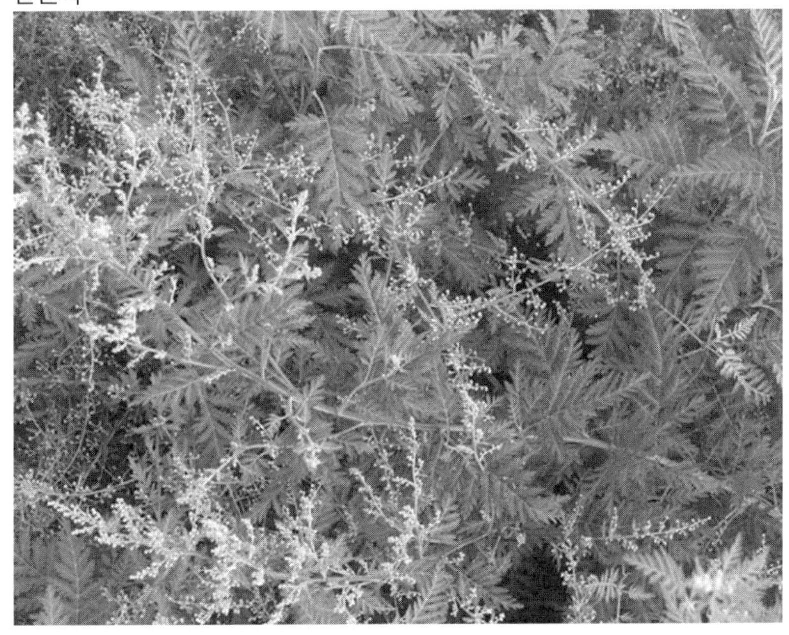

5. 쑥의 선택 방법

뜸의 원료인 쑥의 선택이 가장 중요하다.

쑥이 좋고 나쁜 것에 따라 피부에 미치는 상흔도 달라지고 여감도 달라진다. 따라서 치료의 효과에 차이가 있다. 무엇보다 중요한 것은 회분이 적을수록 좋다. 그리고 이 뜸쑥의 좋고 나쁨은 경험적으로 다음과 같이 감별할 수 있다.

좋은 쑥

① 오래되고 촉감이 좋으며 부드러운 것이 좋다.
② 담황백색(淡黃白色)으로 섬유질이 가늘고, 잡물이 섞이지 않은 것이 좋다.
③ 불이 잘 붙고, 화열이 완화하여 중도에 꺼지지 않는 것
④ 피부 밑 깊숙히 열감이 전달되고, 잘 건조된 것
⑤ 수분 11.203% 회분 4.138%

나쁜 쑥

① 새것으로 촉감이 나쁘고 까칠하고 딱딱한 것
② 흑갈색으로 섬유가 거칠고 잡물이 많이 썩인 것
③ 불 붙이기가 어렵고, 화열이 급격하며 중도에 잘 꺼지는 것
④ 피부 밑 얕게 열감이 전달되고, 습기가 많고 건조가 안된 것
⑤ 수분 11.706%, 회분 4.653% 혹은 5.678%

6. 뜸쑥의 종류

쑥을 사용할 때는 애주(艾炷)와 절애(切艾)의 두 종류로 만들어 사용하고 있다.

① 애주(艾炷)

소량의 뜸쑥을 평평한 판 위에 올려 놓고, 오른손 엄지와 2지(指), 3지(指)의 세 손가락으로 비벼서 충형으로 만드는 일이다. 즉, 손가락으로 쥐어뜯어 사용하는 것인데 크기는 필요에 따라 결정하게 된다. 보통 보리알 크기, 쌀알 크기, 완두 크기 정도로 만들어 사용한다.

② 절애(切艾)

종이 위에 뜸쑥을 놓고 평평한 두께로 고르고, 이것을 압력하여 눌러 굳혀서 탄탄하게 만든 뒤, 둘둘 말아서 가늘고 긴 원주 모양으로 만든다. 그리고 이것을 잘라서 사용하는데, 큰 것은 6mm, 중간은 5mm, 작은 것은 4mm의 길이로 한다. 물론 대, 중, 소의 종류에 따라 직경과 무게에도 차이가 있다.

큰 것은 3mm 직경에 7mg 정도, 작은 것은 2mm 직경에 2mg 정도의 무게, 중간은 큰 것과 작은 것의 중간으로 하면 된다.

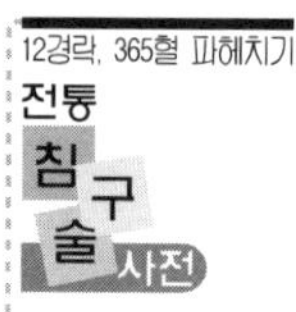

2. 뜸의 실제

1. 뜸쑥의 탈 때의 온도

대절(大切)의 뜸쑥이나 완두 크기의 애주는 섭씨 130 도, 중절(中切)의 뜸쑥이나 쌀알 크기의 애주는 100 도, 소절(小切)의 뜸쑥이나 보리알 크기는 60 도 정도이다.

성숙한 토끼의 배에 뜸쑥을 올려 놓고 불을 붙여서 온도를 측정해 본 결과 대절과 완두 크기의 애주는 최고 113 도에 평균 93.5 도에 이른다. 중절과 쌀알 크기의 애주는 최고 86 도에 평균 80 도, 소절과 작은 보리알 크기의 애주는 최고 64 도에 평균 61 도였다.

그러나 뜸쑥의 장수를 더 할수록 온도는 점진적으로 상승하게 되어 있으며, 대절과 완두 크기의 애주를 이용해 실험했더니 평균 10~15 초 사이에 최고 온도를 나타내었다. 그리고는 20 초 이후에는 열이 소멸된다는 사실이 확인되었다.

2. 뜸의 종류

① 애조(艾條)뜸

일명 쑥봉뜸이라 한다. 길이 6촌, 폭 7촌의 장방형으로 끊어서 순수한 뜸쑥 20g을 종이 위에 놓고 고르고, 여기에 압력을 가해서 눌려 굳힌다. 이것을 말아 권련 같은 모습의 긴 쑥봉을 만들어 사용을 한다.

이 뜸을 뜰 때는 쑥봉의 한쪽 끝에 불을 붙여서 경혈을 향하여 피부로부터 1촌 거리에서 열을 가해야만 한다. 이렇게 하여 경혈 혹은 환부가 불그스름한 빛을 띠고 약간 열감이 있고 견디기에 편안할 정도로 한다. 즉 일종의 온구로서 뜸을 뜨는 시간은 보통 3~5분간으로 하지만 증상에 따라서는 10~15분을 1회로 시술시간을 정해도 좋다.

때로는 쑥봉을 직접 경혈 위에 대고, 새가 모이를 쪼아 먹듯이 움직이는 일이 있으며, 이를 특히 작타구라 한다.

② 애주(艾炷)뜸

뜸쑥을 직접 경혈이나 환부에 놓고 불을 붙여 자극을 주는 방법이다. 직접구법과 간접구법이 있다. 이중 직접구법이 가장 많이 이용되고 있다.

직접구법이란 뜸쑥을 원추모양으로 손으로 접어서 직접 경혈 위에 놓고 불을 붙이는 방법이다. 환자가 뜨겁다라고 말할 때 타고 있는 뜸쑥을 들어내고, 다른 뜸쑥으로 바꾸어 불을 붙이는데, 한 경혈에 보통 3~5장을 뜬다. 중병이나 장기의 환자에게는 수십장 또는 수백장 뜨는 경우도 있다.

필자의 집 근방에 40대 젊은 분이 애석하게 중풍에 걸렸다. 이 집

부인은 남편을 위해 5년간 한결같이 뜸을 떠주고 있다.

집에 들어가면 쑥의 고유한 냄새가 집안 전체를 풍기고, 집 근처를 지나는 사람마다 이 특유한 냄새를 맡을 수 있었다. 그런데 한번은 옆집에 사는 사람이 이 집 대문이 잠겨있고 집밖으로 연기가 자욱하게 나오자 화재가 난 것으로 생각하고 119에 신고를 했다. 그 이유는 이 부인은 남편 대신 직장에 나가야 하므로 남편 혼자서 집에 있었고, 남편이 한 쪽 수족을 잘 쓰지 못하는 반신불수이므로 불이 나면 감당하기 어렵다는 것을 알고 있기 때문이다.

신고를 받은 구조대원이 대문을 박차고 들어가보니 부자유한 몸인 남편이 아내 대신 이 뜸쑥을 계속하는 바람에 쑥의 연기가 밖으로 세어 나간 것이었다.

이렇게 하루도 빠짐없이 여러 장을 뜨는 바람에 이 남편은 완전히 정상인이 되었다.

한 개의 쑥을 1장(壯)이라 한다. 즉, 3~5장 뜬다라고 하면, 뜸쑥을 3개 내지 5개 불 피워 뜬다고 하는 말이 된다.

뜸법에는 애조뜸, 애주뜸의 형식 말고도 다른 두 종류의 뜸법이 있다. 뜨겁다고 환자가 말하면 얼른 뜸쑥을 들어내 주고 새 뜸쑥을 다시 태우는 방법과, 살갗이 타도록 내버려 둠으로써 화상을 입히게 하는 방법이다. 이를 각각 유흔구, 무흔구라 부르고 있다.

③ 유흔구(有痕灸)

흔적을 남기게 하는 뜸이다. 뜸쑥을 체표의 일정 부위에 고정하고, 이를 태워서 피부 또는 모든 조직에 온열적 자극을 주어 화상을 남기게 하는 방법이다. 그 생리적 작용의 기전은 가열에 의한 피부에 손상을 주는 것이다. 즉 화상에 의해서 효과적인 생체 반응을 일으키게 하면 특수한 단백질이 증가된다.

④ 무흔구(無痕灸)

흔적을 남기지 않은 방법이다. 즉 온열적 자극만 주는 뜸 방법이다. 온기구를 사용하거나 쑥봉뜸을 이용, 아니면 약물을 이용한 간접 구법 등이 모두 무흔구의 일종이라 할 수 있다. 같은 애주뜸이라 하더라도 직접 화상을 입히지 않는다면 이것도 일종의 무흔구이다.

뜸쑥을 2/3 내지 3/4 정도만 태우고 환자가 조금 동통과 열감을 느꼈을 때 다른 새로운 뜸쑥으로 바꾸어 경혈의 피부가 붉게 변할 때까지 뜸을 시술한다.

이 외에도 격간구법, 격산구법, 시병구법, 부자구법, 은침구법 같은 여러 방법이 있다.

3. 뜸을 뜨는 방법

뜸 뜰 때의 체위는 침 치료 때와 같다. 순서 역시 침을 놓는 순서와 대체로 동일하다. 뜸을 하나 뜨는 것을 한 장이라고 하며 장이란 장년(壯年) 한 사람을 표준으로 삼는다는 의미와 같은 이치이다.

① 성인의 경우, 부위에 따라 쑥뜸의 장수(壯數)와 시간이 알맞은 가를 표시해 본다.

• 얼굴	3~5 장	:	3~5 분
• 귀부분	3~5 장	:	3~5 분
• 목덜미	3~5 장	:	3~5 분
• 가슴	3~10 장	:	3~10 분
• 아랫배	5~20 장	:	5~20 분
• 어깨	5~10 장	:	5~10 분

• 팔	5~15 장	:	5~10 분
• 등허리	3~10 장	:	3~10 분
• 허리	5~15 장	:	5~15 분
• 척추	3~10 장	:	3~15 분
• 윗배	5~15 장	:	3~15 분
• 무릎, 다리	5~10 장	:	5~10 분
• 발	3~7 장	:	3~5 분
• 손가락	3~5 장	:	3~5 분

② 남자와 여자의 차이는 있겠으나 성인의 경우 대동소이하지만 여자의 경우는 약간 줄일 필요가 있다.

③ 뚱뚱한 사람의 경우 지방이 많고 피부가 두터우므로 열의 전도가 잘 되지 않는 편이니 조금 더 뜸을 떠야만 한다.

④ 어린아이나 쇠약자는 좁쌀 크기로 뜸쑥을 빚어 사용하되 장수는 앞의 도표보다 약간 줄이는 편이 좋다. 다만 경혈을 잡을 때는 5개 이상의 경혈을 택해서는 안된다.

⑤ 신경이 둔한 사람보다는 예민한 사람에게는 뜸을 줄이고, 경험이 없는 사람에게는 처음에는 양을 적게 하고 점차 늘린다.

⑥ 동통, 경련 등 항진성 질환에는 장수도 많게 하고 뜸쑥의 크기도 크게 할 필요가 있으나 무력증, 마비, 정력 감퇴 등 허약한 증후에는 장수를 늘리고 뜸쑥은 적게 한다.

⑦ 근육 노동자는 정신 노동자에 비해 장수도 많고, 뜸쑥도 크게 한다.

⑧ 영양상태가 좋지 않은 사람은 장수를 적게 떠야만 한다. 뜸쑥도 적게하고 신체 부위에 따라 얼굴, 팔, 다리 끝엔 뜸쑥을 조그맣게 하고, 가슴과 복부 및 등허리를 뜰 때는 뜸쑥을 크게 만

든다.

4. 뜸을 놓아서는 안되는 자리

침에 금침혈이 있는 것과 같이 뜸에도 금구혈(禁灸穴)이 있다. 가능한 이 경혈에는 뜸을 놓지 않는 것이 좋다.

① 경혈상의 금기 : 인체상에 있어서 금구혈이 있다. 그 금구혈은 42개로 정하고 있다.

• 아문	• 풍부	• 천주	• 승광
• 임읍	• 두유	• 사죽공	• 찬죽
• 청명	• 소료	• 화료	• 영향
• 인형	• 천부	• 유중	• 구미
• 복애	• 견정	• 양지	• 중충
• 소상	• 어제	• 경거	• 지오회
• 양관	• 척중	• 은백	• 음능천
• 조구	• 독비	• 음시	• 복토
• 신맥	• 위중	• 승부	• 은문
• 심수			

② 해부학상의 금기 : 인체내 중요기관의 분포 부위와 일치가 되고 있다. 해부학상으로 보면 눈 둘레, 심장 부위, 고환, 여자의 음부, 임신중 복부, 큰 혈관이나 큰 신경이 있는 곳, 얼굴같은 곳은 금하고 있다.

③ 기후상의 금기 : 바람 불고, 비가 오고, 천둥이 치며, 번개가 칠 때, 안개가 자욱하게 끼거나 큰 눈이 내렸을 때 가능한 금하는

것이 좋다. 기후의 급변에 의해 기압의 변동이 올 때도 금기한다.

④ 병리상의 금기 : 열성병에 금한다. 또 뜸을 뜨면 혈액순환이 촉진되어 혈액과 체온에 미치는 영향이 크기 때문에 경풍(驚風)이나 악성종양 또는 고혈압, 빈혈증세 등에는 금하는 것이 좋다.

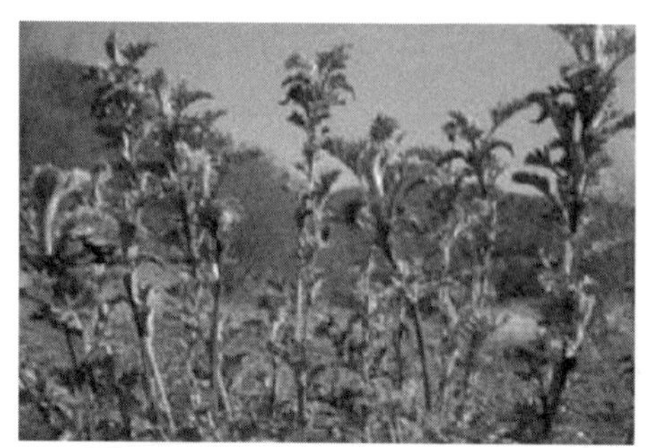

이침요법(耳針療法)

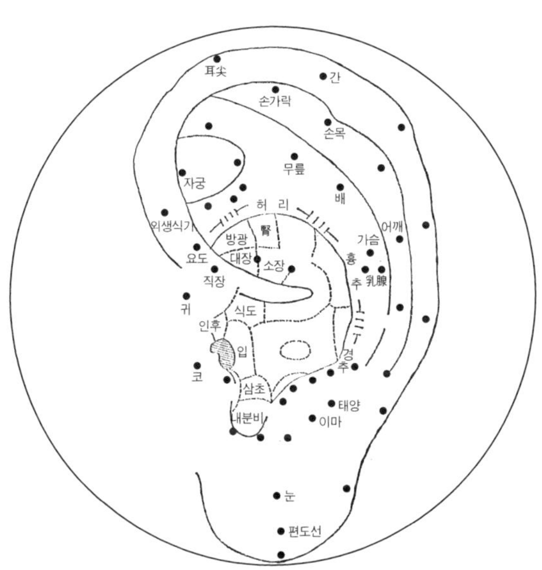
耳尖
간
손가락
손목
무릎
자궁
배
허 리
외생식기
腎
방광
어깨
가슴
요도
대장
소장
흉
추
乳腺
직장
귀
식도
인후
입
경
추
코
삼초
태양
내분비
이마
눈
편도선

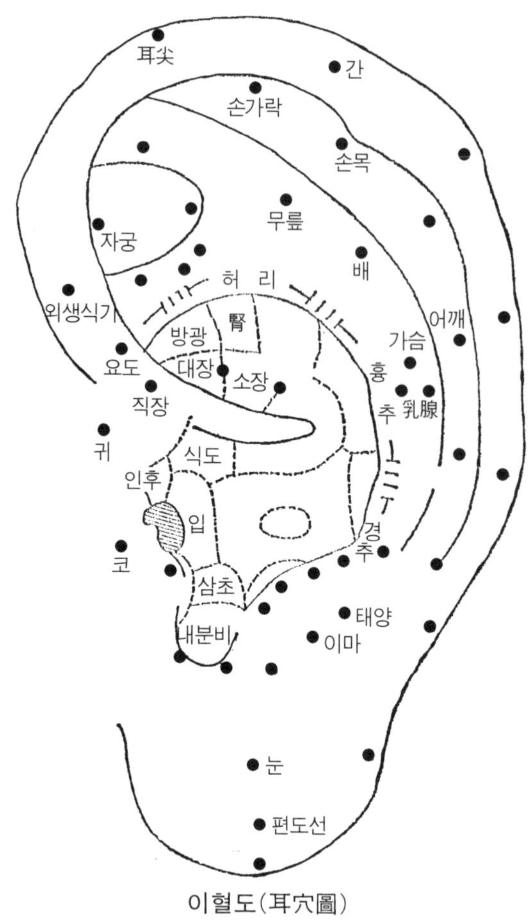

이혈도(耳穴圖)

수지침은 근간에 와서 널리 알려져 왔으나 이침(귀침) 요법은 오래 전부터 행해온 요법중 하나이다. 주로 위급을 요할 때 사용한 것이 귀침요법이다.

명의 편작(扁鵲)도 구급병에 이용해 왔다고 문헌에 기록되어 있으며 장중경(張仲景)도 부추을 짓찧어 귀에 붙였다고 한다.

근래에 와서 수지침과 함께 이침요법도 많이 사용되고 있다. 특히 금연요법(禁煙療法)으로 이침요법을 많이 사용하고 있다.

귀에는 위경, 소장경, 삼초경, 방광경, 담경 등이 통하고 있다. 특히 인체의 가장 소중한 부위인 신(腎)과 심(心)의 생리기능이 귀와 아주 밀접한 관계가 있다. 이는 한방이나 양방에서는 주로 뇌하수체 계통의 학설을 내세우고 있다. 여하간 귀는 인체의 가장 소중한 한 부위임에는 틀림이 없다.

예를 들면, 인체의 내장 또는 팔과 다리에 질환이 생겼을 때 이개(耳介)의 일정한 부위에 압통, 변형, 변색 등의 반응이 나타나는 것이 사실이다. 이런 부위는 이침에서 사용되는 자극점 즉, 이혈(耳穴)이다. 이 이침은 호침, 전기침, 또는 피하침 등의 자극법을 사용하지만 주로 임상에 있어서는 호침을 많이 사용하고 있다.

방법은 이혈(耳穴)에 0.5촌 또는 1촌의 호침을 수직으로 찌른다. 유침으로 15~30분 정도 하는데 그동안 10분마다 침을 돌려 주면 효과가 크다. 그러나 취혈의 수는 적게 하는 것이 좋다.

효과를 높이기 위해 여러 개의 침을 한꺼번에 여러 개 꽂거나 옆으로 투침하기도 한다.

☆ 이침에 효과가 있는 혈

이첨혈(耳尖穴) : 해열, 진통, 혈압 강하

격혈(膈穴) : 횡격막 경련, 자궁 출혈, 코피

간양혈(肝陽穴) : 고혈압, 경련, 두통, 만성간염

교감혈(交感穴) : 교감신경과 부교감신경에 작용. 호흡계, 소화계, 순환계, 비뇨기계, 안과 질환에 효과.

신문혈(神門穴) : 진통, 진정, 안면, 소염

신상선혈(腎上腺穴) : 혈관 조절작용, 지혈, 소염, 피부 질환, 해열,

호흡중추 자극작용

침혈(枕穴) : 어지럼증, 차멀미, 두통

뇌간혈(腦幹穴) : 뇌막염 후유증, 진경

평천혈(平喘穴) : 호흡중추의 흥분 및 억제작용, 진해, 천식, 소양증

내분비혈(內分泌穴) : 부인과 질환, 당뇨병, 피부 질환, 내분비 기능의 조절

위혈(胃穴) : 소화기 질환, 신경계 질환

간혈(肝穴) : 눈의 질환, 소화기 질환, 혈액 질환

비혈(脾穴) : 소화불량, 지혈

신혈(腎穴) : 체력증강, 귀울림, 귀먹음, 안과, 부인과, 비뇨과, 진통

삼초혈(三焦穴) : 내장 질환, 복막 질환, 부종, 혈소판 증가 작용

폐혈(肺穴) : 호흡기 질환, 피부 질환, 탈모, 비염

심혈(心穴) : 강심, 불면, 혈액 질환

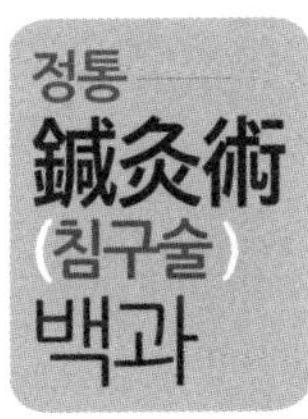

재판 인쇄 | 2024년 02월 05일
재판 발행 | 2024년 02월 10일
지은이 | 황종찬
표지 | 디자인감7
펴낸곳 | 태을출판사
펴낸이 | 최원준
등록번호 | 제1973.1.10(제4-10호)
주소 | 서울시 중구 동화동 제 52-107호(동아빌딩 내)
전화 | 02-2237-5577 팩스 | 02-2233-6166
ISBN 978-89-493-0674-2 13510

©1999.TAE-EUL publishing Co., printed in Korea.
* 잘못된 책은 교환해 드립니다.